高等职业教育生物技术类专业教材　　中国轻工业“十四五”规划立项教材

微生物与免疫学

主　编
徐瑞东　周志娟

中国轻工业出版社

图书在版编目(CIP)数据

微生物与免疫学／徐瑞东，周志娟主编. —北京：中国轻工业出版社，2024. 8

ISBN 978-7-5184-4776-3

Ⅰ. ①微… Ⅱ. ①徐… ②周… Ⅲ. ①微生物学—高等职业教育—教材②免疫学—高等职业教育—教材 Ⅳ. ①R37②R392

中国国家版本馆 CIP 数据核字(2024)第 004630 号

责任编辑：贺　娜

策划编辑：江　娟　　责任终审：许春英　　封面设计：锋尚设计

版式设计：砚祥志远　　责任校对：晋　洁　　责任监印：张　可

出版发行：中国轻工业出版社（北京鲁谷东街 5 号，邮编：100040）

印　　刷：三河市万龙印装有限公司

经　　销：各地新华书店

版　　次：2024 年 8 月第 1 版第 1 次印刷

开　　本：720×1000　1/16　印张：23

字　　数：464 千字

书　　号：ISBN 978-7-5184-4776-3　定价：49.00 元

邮购电话：010-85119873

发行电话：010-85119832　010-85119912

网　　址：http://www.chlip.com.cn

Email：club@chlip.com.cn

230265J2X101ZBW

本书编写人员

主　编　徐瑞东（黑龙江农垦职业学院）

周志娟（湖北生物科技职业学院）

副主编　许建国（新疆农业职业技术学院）

侯春玲（黑龙江农垦职业学院）

王贵霞（黑龙江农业工程职业学院）

王革新（南阳医学高等专科学校）

参　编（按姓氏汉语拼音排序）

陈朝阳（苏州健雄职业技术学院）

崔　旸（河北化工医药职业技术学院）

范立嵩（山东药品食品职业学院）

葛宗昌（山东医药技师学院）

李小万（新疆农业职业技术学院）

刘　芳（东营职业学院）

孙　颖（黑龙江旅游职业技术学院）

王奇正（上海臻格生物技术有限公司）

王伟青（北京农业职业学院）

王禹力（黑龙江职业学院）

杨　晶（黑龙江农业职业技术学院）

于玲玲（黑龙江农业经济职业学院）

赵玉泉（黑龙江省中医药科学院）

周章鹏（赣南卫生健康职业学院）

主　审　王云庆（黑龙江农垦职业学院）

王　东（山东新华医疗器械股份有限公司）

前　言

为了进一步贯彻落实党的二十大报告和《现代职业教育体系建设规划（2014—2020年）》文件精神，在新时代背景下，坚持提倡健康中国建设，以推进人民健康的医药卫生发展和践行社会主义核心价值观为前提，结合我国高等职业教育发展需要和人才培养目标的要求，本教材编写组校企合作共同开发对接专业核心就业岗位的项目化教材《微生物与免疫学》。本教材教材设定了绪论、微生物基础、免疫学基础、微生物学与免疫学在医药领域的应用四大模块，共分为7个项目。教材内容采用“项目导向、任务驱动”的模式实施，每个项目由项目目标、项目简介、项目实施、项目检测、知识拓展、技能拓展、科学引领和项目总结八大板块组成。教材编写特色如下：

1. 校企合作，双元开发

本教材由多年从事课程教学和科研的教师组成编写团队，同时吸纳制药企业中具有丰富实践经验的专家参与编写工作。

2. 教材思政，培育人格

本教材注重健全职业人格的培育，各项目设定了职业素养目标和科学引领栏目，目的在于增强学生处理问题的能力，培养学生安全生产和遵纪守法意识，进而提升学生爱岗敬业、创新进取、工匠精神和爱国情怀的职业素养，充分体现高职高专“立德树人”的教育理念。

3. 岗课对接，易于授课

本教材打破传统学科体系，注重改革与创新，采用模块化的编写思路，以项目为载体，基于工作任务和认知规律遴选项目，组织教材内容，突出产教融合，以满足相关岗位的需求，使教学更具针对性。

4. 形式新颖，内容精炼

本教材坚持理论“必需、够用”，强调实用性、适用性和开放性。书中涵盖基础知识、工具方法，为激发学习兴趣和明确项目重点，设置了“知识拓展”；为培养学生实践和创新能力，设置了“技能拓展”；为检测学习效果，夯实基础，设置了“项目检测”等特色板块。

5. 书证融合，对接标准

本教材充分考虑推行“1+X”证书的需要，涵盖了职业资格证书涉及的相关内容，并与《中华人民共和国药典》（2020版）、新版药品生产质量管理规范（GMP）和国家职业标准等密切衔接，强化了教材的先进性和规范性。

6. 数纸融合，数字赋能

本教材嵌入了大量数字化资源，对重点、难点进行了微课制作，通过扫描相应的二维码即可获得相关教学资源。

本教材由徐瑞东和周志娟担任主编，编写分工如下：范立嵩编写项目一；侯春玲编写项目二的任务一；王禹力编写项目二的任务二；周志娟编写项目二的任务三；崔旸编写项目二的任务四；徐瑞东编写项目二的任务五和项目七的任务一；孙颖编写项目三和项目六的任务三；陈朝阳编写项目四的任务一；王贵霞编写项目四的任务二和项目五的任务二；王革新和王奇正编写项目五的任务一；葛宗昌编写项目六的任务一；于玲玲编写项目六的任务二；周章鹏编写项目七的任务二和任务三；王伟青编写项目七的知识拓展和技能拓展部分；刘芳、杨晶编写附录；许建国、李小万和赵玉泉也参与了编写和数字化资源制作工作。全书由徐瑞东统稿，由王云庆和王东审定。在编写过程中参考了相关书籍、视频资源和网站的文献资料，在此向文献作者表示感谢！

本教材适用于制药类、药学类及医学类等相关专业的高职高专学生，也可作为食品、环境、生物和化工等相关行业的参考用书和职业培训教材。由于生物技术飞速发展、编者水平有限，书中疏漏之处在所难免，恳请同行专家和读者批评指正，我们一定在今后的修订中加以改之。

编者

2024 年 1 月

目 录 CONTENTS

模块一 绪论

模块二 微生物基础

模块三　免疫学基础

模块四 微生物学与免疫学在医药领域的应用

模块一
绪　论

项目一

微生物与免疫学概论

项目目标

知识目标

1. 掌握微生物的定义、特点、分类。

2. 熟悉微生物学与免疫学的发展历程、未来趋势及与医药学的关系。特别注意路易斯·巴斯德和罗伯特·科赫在微生物学和免疫学方面的贡献。

3. 了解微生物实验室的设计和安全等级。

技能目标

1. 能够建立无菌操作的意识。

2. 学会实验室常用器皿和用具的消毒灭菌方法。

3. 能熟练配制培养基，并进行消毒灭菌处理。

职业素质目标

通过学习路易斯·巴斯德、罗伯特·科赫、沈鼎鸿等学术大家的科研工作经历，建立“善于发现、严谨治学、坚持真理、献身科研”的职业素养。

项目简介

本项目的内容是微生物与免疫学概论。项目实施介绍了微生物的概念、特点，微生物学和免疫学的发展历程、发展趋势以及与其他学科和专业的关系；无菌操作的相关内容及无菌实验室的设计、安全防护水平分级等。科学引领通过中国微生物学先驱——沈鼎鸿的事迹，让学生树立科研和工匠精神。通过本项目的学习、学生可以掌握无菌操作的注意事项、微生物实验室常用物品的准备等知识和技能，为本课程后续内容的学习打下基础。

项目实施

任务一 微生物与微生物学

微生物，顾名思义就是微小的生物，是不同于动物和植物的一种独立的生物类型。虽然我们不能用肉眼直接看到它们，但是我们的生活却与它们息息相关。我们日常生活中的许多食品、饮料、药品都是由微生物发酵产生的，当然，也有很多疾病是由它们感染引起的。人们很早就意识到了微生物的存在，并创立了专门的学科——微生物学去研究它们。目的就是让我们人类能够与微生物更好地相处。

一、微生物的概念与特点

（一）微生物的概念

最初对于微生物的定义是指肉眼难以看清，需要借助光学显微镜或电子显微镜才能观察到的微小生物的总称。但是随着后期人们对于微生物的深入研究，其实有些微生物是肉眼可以看见的，例如长有大型子实体的真菌（蘑菇、灵芝等）。

（二）微生物的特点

1. 体积小、比表面积大

一般微生物极其微小，表示其大小的长度单位为微米（μm），因而比表面积（表面积/体积）大，这使得微生物有一个可与外界进行物质交换的巨大的表面。这一特点也是微生物与其他生物区别的关键所在。

常见生物比表面积的数值：正常体型（70kg）的人：0.3；鸡蛋：1.5；乳酸杆菌：120000。

2. 吸收多、转化快

基于微生物比表面积大的特点，使得微生物具有极强的新陈代谢能力。这一特性为其高速生长繁殖和产生大量代谢物提供了基础。

举例来说，3g 地鼠每天消耗与体重等质量的粮食；1g 闪绿蜂鸟每天消耗两倍于体重的粮食；而发酵乳糖的细菌在 1h 内就可以分解相当于其自身质量 1000~10000 倍的乳糖，产生乳酸。微生物高效的吸收转化能力，有巨大的应用价值。我们可以利用这一特性，生产一些生物活性产品。

想一想，我们人每天吃的食物大概相当于我们自身体重的多少呢？

3. 生长旺、繁殖快

微生物具有极高生长繁殖速度，如大肠杆菌在最适的生长条件下，每 12.5～20min 细胞就能分裂一次，即繁殖一代。也就是说，细菌是以 2^n 的速度进行指数形式的增长。若不停分裂，一个大肠杆菌 10h 即可繁殖成 10 亿个。但在实际情况下，由于环境中营养物质消耗，代谢产物积累，都会限制微生物的生长速度，这种指数形式的增长不可能一直持续。但即便如此，微生物的繁殖速度也足以使动物和植物望尘莫及了。

4. 易变异、适应性强

微生物基因突变的概率并不比动植物高，甚至是由于其世代时间更短，其基因突变的概率比动植物更低。但是紫外线、生物诱变剂以及环境中的某些因素的改变，会使得微生物个体产生基因结构改变，从而产生变异体。据统计自然条件下，微生物个体变异概率为 10^{-10}～10^{-5}。但由于微生物具有极高的繁殖速率，可以在短时间内产生大量的变异后代，从而保证有适应新环境的菌群可以生存下来。

5. 种类多、分布广

迄今为止，人们已经发现的微生物超过 10 万种，但是由于微生物的发现和研究较动植物晚得多，所以有研究者估计，目前已知微生物种类只占地球全部微生物种类的 1/5 甚至更低，所以微生物很可能是地球上种类最多的生物类型。

微生物几乎无处不在、无孔不入。任何有其他生物生存的环境中，都能找到微生物，而在其他生物不可能生存的极端环境中也有微生物存在。目前已知，在万米深海、85km 高空、地层下 128m 和 427m 沉积岩、近 100℃ 的温泉、−200℃ 的极端环境中都发现有微生物存在。

二、微生物学的概念与研究任务

微生物学是生物学的分支学科之一，是研究微生物的形态结构、生长繁殖、生理代谢、遗传变异、生态分布和分类进化等生命活动的基本规律，以及与人类、动植物、自然界之间的关系的学科。

微生物学的研究任务在于充分利用微生物对人类有益的方面，并将其应用于生产、生活中；控制微生物对人类有害的方面，对病原微生物引起的疾病进行预防和治疗。

三、微生物学的形成与发展

（一）微生物学的萌芽时期

在古代，人们虽然没有微生物的知识，但在日常的劳动和生活中其实是用到微生物的。例如，在中外的考古中，都有酿酒器具的发现；我国早在春秋时期，就懂得沤粪积肥，使庄稼变得更加茁壮，实际都是微生物的作用。北魏的贾思勰在《齐民要术》中详细记载了制醋的方法，也是用到了微生物发酵的原理。微生物在医学中也有应用，在宋代就有关于种痘预防天花的记载，到了明代，此法传至朝鲜、日本等周边国家，并通过丝绸之路传到欧洲。李时珍在《本草纲目》中有对患者穿过的衣服进行消毒的记载。虽然古人还不知道微生物的存在，但在他们日积月累的生活实践中，已经可以利用微生物来改善自己的生活。

（二）微生物学的初创时期

16 世纪末，荷兰眼镜制造商亚斯·詹森（也有说是荷兰科学家汉斯·利珀希）制成世界上第一台显微镜。但当时的显微镜只是透镜的简易组合，基本没有实际的使用价值。1663 年英国科学家罗伯特·胡克（Robert Hooke，1635—1703）用自制的复合显微镜观察一块软木薄片，发现它们看上去像一个个方形的小房间，就把它命名为“cell”（细胞，原意指小房间），并沿用至今。但其实罗伯特·胡克发现的并非活细胞，而是植物细胞死亡后残存的细胞壁。另一个荷兰人列文虎克（荷兰语：Leeuwenhoek；1632—1723）受其启发，改进了显微镜的制造工艺，于 1676 年，自制了一台可以放大 200 倍以上的显微镜，最早记录观察肌纤维、精虫、微血管中血流以及雨水、牙垢等物品中的微生物，并详细地描述了微生物的形态，这是人类第一次对微生物的形态、大小、排列有了直观的认知，为人类打开了微生物研究的大门。但受到当时“自然发生论”的影响，在列文虎克之后的一百多年间，对于微生物的研究都没有得到有价值的进展，仍停留在形态学阶段。

（三）微生物学的奠基时期

19 世纪中后期，以法国的路易斯·巴斯德（图 1-1）和德国的罗伯特·科赫（图 1-2）为代表的科学家，将微生物研究从较为低级的形态描述推进到生理特征及与人类关系的研究阶段。至此，微生物学的研究开始步入正轨。

路易斯·巴斯德（简称巴斯德）对微生物的研究为现代微生物学奠定了基础，是微生物学和免疫学的奠基人，被后人称为“微生物学之父”和“疫苗之父”。他的多项研究成果都是开创性的。他首次提出乙醇发酵是酵母菌的作用；并通过曲颈瓶实验彻底否定了自然发生论；为解决啤酒变酸的问题，他发明了低温杀菌法，即现在广泛应用在乳制品和果汁等饮品杀菌使用的巴氏杀菌；在免疫学方面，他首次研制出炭疽疫苗和狂犬病疫苗。

罗伯特·科赫（简称科赫）是世界病原细菌学的奠基人和开拓者，他对新兴的医学微生物学做出了巨大贡献。他最早发现传染病是由病原细菌感染造成的，也最早发明了固体培养基的配制方法。通过固体培养基可将环境中混合的细菌分

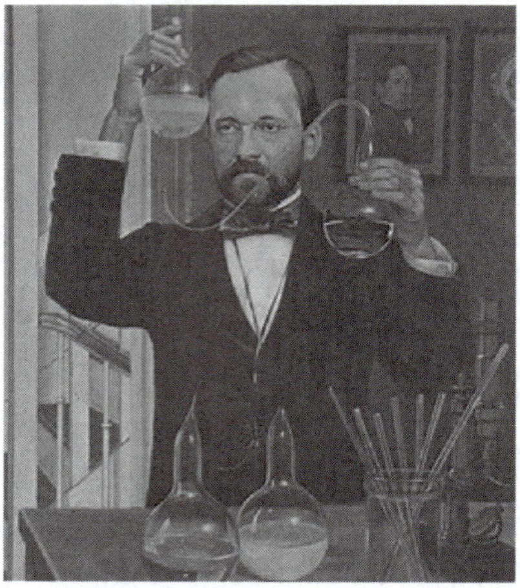

路易斯·巴斯德
简介及贡献

图 1-1　路易斯·巴斯德（Louis Pasteur，1822—1895）

离纯化为单一菌种，从而建立了细菌的纯培养技术，这一技术一直沿用至今。他还分离并鉴定了多种病原菌，如炭疽杆菌、肺结核分枝杆菌、霍乱弧菌等。1884年，他首次发表了科赫法则，帮助许多疾病研究确认了病原体，对后世影响深远。

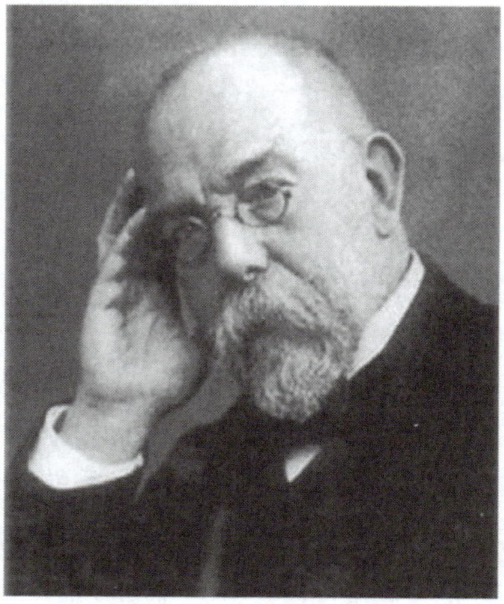

细菌学家罗伯特·科赫
简介及贡献

图 1-2　罗伯特·科赫（Robert Koch，1843—1910）

（四）微生物学的发展和成熟时期

20 世纪以来，学科之间的相互渗透日益增强，微生物的研究更加深入，电子显微镜的发明和不断改进，使人们可以看到更加微小的物体，原子和分子结构都可以清楚地观察到。同位素示踪原子的应用等技术的出现，推动了微生物学向生物化学及分子生物学的方向发展。微生物学在理论研究、技术创新及实际应用方面都取得了重要进展。

1932 年，透射电子显微镜和相差显微镜相继被发明；1940 年弗莱明、弗洛里和钱恩用精制的青霉素成功地进行了动物实验和人体试验，并实现深层发酵；1953 年，沃森和克里克提出 DNA 双螺旋结构；1959 年 RNA 和 DNA 的生物合成机制被发现；1961—1966 年，成功破解了 64 个遗传密码；1969 年，发现反转录病毒和反转录酶；1977 年，建立了 DNA 序列分析技术；1983 年，聚合酶链式反应（PCR）技术被发明。

四、微生物技术的基本要求

（一）无菌操作认知

1. 无菌操作的定义

无菌操作是指在人为营造的局部无菌环境中进行的，以防止微生物进入人体或污染其他无菌区域的操作技术。它是各种微生物实验或微生物工业生产中的一项重要的基本操作。

2. 无菌操作的原则

（1）操作环境要提前清洁。操作间可每天用紫外灯进行消毒。进行无菌操作前半小时，须停止清扫工作，减少人员流动，防止气流搅动导致尘埃飞扬。

（2）执行无菌操作前，应先洗手，穿洁净服，戴帽子、口罩、手套，并将手套用酒精棉球擦拭消毒。

（3）在执行无菌操作时，必须明确物品的无菌区域和非无菌区域。要防止无菌区域的污染。

（4）无菌物品必须保存在无菌包装或灭菌容器内，不可暴露在空气中过久。无菌物品与非无菌物品应分别放置。无菌包装一经打开即不能视为绝对无菌，应尽早使用。凡已取出的无菌物品虽未使用也不可再放回无菌容器内。

（5）进行无菌操作时，要减少房间内人员的走动并减少说话和交谈，以降低房间内气流的形成。

（二）微生物技术的安全要求

微生物技术的安全要求如下：

（1）所有涉及感染材料的操作，都必须在生物安全柜内进行。

（2）一次性手套不能重复使用，使用中一旦被试剂污染，要立即更换。

（3）吸取液体时须使用移液管或微量移液器，严禁用嘴吸。移液管、吸头和微量移液器枪头在使用前需要灭菌；移液管、吸头和微量移液器枪头均不可在不同的试剂之间交叉使用，防止试剂污染；移液管和吸头使用过后要浸入含消毒液的容器中，微量移液器枪头使用后直接废弃，不可重复使用。

（4）感染性材料离心时要用螺口离心管。每次离心后清除离心杯、转子和离心机内的污染物。

（5）使用锐器（包括针头和注射器、玻片、移液管、毛细管和手术刀）必须采取高度预防措施；用过的锐器需直接放入耐刺、防渗漏的锐器盒中，禁止将使用后的一次性针头重新套上针头套；禁止用手直接接触使用后的针头、刀片等锐器；盛污染针头、锐器、碎玻璃的锐器盒，应按照相关的规定进行消毒；打碎的玻璃器皿不能直接用手处理，必须用刷子、簸箕、夹子或镊子等其他工具处理。

（6）实验结束后应立即用浸泡过消毒液的纱布覆盖或擦拭台面、沾污的器材表面及污染的设备，在修理、维护或打包运输前，要按照相关的规定进行消毒。

（7）当出现洒漏或泄露情况时，要立即向实验室管理人员报告，进行适当的环境评估。如实验人员明显或可能暴露于传染源时，应进行适当的医学评估、观察或治疗，并保留书面记录。

（三）微生物实验室要求

微生物实验室是主要应用于微生物学、基因重组以及生物制品等研究使用的实验室，由主功能实验室与其他辅助功能用房组成。微生物实验室必须保证人身安全、环境安全、废弃物安全和样本安全，且能长期而安全地运行。

微生物实验室设计的基本要求如下：

1. 微生物实验室房间的设置

（1）准备室　准备室用于配制培养基和样品处理等。室内设有存放试剂的试剂柜、存放器具（或材料）的专柜、实验台、电加热炉、冰箱和上下水管路等。

（2）灭菌室　灭菌室主要用于培养基的灭菌以及各种实验器具的灭菌，室内应备有高压蒸汽灭菌锅、烘箱等灭菌设备。

（3）无菌室　无菌室也称接种室或操作区，是进行接种等无菌操作的专用实验室。在微生物工作中，菌种的接种是最主要的操作，其要求就是要保证菌种纯净，不被杂菌污染。需要在特定的无菌环境下进行。

（4）培养室　用于对接种后的微生物样品进行恒温培养的场所。房间内需设置恒温培养箱或摇床等设备。培养室根据培养条件和种类不同可设置多间（如霉菌培养室、细菌培养室、固体培养室、液体培养室等）。

（5）洗涤室　由于使用过的器皿已被微生物污染，有时还会存在病原微生物。因此，在条件允许的情况下，应设置洗涤室，用于洗刷器皿等。室内应备有加热器、蒸锅、洗刷工具、清洁剂等。

2. 微生物实验室设计

（1）微生物实验室各房间的共同特点是地板和墙壁的质地光滑坚硬，仪器和设备的陈设简洁，便于打扫卫生。

(2) 无菌室自成一区，安排在实验室的靠边角落处，外部设置缓冲间。人流、物流通道分离。

(3) 人流只设有一个经缓冲间进入实验间的通道。通道设两道连锁门，当其中一道门打开时，另一道门自动处于关闭状态。操作人员进入走廊然后进入准备间，并依次经过一更、二更、缓冲间进入无菌室。

(4) 物流则由传递窗实现。

(5) 排风口装有高效过滤器，室内送排风槽用上送下排方式，且送排风口不得有障碍。余压控制系统自动调节室内压力，保持无菌室的正压洁净状态。

3. 生物安全实验室的分级

生物安全实验室等级是根据其容纳的生物安全材料的危险程度和对人体健康和环境的潜在影响而确定的。国际上将生物实验室按照生物安全水平（biosafety level，共4级，即 BSL1~4）分为4个防护等级（protection level），即 P1、P2、P3 和 P4。

(1) P1 实验室　主要用于处理对人体、动植物或环境危害较低，不具有对健康成人、动植物致病的致病因子，包括常见的细菌，病毒和其他微生物。该级别的实验室拥有基本的实验室设施，如洗手池、手套箱等，以提供基本的生物安全措施。

(2) P2 实验室　用于处理对人体、动植物或环境具有中等危害或具有潜在危险的致病因子或生物材料，包括一些常见的病原体和生物工程产品，对健康成人、动植物和环境不会造成严重危害。该级别的实验室在基本设施的基础上增加了生物安全柜和自动化系统来确保操作人员和环境的安全。

(3) P3 实验室　用于处理对人体、动植物或环境具有高度危险性，但通常有预防治疗措施。主要通过气溶胶使人传染上严重的甚至是致命疾病，或对动植物和环境具有高度危害的致病因子或生物材料。如严重致病的病原体和一些研究领域中的高度传染性病毒。该级别的实验室在基本设施和生物安全柜的基础上，有更多的生物安全施如空气过滤和压差控制，以防止病原体泄漏。

(4) P4 实验室　它是具有最高安全标准的生物安全实验室。这些实验室主要用于处理对人体、动植物或环境具有高度危险性，且没有预防治疗措施。通过气溶胶途径传播，或传播途径不明或未知的、危险的致病因子（或生物材料），包括极具威胁性的传染病病原体，如埃博拉病毒和 SARS 病毒。P4 级实验室有最先进的生物安全设备和控制系统。包括全封闭隔离病房、负压空气循环，密封门和专门的人员的防护装备。

(四) 微生物技术常用设备及器材

1. 微生物技术常用设备

微生物技术常用设备有：无菌操作台、生物安全柜、恒温培养箱、恒温摇床、高压蒸汽灭菌锅、干热灭菌器（烘箱）等。

2. 微生物技术常用器材

微生物技术常用器材有：接种环（针）、酒精灯、微量移液器、烧杯、培养皿、三角瓶、试管等。

五、微生物在动植物及人类生命活动中的作用

（一）微生物在生态中的作用

自然界的物质始终处于由无机物转化成有机物，再由有机物转化成无机物的往复循环之中。绿色植物通过光合作用将无机物转化成有机物，供给人和动物所需；微生物分解动植物的遗体，将其转化为无机物，供给绿色植物所需。

物质循环中的碳素循环、氮素循环和硫素循环等，都离不开微生物的作用。异养微生物是有机物分解作用的主体。

（二）微生物在工农业生产中的作用

微生物在农业生产中有着重要作用。例如固氮菌可以通过生物固氮作用，将空气中的氮气转化为氨等含氮化合物，从而增加土壤的肥力，改善土壤结构和质量，促进植物生长，提高农产品质量和产量。另外，有一些微生物在防治农作物病虫害等方面也有重要的作用。

微生物在工业生产中也有着重要作用。例如，食品发酵、化妆品、石油化工、生物燃料等方面，都会用到相应的微生物。还有一些微生物在废水处理和环保方面也能发挥作用。

（三）微生物在医药领域的作用

微生物在医药学领域中也有着广泛应用。可利用微生物生产抗生素、维生素、氨基酸、酶制剂等生物活性制剂。随着近年来基因重组技术的发展，利用基因重组的菌株还可生产如胰岛素、生长激素等激素类产品。另外，很多微生物还可以在治疗疾病、制备疫苗和检测病原体等方面发挥作用。

任务二 免疫与免疫学

无处不在的微生物，其中的很多类型，都可以感染我们人体，导致我们出现疾病。我们人体与之对抗的能力便是我们自身的免疫力。免疫是人体的一种生理功能，人体依靠这种功能可以识别“自己”和“非己”成分，从而有针对性地排斥“非己”成分，保护“自己”成分。免疫技术和免疫学的出现和发展，都是人们在实践中不断探索、不断总结和不断创新的结果。

一、免疫与免疫学的概念

免疫即“免除瘟疫”（早期的瘟疫指各种疫病）的意思，是指机体免疫系统识别自身与异己物质，并通过免疫应答排除抗原性异物，以维持机体内环境稳定与平衡的一种生理功能。

免疫学是人类在与传染病的斗争过程中逐步发展起来的，研究机体免疫系统的组成结构和生理功能的一门学科。它是目前生命科学的前沿学科之一。

二、免疫学在临床实践中的应用

免疫学在临床疾病的诊断、治疗和预防方面，均具有重要的作用。

（一）免疫学在疾病诊断方面的作用

免疫诊断是应用免疫学的理论、技术和方法诊断各种疾病和测定免疫状态。在临床上，它主要用来确定疾病的病因和病变部位，或是确定机体免疫状态是否正常。此外，免疫诊断也可应用于法医学的血迹鉴定、生物化学的血清成分鉴定等。免疫诊断可在体内或体外进行。

1. 免疫诊断的内容

检查免疫器官和功能发生改变的疾病，如免疫缺陷病、自身免疫病；由免疫机制引起的疾病，如输血反应、移植排斥反应；一些内分泌性的疾病，如一些传染性疾病、免疫性疾病、肿瘤和其他临床各科疾病等。

2. 免疫诊断的技术

免疫扩散、免疫电泳、红细胞凝集实验、酶联免疫吸附实验、免疫印迹实验、免疫胶体金技术等。

3. 免疫诊断的特点

特异性强，诊断结果较为准确；灵敏度高，可以测出微量反应物质和轻微的异常变化，有利于早期诊断和排除可疑病例；简便、快速、安全。

（二）免疫学在疾病治疗方面的作用

免疫治疗是根据免疫学原理，针对机体低下或亢进的免疫状态，人为地增强或抑制机体的免疫功能以达到治疗疾病的目的。目前，主要为针对肿瘤和癌症的治疗，旨在激活人体免疫系统，依靠自身免疫机能杀灭癌细胞和肿瘤组织。与以往的手术、化疗、放疗和靶向治疗不同的是，免疫治疗是通过刺激相应的免疫细胞，增强活力来对抗癌细胞。免疫治疗的优势如下。

（1）免疫药物起效快、副作用低　相较于其他的癌症治疗方式，免疫治疗主要使用药物激活人体的免疫系统，效果明显更快，产生副作用的概率也最低，更安全。

（2）免疫治疗的普适性　免疫治疗是激活人体自身的免疫系统，通过激活后的免疫细胞对癌细胞进行攻击，理论上是可以对所有癌症产生治疗效果的，因为人体的免疫细胞会自动发现癌细胞并进行消灭，所以免疫治疗的治疗范围更广泛。

（3）延长患者生命甚至是临床治愈　这一点是与癌症三种基础治疗（手术、放疗、化疗）最大的不同。免疫治疗通过提高患者自身免疫系统的免疫能力来对抗癌细胞，效果相对而言更好一些，也为癌症患者带来了长期生存的可能。这也是免疫疗法较为突出的一个特点。

（三）免疫学在疾病预防方面的作用

感染性疾病是指由细菌、病毒、真菌等微生物引起的各种疾病，免疫学在其预防中具有重要的意义。

接种疫苗是免疫学在感染性疾病预防中最为常见的应用之一。疫苗接种后，作为抗原刺激人体免疫系统产生抗体，从而达到预防疾病的目的。例如脊髓灰质炎疫苗、麻疹疫苗、流感疫苗等都是疾病预防中常用的疫苗。

免疫补充剂是指通过补充人体缺乏的免疫功能或补充免疫系统所需的营养物质来增强免疫系统功能的药物。例如，维生素 C、维生素 D、锌、铁等营养素可以增强人体免疫力，预防感染性疾病。

三、免疫学历史贡献

人类有史以来征服疾病方面取得诸多成绩，应用疫苗在全球消灭了天花是其中最具里程碑的一件。免疫学为人类健康做出的贡献是众多而高效的：①免疫学的研究与应用，推动了疫苗的产生，使许多严重的传染病得以预防和控制；②抗体的发现和生产，直接用于治疗疾病，诊断疾病及以产生抗体作为疫苗设计的依据；③ABO 血型的发现，使血液配型常规化，这才有了无数垂危的病人经输血得以挽救生命。

免疫学的成就更体现在理论研究方面。免疫细胞，经其表达的抗原识别受体（TCR/BCR），能特异性地识别“自己”和“非己”成分，这是当前免疫技术在临床应用的理论基础。此外，免疫学研究的成果为临床诊断、新药研发、疾病防控等方面都提供了理论支持。例如，人体免疫学分子的动态变化，可作为新药安全性和效果评价的指标；通过病毒、细菌、真菌等的免疫保护机制研究和机体免疫各组成部分的协同作用研究，可以制定更有效的预防性接种计划、诊断标准和治疗方案，为公共卫生和疾病预防控制做出了贡献。

任务三 微生物学与免疫学发展简史

免疫的传统概念是指机体抗感染的防御功能，所以最初的免疫学就是微生物学研究的一个分支，随着免疫学的不断发展，逐渐形成一门独立的学科。

一、微生物学与抗感染免疫发展时期

人们对免疫功能的认识最早就是从抗感染免疫开始的。大量医书证明我国自明代隆庆年间（公元16世纪），就有用人痘疫苗预防天花的较为成熟的方法。即用人工轻度感染的方法，达到预防天花的目的。这实际上是免疫学的开端。至17世纪时，已在我国多地推广应用。并很快传入了朝鲜、日本等邻近国家，又陆续经过俄国、土耳其、中东地区传入英国等欧洲国家。

英国医生詹纳（Jenner）观察到挤牛奶女工得过牛痘以后，就不再得天花的事实。在此启发下，他通过长期的研究，证实牛痘疫苗可以预防天花，在1793年发表了他的牛痘疫苗著作，标志着牛痘疫苗的发明。牛痘疫苗给人接种后，只引起局部反应，对人的毒力很小，这一点弥补了人痘疫苗的不足。牛痘疫苗可在实验室大量生产，很快便在全世界得以推广，为人类传染病的预防开创了人工免疫的先河。

之后很长一段时间，免疫学的发展进入一个停滞期，直到19世纪中期，在法国微生物学与免疫学家巴斯德和德国医生兼细菌学家科赫等人的努力下，得到迅速发展。科赫创造性地通过固体培养基的制备，解决了细菌的分离纯化培养，并成功分离出多种病原菌，为人工菌苗的制备创造了条件。巴斯德则有意识地研究获得减毒菌株的方法，通过物理、化学以及生物的方法，对菌株进行减毒处理，制备了炭疽菌疫苗等多种减毒株，为后期的实验免疫学建立了基础。

此后，抗毒素的发明、补体的发现、血清学方法的建立、免疫化学的研究、抗体生成理论的提出等成果的陆续出现，进一步推动了免疫学的发展。

二、现代微生物学与现代免疫学时期

现代免疫学从抗感染免疫的概念中解脱出来，进而发展为生物机体对“自己”和“非己”的识别，借以维持机体稳定性的生物学概念。这一发展时期自20世纪60年代至今，陆续发现了胸腺的免疫功能，确认了淋巴细胞是重要的免疫细胞，阐明了免疫球蛋白的分子结构与功能，从器官、细胞和分子水平全面揭示了机体中免疫系统的存在，对生物学和医学的发展产生了深远的影响。

三、微生物学与免疫学的发展趋势

未来，微生物学将继续取得进步和发展并显示出更大的潜力。首先，基因编

辑技术的发展将推动微生物技术的进一步创新。随着基因编辑技术的日益成熟，人们可以更精确地修改微生物基因，增强其生产能力或者打造全新的发酵工厂，这将提高微生物生产的效率和经济性。其次，人工智能技术的融合将使微生物技术发展更具前瞻性。人工智能技术在生物信息学、代谢工程等领域的应用将为微生物技术带来更多可能。通过利用人工智能技术，人们可以更准确地预测微生物的代谢产物、优化微生物的生产通路，并通过模拟和计算更为高效地设计微生物实验方案。

免疫学的发展将会更加注重个性化治疗和精准医疗。随着基因测序技术的不断发展，我们可以更加精准地了解患者的基因信息，制定更加个性化的治疗方案。同时，免疫学也将会更加注重对免疫细胞、免疫系统与其他系统的相互作用的研究，探索免疫细胞的分化、功能和调控机制，为免疫治疗提供更加深入的理论基础；探索免疫系统与神经系统、内分泌系统等都有着密切的联系，未来的研究将会更加注重这些系统之间的相互作用；探索免疫系统在整个生物体中的作用和调控机制。

四、微生物学与免疫学的发展与现代医药学的关系

纵观免疫学的发展历史，可以看到，免疫学的每一次进步，都推动着生物和医学技术的发展。免疫学向医学各学科的渗透，产生了许多分支学科和交叉学科，如免疫药理学、免疫毒理学、肿瘤免疫学、移植免疫学、临床免疫学等。这些分支学科的研究大大促进了现代生物学和医药学的发展。

项目检测

一、名词解释

1. 微生物　2. 无菌操作　3. 免疫　4. 免疫诊断　5. 免疫治疗

二、填空题

1. “微生物学之父”是__________。
2. 固体培养基的配制方法最早是由__________发明的。
3. 微生物学发展分为__________个时期，分别是__________、__________、__________、__________。
4. 生物界分类系统，目前常用的是__________界系统，具体为__________、__________、__________、__________、__________、__________。
5. 微生物的命名通常采用__________。

三、简答题

1. 简述微生物的特点。
2. 简述无菌操作的原则。
3. 简述微生物技术的安全要求。
4. 简述生物安全实验室的分级。
5. 简述微生物的分类。

项目一
项目检测答案

知识拓展

微生物分类及命名

一、微生物的分类

（一）微生物在自然界中的地位

在人们发现和研究微生物之前，把所有生物分成截然不同的两大界——动物界和植物界。随着人们对微生物认识的逐步深入，生物界的分类系统从两界系统依次经历三界、四界、五界，六界系统。目前常用的六界系统，将生物分为有细胞结构和无细胞结构两大类共六个界，即：动物界、植物界、原生生物界、真菌界、原核生物界、病毒界。其中，除动物界和植物界以外，其他四个界都属于微生物。生物界六界系统如图 1-3 所示。

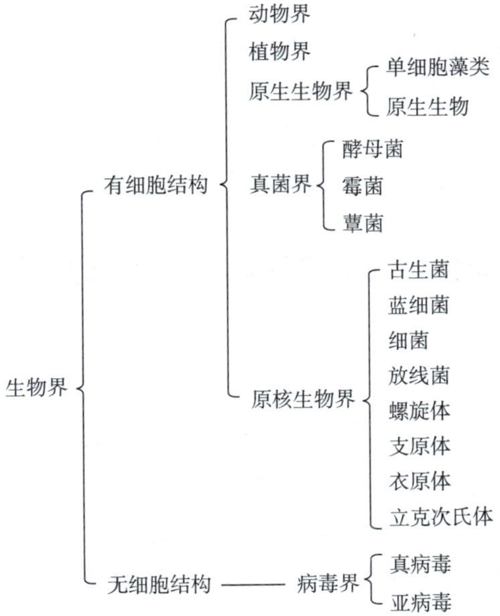

图 1-3　生物界六界系统

（二）微生物的分类

微生物按细胞结构和组成不同，分成三种类型：

1. 真核细胞型微生物

细胞核分化程度较高，有典型的核结构、有核膜和核仁，胞浆内有多种完整的细胞器，如核糖体、内质网、线粒体等。属于此类的有原生生物界和真菌界的微生物。

2. 原核细胞型微生物

仅有原始核，无核膜、无核仁，缺乏完整的细胞器。属于此类的为原核生物界的微生物。

3. 非细胞型微生物

结构最简单，体积最微小，无细胞结构，由单一核酸（DNA 或 RNA）和（或）蛋白质外壳组成。不能独立进行新陈代谢，必须寄生在活的易感细胞内。病毒属于此类微生物。

二、微生物的命名

微生物通常都有自己的俗名和学名。俗名简短易懂、便于记忆，如 Tuberculosis（结核杆菌）、Typhoid bacilus（伤寒杆菌）等。但在不同地区交流时，容易引起混乱。学名是公认的每种微生物的科学用名，命名通常采用国际通用的拉丁文双名法，即有一个属名和一个种名构成。属名在前，是名词，首字母大写；种名在后，是形容词，所有字母均小写。印刷时两者均用斜体表示。例如：大肠杆菌 *Escherichia coli*。少数情况，当菌种为一亚种时，学名按三名法构成，即属名+种名+亚种名［亚种名缩写“subsp.（排正体）”+亚种名称（排斜体）］。例如：蜡状芽孢杆菌的蕈状亚种 *Bacillus cereus* subsp. *mycoides*。细菌学名的中文译名则种名在前属名在后。例如：结核分枝杆菌 *Mycobacterium tuberculosis*。属名也可用第一个字母代表，如结核分枝杆菌也可表示为 *M. tuberculosis*。

技能拓展1 微生物实验常用器皿、物品的准备

一、任务描述

微生物实验的准备工作，主要包括实验器皿和设备的包扎、灭菌，以及培养基的配制和消毒灭菌。

包装与灭菌器皿

微生物实验常用的玻璃器皿有：培养皿、试管、三角瓶、烧杯、移液管（吸管）等。其中，需要单独灭菌的主要有培养皿、试管、移液管。三角瓶一般用来分装培养基后，与培养

基一同灭菌。玻璃器皿多为可重复使用的器皿，每次使用前，都需要进行清洗和灭菌。上述器皿现在也有很多一次性的替代品可以购买使用，但是使用成本较高。

微生物实验常用的器械和设备有：接种环（针）、镊子、剪刀、微量移液器（移液枪）及吸头（枪头）等。其中，接种环（针）、镊子、剪刀多为金属材质，可灭菌重复使用；微量移液器的吸头为塑料材质，一般为一次性使用。

培养基是人工按一定比例配制的供微生物生长繁殖和合成代谢产物所需要的营养物质的混合物。培养基的原材料可分为碳源、氮源、无机盐、生长因子和水。根据微生物的种类和实验目的不同，培养基也有不同的种类和配制方法。比较常用的培养基分类为按物理状态的不同，分为三类：液体培养基、固体培养基、半固体培养基。区别在于其中加入的凝固剂（常用为琼脂）的比例不同。

二、任务实施

（一）准备工作

（1）建立工作小组，制定工作计划，确定具体任务，任务分工到个人，并记录到工作表。

（2）准备好实验用的器皿和设备：培养皿、试管、三角瓶、烧杯、移液管、接种环、镊子、剪刀、微量移液器及吸头、吸头盒、牛皮纸（报纸）、培养皿灭菌桶、移液管灭菌桶、脱脂棉、试管塞、封口膜。

（3）准备好培养基配置的耗材和设备：蒸馏水、琼脂、牛肉膏、蛋白胨、NaCl、浓度为1mol/L的HCl和NaOH溶液、pH试纸、烧杯、电热套（电炉子）、玻璃棒。

（二）操作过程

1. 玻璃器皿的包扎和灭菌

（1）灭菌前的清洗　玻璃器皿润湿后，用试管刷蘸取少量去污粉反复刷洗，清洗掉标签、污渍等杂物；用自来水冲洗干净，再用少量去离子水荡洗1~2次，烘干水分。

（2）培养皿的灭菌　以下方法任选一项实施即可。方法③④灭菌后的培养皿不可保存，需立即使用。

①高压蒸汽灭菌法：将清洗好的培养皿10套一组放入金属灭菌桶中，使用高温高压的蒸汽对其进行灭菌处理。灭菌温度为121℃，时间通常为20~30min。

②干烤灭菌法：将上述准备好的培养皿放入烤箱中，用180~220℃的高温灭菌1h。

③紫外线灭菌法：将培养皿摆放在紫外线灯下，用紫外线照射1~2h。

④乙醇灭菌法：将培养皿完全浸泡在70%乙醇中，静置5~10min，将乙醇倒

掉，再用酒精灯烤干培养皿表面。

(3) 试管和三角瓶的灭菌　试管和三角瓶需要做合格的棉塞，或者以合适试管塞和封口膜进行封口。封口装置可起过滤作用，避免空气中微生物进入容器。封好口的试管和三角瓶可以进行高压蒸汽灭菌或干烤灭菌。

(4) 移液管的灭菌　洗净烘干后的移液管，在吸口的一头塞入少许脱脂棉花，以防在使用时造成污染。塞入的棉花量要适宜。

多支同规格的移液管装入特定的灭菌桶中，标好规格，或每只移液管单独包扎：用一条宽 4~5cm 的纸条，以 30°~50°的角度螺旋形卷起来，吸管的尖端在头部，另一端用剩余的纸条打成一结，以防散开，标上规格（图 1-4）。可进行高压蒸汽灭菌或干烤灭菌。

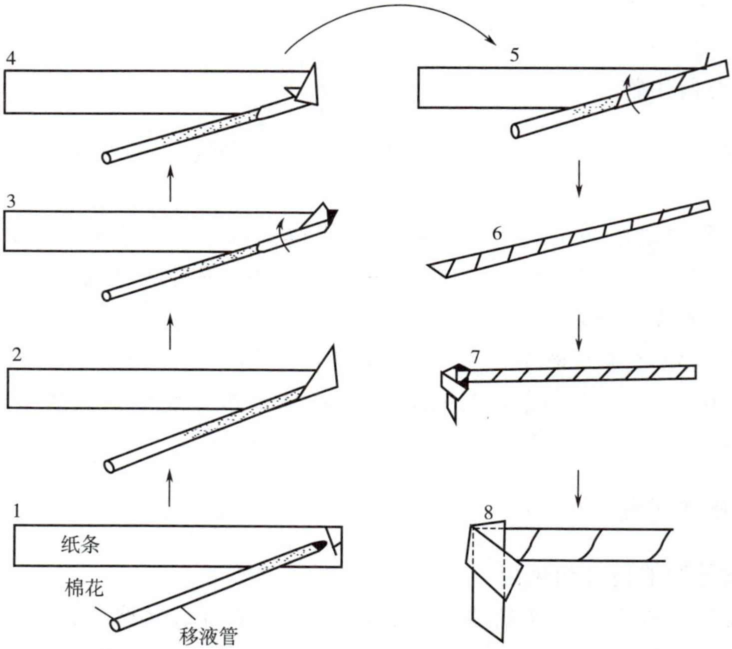

图 1-4　移液管的单支包扎操作过程（1~8 指操作顺序）

2. 金属器具的灭菌

金属器具的灭菌方式比较多样，可经过包扎密封后，与上述玻璃器皿同时灭菌。灭菌后保持密封状态，可保存一定时间，拆开包装后应立即使用。

如不需要保存，可在使用前用酒精灯火焰灼烧灭菌；也可以通过紫外灯的照射灭菌。

3. 微量移液器及吸头的灭菌

微量移液器通常只需要用 70% 乙醇擦拭外表面或浸泡消毒，不需要灭菌。可在移液器头部塞入少量脱脂棉防止吹气时的污染。如因特殊原因需高压灭菌，可采取半支灭菌（有些移液器下半部分可以旋下来进行灭菌，为半支灭菌）或整支灭菌（移液器整体进行灭菌）。这是由移液器材质的不同来决定，一般移液器会根据规格和型号，在说明书中注明。

吸头需要提前码放于对应尺寸的吸头盒中，并在盒外用牛皮纸或报纸包裹后，进行高压蒸汽灭菌。

4. 培养基的配制及灭菌

（1）配制

①称量：100mL 水，牛肉膏 0.3~0.5g、蛋白胨 1.0g、NaCl 0.5g 的比例依次称取各成分。若配制固体培养基，按总质量的 2%称取琼脂。

②溶解：在烧杯中加入所需要的水量，加热，逐一加入各成分，使其溶解。琼脂在溶液煮沸后加入，溶化过程需不断搅拌。加热时应注意火力，勿使培养基烧焦或溢出。溶好后，补足所需水分。

③调 pH：用 NaOH 或 HCl 把 pH 调至所需范围。

（2）分装　根据实验需要，将液体状态的培养基分装到一定容量的三角瓶或试管中。

（3）包扎　分装完毕后，在三解瓶口或试管口塞上棉塞或封口膜等，以阻止外界微生物进入。

（4）灭菌　将包扎好的培养基放置于高压蒸汽灭菌锅内，设置灭菌条件为 121.3℃，20min。灭菌后的培养基放入 37℃培养箱中培养 24~48h，以检验灭菌的效果，无污染方可使用。

（5）保存　灭菌后暂不使用的培养基，应保持密封状态，放置在冰箱内保存。

（三）结束工作

1. 填好所有操作记录单、任务单、各种评价表。
2. 检查设备仪表是否洁净完好。
3. 清理工作场地与环境卫生。
4. 进行任务总结（小组讨论与汇报、组间互评、教师点评与总结）。

三、任务探索

1. 每种实验器皿或设备，是否还有其他的灭菌方式？
2. 除了基础培养基外，你还知道其他培养基的配方吗？

科学引领

中国微生物学先驱——沈鼎鸿

沈鼎鸿（1910—2011，图 1-5），曾用名沈孝绩，1910 年 7 月 20 日生于浙江

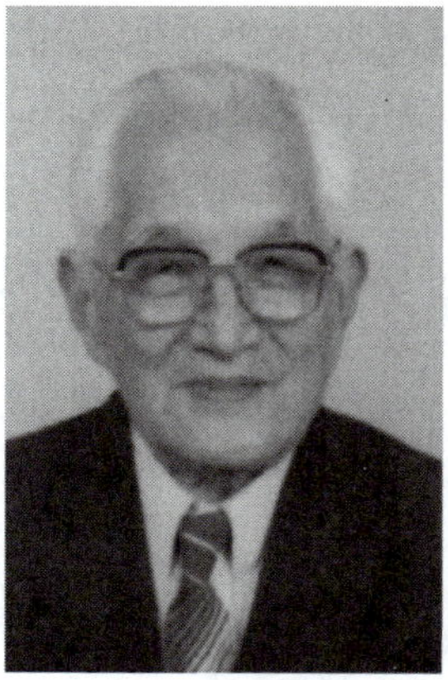

图 1-5　沈鼎鸿（1910—2011）

慈溪观海卫上横街村一个富足的商人家庭。1927 年他考入上海私立南洋医学院，1930 年转学到北平大学医学院（北京大学医学部前身），1933 年毕业。

他进行过相关流行病学调查和研究，并作为国家防疫专业人员赴印度学习处置措施以应对日本对我国发动的细菌战。他曾于 1952 年参加抗美援朝志愿检验队赴朝。

凭借厚实的外文功底和丰富的医学、防疫经验，沈鼎鸿先后编译了《临床真菌学》《人类病毒与立克次体感染》《普通病毒学》等教材。

沈鼎鸿于 2011 年 2 月 27 日在上海去世。根据老人的遗愿，遗体被捐献给上交大医学院，供学生解剖、学习。

项目总结

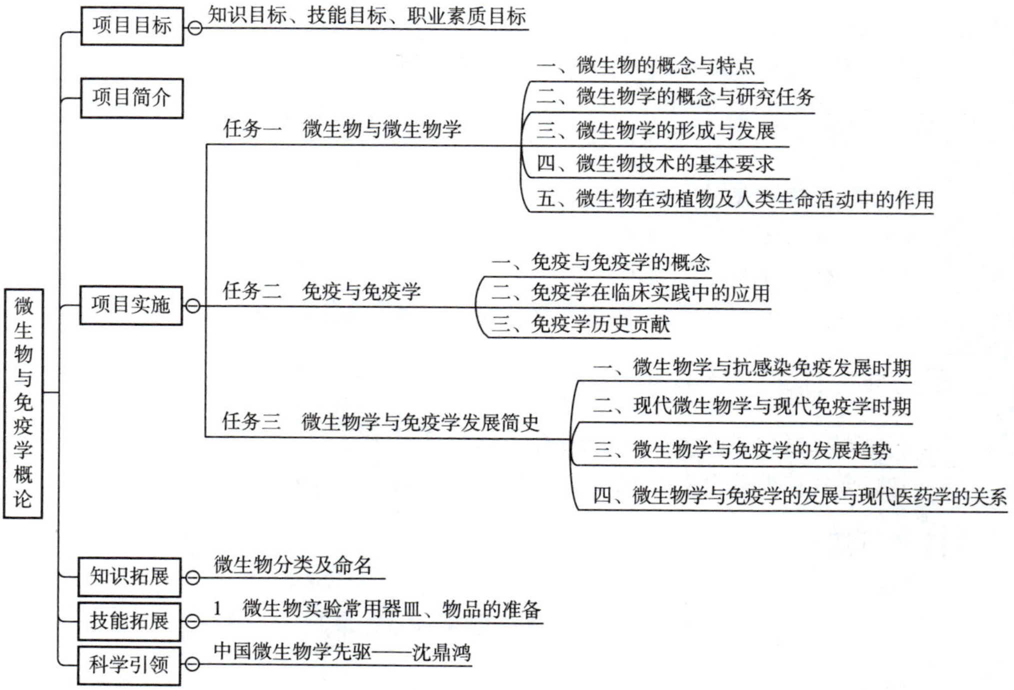

模块二

微生物基础

项目二

细菌和真菌

项目目标

知识目标

1. 熟悉显微镜的基本构造和种类等知识。

2. 掌握细菌和真菌的形态结构、生长繁殖、菌落特征等知识。

3. 掌握微生物的培养与代谢、生长与控制和菌种的选育与保藏等技术。

技能目标

1. 学会显微镜的使用与镜检基本操作技能。

2. 能够进行细菌的单染色法与革兰氏染色法操作，无菌室的消毒处理及超净工作台的使用，玻璃器皿的洗涤、干燥、包扎和灭菌等操作。

3. 能熟练配制培养基、进行微生物接种、菌种筛选和保藏操作。

职业素质目标

具备吃苦耐劳、独立思考、团结协作、勇于创新的精神和诚实守信的优良品质；培养学生具有精益求精的工匠精神、良好的职业道德和家国情怀。

项目简介

本项目的内容是细菌和真菌，项目实施介绍了细菌和真菌的基础知识和典型技能操作实训，科学引领让学生树立科研和工匠精神。通过学习学生能够掌握显微镜的使用、细菌和真菌的相关知识、微生物培养与代谢、生长与控制和菌种的选育与保藏等知识和技能，为今后专业课程的学习打下良好的基础。

项目实施

任务一 显微镜的使用

众所周知微生物的最显著特点就是个体微小，一般必须借助显微镜才能观察到它们的个体形态及结构特征等。而对显微镜的构造、原理及掌握其操作技术是研究微生物不可缺少的手段。本部分将对目前微生物学研究中最常用的光学显微镜的原理、结构及一些特殊光学显微镜种类和显微镜观察操作技术进行介绍。目的在于使同学们通过实验，对显微镜的功能及操作有比较全面的了解，能根据所要观察微生物的情况，及时做出适当的观察要求，熟练掌握低倍镜与高倍镜的使用，并重点掌握明视野普通光学显微镜中油镜的使用及显微镜使用后的处理、维护与保养。

一、显微镜的种类及结构

普通光学显微镜（图 2-1）的基本构造主要分为两部分：机械部分和光学部分。

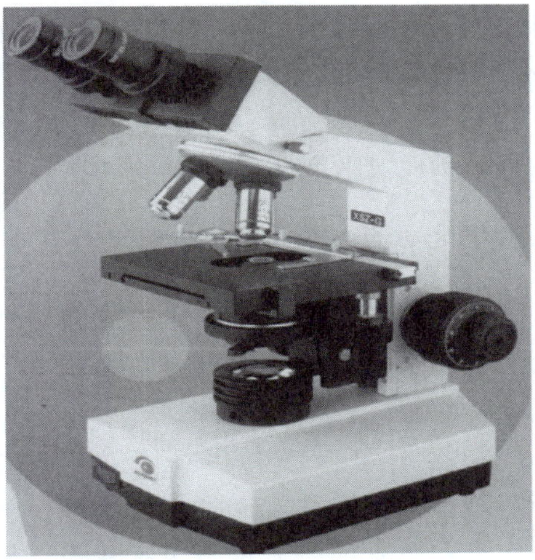

图 2-1　普通光学显微镜

（一）普通光学显微镜的机械部分

普通光学显微镜机械部分主要由镜臂、底座、镜柱、镜筒、物镜转换器载物台、标本移动尺、调焦系统、聚光器等部分组成，主要起支撑、固定、调节和移动等作用。

1. 镜臂和底座

镜臂和底座通常组成一个稳固的整体，是光学显微镜的结构基础。其功能为保持光学显微镜的平稳，便于把握和移动。

2. 镜筒

镜筒是连接目镜和物镜的金属空心圆筒，上接目镜，下端与转换器相连，保证光线畅通且不使光亮度减弱。镜筒有单目、双目和三目三种，长度一般为160mm。

3. 物镜转换器

位于镜筒下端，其上装有3~4个不同放大倍数的物镜，可以随时转换物镜与相应的目镜构成一组光学系统。它是显微镜机械装置中结构复杂、精度要求最高的部件，使用人员更换物镜时，应转动物镜转换器，而不能用力搬动安装在转换器下部的物镜。

4. 载物台

载物台为放置标本并保证其在视场内水平移动的平台。载物台中央有一孔，称为通光孔，可通过集中的光线。在台上装有弹簧标本夹，标本夹的作用是固定标本。

5. 调焦系统

位于镜臂的上端或下端，有一对大小旋钮，为调节焦距之用。大旋钮为粗调节钮，转动粗调节钮可使镜筒（或载物台）升降，调节焦距。旋转一周可使镜筒（或载物台）升降10mm，一般用于低倍镜调焦。小旋钮为细调节钮，转细调节钮可使镜筒（或载物台）缓慢升降，每旋转一周使镜筒（或载物台）升降约0.1mm，适用于高倍镜、油镜或分辨物像清晰度调焦。

（二）普通光学显微镜的光学部分

光学部分是光学显微镜最关键的部分，主要由成像构件（目镜、物镜）和照明构件（光源、聚光器）组成，后者功能是使被观察标本有充分的反差和均匀的亮度。

1. 目镜（接目镜）

目镜是一个金属的圆筒，上端装有一块较小的透镜，下端装有一块较大的透镜，其作用是将物镜所放大和鉴别的物像进行再次放大。目镜内可附加指针和测微尺。每架显微镜常备有几个倍数不同的目镜，其上也刻有5×、10×和12.5×等放大率，显微镜的放大倍数即所用的目镜和物镜放大倍数乘积，放大倍数越高，视野面积越小。

2. 物镜（接物镜）

物镜由数组透镜组成，可放大物体。透镜的直径越小，放大的倍数越高。每架显微镜均备有几个倍数不同的物镜，其中放大率为10×的称为低倍镜，40×以上的称为高倍镜，100×以上的称为油镜。物镜是显微镜取得物像的主要部件，其作用是聚集来自任何一点的光线，利用入射光对被检视的物体进行第一次放大和成像。

每个物镜上通常标有表示物镜主要性能的参数。以 XSB-01 型显微镜为例，10倍物镜上标有 10/0. 25 和 160/0. 17。此处，10 为物镜的放大倍数（即 10×）；0. 25 为数值孔径（NA）；160 为镜筒长度（mm）；0. 17 为所要求的盖玻片厚度（mm）。

3. 光源

早期普通光学显微镜是用自然光检视物体，镜座上装有反光镜。当显微镜镜座上安装有光源并有调节螺旋，可通过调节电流大小调节光照强度大小。

4. 聚光器

聚光器在载物台的下面，由二、三块凸透镜组成。作用是聚集来自反光镜的光线，使光线增强，射入镜筒中，并使整个物镜所包括的视野均匀受光，提高物镜的鉴别能力。所以在应用高倍镜时，必须配以聚光器。

（三）几种特殊的光学显微镜

以下是一些不同类型的光学显微镜，它们各有特殊的应用和特点。

1. 相差显微镜

（1）相差显微镜的结构　相差显微镜是应用位相差法的显微镜。因此，比普通的显微镜多了下列附件：①装有位相板（位相环形板）的物镜——位相差物镜；②附有位相环（环形缝板）的聚光镜——位相差聚光镜；③单色滤光镜（绿）。

（2）各种元件的性能说明

①相位片将直射光的相位偏移 90°，并吸收衰弱光，将位相片置于物镜后焦面的合适位置，以保证其亮度，为了减少衍射光的影响，将位相片制成环状。

②位相环（环形光阑）的大小取决于各物镜的放大倍数，可通过转盘器进行更换。

③单色滤光镜系用中心波长 546nm 的绿色滤光镜。通常是用单色滤光镜观察。相位板用特定的波长，移动 90°看直接光的相位。当需要特定波长时，必须选择适当的滤光镜，滤光镜插入后对比度就提高。此外，位相环形缝的中心，必须调整到正确方位后方能操作，对中望远镜就是起这个作用部件。

2. 暗视野显微镜

暗视野显微镜由于不将透明光射入直接观察系统，无物体时，视野暗黑，不可能观察到任何物体，当有物体时，以物体衍射回的光与散射光等在暗的背景中明亮可见。在暗视野观察物体，照明光大部分被折回，由于物体（标本）所在的位置结构、厚度不同，光的散射性、折光等都有很大的变化。

3. 偏光显微镜

偏光显微镜是用于研究所谓透明与不透明各向异性材料的一种显微镜。凡具有双折射的物质，在偏光显微镜下就能分辨清楚，当然这些物质也可用染色法来进行观察，但有些则不可能，而必须利用偏光显微镜。

（1）偏光显微镜的特点　将普通光改变为偏振光进行镜检的方法，以鉴别某一物质是单折射（各向同行）或双折射性（各向异性）。双折射性是晶体的基本特性。因此，偏光显微镜被广泛地应用在矿物、化学等领域，在生物学和植物学也有应用。

（2）偏光显微镜的基本原理　偏光显微镜的原理比较复杂，在此不做过多介绍，偏光显微镜必须具备以下附件：起偏镜，检偏镜，补偿器或相位片，专用无应力物镜，旋转载物台。

4. 荧光显微镜

在荧光显微镜上，必须在标本的照明光中，选择出特定波长的激发光，以产生荧光，然后必须在激发光和荧光混合的光线中，把荧光分离出来以供观察。因此，在选择特定波长中，滤光镜系统，成为极其重要的角色。

荧光显微镜原理如下：

（1）光源　光源辐射出各种波长的光（以紫外至红外）。

（2）激发滤光源　透过能使标本产生荧光的特定波长的光，同时阻挡对激发荧光无用的光。

（3）荧光标本　一般用荧光色素染色。

（4）阻挡滤光镜　阻挡掉没有被标本吸收的激发光，有选择地投射荧光，在荧光中也有部分波长被选择透过。

5. 视频显微镜

将传统的显微镜与摄像系统，显示器或者电脑相结合，达到对被测物体的放大观察的目的。最早的雏形应该是相机型显微镜，将显微镜下得到的图像通过小孔成像的原理，投影到感光照片上，从而得到图片。或者直接将照相机与显微镜对接，拍摄图片。随着 CCD 摄像机的兴起，显微镜可以通过其将实时图像转移到电视机或者监视器上，直接观察，同时也可以通过相机拍摄。20 世纪 80 年代中期，随着数码产业以及电脑产业的发展，显微镜的功能也通过它们得到提升，使其向着更简单更容易操作的方面发展。到了 20 世纪 90 年代末，半导体行业的发展，晶圆生产对显微镜提出了更高要求，需要显微镜具备更加配合和优化的功能，硬件与软件的结合，智能化，人性化，使显微镜在工业上有了更大的发展。

二、显微镜操作技术

（一）准备工作及观察要求

使用光学显微镜进行观察需要以下步骤：

①准备：首先，将显微镜放在平稳的实验台上，距离实验台边沿约一寸（3.33cm）。然后，调整显微镜的姿势，一般用左眼观察，右眼便于绘图或记录，

两眼必须同时睁开，以减少疲劳，也可练习左右眼均能观察。

②检查：作为光学精密仪器，在使用时要特别小心。在使用前，需要检查显微镜各总零件是否完好无损，镜身有无灰尘，镜头是否清洁。

③调节光源：为了避免直射光源影响物像的清晰度，损坏光源装置和镜头，并刺激眼睛，对光时应避免直射光源。光源可以是晴天直接用窗外的散射光，或者在阴天使用 8~30W 日光灯或显微镜灯照明。

（二）光源的调节

照明光源在聚光系统中的位置是否正确，关系到视场的亮度及照明的均匀性，直接影响显微镜观察的效果。

1. 调节底部照明

（1）打开底部光源，将其调至合适亮度。

（2）调节照明角度和位置，使得样品表面均匀照射。

2. 调节顶部照明

（1）打开顶部光源，将其调至合适亮度。

（2）调节照明角度和位置，使得样品表面均匀照射。

（三）低倍镜与高倍镜的使用

1. 低倍镜的使用

（1）标本放在载物台上，用压片夹压住，标本要正对通光孔的中心。

（2）转动粗准焦螺旋，使镜筒缓缓下降，直到物镜接近玻片标本为止（此时实验者的眼睛应当看物镜头与标本之间，以免物镜与标本相撞）。

（3）左眼看目镜内，同时反向转动粗准焦螺旋，使镜筒上升，直到看到物像为止，再稍稍转动细准焦螺旋，使看到的物像更加清晰。

2. 高倍镜的使用

（1）移动装片，在低倍镜下使需要放大观察的部分移动至视野中央。

（2）转动转换器，移走低倍物镜，换上高倍物镜。

（3）调节细准焦螺旋，使物像清晰。

（4）调节光圈和反光镜，使视野亮度适宜。

（四）油镜的使用

使用显微镜油镜需要遵循以下步骤：

（1）在玻片上滴加香柏油，增加视野亮度。

（2）保持显微镜端正直立，不弯曲或倾斜。

（3）使用天然光作为光源时，用平面反光镜；使用人工灯光时，用凹面镜。

（4）将玻片直接放在显微镜的载物台上，转动转换器，调至 100 倍镜下。

（5）用手升高载物台，使玻片上的镜油与镜头结合在一起。

（6）用眼睛通过镜头观察，用手调节，找准物像，随着玻片的移动，镜油也在随着镜头移动，镜油会被铺满所要观察的地方，整个片子都可以观察了。

（7）观察完毕后，用擦镜纸擦拭镜头，将显微镜放回原处。清洁好它，否则沾有镜油的显微镜很容易变脏。

遵循以上步骤可以有效使用显微镜油镜。

（五）显微镜使用后的处理、维护与保养

显微镜使用后的处理、维护与保养可以参考以下步骤：

（1）清洁镜头　使用擦镜纸轻轻擦拭显微镜镜头，以去除灰尘和污渍。注意只能用软而没有短绒的擦镜纸擦拭，避免刮伤镜头表面。如果需要清洗油渍，可以用二甲苯擦拭，再用擦镜纸蘸着二甲苯擦拭 2~3 次，最后再用擦镜纸将二甲苯擦去。

（2）移除载玻片标本　观察完后，需要移除观察的载玻片标本。

（3）调节物镜位置　转动物镜转换器，将物镜放置在低倍镜的位置。

（4）下降镜身　将镜身下降到最低位置，并调节好镜台上标本移动器的位置，以方便下次使用。

（5）罩上防尘套　显微镜不用时需要罩上防尘套，以防止灰尘或其他污物落在镜身上。

（6）保持干燥环境　显微镜的内部应保持干燥，以防止零部件腐蚀。可以在显微镜内部放置干燥剂或者保湿器，以调控环境湿度。

（7）定期检查和维修　定期检查显微镜的所有部件，并做好维护工作。如果发现损坏或松动，需要及时维修或更换。

（8）润滑维护　显微镜的移动部分需要经常涂抹适当的润滑油，以保证缓慢而平稳地运动。需要注意的是，润滑油应该定期更换，因为旧的润滑油可能已经失去了润滑能力，甚至会对仪器造成损害。

（9）定期清洗和校准　定期清洗显微镜的镜头和照明系统，以保持其正常运转和清晰度。另外，需要定期校准显微镜镜片的误差，以保证成像质量。

项目检测

1. 使用显微镜时，为什么要先用低倍镜？
2. 如何正确使用和清洁油镜？

项目二 任务一
项目检测答案

知识拓展

显微镜的发明

显微镜这个看似平凡的仪器，却拥有将微小世界展现得淋漓尽致的魔力。自17世纪以来，它便一直见证着科学技术的不断革新和进步。以下是显微镜发展历程的五个阶段，也是人类探索微观世界的五个里程碑。

第一阶段：单透镜显微镜。这是最早的显微镜，由荷兰科学家安东·范·列文虎克于17世纪发明。它只有一个透镜，能够将物体放大并用人眼观察。尽管其放大倍数有限，仅能观察到较大的物体，如昆虫的翅膀、植物的叶子等，但它却为后来的显微镜发展打下了基础。

第二阶段：复合显微镜。英国科学家罗伯特·胡克在17世纪末发明了复合显微镜，它由两个透镜组成，一个用于放大物体，另一个则用于放大第一个透镜所形成的图像。这种显微镜的放大倍数比单透镜显微镜高，使得我们能够观察到更小的物体。

第三阶段：折射式显微镜。在17世纪末，荷兰科学家安东·范·列文虎克又发明了折射式显微镜，它的构造更为复杂，包括两个透镜和一个光学棱镜。其中，透镜用于放大物体，而光学棱镜则将光线折射，使得观察者能够看到放大的物体。这种显微镜的放大倍数比复合显微镜更高，使得我们能够观察到更小的物体。

第四阶段：电子显微镜。在20世纪30年代，电子显微镜诞生了。与传统的光学显微镜不同，电子显微镜利用电子束来观察物体，而非传统光线。电子束的波长比光线的波长短得多，因此电子显微镜的分辨率比光学显微镜高得多。它能够观察到更小的物体，如细胞、分子等。

第五阶段：扫描隧道显微镜。在20世纪80年代，扫描隧道显微镜问世了。它利用了电子隧道效应来观察物体，使得我们能够观察到更小的物体，如原子、分子等。其分辨率比电子显微镜更高，从而使得我们能够更深入地了解微观世界。

显微镜的发展历程是一个不断创新、不断进步的过程。每一次技术的革新都为人类打开了更为微观的世界。从最初的单透镜显微镜到现代的高级显微镜，它们不仅帮助科学家们解答了许多关于微观世界的奥秘，更激发了我们对未知世界的探索欲望。

随着科技的不断发展，显微镜的种类和性能也在不断提高。未来，我们期待着更多新型的显微镜出现，为人类探索微观世界提供更为强大的工具。而每一次技术的进步，都将进一步充实我们对这个世界的理解，让我们更深入地洞察到生命的奥秘。

在这个微观世界中，我们看到了无尽的可能性和无限的魅力。让我们一同期待着显微镜未来带给我们的惊喜，以及它将我们引向未知的领域。因为每一次的探索和发现，都是我们对世界的热爱和追求知识的体现。

技能拓展2 显微镜的使用与镜检

一、任务描述

微生物体积微小，需要借助显微镜放大数百倍、上千倍才能看清楚，因此显微镜是研究微生物形态结构最基本的工具之一。显微镜种类繁多，根据不同目的和要求，可选用普通光学显微镜、暗视野显微镜、相差显微镜、荧光显微镜、电子显微镜等进行微生物形态与结构的观察。在微生物学实验中，应用最多的是普通光学显微镜，简称显微镜。显微镜物镜包括低倍镜、高倍镜和油镜3种，在细菌形态结构观察中油镜最为常用。

普通光学显微镜的使用

二、任务实施

（一）准备工作

1. 建立工作小组，制定工作计划，确定具体任务，任务分工到个人，并记录到工作表。

2. 收集显微镜使用的必要信息，掌握相关知识及操作要点，与指导教师共同确定出一种最佳的工作方案。

3. 完成任务单中实际操作前的各项准备工作。

（1）材料准备　装片或切片、擦镜纸、纱布。

（2）仪器　显微镜（J2702）。

（二）操作过程

1. 检查实验器材

检查实验器材是否完备。

2. 取镜和安放

（1）取镜　右手握住镜臂，左手托住镜座。

（2）安放　把显微镜轻轻地放在实验桌上略偏左、离实验桌边缘7cm处。

（3）用手转动粗准焦螺旋，使镜筒升高，安装好物镜和目镜。

3. 对光

（1）转动转换器，使低倍物镜正对通光孔（镜端与孔保持2cm距离）。

（2）转动遮光器，使大的光圈对准通光孔。

（3）左眼注视目镜内，右眼睁开，同时，用手转动反光镜对向光源，直到目镜里看到白亮的视野。

4. 观察

（1）安放装片　把要观察的装片放在载物台上，有标本的一面向上，使标本正对通光孔的中心，然后用压片夹压住。

（2）下降镜筒　侧目注视物镜头，用手旋转粗准焦螺旋，直到物镜头接近装片为止。

（3）上升镜筒　左眼注视目镜内，用手旋转粗准焦螺旋，使镜筒缓缓上升，直到从目镜内看清物像为止。再轻微来回转动细焦螺旋，使物像更清晰。

5. 整理实验器材

（1）把装片取下放回原处。

（2）把显微镜外表擦拭干净。转动转换器，使两物镜偏到通光孔两侧，再把镜筒降低到最低位置最后把显微镜装进镜箱，送回原处。

操作注意事项：①注意保护显微镜镜头，切勿用手触摸镜头里的透镜。必要时，只能用专门擦镜纸擦拭镜头。②保护载物台清洁，不要让装片上水液或染液接触载物台。一般也不要将显微镜后倾。③对光时，反光镜不可对直射强光。④不要随意迅速用手转动粗准焦螺旋，以免损坏镜内部齿轮。观察时一定先用粗焦螺旋慢慢调节，待看清物像后，再用细准焦螺旋微调。镜筒下降时，要侧目注视物镜头，以免物镜头与玻片相挤压。⑤从目镜中看到的物像是倒像，因此，玻片上标本移动方向与视野里像移动方向相反。

（三）结束工作

1. 填好所有操作记录单、任务单、各种评价表。
2. 检查设备仪表是否洁净完好。
3. 清理工作场地与环境卫生。
4. 进行任务总结（小组讨论与汇报、组间互评、教师点评与总结）。

三、任务探索

1. 如何正确使用和保养显微镜？
2. 使用显微镜时，为什么要先使用低倍镜，然后再使用高倍镜或油镜进行标本观察？

任务二　认识细菌和真菌

细菌是原核生物界的一种单细胞微生物，广义上泛指各类原核细胞型微生物，包括细菌、放线菌、支原体、衣原体、立克次氏体、螺旋体。真菌是一类不含叶绿素，无根、茎、叶的真核细胞型微生物，主要类型有酵母菌、霉菌和大型真菌。

细菌和真菌是广泛分布于自然界的两大类微生物，其种类繁多，绝大部分对人类有益，被广泛应用于发酵、化工、医药工业等方面，特别是在制药工业中发挥着重要的作用；有害的一面是部分细菌及真菌可使食品和工农业产品腐烂变质，少数细菌和真菌还可致人类、动物和植物患病。认知细菌和真菌的形态结构、生长繁殖、菌落特征等基本理论，掌握细菌染色观察等基本技能，对于鉴别细菌和真菌、应用及控制细菌和真菌都具有重要意义。

一、细菌的形态观察

专指广义细菌概念中六类原核微生物中的细菌，是一类具有细胞壁的单细胞原核微生物。各种细菌在一定环境条件下，其形态和结构相对恒定。

（一）细菌的大小和形态

1. 细菌的大小

细菌个体微小，除极个别细菌外，均须用显微镜放大几百倍到几千倍才能看见，测定细菌大小的度量单位是微米（μm），1μm =1/1000mm。

各种细菌的大小及表示方式有一定的差别。球菌用直径表示，通常为0.5~2μm；杆菌和螺旋菌用“宽×长”表示，一般较大的杆菌为（1~1.25）μm×（3~8）μm，中等大小的杆菌为（0.5~1）μm×（2~3）μm，较小的杆菌为（0.2~0.4）μm×（0.7~1.5）μm；螺旋菌是以其两端的直线距离作长度，其大小为（0.3~1）μm×（1~50）μm。

细菌种类不同，大小也不同，即使同一种细菌，其大小也受菌龄、生长的环境条件等因素的影响而不完全相同。细菌的大小是以生长在适宜条件下的幼龄培养物为标准，通常使用显微测微尺测量细菌的大小。在一定范围内，各种细菌的大小，是相对稳定并具有明显的特征，可作为鉴定细菌种类的一个重要依据。

2. 细菌的形态

细菌的常见形态有球形、杆形和螺旋形三种，据此分为球菌、杆菌和螺旋菌。细菌是以简单的二分裂方式进行繁殖，有些细菌分裂后彼此分离，单个存在；有些细菌分裂后彼此仍有原浆带相连，形成一定的排列方式。各种细菌的个体外形及其排列的方式，在正常情况下相对稳定且具有特征性，可作为细菌分类、鉴定的依据。

（1）球菌　多数球菌呈正球形或近似球形。按其分裂方向及分裂后的排列形式，又可分为单球菌、双球菌、链球菌、四联球菌、八叠球菌和葡萄球菌（图2-2）。

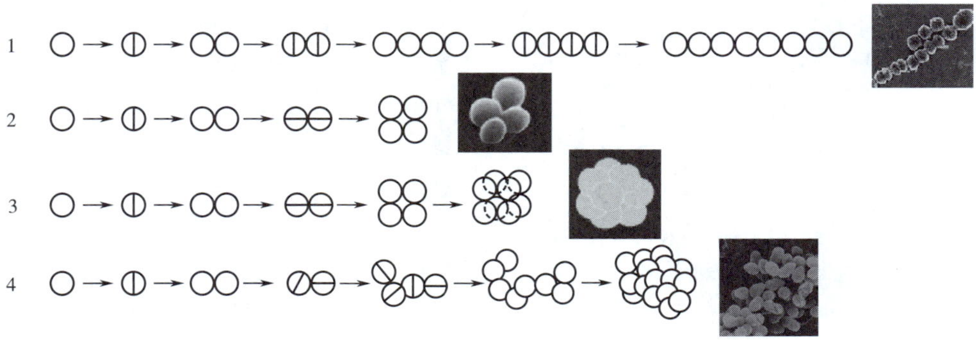

图 2-2　球菌的排列方式

1—球菌向一个平面分裂形成双球菌或链球菌　2—球菌向两个相互垂直的平面分裂形成四联球菌
3—球菌向三个相互垂直的平面分裂形成八叠球菌　4—球菌无定向地向多个平面分裂形成葡萄球菌

（2）杆菌　是细菌中种类最多的类型，其长短、大小、粗细差别很大（图 2-3）。杆菌一般呈正圆柱形，也有的近似卵圆形。菌体多平直，少数稍弯曲，两端多为钝圆，少数是平截或尖锐状。依菌体的粗细长短，可将杆菌描述为粗大杆菌、粗短杆菌、细长杆菌、中等大小杆菌、小杆菌和球杆菌。有些杆菌形成分枝，称为分枝杆菌；有的杆菌一端大一端小呈棒状，称棒状杆菌；有的呈长丝状。杆菌两端的形态在鉴定杆菌上具有一定的意义。

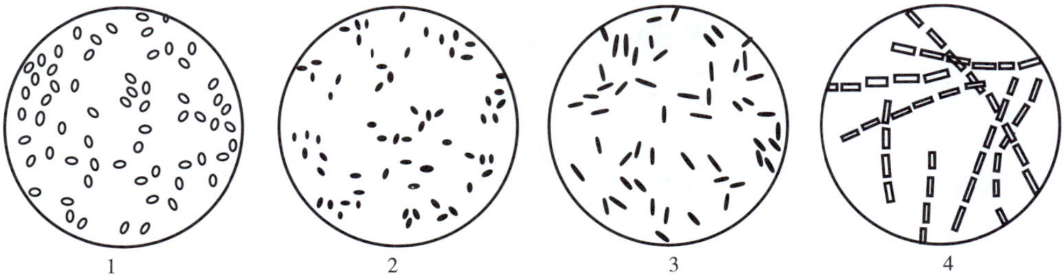

图 2-3　杆菌的形态和排列模式图

1—巴氏杆菌　2—布氏杆菌　3—大肠杆菌　4—炭疽杆菌

杆菌只有一个分裂方向，其分裂面与菌体长轴垂直。多数杆菌分裂后彼此分离单独存在，称为单杆菌，有的杆菌分裂后成对存在，称为双杆菌，若三个以上相连呈链状排列则称为链杆菌。

（3）螺旋菌　菌体呈弯曲或螺旋状，两端圆或尖突。根据弯曲程度的不同分为弧菌和螺菌（图 2-4）。只有一个弯曲的为弧菌，如霍乱弧菌；有两个以上弯曲的为螺菌，如鼠咬热螺菌。

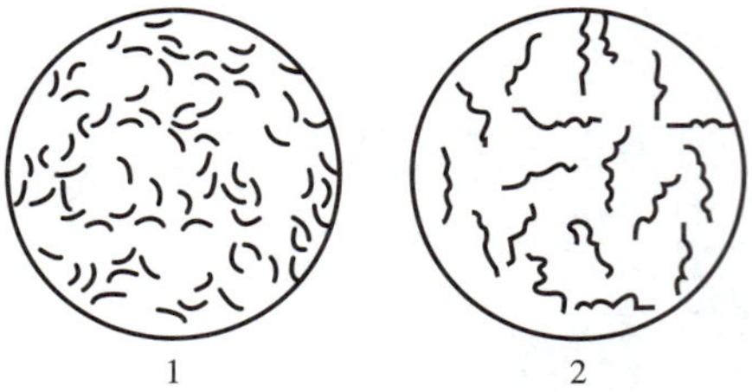

图 2-4　螺旋菌的形态和排列模式图
1—弧菌　2—螺菌

细菌的形态与培养温度、培养基的成分与浓度、培养的时间等环境因素有关。各种细菌在幼龄期和适宜的环境条件下表现出正常的形态，在不良环境条件下或菌体变老时会出现形态改变，称为衰老型或退化型。当条件恢复时，菌体会恢复正常状态。有些细菌，在适宜的环境中生长，其形态也很不一致，称为多形性细菌，如嗜血杆菌。

（二）细菌细胞的结构

典型的细菌细胞结构分为基本结构和特殊结构两部分。基本结构为所有细菌共有的结构，包括细胞壁、细胞膜、细胞质、核质；特殊结构是部分细菌具有的结构，包括荚膜、鞭毛、菌毛、芽孢等（图 2-5）。

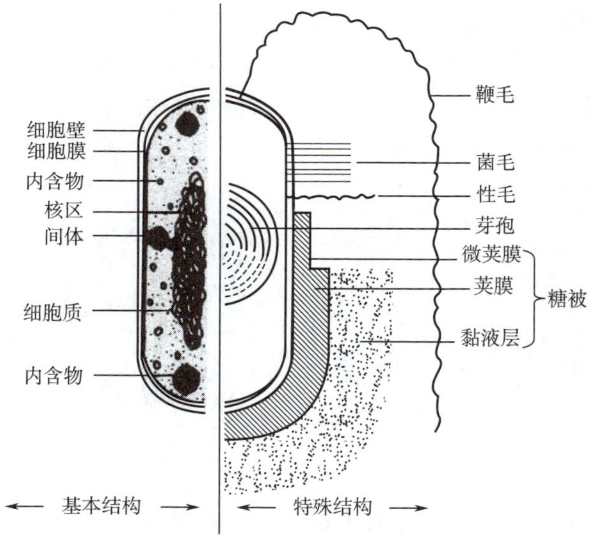

图 2-5　细菌结构模式图

1. 细菌的基本结构

（1）细胞壁　其是位于菌体最外层、无色、透明、坚韧且富有一定弹性的膜。化学组成及结构较复杂，随不同细菌而异。

用革兰氏（Gram）染色法可将细菌分为革兰氏阳性菌（G^+菌）和革兰氏阴性菌（G^-菌）两大类，它们细胞壁的结构和组成有显著差别（表 2-1），其共有组成成分是肽聚糖。

表 2-1　　革兰氏阳性菌与革兰氏阴性菌细胞壁的比较

特征	革兰氏阳性菌	革兰氏阴性菌
强度	较坚韧	较疏松
厚度	20~80nm	10~15nm
肽聚糖含量	占细胞壁干重 50%~80%	占细胞壁干重 5%~20%
糖类含量	约 45%	5%~20%
脂类含量	1%~4%	11%~22%
磷壁酸	有	无
外膜	无	有
对青霉素的敏感性	强	弱
对溶菌酶的敏感性	强	弱

肽聚糖又称黏肽或糖肽，是细菌细胞壁中的主要成分。它是一种复杂的多聚体，由肽聚糖单体聚合而成。肽聚糖单体由聚糖骨架和短肽侧链组成。聚糖骨架由 *N*-乙酰葡萄糖胺、*N*-乙酰胞壁酸交替排列，通过 β-1,4 糖苷键连接形成，短肽侧链连接在 *N*-乙酰胞壁酸分子上。各种细菌细胞壁的聚糖骨架均相同，但四肽侧链的组成和连接方式因菌不同而异。

①革兰氏阳性菌的细胞壁：结构无分化，较厚，厚 20~80nm。其化学组成以肽聚糖为主，占细胞壁干重的 50%~80%，并形成 15~20 层最高可达 50 层的聚合体，此外还含有大量的磷壁酸（图 2-6）。

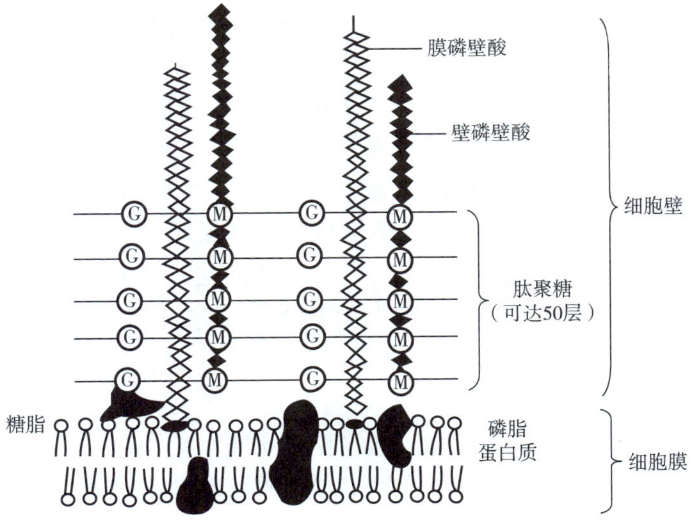

图 2-6　革兰氏阳性菌细胞壁结构模式图

肽聚糖组成及结构：革兰氏阳性菌细胞壁的肽聚糖由聚糖骨架、短肽侧链和五肽交联桥三部分组成。以葡萄球菌为例，其四肽侧链的氨基酸依次是L-丙氨酸、D-谷氨酸、L-赖氨酸和D-丙氨酸；第三位的L-赖氨酸通过由5个甘氨酸组成的五肽交联桥与相邻侧链末端的D-丙氨酸相连接。此结构使肽聚糖单体交叉连接成重复结构，构成了机械强度较高的三维空间网格结构（图2-7）。

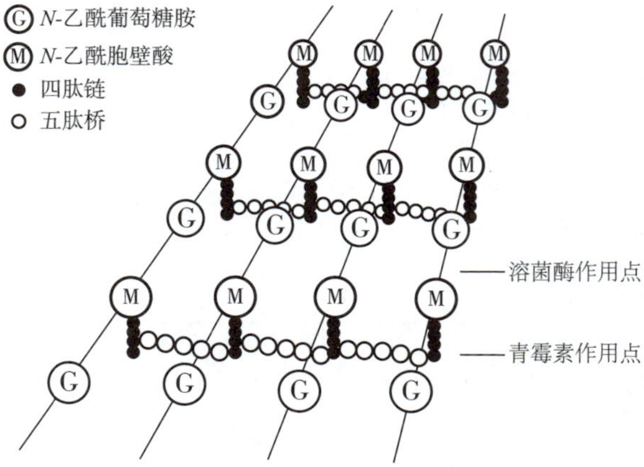

图2-7　革兰氏阳性菌细胞壁肽聚糖结构示意图

磷壁酸是一种由核糖醇或甘油残基经磷酸二酯键相互连接而成的多聚物，以长链穿插于肽聚糖中，它是革兰氏阳性菌细胞壁的特有成分。按结合部位不同分为壁磷壁酸和膜磷壁酸两种。磷壁酸的主要功能有：磷壁酸带有负电荷能与镁离子结合，维持细胞膜上某些酶的活性；调节细胞内自溶素的活力，借以防止细胞因自溶而死亡；保证革兰氏阳性致病菌如A群链球菌对宿主细胞的黏附作用；是噬菌体的特异性吸附受体。

②革兰氏阴性菌的细胞壁：较薄，厚10～15nm，但结构较复杂。除含有1～2层肽聚糖结构外，其主要组成成分是外膜。肽聚糖层占细胞壁干重的5%～15%，外膜约占细胞壁干重的80%。外膜是革兰氏阴性菌的特有结构（图2-8）。

肽聚糖组成及结构：革兰氏阴性菌细胞壁的肽聚糖由聚糖骨架和短肽侧链组成。以大肠杆菌为例，其四肽侧链中第三个氨基酸常被二氨基庚二酸取代，并由二氨基庚二酸与相邻侧链第四位的D-丙氨酸通过肽键连接成重复结构，没有五肽交联桥，因而只形成单层平面的网格二维结构（图2-9），所以其结构不如革兰氏阳性菌坚固。

外膜层由内向外分别是脂蛋白、脂质双层和脂多糖。脂蛋白使外膜和肽聚糖层连接成一个整体；脂质双层的结构类似细胞膜，具有运输营养物质、生物屏障的作用；脂多糖是革兰氏阴性菌细胞壁的特有成分，由类脂A、核心多糖和特异性多糖三种成分组成。其中，类脂A是内毒素的活性中心，具有致热作用，无种属

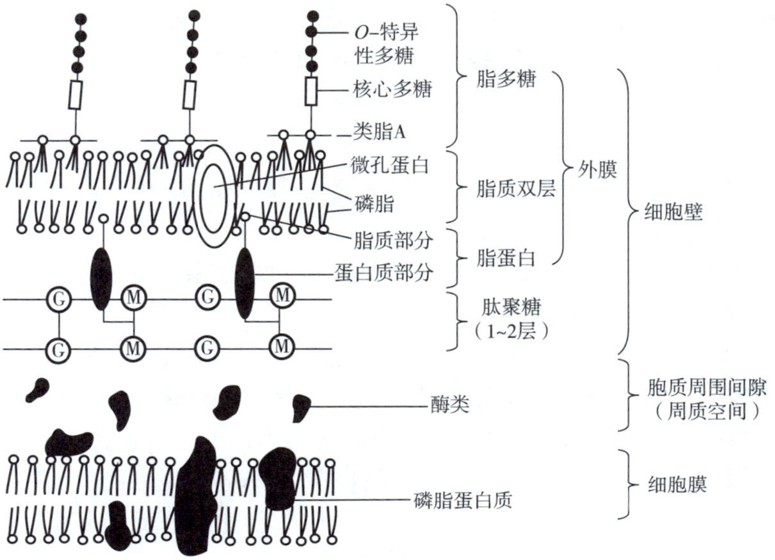

图 2-8　革兰氏阴性菌细胞壁结构模式图

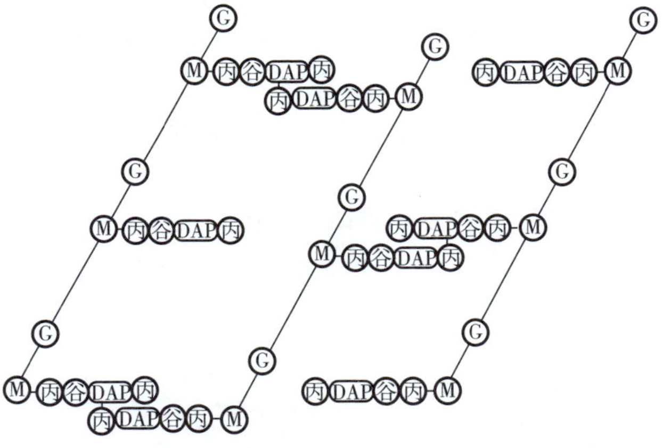

图 2-9　革兰氏阴性菌细胞壁肽聚糖结构示意图

Ⓖ—N-乙酰葡萄糖胺　Ⓜ—N-乙酰胞壁酸　谷—谷氨酸　丙—丙氨酸　DAP—二氨基庚二酸

特异性；核心多糖位于类脂 A 的外面，具有种属特异性，同属细菌的核心多糖结构相同；特异性多糖位于最外层，是革兰氏阴性菌的菌体抗原，具有种属特异性。

由于肽聚糖是细菌细胞壁的成分，凡能破坏肽聚糖结构或抑制其合成的因素，均能损伤细菌细胞壁而使细菌受到抑制或被杀死。溶菌酶能水解肽聚糖骨架中的 β-1,4 糖苷键，青霉素能抑制五肽交联桥与四肽侧链末端之间的连接，它们均能使细菌不能合成完整的细胞壁而死亡。革兰氏阳性菌细胞壁肽聚糖含量高是细胞壁主要构成成分，因而对溶菌酶和青霉素均敏感，而革兰氏阴性菌细胞壁肽聚糖含量低，且位于细胞壁最内层还有外膜构成保护，故对溶菌酶和青霉素均不敏感。人和动物细胞无细胞壁，也无肽聚糖结构，所以溶菌酶、青霉素对人和动物细胞无毒性作用。

③细胞壁的主要功能

a. 保护菌体，维持细菌固有形态。细胞壁坚韧而富有弹性可保护细菌免受一定程度高渗与低渗环境的影响。

b. 参与菌体内外物质交换。细胞壁上的微孔可使水和直径小于 1nm 的物质自由通过，与细胞膜共同完成菌体内外的物质交换。

c. 免疫作用。细胞壁上含有多种抗原决定簇，可诱发机体发生免疫应答。

d. 致病作用。革兰氏阴性菌细胞壁的脂多糖是具有致病作用的内毒素。

④L 型细菌：是指细菌自发或经诱导剂处理后形成的具有遗传稳定性的细胞壁缺陷菌株。因 L 型细菌首先在英国里斯特研究所（Lister Institute）发现，于是以该研究所的第一个字母“L”命名。L 型细菌由于缺乏细胞壁而具有高度的多形性，有球形、杆形、丝状等，大小不一，并具有可塑性，可通过直径 0.45μm 的滤膜。染色时不易着色或着色不均，常表现为革兰氏阴性。在普通生长环境下不能生长，在高渗溶液和适宜的培养条件下可缓慢生长，琼脂平板上培养 2~7d 后可用低倍镜观察到“油煎蛋”样小菌落。某些 L 型仍有致病力，但对作用于细胞壁的抗生素产生耐药性。除去诱导因素后，L 菌可恢复为亲本菌株，重新具有亲本菌株的特性。

（2）细胞膜　位于细胞壁内侧，紧包在细胞质的外面，是一层富有弹性半渗透性的生物膜。

①细胞膜的化学组成：主要成分是磷脂和蛋白质，还有少量碳水化合物和其他物质。蛋白质镶嵌在双层磷脂分子结构中，是具有特殊作用的酶和载体蛋白（图 2-10）。

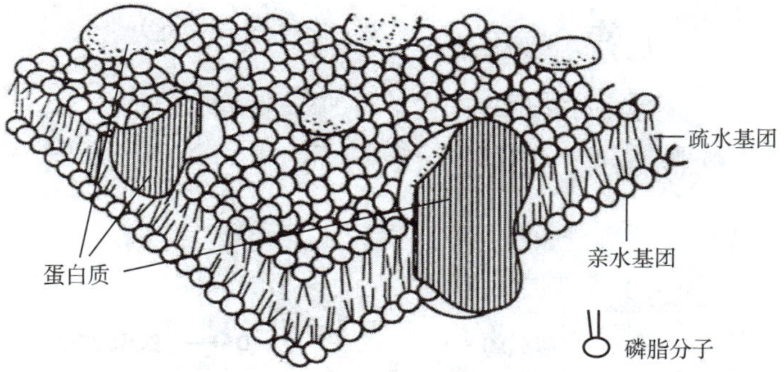

图 2-10　细菌细胞膜结构模式图

②细胞膜的主要功能

a. 渗透性屏障作用。选择性控制细胞内外物质的运输和交换，通过膜上的载体蛋白控制营养物质和代谢产物的进出，维持细菌的物质交换。

b. 膜上有多种呼吸酶和合成酶，参与细胞的呼吸过程，以及细胞壁各种成分和荚膜的合成。

c. 有细菌鞭毛的着生点，并为其运动提供能量。

d. 分泌参与营养物质分解代谢的胞外酶。

e. 细胞膜还有传递信息的功能。膜上的某些特殊蛋白质能接受光、电及化学物质等产生的刺激信号并发生构象变化，从而引起细胞内的一系列代谢变化和产生相应的反应。

此外，革兰氏阳性菌细胞膜还常向细胞质中内陷、折叠而形成囊状、管状或层状结构，称为中介体或间体。中介体扩大了细胞膜的表面积，增加了膜上酶的含量，与细胞分裂、呼吸、细胞壁合成以及芽孢形成等有关。

（3）细胞质　细胞质是细菌细胞膜内除核质以外的所有物质，为一种无色透明均质黏稠的胶体物质，主要成分是水、蛋白质、核酸（主要是 RNA）、脂类及少量无机盐，还含有核糖体、质粒、异染颗粒等多种重要结构。细胞质是细菌细胞的内环境，含有丰富的酶系统，是细菌细胞营养代谢及合成核酸和蛋白质的主要场所。细胞质中还存在着多种重要的结构。

①核糖体：又称核蛋白体，是细菌细胞合成蛋白质的场所。其化学组成是 RNA 和蛋白质，由 50S 和 30S 亚基构成。细胞内的核糖体常成串连在一起，称多聚核糖体。核糖体是某些药物选择作用的靶位，如红霉素能与 50S 亚基结合，链霉素能与 30S 亚基结合，从而干扰蛋白质合成导致菌体死亡。人和动物的核糖体与细菌不同，所以此类药物对人和动物无相同作用。

②质粒：是在核质 DNA 以外、能进行自我复制、游离的小型双股 DNA 分子。多为共价闭合的环状，也有呈线状。质粒非细菌生命所必需，其所携带的遗传信息控制着细菌某些特定性状，如产生菌毛、毒素、耐药性和细菌素等。质粒不但能独立进行自我复制，有些还能与核质 DNA 整合或脱离，整合到核质 DNA 上的质粒叫附加体。由于质粒具有能与外来 DNA 重组的功能，所以在基因工程中常被用作载体。

③包含物：细菌细胞内一些贮藏营养物质或其他物质的颗粒样结构，称为包含物或内含物。主要有异染颗粒、脂肪颗粒、肝糖粒、淀粉粒等。贮藏颗粒的多少与菌龄及培养条件相关。

a. 异染颗粒。又称迂回体，主要成分是多聚磷酸盐，其嗜碱性强，用特殊染色法可染成与细胞其他部位不同的颜色，故称异染颗粒，在菌种鉴定上有一定意义。

b. 脂肪颗粒。主要成分是 β-羟基丁酸，易被苏丹黑等脂溶性染料染色，是细菌碳源和能源性贮藏物。

c. 肝糖粒和淀粉粒。肝糖粒为糖原，用稀碘液染成红褐色；淀粉粒用碘液染成深蓝色，两者均为细菌碳源和能源性贮藏物。

（4）核质　细菌是原核型微生物，不具有典型的核结构，没有核膜和核仁，只有核质。核质是共价闭合、环状双股 DNA 反复回旋盘绕而成的大型 DNA 分子，分布于细胞质的中心或边缘区，呈球形、哑铃状、带状或网状等形态。核质具有细胞核的功能，是细菌存活所必需的遗传物质，控制着细菌的主要遗传性状。

2. 细菌的特殊结构

（1）荚膜　某些细菌在一定条件下，向细胞壁表面分泌一层疏松透明的黏液性物质，若厚度在 0.2μm 以上，且相对稳定地附于细胞壁外包裹住整个菌体，与四周界限明显，具有一定外形称为荚膜（图 2-11），在普通显微镜下可见；若厚度在 0.2μm 以下，必须用电镜或免疫学方法才能看到，称为微荚膜或黏液层，如溶血性链球菌的 M 蛋白、伤寒杆菌的 Vi 抗原及大肠杆菌的 K 抗原等。荚膜不易着色，需用荚膜特殊染色法或墨汁负染色法染色才能在显微镜下观察清楚。

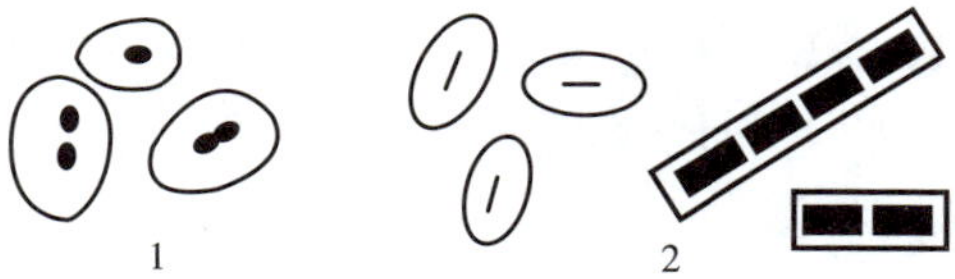

图 2-11　细菌的荚膜示意图

1—球菌　2—杆菌

①荚膜的化学组成：主要成分是水分，约占 90%。其他成分随菌种而异，大多数为多糖，如肺炎双球菌（图 2-12）；少数为多肽，如炭疽杆菌荚膜（图 2-13）；也有极少数两者均有，如巨大芽孢杆菌。荚膜的形成与细菌的遗传性和环境因素有关，一般具有荚膜的细菌在机体内和营养丰富的培养基中才能形成。荚膜并非细菌所必需的结构，丢失荚膜的细菌仍可正常生长。

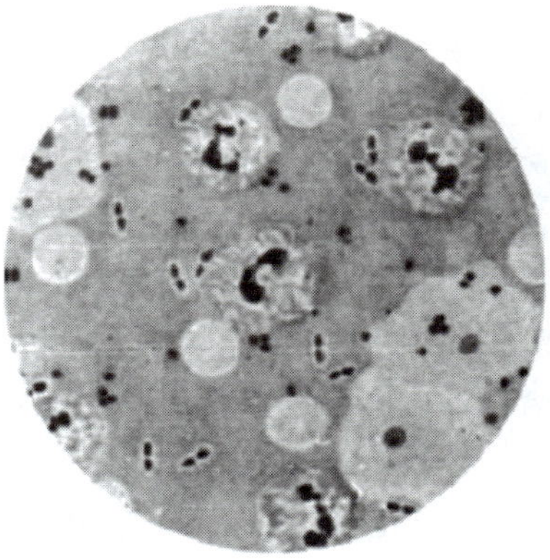
图 2-12　肺炎双球菌的荚膜示意图

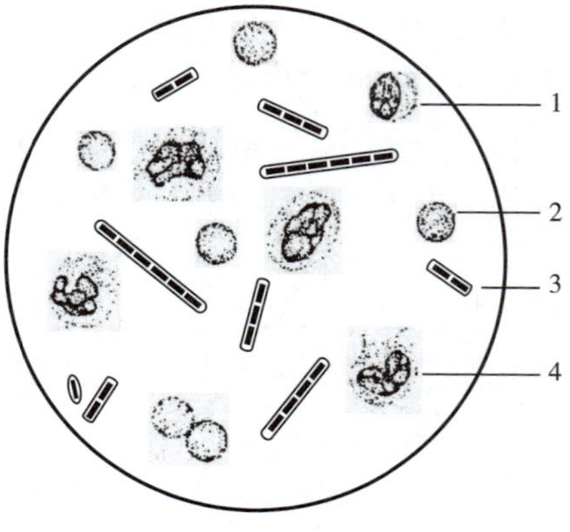

图 2-13　炭疽杆菌的荚膜示意图

1—淋巴细胞　2—红细胞　3—炭疽杆菌　4—嗜中性粒细胞

②荚膜的功能：主要包括以下几个方面。

a. 抗吞噬及抗损伤作用。保护菌体，抵抗吞噬细胞的吞噬及噬菌体的攻击，保护细胞壁免受溶菌酶、补体等杀菌物质的损伤，增加细菌的侵袭力，荚膜丢失，细菌的致病力也随之减弱或消失。

b. 黏附作用。荚膜可使细菌彼此黏连，也可黏附于组织细胞或无生命物体表面。

c. 储留水分，贮存养料。增强细菌抗干燥能力，当营养缺乏时，荚膜可作为碳源、能源供细菌利用。

d. 鉴定细菌。荚膜具有抗原性，具有种、型特异性，可用于细菌的鉴定。

（2）鞭毛　鞭毛是着生于细胞膜内侧毛基体，穿过细胞壁突出于菌体外呈波状弯曲的细长丝状物（图2-14）。常见于螺形菌和某些杆菌及少数球菌，长度2~5μm，有的较长达50μm，直径一般为10~20nm，用电子显微镜可直接观察到，在光学显微镜需经特殊鞭毛染色后才能观察到。

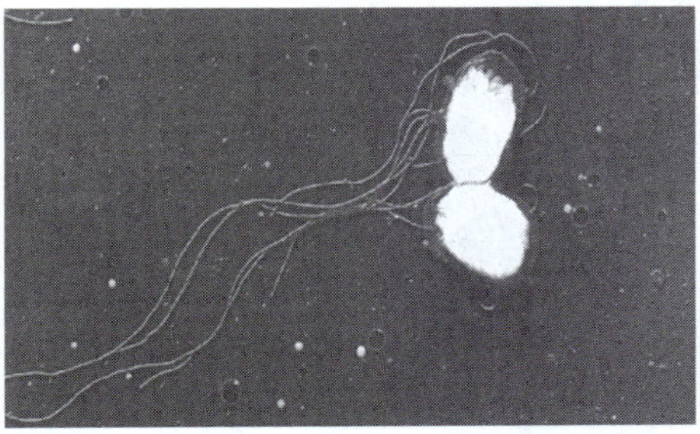

图2-14　电子显微镜下细菌的鞭毛

①鞭毛的化学组成及着生方式：鞭毛的主要成分是蛋白质，还含有少量的多糖和脂类。依据鞭毛的数目和着生位置，可将有鞭毛菌分为一端单毛菌、两端单毛菌、偏端丛毛菌、两端丛毛菌和周毛菌等（图2-15）。

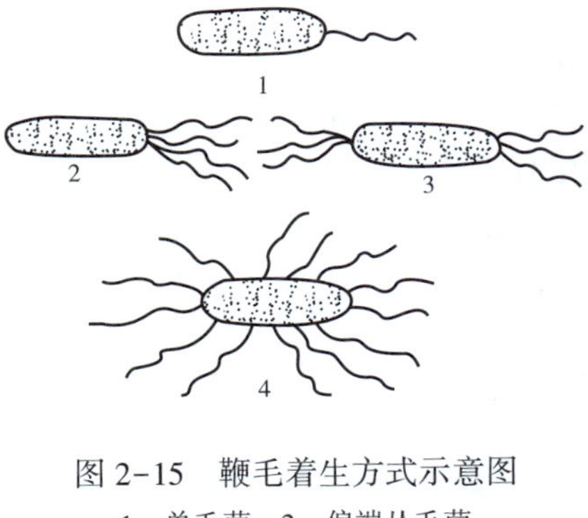

图2-15　鞭毛着生方式示意图
1—单毛菌　2—偏端丛毛菌
3—两端丛毛菌　4—周毛菌

②鞭毛的功能

a. 作为细菌的运动器官。鞭毛蛋白与动物肌动蛋白相似具有收缩性，鞭毛收缩引起细菌运动。可采用悬滴法或压片法观察细菌运动方式，或者根据细菌在半固体培养基中的生长现象间接判断鞭毛是否存在。细菌的运动方式与鞭毛的排列有关，单毛菌和丛毛菌呈直线运动，周毛菌呈无规则运动或圆周运动，此特性可用于细菌的鉴别。

b. 鉴定依据。鞭毛由鞭毛蛋白组成，具有抗原性，称为鞭毛抗原（H抗原）。不同细菌的H抗原具有型的特异性，常作为血清学鉴定的依据之一。

c. 与细菌的致病有关。如霍乱弧菌等通过鞭毛运动可穿过小肠黏膜表面的黏液层，黏附于肠黏膜上皮细胞，进而产生毒素而致病。

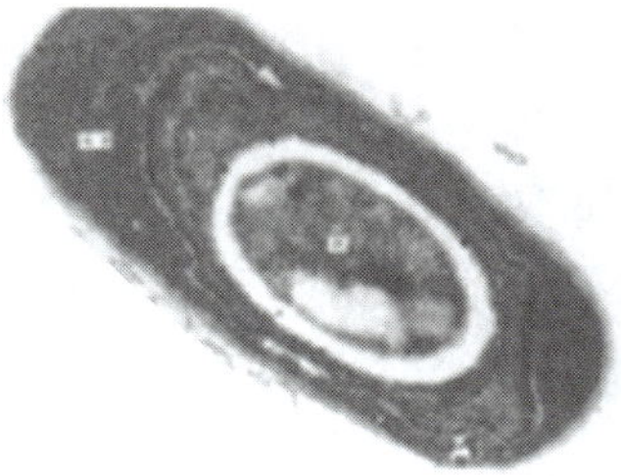

图 2-16　电子显微镜下细菌的芽孢

（3）芽孢　芽孢是某些细菌（主要是 G^+杆菌）在一定条件下细胞质脱水浓缩，在菌体内形成一个圆形或椭圆形的休眠体（图 2-16）。芽孢不易着色，普通染色时，光学显微镜下呈无色空洞状，可用特殊的芽孢染色法染色。

芽孢的形状、大小、位置等（图 2-17），随菌种不同而异，如炭疽杆菌的芽孢为卵圆形、比菌体小、位于菌体中央；破伤风梭菌的芽孢为圆形，比菌体大，位于次极端。

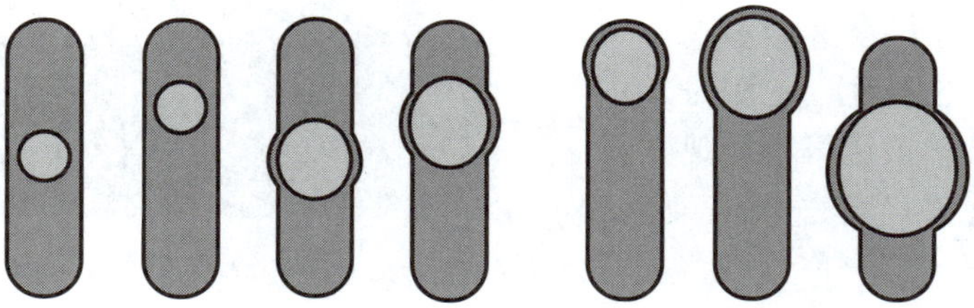

图 2-17　芽孢的形态、大小、位置示意图

①芽孢的形成与发芽：细菌能否形成芽孢由细菌的芽孢基因决定，但与外界因素有关。当环境中营养缺乏时，易形成芽孢。其形成条件因菌种而异，如炭疽杆菌在有氧的条件下形成芽孢，而破伤风梭菌则在无氧的条件下形成芽孢。未形成芽孢的菌体称为繁殖体，芽孢形成后细菌即失去繁殖能力，有些芽孢可从菌体脱落游离。当芽孢遇到适宜环境，可萌发成新的菌体。一个菌体细胞只形成一个芽孢，一个芽孢萌发只形成一个菌体细胞，所以芽孢的形成不是细菌的繁殖方式。

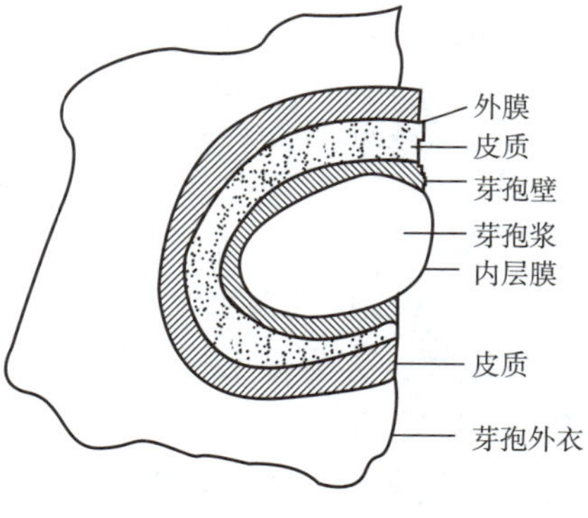

图 2-18　细菌芽孢结构模式图

②芽孢的功能

a. 抵抗不良环境。芽孢具有多层厚而致密的膜结构（图 2-18），各种理化因素不易透入，因而对高温、干燥、辐射、氧化、化学消毒剂等各种理化因素均有强大的抵抗力，可长期在不良环境中存活。

b. 作为鉴定细菌依据。芽孢的有无、形态、大小以及在菌体中的位置，是细菌分类和鉴定中的重要指标。

c. 作为判断灭菌效果的指标。通常将是否杀灭芽孢作为消毒灭菌是否彻底的指标。目前，杀灭芽孢最有效的方法是高压蒸汽灭菌法。

（4）菌毛　菌毛是多数革兰氏阴性菌和少数革兰氏阳性菌的菌体表面生长的较鞭毛细、短而直的毛发状细丝，又称纤毛、伞毛。它与细菌的运动无关，需用电子显微镜才能观察到。大肠杆菌的菌毛如图 2-19 所示。

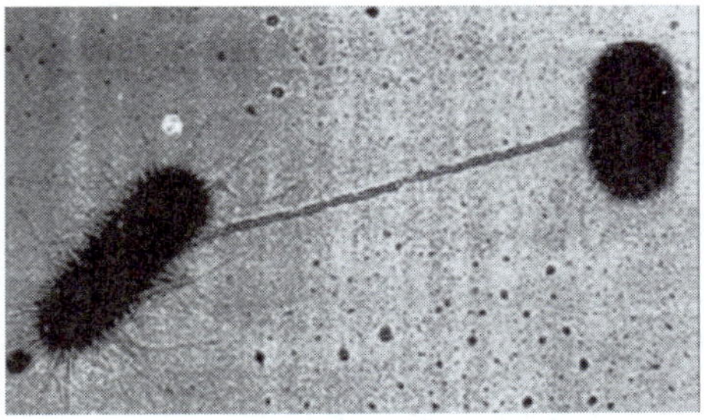
图 2-19　大肠杆菌的菌毛

①菌毛的化学组成：菌毛由菌毛蛋白组成，菌毛蛋白具有抗原性。

②菌毛的分类与功能：根据形态及功能不同，分为普通菌毛和性菌毛两类。

a. 普通菌毛。细、短、直，数量较多，遍布菌体表面。普通菌毛是细菌的黏附结构，与细菌的致病性有关。细菌可借助普通菌毛牢固地附着在呼吸道、消化道和泌尿生殖道黏膜上皮细胞表面，侵入黏膜引起感染。若失去普通菌毛，细菌黏附作用减弱或丧失，易被黏膜上皮的纤毛运动、肠蠕动或尿液冲洗而排除，致病力也随之丧失。

b. 性菌毛。仅见于少数革兰氏阴性菌。较普通菌毛粗且长，中空呈管状，数量少，每个细菌不超过 4 根。性菌毛又称 F 菌毛，带有性菌毛的细菌称为 F^+ 菌或雄性菌，无性菌毛的细菌称为 F^- 菌或雌性菌。F^+ 菌通过性菌毛和 F^- 菌接合，可将其质粒或染色体 DNA 通过性菌毛传递给 F^- 菌，从而引起后者某些性状的改变，如细菌毒力及耐药性基因的传递，也是某些肠道杆菌容易产生耐药性的原因之一。

（三）细菌的生长繁殖

1. 细菌生长繁殖的条件

（1）充足的养分　包括适量的水分，充足的碳源、氮源、无机盐，必需的生长因子等。不同细菌对营养的需求不尽相同，有的只需基本的营养物质，而有的则需加入特殊的营养物质才能生长繁殖。

（2）适宜的温度　温度是影响细菌生长繁殖的重要条件之一，细菌在最适温度条件下生长最快，温度过高或过低均不利于细菌生长。根据细菌对温度的需求不同，可分为嗜冷菌（10~20℃）、嗜温菌（20~40℃）和嗜热菌（40~60℃）。病原菌属于嗜温菌，最适生长温度 37℃，但有些嗜温菌在低温下也可生长繁殖，如金黄色葡萄球菌在 5℃冰箱内仍可缓慢生长并释放肠毒素，可引起食物中毒。

（3）适宜的 pH　培养基的 pH 对细菌的生命活动影响很大，多数细菌生长繁殖的最适 pH 为 6.8~7.6，此范围内细菌酶的活性最强，生长繁殖旺盛；但少数细菌需碱性或偏酸条件，如霍乱弧菌 pH 8.4~9.2、结核分枝杆菌 pH 6.5~6.8 时生长最好，乳酸杆菌 pH 5.5 为最佳。许多细菌在代谢过程中分解糖产酸，使 pH 下降，不利于细菌生长，所以往往需要在培养基内加入一定的缓冲剂。

（4）等渗环境　细菌在低渗溶液中细胞因吸水而膨胀，导致菌体爆裂而死亡；细菌在高渗溶液中因细胞失水、细胞质收缩而影响代谢，故等渗环境是细菌生长繁殖的较好条件。盐腌和糖渍之所以具有防腐作用，即因一般细菌和霉菌在高渗条件下生长繁殖受阻。不过细菌细胞对渗透压较其他生物细胞有较强的适应能力，尤其是有些细菌能在较高的食盐浓度下仍能生长。

（5）气体环境　细菌生长繁殖所需的气体主要是氧气，有的也需要 CO_2。通常情况下，多数细菌所需的 CO_2 由自身代谢产生来满足，少数需要额外添加，如牛布氏杆菌在初次分离时需添加 5%～10%的 CO_2，否则影响生长。

2. 细菌的繁殖方式

细菌个体多以无性二分裂方式进行繁殖。当细菌生长发育至繁殖期，菌细胞开始增大并拉长，细胞膜内陷形成横隔，核质分属两个子细胞，细胞壁也随之内陷，两个子细胞分离，完成一次分裂，并连续进行。

3. 细菌的繁殖速度

细菌分裂繁殖一代所需要的时间称为代时。在适宜的生长条件下，大多数细菌的代时为 20～30min，但有些细菌繁殖相对较慢，如结核分枝杆菌 18～20h 才繁殖一代。

4. 细菌的生长繁殖曲线

细菌在生长繁殖过程中，由于营养物质的消耗，毒性代谢产物的积累及环境 pH 的改变，不可能始终保持一定速度无限增殖下去，经过一定时间后，细菌活跃增殖的速度逐渐减慢，死亡细菌增多，活菌率呈现下降趋势。

将一定数量的细菌接种于适宜的液体培养基中，定时取样检查活菌数，可发现细菌生长过程的规律性。以培养时间为横坐标，以培养物中活菌数的对数为纵坐标，可描绘出一条曲线，称细菌生长曲线（图 2-20）。该曲线能反映细菌群体增殖的规律，显示了细菌生长繁殖的 4 个时期。

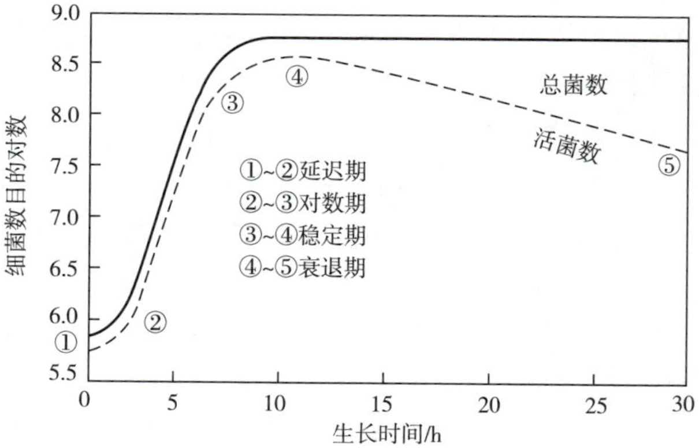

图 2-20　细菌的生长曲线

（1）延迟期　是细菌接种后适应新环境和繁殖前准备的阶段。此期内，菌细胞体积增大，代谢活跃，菌体合成并积累了充足的酶、辅酶、能量及一些必要的中间产物，但分裂迟缓，繁殖极少，菌数基本不增加。因菌种、菌龄、接种量及营养状况等不同，延迟期的延续时间也不同，一般为1~4h。

（2）对数期　经过延迟期后，细菌以最快的速度增殖，菌数呈几何级数（2^n）迅速递增，生长曲线近似一条斜直线。此期内，细菌的形态、大小、染色及生理活性都很典型，对抗菌药物也最敏感。此期是研究细菌形态染色、生化反应等生物学特性和药物敏感性的最佳时期。对数期可持续几小时至几天不等，通常在培养后的8~18h。

（3）稳定期　随着细菌的大量繁殖，培养基中营养物质被迅速消耗，有毒代谢产物大量积累，细菌的繁殖速度下降，死亡细菌数逐渐增加，新增殖的细菌数与死亡数趋于平衡。此期内，细菌的生物学特性逐渐发生改变，如革兰氏阳性菌呈现革兰氏阴性反应，细菌开始大量贮存肝糖、异染颗粒、脂肪粒等代谢产物，积累细菌毒素等许多不利于微生物活动的代谢产物，大多数芽孢杆菌在这个生长阶段形成芽孢。

（4）衰退期　培养基内营养物质耗尽，细菌死亡的速度超过繁殖的速度，活菌数急剧下降。此期细菌菌体出现变形或自溶，染色特性不典型，难辨其形，代谢趋于停滞。

细菌的生长曲线，反映了细菌在某种生活环境中的生长、繁殖和死亡的规律。根据细菌生长规律，不仅可以有目的地研究和控制病原菌的生长，还可以发现和培养对人类有用的细菌。但须指出，生长曲线所体现的细菌群体生长规律只有在人工培养条件下才能出现，细菌在人体或动物体内的生长繁殖情况因受环境及机体免疫因素等影响无上述规律，比较复杂。

（四）细菌的群体特征

细菌在培养基上生长状况是由细菌生物学特性决定的，了解细菌的群体生长特征有助于识别和鉴定细菌。细菌在适宜的培养基上生长，一般经18~24h生长良好，并出现肉眼可见的群体生长特征。

观察细菌和真菌的菌落特征

1. 细菌在液体培养基中的生长特征

大多数细菌在液体培养基生长繁殖后呈现均匀浑浊状态；少数链状的细菌则呈沉淀生长；专性需氧菌在液体表面生长形成菌膜或菌环。

2. 细菌在半固体培养基中的生长特征

采用穿刺接种法将细菌接种到半固体培养基中，有鞭毛的细菌沿穿刺线扩散呈放射状、羽毛状或云雾状浑浊生长，穿刺线模糊，周围培养基浑浊（图2-21）；无鞭毛的细菌只沿穿刺线生长，穿刺线清晰。用此种方法可鉴别细菌有无运动性。

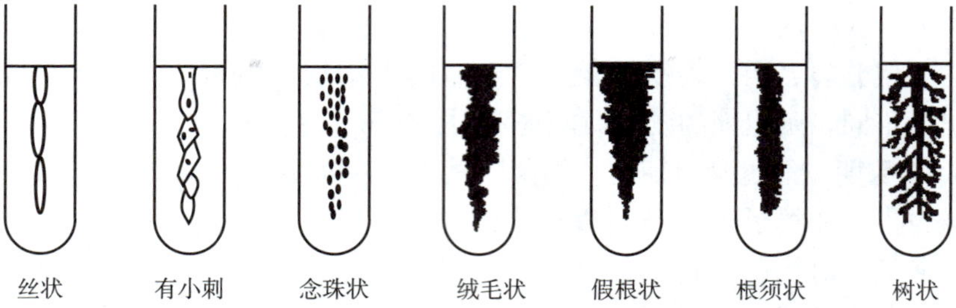

图 2-21　细菌在半固体培养基中生长示意图

3. 细菌在固体培养基中的生长特征

将细菌接种于固体培养基上，经一定时间培养后，单个细菌分裂繁殖成一堆肉眼可见的堆积物，称为菌落。多个菌落融合成一片形成菌苔。一般认为，一个菌落是一个细菌繁殖的后代，因而平板培养基可用来分离细菌。挑取一个菌落，移植到新的培养基中，长出来的细菌均为纯种，称为纯培养。各种细菌菌落的大小、形状、透明度、隆起度、湿润度、表面光滑或粗糙、有无光泽、颜色等（图 2-22），随菌种不同而异，可借此鉴定细菌。

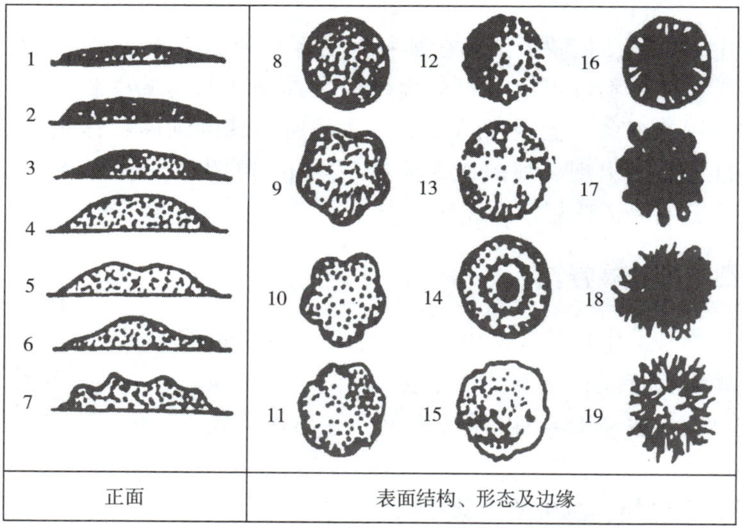

图 2-22　细菌菌落特征示意图

正面观察：1—扁平　2—隆起　3—低凸起　4—高凸起　5—脐状　6—草帽状　7—乳头状

表面观察：8—圆形，边缘完整　9—不规则，边缘波浪状　10—不规则，颗粒状、边缘叶状　11—规则，放射状、边缘叶状　12—规则，边缘扇边形　13—规则，边缘齿状　14—规则，有同心环，边缘完整　15—不规则，毛毯状　16—规则，菌丝状　17—不规则，卷发状、边缘波状　18—不规则，呈丝状　19—不规则，根状根据菌落表面特征不同，将细菌菌落分为三类。光滑型菌落又称S型菌落；菌落表面光滑、湿润、边缘整齐；粗糙型菌落又称R型菌落，菌落表面粗糙、干燥、呈颗粒或皱纹状，边缘多不整齐，呈锯齿状、波浪状或残缺不全；黏液型菌落又称M型菌落，表面黏稠、有光泽、似水珠样。

（五）常见的病原性细菌及其致病性

1. 金黄色葡萄球菌

葡萄球菌在自然界分布广泛，大多数为寄生在人体皮肤及黏膜上的正常菌群，少数有致病性。临床上较重要的葡萄球菌根据其色素、生化反应等不同，可分为金黄色葡萄球菌、表皮葡萄球菌和腐生葡萄球菌三种，其中金黄色葡萄球菌是重要的致病菌。

（1）生物学特性　金黄色葡萄球菌菌体球形，直径0.5~1.5μm，呈葡萄串状排列，在脓汁、乳汁或液体培养基中多呈双球或短链状。无鞭毛，不形成芽孢，个别有荚膜（图2-23），革兰氏染色阳性。本菌为需氧或兼性厌氧菌，在普通培养基上生长良好，形成圆形、湿润、光滑、隆起、边缘整齐的菌落，菌落初为白色，后为金黄色。在血琼脂平板上形成β溶血。可发酵多种糖类产酸不产气，能分解甘露醇。

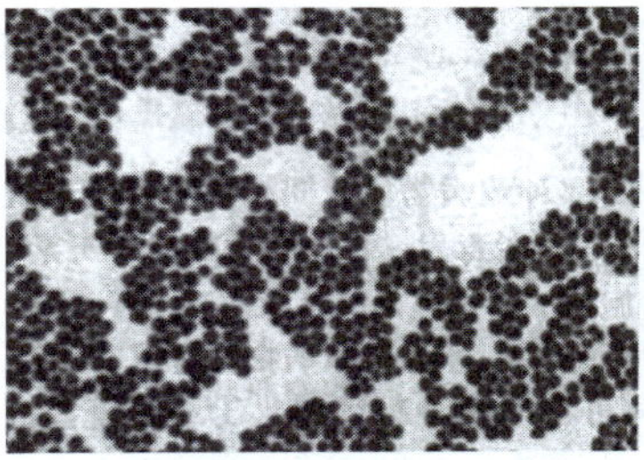

（1）光镜下形态

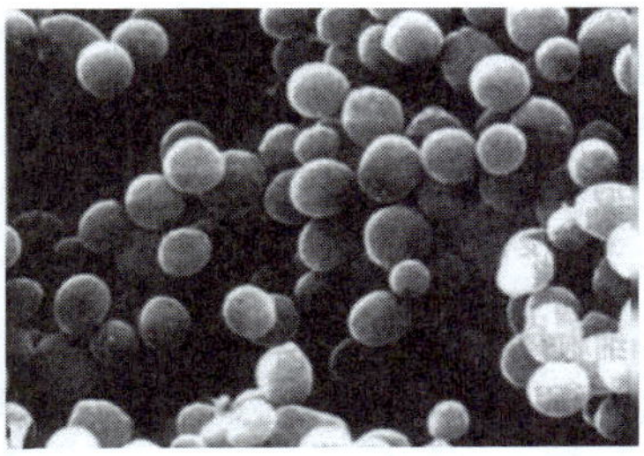

（2）扫描电镜下形态

图2-23　金黄色葡萄球菌

本菌对热和干燥的抵抗力强于一般无芽孢细菌，80℃ 30min被杀死，煮沸可迅速灭活。消毒剂中3%~5%石炭酸、75%酒精、1%~3%龙胆紫对此菌都有良好的消毒效果。本菌对磺胺类、青霉素、红霉素等多种抗生素敏感，但易产生耐药性。

（2）致病性　金黄色葡萄球菌的毒力较强，有多种致病物质，主要包括毒素和酶。毒素主要有葡萄球菌溶血素、杀白细胞素、肠毒素等，产生的酶主要有血浆凝固酶、耐热核酸酶、溶纤维蛋白酶、透明质酸酶等，可引起化脓性感染、毒素中毒、假膜性肠炎等。

①化脓性感染：引起皮肤软组织感染，如疖、毛囊炎、伤口化脓等。当金黄

色葡萄球菌进入血液，随血流散播，可导致心内膜炎、肺感染、脑膜炎等内脏器官感染，还可引起败血症、脓毒败血症等全身感染。

②食物中毒：金黄色葡萄球菌在含淀粉及水分较多的食品中生长繁殖，易产生耐热的肠毒素，进食被肠毒素污染的食物 1~8h 后，出现剧烈恶心、呕吐及腹泻症状，但发病过程中不伴有发热，一般 1~2d 可自愈。

③假膜性肠炎：健康人肠道中有少量金黄色葡萄球菌，当使用广谱抗生素使肠道内正常菌群失调时，耐药的葡萄球菌便趁机繁殖，产生肠毒素，引起急性胃肠炎。

（3）预防　感染葡萄球菌后，不产生明显的免疫力，可再次感染。预防本菌感染需注意个人卫生，及时妥善处理皮肤创伤，防止病菌侵入繁殖。做好消毒隔离，防止医源性交叉感染。加强饮食服务业卫生管理，防止引起人的食物中素。

2. A 群链球菌

链球菌属是化脓性球菌的另一类常见菌，广泛分布于自然界、人及动物粪便和健康人的鼻咽部，大多为正常菌群，少数有致病性。链球菌属中对人类致病的主要是 A 群链球菌和肺炎链球菌。

（1）生物学特性　A 群链球菌菌体球形，直径 0.6~1μm，常呈链状或成双排列（图 2-24）。个别菌株有鞭毛，有的菌株有菌毛，幼龄培养物可见荚膜，革兰氏染色阳性。本菌为需氧或兼性厌氧菌，对营养的要求较高，在普通培养基上不生长，只能在加有血液、血清、腹水、葡萄糖等营养物质的培养基中良好生长。在血琼脂平板上形成圆形隆起、表面光滑，边缘整齐、灰白色、半透明或不透明的细小菌落，多数致病菌株可形成 β 溶血现象，即在菌落周围形成 2~4mm 宽、界线分明的无色透明的溶血环，也称为乙型溶血。能发酵简单的糖类，产酸不产气。

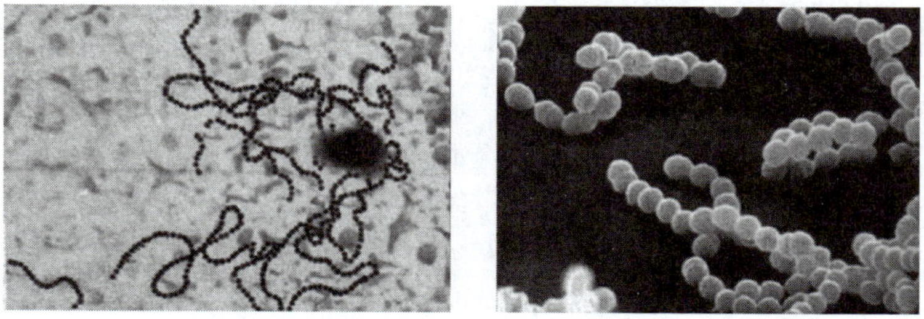

（1）光学显微镜下形态　　（2）扫描电镜下形态

图 2-24　链球菌

链球菌的抗原构造比较复杂，其中存在于链球菌细胞壁中的多糖抗原又称 C 抗原，是链球菌群特异性抗原，目前据此抗原确定的血清群有 A~H、K~V 共 20 个群，对人致病的链球菌 90%属于 A 群，其次是 B 群。

本菌抵抗力不强，60℃ 30min 被杀死，对一般消毒剂敏感，对青霉素敏感。

（2）致病性　A 群链球菌致病物质包括侵袭性酶、溶血素和致热外毒素等，可引起化脓性疾病、毒素性疾病和超敏反应性疾病。

①化脓性疾病：引起局部皮肤及皮下组织感染，如淋巴管炎、蜂窝织炎、脓疱等，也可引起其他组织感染，如化脓性扁桃体炎、咽炎、肺炎等。

②毒素性疾病：此类病主要致病物质是致热外毒素，引起猩红热和链球菌毒性休克综合征。猩红热多发 10 岁以下儿童，临床以发热、全身弥散性鲜红色皮疹、皮疹消退后脱屑为特征。链球菌毒性休克综合征以休克为主症，常伴有呼吸系统及其他多器官功能衰竭，病死率高。

③超敏反应性疾病：继发于链球菌引起的其他感染，机理是发生病理性免疫反应，包括风湿热和急性肾小球肾炎。

（3）防治　保持环境卫生和个人卫生，降低皮肤、伤口感染风险。对急性咽炎、扁桃体炎等呼吸道患者要及时彻底治疗，防止并发症发生。治疗首选青霉素 G，红霉素可作为替补药物。

3. 大肠埃希氏菌

大肠埃希氏菌通常被称为大肠杆菌，一般多不致病，为人和动物肠道中的常居菌，但在一定条件下可引起肠道外感染。某些血清型菌株可引起肠道感染，称为致病性大肠杆菌。分子生物学和基因工程中大肠杆菌是重要的实验材料和研究对象。

（1）生物学特性　大肠杆菌为两端钝圆中等大小杆菌，大小（0.4~0.7）μm×（2~3）μm，散在或成对（图 2-25）。多数有鞭毛，均有普通菌毛，少数兼有性菌毛，不形成芽孢，常有微荚膜，革兰氏染色阴性。本菌为需氧或兼性厌氧菌，在普通培养基上生长良好。在营养琼脂上培养 18~24h，形成圆形凸起、光滑、湿润、半透明、灰白色、边缘整齐或不太整齐中等偏大菌落；在鉴别培养基伊红亚甲蓝琼脂上形成紫黑色带金属光泽的菌落；在麦康凯琼脂上形成红色菌落；在 SS 琼脂上一般不生长或生长较差，生长者菌落呈红色。生化反应活跃，可发酵葡萄糖等多种糖类产酸并产气。

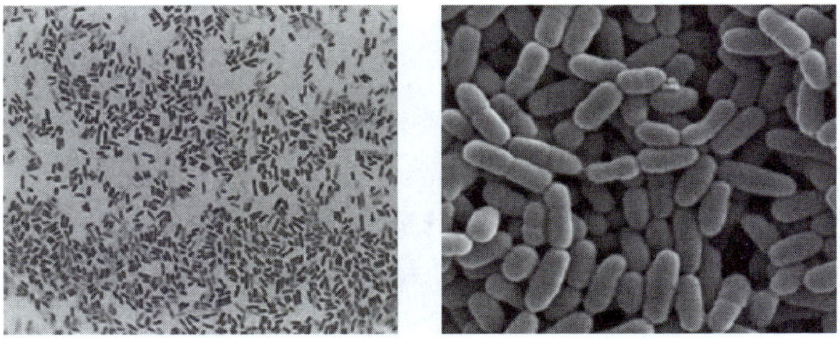

（1）光学显微镜下形态　　（2）扫描电镜下形态

图 2-25　大肠杆菌

本菌对热的抵抗力较其他肠道杆菌强，55℃经60min或60℃经15min加热仍有部分细菌存活。在自然界的水中可存活数周至数月，在温度较低的粪便中存活更久。对常用的消毒剂敏感。通常情况下对多种抗菌药物敏感，但由于长期滥用抗生素，对常用抗生素耐药普遍。

（2）致病性　大肠杆菌的致病物质主要是黏附素、外毒素、内毒素等，所致人类的疾病有肠道外感染和肠道感染两种类型。

①肠道外感染：通常情况下，大肠杆菌是人体的正常菌群之一，主要寄居于人体肠道内，不致病并对宿主有利，但在特定条件下如移位侵入至肠外组织或器官，可引起相应部位的感染，以化脓性感染和泌尿系统感染最常见。如腹膜炎、阑尾炎、手术伤口感染、败血症、尿道炎、膀胱炎、肾盂肾炎等。

②肠道感染：某些致病性大肠杆菌可引起人类胃肠炎，与食入污染的食品和饮水有关。婴幼儿感染，常表现为重症的腹泻。

（3）预防　注意饮食卫生，加强饮水、食品等卫生监督管理以切断污染源。注意生活中个人卫生，避免大肠杆菌通过手、食具等侵入机体引起感染。

4. 结核分枝杆菌

结核分枝杆菌俗称结核杆菌，是引起结核病的病原菌。该菌可侵染全身各器官，但以肺结核最为多见。

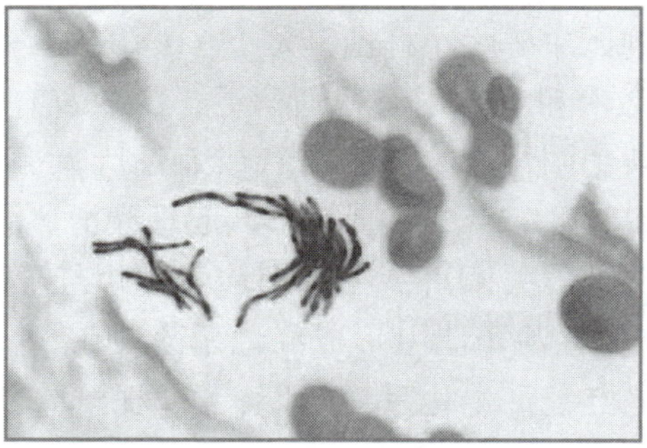

图2-26　结核分枝杆菌

（1）生物学特性　结核分枝杆菌为细长稍弯曲杆菌，大小（0.2～0.6）μm×（1～10）μm，菌端钝圆，单在或呈“V”“Y”“人”形排列，也有成丛排列（图2-26）。无鞭毛，不形成芽孢，电镜下可见有荚膜。革兰氏染色阳性。抗酸染色呈红色，其他非抗酸菌呈蓝色。本菌为专性需氧菌，对营养要求较高，一般培养基上不生长。初次分离需要营养丰富的培养基，常用罗氏（Lowenstein-Jensen）固体培养基，一般接种2～4周可见颗粒状、结节或花菜状，乳白色或米黄色，不透明的菌落。在液体培养基中细菌生长较为迅速，一般1～2周即可生长。本菌在体内可形成L型，与细菌的耐药性有关。

本菌对干燥及一般的消毒药有较强的抵抗力，黏附在尘埃上可保持传染性8～10d，在干燥痰内可存活6～8个月。对湿热敏感、紫外线和酒精较敏感，60℃ 30min或煮沸即被杀死。直接日光照射2～7h或75%酒精浸泡数分钟即可被杀死。对利福平、环丝氨酸、异烟肼等抗结核菌物敏感。

（2）致病性　结核分枝杆菌的致病物质主要是细胞壁中的脂质、蛋白质和多糖等菌体成分。结核分枝杆菌通过呼吸道、消化道或损伤皮肤侵入易感机体，引起多种组织器官结核病，其中通过呼吸道感染引起肺结核最多见。

（3）预防　有效措施之一是进行预防接种。人类广泛采用卡介菌接种，免疫期4~5年。成功接种卡介菌的新生儿，约80%获得特异性免疫力。

5. 痢疾志贺菌

痢疾志贺菌俗称痢疾杆菌，是一类具有高度传染性和危害严重的肠道致病菌，是人类细菌性痢疾的病原菌。

（1）生物学特性　痢疾志贺菌（图2-27）是革兰氏阴性的短小杆菌，大小（0.5~0.7）μm×（2~3）μm，无芽孢，无鞭毛，无荚膜，有菌毛。本菌为兼性厌氧菌，对营养要求不高，在普通培养基上生长良好，形成直径达2mm、半透明的光滑型菌落，在鉴别培养基SS琼脂平板上形成无色半透明菌落。分解葡萄糖产酸不产气，除个别菌株外均不分解乳糖。

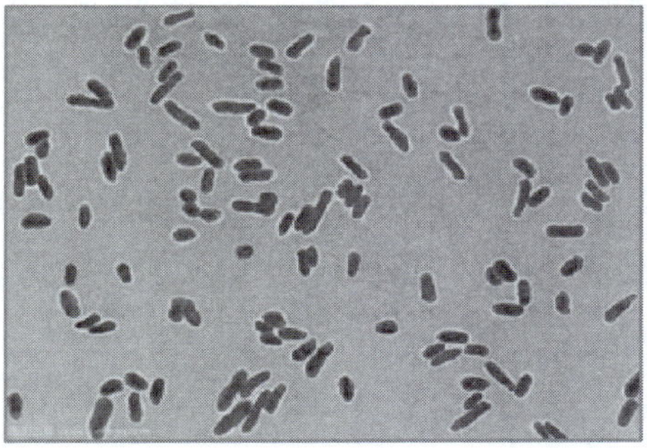

图2-27　痢疾志贺菌

本菌抵抗力比其他肠道杆菌弱，60℃ 10min可被杀死，对一般消毒剂敏感。

（2）致病性　痢疾志贺菌的致病物质包括内毒素和具有黏附作用的菌毛，有的菌株还能产生外毒素，主要引起人类的细菌性痢疾。

细菌性痢疾是最常见的肠道传染病，多发于夏秋两季，病人和带菌者是主要传染源，主要通过食入污染的食物、饮水等经消化道感染，临床表现水样腹泻、黏液脓血便、里急后重，部分患者有头痛、嗜睡、意识模糊等神经症状。各型志贺菌都可能引起急性中毒性菌痢，多见于2~7岁儿童，病死率较高。

（3）预防　痢疾志贺菌主要通过粪-口途径传播，因此，日常生活中，注意保护水源，不食用被污染的食物。发现患者，及时隔离治疗。特异性预防采用口服减毒活疫苗。

6. 破伤风梭菌

破伤风梭菌是引起破伤风的病原菌。所致疾病以骨骼肌发生强直性痉挛为特征，故又称为强直症，此菌因此也称为强直梭菌。

（1）生物学特性　破伤风梭菌是细长、正直或稍弯曲的杆菌，菌端钝圆，无荚膜，周鞭毛，在动物体内外均能形成芽孢。芽孢呈圆形，位于菌体顶端宽于菌体直径，使菌体呈鼓槌状（图2-28），革兰氏阳性菌。本菌严格厌氧，对营养要求不高，在厌氧疱肉培养基中，呈浑浊生长，肉渣部分消化并微变黑，产生气体。在普通琼脂平板上可形成直径1mm以上不规则的菌落。

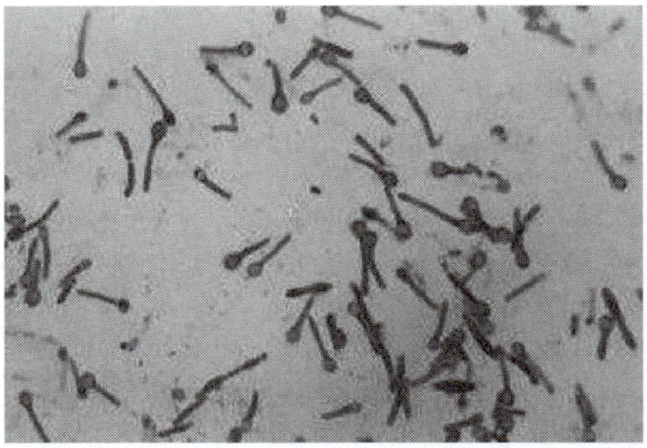

图 2-28　破伤风梭菌

本菌繁殖体抵抗力与其他细菌相似，但其芽孢抵抗力强大。芽孢在土壤中可存活数十年，湿热 105℃ 25min 或 120℃ 20min 可杀死。对青霉素敏感，磺胺类药物有抑菌作用。

（2）致病性　破伤风梭菌芽孢常存在于土壤、污染的各种物品、健康人与动物肠道及粪便中，当芽孢随土壤、污染物体等经伤口侵入机体，在形成厌氧环境的伤口处繁殖，产生毒素，引发破伤风。自然情况下，本菌可感染多种动物，除人易感外，马属动物易感性最高。

本菌的致病物质主要是破伤风痉挛毒素，其毒性极强，属于嗜神经性外毒素，可引起神经兴奋性异常增高和骨骼肌强直痉挛，表现为牙关紧闭，躯干和四肢强直等特征症状。

（3）防治　正确处理伤口，及时清创扩创，并用 3%过氧化氢溶液或 1∶4000 高锰酸钾溶液冲洗伤口。特异性预防接种精制破伤风类毒素，紧急预防和治疗注射精制破伤风抗毒素。

7. 布氏杆菌

布氏杆菌是引起人类、家畜及其他动物布鲁氏菌病的病原体。有 6 个种，分别是马尔他布氏杆菌、流产布氏杆菌、猪布氏杆菌、绵羊布氏杆菌、沙林鼠布氏杆菌和犬布氏杆菌。本菌不仅危害畜牧业生产，而且严重危害人类健康，因此在医学和兽医学领域都极受重视。

（1）生物学特性　布氏杆菌为革兰氏阴性小杆菌，大小（0.5～0.7）μm×（0.6～1.5）μm，初次分离趋向球形，多单在（图 2-29）。不形成芽孢，无荚膜，无鞭毛。用柯兹洛夫斯基鉴别染色法染色，染成红色与其他细菌相区别。本菌为专性需氧菌，但马尔他布氏杆菌、流产布氏杆菌初代分离培养时需要 5%～10%的二氧化碳。血液和血清可促进其生长，在固体培养基上形成闪光、圆形、隆起、边缘整齐的针尖大小菌落，培养几天后，菌落增大，呈灰黄色。不同菌型分解糖的能力不同，

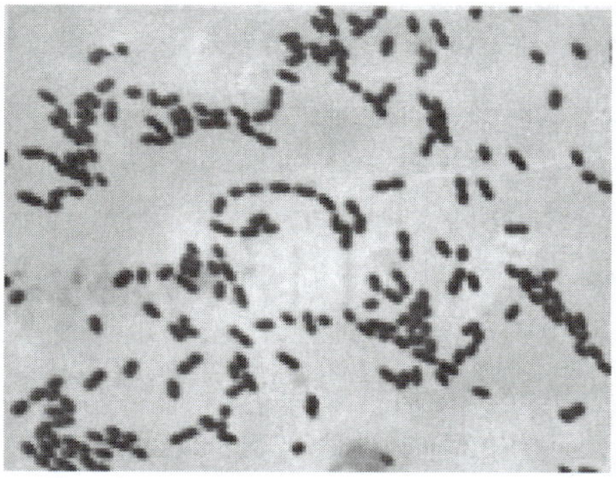

图 2-29　布氏杆菌

一般能分解葡萄糖，产生少量酸，不分解甘露醇。

本菌对外界环境的抵抗力较强，在污染的土壤和水中可存活1~4个月，鲜乳中存活8d，肉制品中存活2个月。对湿热敏感，60℃加热30min即可杀死，煮沸立即死亡。对一般消毒药敏感。对链霉素、四环素等广谱抗生素敏感。

（2）致病性　布氏杆菌能在吞噬细胞内生存并增殖，其主要致病物质有内毒素、荚膜和侵袭性酶，引起人类、家畜和其他动物布鲁氏菌病。人类感染多见于畜牧兽医工作人员、屠宰工人、养殖人员等密接人员，临床表现波浪热、乏力、出汗、肌肉痛、关节痛，生殖系统改变以及部分患者出现的神经系统、消化系统、心血管系统的症状。本病潜伏期相对较长，易转为慢性，常反复发作。

（3）预防　避免食入未经消毒的奶及奶制品，避免进食生肉及半熟肉等，以切断传播途径。高危职业应加强防护，从业人员可进行疫苗接种。

8. 幽门螺杆菌

幽门螺杆菌或幽门螺旋菌，英文名Helicobacter pylori，简称Hp。1983年首次从慢性活动性胃炎患者的胃黏膜活检组织中分离成功，是目前所知能够在人胃中生存的唯一微生物种类。

（1）生物学特性　幽门螺杆菌（图2-30）菌体呈螺旋形弯曲，一端或两端有多根带鞘的鞭毛，鞭毛末端呈球状，运动活泼，无芽孢，革兰氏阴性。本菌为微需氧菌，生长条件要求苛刻，在普通培养基上不生长，一般需含有血液或血清才能生长，常用的培养基有心脑浸出液琼脂、布氏琼脂、哥伦比亚琼脂；最适生长温度35~37℃，低于27℃高于42℃均不生长；最适pH5.5~8.5，形成针尖大小、边缘整齐、透明的菌落。

本菌对外界环境的抵抗力不强，对干燥、热及各种常用消毒剂均敏感。

（2）致病性　幽门螺杆菌可以抵抗胃酸，侵入人体后在胃黏膜上皮细胞中生存并繁殖，产生大量的侵袭因子和毒素，引发胃炎、消化道溃疡等疾病，并与胃癌、胃黏膜相关淋巴组织淋巴瘤等疾病有密切关系。幽门螺杆菌被世界卫生组织（WHO）列为第一类生物致癌因子。

幽门螺杆菌主要存在于感染者的口腔、胃及粪便中，主要经粪便排出，多经口口途径如共餐、接吻等，经粪口途径如进食被粪便污染的水或食物等方式传播，感染常呈家庭聚集现象，我国幽门螺杆菌感染率高达40%~60%。大多数患者感

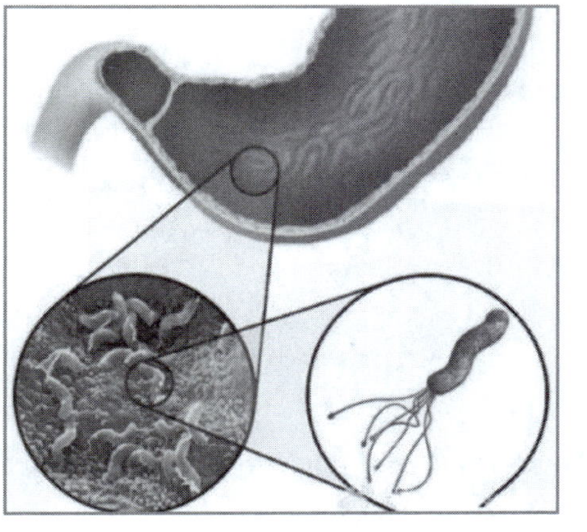

图2-30　幽门螺杆菌

染早期没有症状，部分可出现反酸、胃灼热、胃痛、口臭等；如引起慢性胃炎，则出现上腹部不适、隐痛、嗳气、反酸、恶心、呕吐等症状；感染进一步加重可引发胃及十二指肠溃疡、胃癌等。

（3）预防　目前尚无有效的疫苗，预防感染主要从日常预防和饮食预防做起。日常要养成良好的卫生习惯，避免通过手、不洁食物、不洁餐具、粪便等途径发生感染。提倡文明就餐，倡导分餐制、公筷制。感染者要及时治疗，避免传染他人。

二、放线菌的形态观察

放线菌是原核生物中一类能形成分枝菌丝和分生孢子的特殊类群，呈菌丝状生长，主要以孢子繁殖，革兰氏阳性，在分类学上属于细菌类，因菌落呈放射状而得名。放线菌多数腐生，在自然界中分布广泛，主要习居于土壤中，尤其是含水量低、有机物丰富、呈中性或偏碱性的土壤中数量最多，土壤特有的泥腥味主要是由放线菌的代谢产物引起的。

放线菌是抗生素的主要生产菌，目前应用的抗生素约70%来自放线菌，有些种类的放线菌还能产生各种酶制剂、维生素 B_{12} 和有机酸等，因此放线菌是一类重要的微生物资源，在医药工业上具有重要意义。少数放线菌可引起人类、动物疾病。

（一）放线菌的形态与结构

1. 放线菌的形态

放线菌在形态上分化为菌丝和孢子。多数放线菌具有发育良好的分枝状菌丝体，少数为杆状或原始丝状的简单形态。

（1）菌丝　放线菌的菌丝大多无隔膜，其粗细与杆状细菌相似，直径约为1μm。根据着生部位、形态及功能的不同，分为基内菌丝、气生菌丝和孢子丝三部分（图2-31）。

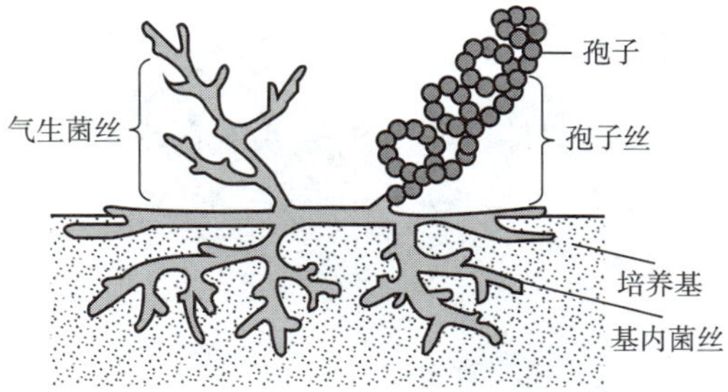

图2-31　放线菌的一般形态构造

①基内菌丝：又称初级菌丝或营养菌丝。培养时能深入培养基中或匍生在培养基表面上，从培养基中吸收营养。基内菌丝在培养基中可分泌和形成各种不同化学结构的物质，其中有许多组分具有抗菌作用或特殊的生理活性。基内菌丝颜色较浅，多分枝，大多数无横隔，不断裂；有的生长一定时间后形成横隔膜，继而断裂形成球状或杆状小体。部分放线菌的基内菌丝发育

到一定阶段后可产生色素，颜色多样，其中，水溶性色素可使培养基着色呈现相应色素的颜色，脂溶性色素仅使菌落呈现相应色素的颜色。基内菌丝的颜色及色素的种类是放线菌分类、鉴定的重要依据。

②气生菌丝：又称二级菌丝，是营养菌丝发育后向空中长出的菌丝体系，较基内菌丝粗，形状直伸或弯曲，有的产生色素。

③孢子丝：气生菌丝发育到一定阶段，其顶端分化出可形成孢子的菌丝，叫孢子丝，又称为繁殖菌丝。孢子丝通过横隔法形成单个或成串的分生孢子，孢子成熟后，可从孢子丝中逸出飞散。孢子丝的形态富于变化，随放线菌的种属不同而有很大的差异。孢子丝的形态特征，常作为鉴别放线菌的依据（图 2-32）。

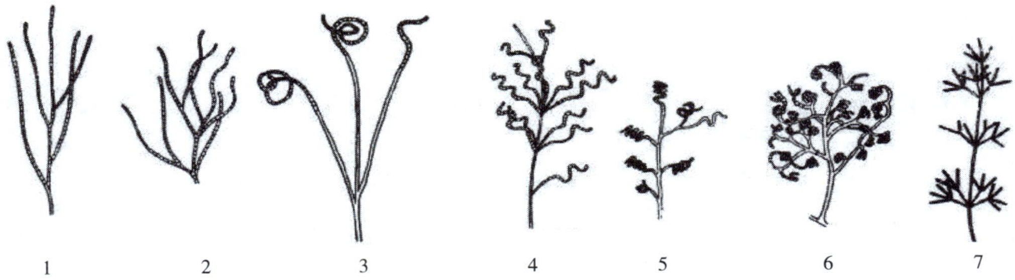

图 2-32　放线菌不同形态的孢子丝

1—直形　2—波曲形　3—螺旋体（顶端大螺旋）　4—松螺旋
5—紧螺旋　6—紧密盘旋呈团状　7—二级轮生

（2）孢子　孢子是放线菌的繁殖器官。孢子的形成有两种方式，一是当孢子丝发育到一定阶段便产生横隔膜，成熟后于横隔膜处断裂形成孢子；二是在基内菌丝或气生菌丝上产生孢囊，孢囊内原生质分化为孢囊孢子。孢子成熟后，可逸出飞散。

孢子形态多样，有圆形、卵圆形、杆状、圆柱状、瓜子状、梭状和半月状等；孢子表面有的光滑，有的呈褶皱状、疣状、刺状或呈毛发状；孢子的排列方式有单在、成双、短链和长链状；孢子颜色丰富，呈灰色、粉红、青色、浅蓝、天蓝或浅绿色等多种颜色。孢子的颜色、表面特征和排列方式是放线菌分类、鉴定的重要依据。

2. 放线菌的结构

放线菌细胞的结构与细菌相似，都具备细胞壁、细胞膜、细胞质、拟核等基本结构。个别种类的放线菌也具有细菌鞭毛样的丝状体，但一般不形成荚膜、菌毛等特殊结构。

放线菌的孢子在某些方面与细菌的芽孢有相似之处，都属于内源性孢子，但细菌的芽孢仅是休眠体，不具有繁殖作用，而放线菌产生孢子则是一种繁殖方式。

（1）细胞壁　放线菌细胞壁的结构组成与革兰氏阳性细菌相似，其主要成分为肽聚糖。除极个别的例外，一般都为革兰氏阳性。在不同种类的放线菌中，肽聚糖短肽侧链上的氨基酸组成略有差异，这些差异常用于对放线菌的分类及鉴定。此外，放线菌的细胞壁中还含有一些其他的糖类，如阿拉伯糖、半乳糖、木糖及马杜拉糖等。

（2）细胞膜　放线菌的细胞膜在结构、化学组成及生物学功能上都与细菌的细胞膜相似，其最重要的作用是选择性地进行营养物质的运输及代谢产物的排出，特别是基内菌丝，细胞膜上的载体蛋白十分丰富，在放线菌从周围环境吸收营养过程中发挥重要作用。此外，膜上的各种极性类脂、非极性类脂及细胞色素和醌类等物质在组成细胞膜结构、参与能量代谢及对放线菌的化学分类中都有重要意义。

（3）细胞质　放线菌是单细胞丝状体，菌丝中无横隔，整个细胞质贯通。主要成分是蛋白质、核酸、糖类、脂类、无机盐和大量的水，还含有核糖体、多聚磷酸盐、类脂及多糖等内含物。

（4）核质　放线菌的细胞核是拟核，其实质为一条共价、闭合、环状、以超螺旋形式存在的双链 DNA 分子，又称核质体。由于放线菌菌丝的细胞质是连通的，故其核质体的数目较多，为典型的多核细胞。菌丝中所含的核质体数一般与菌丝的生长速度有关，在快速生长的菌丝中，核质体 DNA 可占细胞总体积的 15%～20%。

（二）放线菌的菌落特征

放线菌一般需要培养 3～7d 才能形成菌落。菌落多呈圆形，周围具有辐射状菌丝。按特征不同放线菌的菌落分为两类。

放线菌的染色

一类是由产生大量分枝和气生菌丝的菌种形成的菌落。菌丝细、分枝多且相互缠绕，菌落质地致密、表面呈紧密的绒状或坚实、干燥、多皱，菌落较小且不蔓延，菌落与培养基结合较紧，不易挑起或挑起后不易破碎，如链霉菌。在气生菌丝未分化成孢子丝之前，幼龄菌落与细菌的菌落相似，光滑或如发状缠结。当孢子丝产生大量孢子并布满整个菌落表面后，则形成絮状、粉状或颗粒状的典型的放线菌菌落。有些种类的孢子含有色素，使菌落正面或背面呈现不同颜色，带有泥腥味。

另一类菌落由不产生大量菌丝体的种类形成。菌落黏着力差，结构呈粉质状，用针挑起则粉碎，如诺卡氏菌。

（三）放线菌的繁殖方式

1. 培养条件

放线菌多为需氧菌，生长最适温度为 28～30℃，最适 pH7.5～8.0，多数放线菌营腐生生活，对营养要求不高，较易利用的碳源有葡萄糖、麦芽糖、淀粉和糊精等，合适的氮源有鱼粉、蛋白胨、玉米浆和氨基酸等，硝酸盐、铵盐、尿素等可作为速效氮源被放线菌利用。实验室常用高氏 1 号培养基培养放线菌。

在利用放线菌进行抗生素的工业化生产时，主要采用液体培养和固体培养两种方式。先通过固体培养积累大量孢子，再利用液体培养获得大量的菌丝体及代谢产物，期间需通入无菌空气以增加发酵液的溶氧度。

2. 繁殖方式

放线菌只有无性繁殖，以无性孢子和菌丝断裂两种方式进行。无性孢子包括分生孢子和孢囊孢子。孢子成熟后落入固体基质表面，条件适宜开始萌发，进一步向基质的四周表面和内部伸展，形成基内菌丝，基内菌丝长出培养基外形成气生菌丝，气生菌丝发育成熟后形成孢子丝，孢子丝发育成熟后分化产生孢子。由此可见，放线菌的生活史就是“孢子–菌丝–孢子”的循环过程。

（四）放线菌与细菌的比较

放线菌属于一类具有分支状菌丝体的细菌，其主要生物学特性与细菌相似但也有不同点。

1. 放线菌与细菌的相似点

（1）同属原核微生物　细胞核无核膜、核仁和真正的染色体；细胞质中缺乏线粒体、内质网等细胞器。

（2）细胞结构和化学组成相似　细胞壁的结构组成与革兰氏阳性菌相似，主要成分是肽聚糖，并含有磷壁酸；细胞膜结构、化学组成及生物学功能与细菌相似。

（3）最适生长 pH 范围基本相同，都是中性或微碱性。

（4）都对抗生素和溶菌酶敏感，对抗真菌药物不敏感。

（5）繁殖方式为无性繁殖，遗传特性相似。

2. 放线菌与细菌的不同点

（1）菌体形状不同　放线菌有发达的菌丝，呈丝状；细菌为球状、杆状及螺旋状。

（2）繁殖方式不同　放线菌为菌丝断裂和孢子繁殖；细菌为二分裂繁殖。

（3）菌落特征不同　放线菌菌落呈放射状，多致密、干燥、不透明、不易挑起，常有鲜艳的颜色，正反面颜色常不同；细菌菌落呈圆形，一般湿润、表面光滑（除炭疽杆菌外）、较黏稠、透明或稍有透明，正反面颜色一致，易挑起。

（五）常用常见的放线菌

1. 链霉菌属

链霉菌属共 1000 多种，其中包括很多不同的种别和变种，是放线菌目中最大、产生抗生素种类最多的一个属，主要生长在含水量较低、通气较好的土壤中。

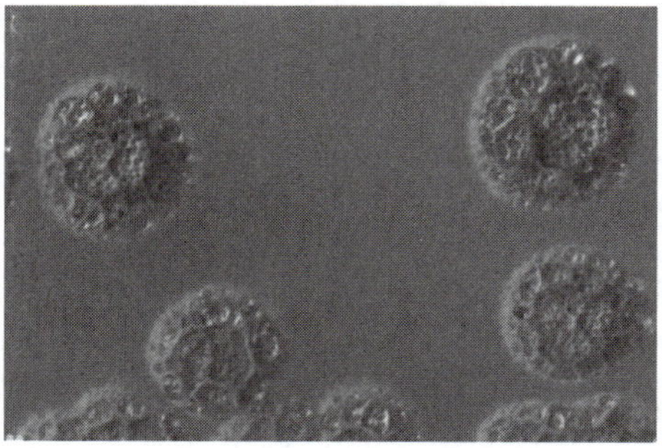
图 2-33　链霉菌菌落

本属菌的特点是具有发育良好的分枝菌丝体。菌丝无隔膜，直径 0. 4~1μm，长短不一，多核。菌丝体有基内菌丝、气生菌丝和孢子丝。孢子丝呈直立、波曲、螺旋、轮生等多种形态，可裂生大量分生孢子进行散播、繁殖。其孢子丝和孢子的形态、颜色因种而异。菌落（图 2-33）小且致密，干且不透明，初为表面光滑、边缘整齐、颜色单调，不易挑起，继而发展成绒毛状，表面起粉、色泽丰富，正反面常不同。各个种都能利用葡萄糖，有较强的淀粉和蛋白质水解能力。

本属菌是最重要的抗生素生产菌，由放线菌生产的抗生素中 90%来自链霉菌，如灰色链霉菌产生链霉素，龟裂链霉菌产生土霉素，卡那霉素链霉菌产生卡那霉素，红色糖多孢链霉菌产生红霉素，林可链霉菌产生林可霉素等。此外，抗肿瘤的博莱霉素、丝裂霉素，抗真菌的制霉菌素，能有效防治水稻纹枯病的井冈霉素等，都是链霉菌的次生代谢产物。有的链霉菌能产生多种抗生素，不同链霉菌也可能产生同种抗生素，还有一些种类能产生工业用蛋白酶、葡萄糖异构酶及维生素 B_{12} 等。

2. 诺卡氏菌属

诺卡氏菌属现已报道 100 余种，主要分布于土壤中。

本属菌的特点是在培养 15h 至 4d 内，菌丝体产生横隔膜，全部断裂成长短近于一致杆状、球状体或带杈的杆状体，每个杆状体内至少有一个核。此属中多数种无气生菌丝，只有营养菌丝，以横隔分裂方式形成孢子。菌落外貌与结构多样，一般比链霉菌菌落小，表面多皱，致密干燥，一触即碎，或为面团状；有的种菌落平滑或凸起，无光或发亮呈水浸状。多为好氧性腐生菌，少数为厌氧性寄生菌。能同化各种碳水化合物，有的能利用碳氢化合物、纤维素等。

本属能产生 30 多种抗生素，如地中海拟无枝酸菌产生利福霉素，东方拟无枝酸菌产生瑞斯托菌素等。此外，本菌在石油脱蜡、烃类发酵以及污水处理等方面也有应用。有的菌株可致病，引起人和动物的诺卡氏菌病。

3. 小单孢菌属

小单孢菌属有 30 余种，大多数分布在土壤或湖底泥土中，也见于堆肥的厩肥中。

本属菌的特点是菌丝纤细，直径 0. 3~0. 6μm，无横隔膜、不断裂。只形成基内菌丝伸入培养基内，不形成气生菌丝。只在基内菌丝上长单个孢子，有梗或无梗。菌落小，菌落表面覆盖一层孢子，通常为橙黄色，也有深褐、黑色及蓝色者。多为好氧性腐生菌。

本属菌共产生30余种抗生素，仅次于链霉菌，如绛红小单孢菌和棘孢小单孢菌产生庆大霉素，相模原小单孢菌产生小诺米星，伊尼奥小单孢菌产生西索米星等。医学认为，此属菌产生抗生素的潜力较大，而且有的种还积累维生素 B_{12}，应予重视。

4. 链孢囊菌属

链孢囊菌属已记述20余种，分布于土壤、落叶层和粪肥中。

本属菌的主要特点是能形成孢囊和孢囊孢子，孢囊生在气生菌丝上；有时还可形成螺旋孢子丝，成熟后分裂为分生孢子。此属菌的菌丝体分枝多，横隔稀少，直径0.5~1.2μm，气生菌丝体成丛、散生或同心环排列。

本属菌可产生广谱抗生素，如粉红链孢囊菌产生的多霉素，可抑制革兰氏阳性细菌、革兰氏阴性细菌、病毒等，对肿瘤也有抑制作用。绿灰链孢囊菌产生的绿菌素，对细菌、霉菌、酵母菌均有作用。由西伯利亚链孢囊菌产生的两性西伯利亚霉素，对肿瘤有一定疗效。

5. 游动放线菌属

游动放线菌是稀有放线菌中数量较多的一类，通常在沉没水中的叶片上生长。本属菌的特点是气生菌丝一般无或极少；营养菌丝分枝或多或少，隔膜或有或无，直径0.2~2.6μm，大部分菌株营养菌丝颜色鲜艳，多呈橙色，某些种还可产生可溶性色素。以孢囊孢子繁殖，基内菌丝顶端形成孢囊。孢囊孢子通常略有棱角，大部分具有极生丛毛，偶有周生鞭毛，能游动，是此属菌最特殊之处。

本菌除文献报道的早期由游动放线菌产生的替考拉宁、降红霉素、抗肿瘤C983等，近年来从该菌属中发现的抗生素较少。中国发现的济南游动放线菌能产生对大肠杆菌有特效的创新霉素。

三、酵母菌的形态观察

酵母菌是以芽殖为主，结构简单，大多数为单细胞的一类真菌。其广泛分布于自然界，多数对人类有益，被广泛应用于食品、化工、医药、饲料等方面，在医药方面主要用于生产蛋白质、氨基酸、维生素、核酸、酶等药物。少数酵母菌能引起食物、纺织物及其他原料腐败变质，有的可引起人类和动物疾病。

（一）酵母菌的形态与结构

1. 酵母菌的形态

酵母菌为单细胞真菌，常呈球形、卵圆形、腊肠形、假丝状，比细菌单细胞个体大，一般为（1~5）μm×（5~30）μm，在高倍镜下可清楚地看到。

酵母菌大小测定

2. 酵母菌的结构

酵母菌细胞具有典型的真核细胞结构（图 2-34，图 2-35），包括细胞壁、细胞膜、细胞核、细胞质及内含物。无鞭毛，不能游动。有些酵母菌细胞与其子代细胞连在一起成为链状，称为假丝酵母。

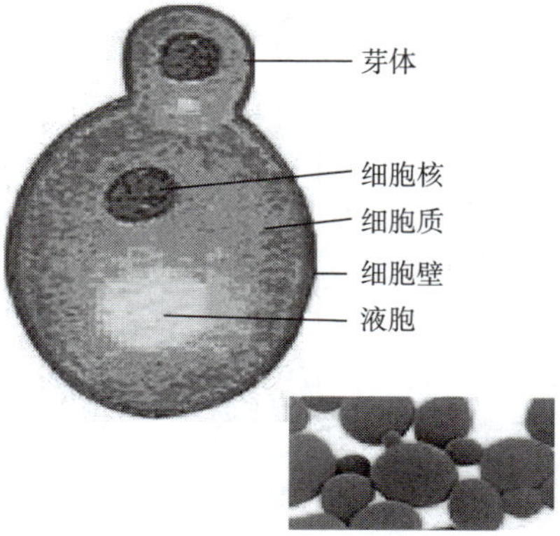

图 2-34　酵母菌细胞结构示意图

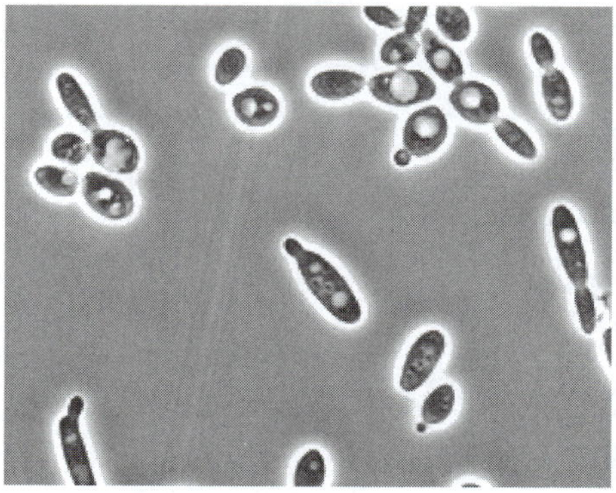

图 2-35　解脂酵母菌显微镜图像

酵母菌细胞壁坚韧，占细胞干重的 18%~25%，主要由葡聚糖、甘露聚糖、蛋白质、类脂和几丁质等组成。酵母菌细胞膜的结构和成分与细菌基本相同。细胞质内有线粒体、核蛋白体、高尔基体、液泡等细胞器。酵母菌的细胞核有核膜、核仁和核孔，核膜是一种双层单位膜，上面有大量的核孔，细胞内有核仁。

（二）酵母菌的生长繁殖

1. 生长繁殖的条件

（1）营养　酵母菌为异养菌，其营养需要与细菌相似，但比细菌需要的水分少。培养酵母菌常用麦芽汁琼脂培养基、马铃薯葡萄糖琼脂培养基（PDA）和沙保弱培养基。

（2）pH　酵母菌能在 pH 为 3.0~7.5 的范围内生长，最适 pH 为 4.5~5.0。

（3）温度　最适生长温度一般在 20~30℃。

（4）气体　酵母菌是兼性厌氧菌。在有氧的情况下，将糖分解成二氧化碳和水，且酵母菌生长较快；在缺氧的情况下，酵母菌把糖分解成酒精和二氧化碳。

2. 繁殖方式

生物的繁殖方式与生物进化的层次密切相关，进化程度越高，繁殖方式越复杂。与原核生物的细菌相比，真菌除能进行无性繁殖外还能进行有性繁殖。酵母菌主要进行无性繁殖，但也能以两性孢子进行有性繁殖。

（1）无性繁殖　包括芽殖、裂殖和无性孢子繁殖。

①芽殖：是酵母菌进行无性繁殖的主要方式。成熟的酵母菌细胞，先长出一

个小芽，随后细胞核分裂成两个核，一个留在母细胞，一个随细胞质进入芽体，当芽细胞长到一定程度，则脱离母细胞继续生长，而后形成新的个体。出芽有一端出芽、两端出芽、三端出芽和多端出芽。如果母细胞与子细胞相连成串而不脱离，则形成藕节状的假菌丝，如白色念珠菌。

酵母出芽时，子细胞与母细胞分离，在子细胞、母细胞壁上都会留下痕迹，称为芽痕，是酵母菌的特有结构。

②裂殖：为少数酵母菌的繁殖方式，其过程与细胞分裂方式相似。母细胞伸长，核分裂，细胞中央出现横隔将细胞分为两个具有单核的子细胞。

③无性孢子繁殖：通过产生特殊类型的无性孢子进行繁殖，如地霉属产生节孢子，掷孢酵母属可产生掷孢子，白色念珠菌能形成厚垣孢子等。

（2）有性繁殖　相邻的两个性细胞伸出管状原生质凸起，进而相互接触，最终局部融合形成一个通道，然后通过减数分裂形成子囊孢子。

在酵母菌的生活史中，既有进行无性繁殖的无性世代，也有进行有性繁殖的有性世代，二者交替出现，称为世代交替现象。不同种类的酵母菌，其无性世代和有性世代所占比例各不相同。

（三）酵母菌的菌落特征

酵母菌在沙保弱培养基上形成两种类型的菌落。

酵母菌数量测定

1. 酵母型菌落

类似于光滑（S）型细菌菌落，但较细菌菌落大而厚（图 2-36）。菌落不透明，为圆形，表面光滑湿润，多具有不同颜色，如白色、红色等。培养较长时间后，菌落表面呈现皱纹状和色泽变深等外观。

2. 酵母样型菌落

类似于细菌的粗糙型菌落（如图 2-37）。菌落表面粗糙，边缘不整齐，无光泽，这是由于有芽生孢子与母细胞连接形成的假菌丝存在所致，如白假丝酵母菌的菌落。

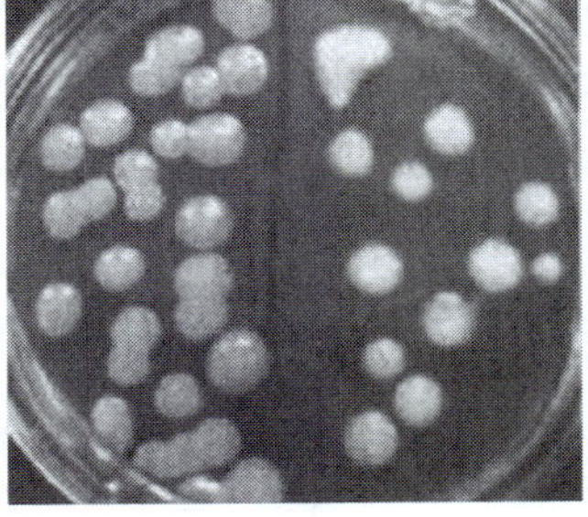

图 2-36　酵母型菌落

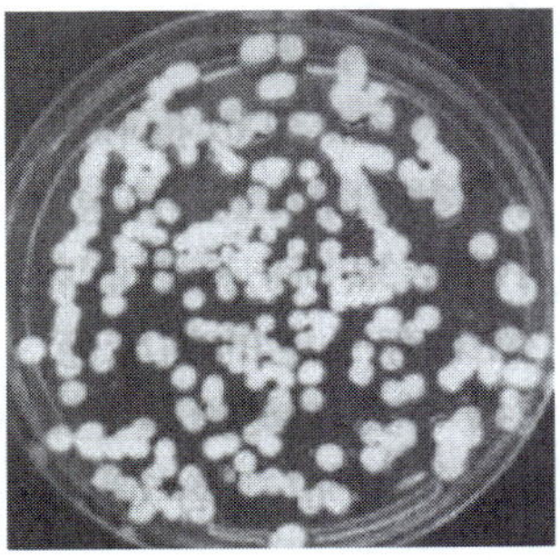

图 2-37　酵母样型菌落

（四）常用常见的酵母菌

1. 啤酒酵母

用于酿造啤酒的酵母。细胞形态与其他培养酵母相同，为近球形的椭圆体，与野生酵母多形态不同。在麦芽汁琼脂培养基上菌落为乳白色，有光泽，平坦，边缘整齐。无性繁殖以芽殖为主。能发酵葡萄糖、麦芽糖、半乳糖和蔗糖，不能发酵乳糖和蜜二糖。

啤酒酵母是啤酒生产上常用的典型发酵酵母，除用于酿造啤酒、酒精及其他的饮料酒外，还可发酵面包。由于菌体维生素、蛋白质含量高，被用作食用、药用和饲料酵母，还可从其中提取细胞色素 C、核酸、谷胱甘肽、凝血质、辅酶 A 和三磷酸腺苷等。在维生素的微生物测定中，常用啤酒酵母测定生物素、泛酸、硫胺素、吡哆醇和肌醇等。

2. 白色念珠菌

白色念珠菌可致人和动物感染念珠菌病。本菌为白假丝酵母菌属酵母样真菌，菌体圆形或卵圆形，壁薄，革兰氏染色阳性，着色不匀。在病变组织渗出物和普通培养基上产生芽生孢子和假菌丝，不形成有性孢子。在普通琼脂、血液琼脂与沙保弱葡萄糖琼脂培养基上均可良好生长。需氧，室温或 37℃ 培养 1～3d 长出灰白色或乳白色偶呈淡黄色、表面光滑、有浓厚的酵母气味的菌落；菌落无气生菌丝，但有向下生长的营养假菌丝，在玉米粉培养基上可长出厚壁孢子。本菌的假菌丝和厚壁孢子可作为鉴定依据（图 2-38）。

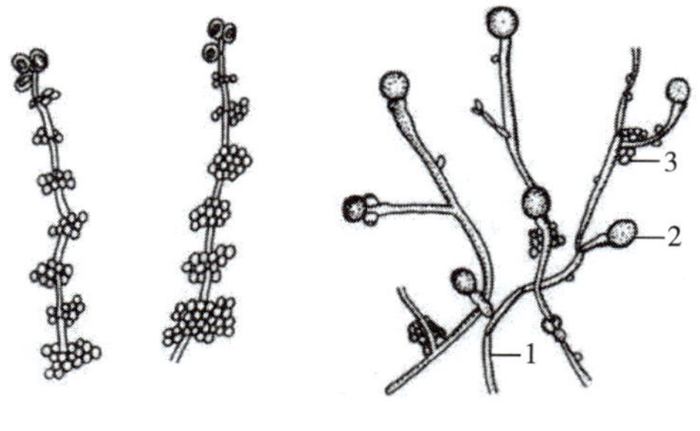

图 2-38　白色念珠菌

1—假菌丝　2—厚壁孢子　3—芽生孢子

本菌能发酵葡萄糖、麦芽糖、甘露糖、果糖等，产酸产气。发酵蔗糖、半乳糖产酸不产气，不发酵乳糖、棉子糖等。不凝固牛乳，不液化明胶。

白色念珠菌是人和动物消化道、呼吸道及泌尿生殖道黏膜的常在菌，一般不致病。只有当机体菌群失调、维生素缺乏、大剂量长期使用广谱抗生素或免疫抑制剂等，使机体抵抗力下降时，才引起内源性感染，是条件性致病菌。白色念珠菌可引起皮肤黏膜感染，如鹅口疮、口角炎、外阴炎及阴道炎等；内脏感染如肺炎、肠胃炎及肾炎等；中枢神经系统感染如脑膜炎、脑炎等。黏膜感染以鹅口疮最常见。

目前，针对白色念珠菌引起的感染尚无有效的预防措施。近年来，由于皮质激素、抗生素和免疫抑制剂在临床上的大量应用，白色念珠菌引起的感染日益增多。

3. 新型隐球菌

新型隐球菌是人和动物的一种条件性致性病菌，是自然界中的腐生菌，常存在于土壤、鸽粪、牛奶、植物、污水及腐烂的水果蔬菜中，可引起人的肺炎、慢性脑膜炎等，鸟类尤其是鸽子是本菌的自然宿主。

本菌菌体为圆形或卵圆形，致病性隐球菌外围有一层透光的肥厚黏多糖荚膜。一般染色法难以着色而不被发现，故称为隐球菌。菌细胞常有出芽，但不生成假菌丝（图 2-39）。

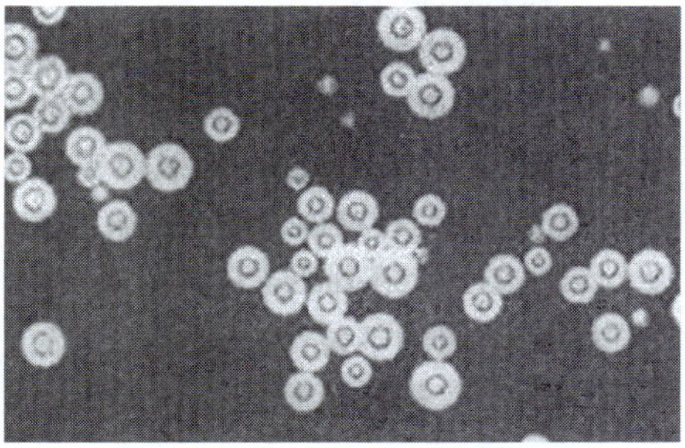

图 2-39 新型隐球菌印度墨汁负染

该菌在沙保弱葡萄糖琼脂上生长缓慢，37℃培养 1~2 周方见白色、皱纹样菌落，继续培养时呈湿润、黏稠、光滑乳酪色或淡褐色典型的酵母菌落。不分解葡萄糖、蔗糖和乳糖，硝酸盐试验阴性。分解尿素、肌醇、麦芽糖、卫茅醇，此点可与念珠菌区别。

新型隐球菌主要侵害肺部，常因吸入鸽粪污染的空气而感染，引起肺部轻度炎症或隐性感染，也可经损伤皮肤及肠道感染。当机体抵抗力下降时，如患艾滋病、器官移植等，新型隐球菌可向全身散播，主要侵害中枢神经系统，发生脑膜炎、脑炎等，还可侵犯骨髓、肌肉、淋巴结、皮肤黏膜，引起慢性炎症和脓肿。治疗新型隐球菌感染，可用两性霉素 B 等。

四、霉菌的形态观察

凡是在营养基质上能形成绒毛状、网状或絮状菌丝体的真菌，统称为霉菌。霉菌多腐生，种类很多，其中许多有益的种类用于生产工业原料、制造抗生素和制作食品等，但霉菌可引起食品、纺织品、皮革、光学仪器、药品等霉变，有些霉菌可引起人类、动植物疾病。

（一）霉菌的形态与结构

霉菌由菌丝和孢子两大基本结构组成。

1. 霉菌的形态

（1）菌丝　是构成霉菌体的基本单位，呈长管状，外有硬壁包围，内含可流动的原生质，直径 3~10μm，比细菌的宽度大几倍到几十倍，可不断自前端生长分枝。由分枝的菌丝相互交错而成的群体称为菌丝体。菌丝体常呈白色、灰色、褐色或呈鲜艳的颜色。

霉菌的菌丝根据有无横膈膜分为以下两类（图 2-40）。

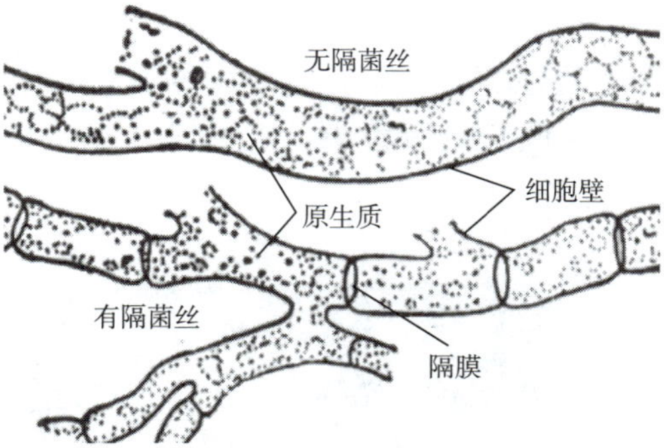

图 2-40　霉菌的菌丝

①有隔膜菌丝：菌丝中有横隔膜将菌丝分隔成多个细胞。在菌丝生长过程中，细胞核的分裂伴随着细胞的分裂，每个细胞含有 1 至多个细胞核。不同霉菌菌丝中的横隔膜结构不一样，有单孔式、多孔式，还有的为复式，它们都能让相邻两细胞内的物质相互沟通。有隔膜菌丝是高等真菌所具有的菌丝类型，如青霉、曲霉。

②无隔膜菌丝：菌丝中没有横隔膜，整个菌丝是一个单细胞。菌丝内有许多核，在菌丝生长过程中只有核的分裂和原生质量的增加，没有细胞数目的增多。无隔膜菌丝属于低等真菌菌丝，如根霉、毛霉。

霉菌的菌丝按分化程度可分为三类。在固体培养基上霉菌的菌丝体在生理功能上有一定的分化，伸入培养基内或匍匐在培养基表面而吸收营养的菌丝称营养菌丝或基内菌丝；伸向空中的菌丝称气生菌丝；能够产生孢子的气生菌丝称繁殖菌丝（图 2-41）。

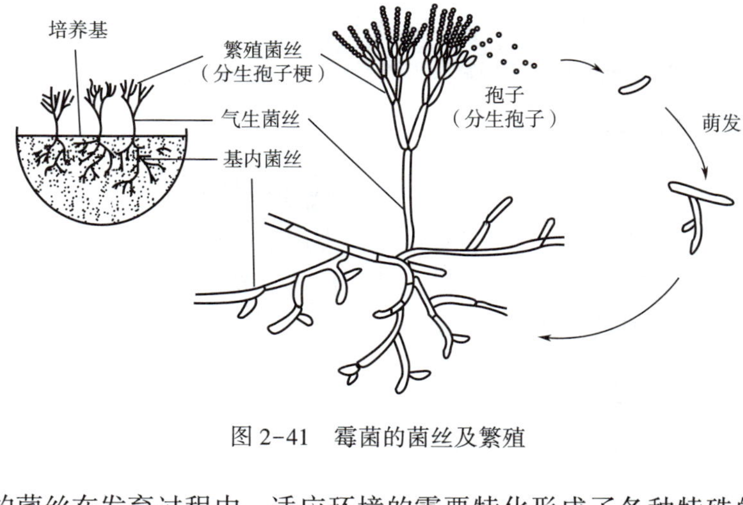

图 2-41　霉菌的菌丝及繁殖

霉菌的菌丝在发育过程中，适应环境的需要特化形成了各种特殊的结构和组织，它们具有各自的特殊功能。

①假根：是根霉属真菌的匍匐枝与基质接触处分化形成的根状菌丝，在显微镜下假根的颜色比其他菌丝要深，它起固着和吸收营养的作用。

②吸器：是某些寄生性真菌从菌丝上产生出来的旁枝，侵入寄主细胞内形成指状、球状或丛枝状结构，用以吸收寄主细胞中的养料。

③菌核：是由菌丝团组成的一种硬的休眠体，一般有暗色的外皮，在条件适宜时可以生出分生孢子梗、菌丝子实体等。

（2）孢子　是霉菌的繁殖器官，分为无性孢子和有性孢子。

①无性孢子：是指不经两性细胞结合，直接由繁殖菌丝的分化而形成。常见的霉菌无性孢子有厚垣孢子、节孢子、芽孢子、分生孢子和孢子囊孢子等（图 2-42）。

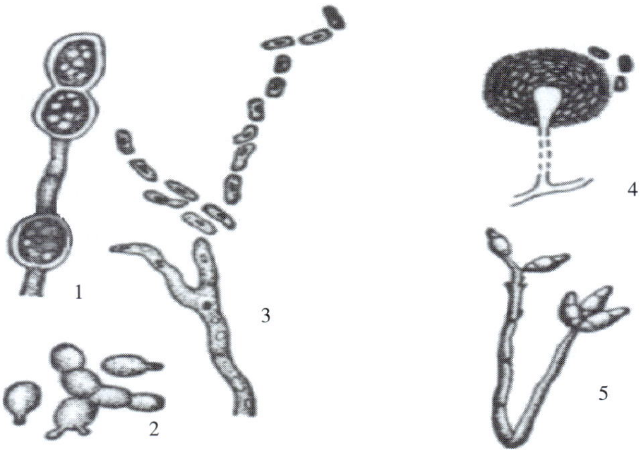

图 2-42　霉菌的无性孢子

1—芽孢子　2—节孢子　3—厚垣孢子　4—孢子囊孢子　5—分生孢子

②有性孢子：是经过两个性细胞或菌丝的结合而形成的。常见的真菌有性孢子有卵孢子、接合孢子、子囊孢子和担孢子（图 2-43）。

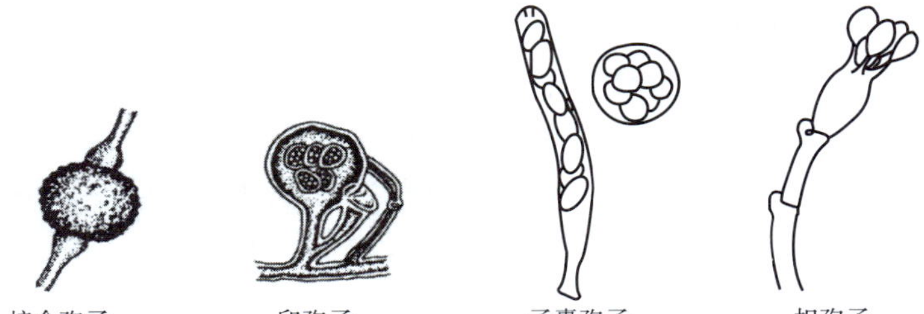

图 2-43　霉菌的有性孢子

2. 霉菌的结构

菌丝的细胞结构与组成和酵母菌基本相同，主要差别在于多数霉菌细胞壁的主要成分是几丁质。

（二）霉菌的生长繁殖

1. 培养条件

霉菌一般为需氧菌，大多数霉菌生长最适宜温度为25~30℃，在0℃以下或30℃以上，不能产毒或产毒力减弱。最适pH为4.0~6.0。需要较高的湿度，多数在相对湿度95%~100%条件下生长良好。如黄曲霉的最低繁殖温度范围是6~8℃，最高繁殖温度是44~46℃，最适生长温度37℃左右。但产毒温度则不一样，略低于生长最适温度，如黄曲霉的最适产毒温度为28~32℃。霉菌喜欢在含糖培养基上生长，实验室常用沙氏培养基、察氏培养基、马铃薯葡萄糖培养基（PDA）、豆芽汁蔗糖培养基等。霉菌生长的速度较慢，一般需要培养4d以上才能看见明显的菌落。

2. 繁殖方式

霉菌的繁殖可分为无性繁殖和有性繁殖。无性孢子是霉菌进行繁殖的主要方式。

（1）无性繁殖　主要以无性孢子繁殖为主，也能以菌丝片段繁殖新个体。

（2）有性繁殖　霉菌有性繁殖靠产生有性孢子进行。有性孢子的形成过程一般经过两个性细胞（或菌丝）质配、核配和减数分裂3个阶段。

在霉菌中，有性繁殖不及无性繁殖普遍，仅发生于特定条件下，而且一般培养基上不常出现。霉菌繁殖时产生的各种各样的孢子，其形状、大小、表面纹饰和色泽各不相同，结构也有一定的差异，这些都是鉴别霉菌的依据。

（三）霉菌的菌落特征

霉菌的菌落是由分枝状菌丝体组成。由于菌丝较粗而长，形成的菌落比较疏松，常呈现绒毛状、棉花样絮状或蜘蛛网状。有些霉菌，如根霉、毛霉、链孢霉的菌丝生长很快，在固体培养基表面蔓延，以致菌落没有固定大小。也有不少种类的霉菌，其生长有一定的局限性，如青霉和曲霉。

菌落表面常呈现肉眼可见的不同结构和色泽特征，这是因为霉菌形成的孢子有不同的形状、构造和颜色。有的产生水溶性色素可分泌到培养基中，使菌落背面出现不同颜色。一些生长较快的霉菌菌落，其菌丝生长向外扩展，所以菌落中部的菌丝菌龄较大，而菌落边缘的菌丝较幼嫩。

同一种霉菌，在不同成分的培养基形成的菌落特征可能有变化，但各种霉菌在一定的培养基上形成的菌落的大小、形态、颜色等特征相对一致，可用于霉菌的鉴定。

（四）常见的霉菌

1. 毛霉属

毛霉是一种低等的真菌。本属菌的特性是生长迅速，产生发达的菌丝，菌丝一般为白色，也因此被称为毛霉。菌丝无隔膜且多核，是单细胞真菌。以孢囊孢子进行无性繁殖，孢子囊梗直接由菌丝长出，孢子囊呈黑色或褐色，表面光滑。有性繁殖则产生接合孢子。

毛霉的分布广泛，会使各种食品、药品、纺织品、皮革等物品发霉变质。毛霉的用途广泛，产生的淀粉酶活性很强，可把淀粉转化为糖，在酿酒工业上多用作淀粉质原料酿酒的糖化菌。毛霉还能产生蛋白酶，有分解大豆蛋白质的能力，多用于制作豆腐乳和豆豉。有些毛霉还能产生草酸、乳酸、琥珀酸和甘油等。

2. 根霉属

本属菌的特征是气生菌丝白色，蓬松，如棉絮状，营养菌丝产生弧形匍匐菌丝，由匍匐菌丝产生假根。以孢囊孢子进行无性繁殖，有性繁殖则产生接合孢子。

根霉的分布广泛，空气、土壤及各种器皿表面都存在，常见于淀粉类食品上，引起食物、水果、药品发霉变质。根霉的应用广泛，能产生淀粉酶、果胶酶、脂肪酶等，是工业上有名的生产菌种，是酿酒工业常用的糖化酶菌种；此外，在乳酸、延胡索酸等有机酸的生产上被广泛利用。

3. 曲霉属

本属菌的特征是菌丝分枝分隔，细胞多核。由营养菌丝或气生菌丝特化形成的足细胞上生出分生孢子梗，顶端膨大呈圆形称顶囊，顶囊上长着许多小梗，小梗单层或双层，小梗上着生分生孢子，分生孢子呈链状，并呈现黄、绿、橙、黑、灰等颜色（图2-44）。代表种是黄曲霉、烟曲霉和黑曲霉。

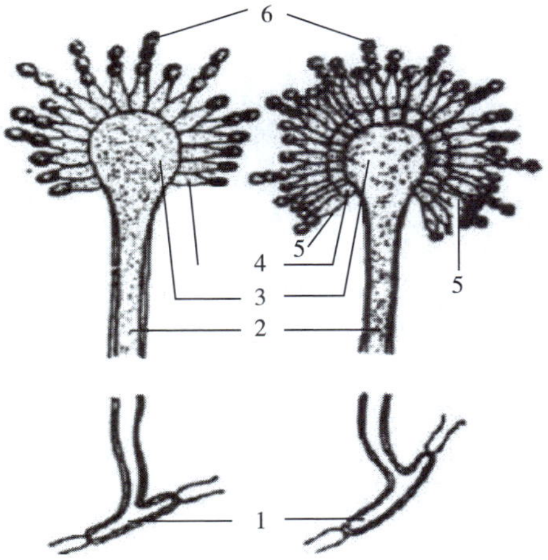

图2-44　曲霉菌的形态结构
1—足细胞　2—分生孢子柄　3—顶囊
4—初生小梗　5—次生小梗　6—分生孢子

曲霉是发酵工业和食品加工业的重要菌种，现代工业利用曲霉生产各种酶制剂、有机酸等，在农业上被用作糖化饲料菌种。但有的曲霉可引起水果、蔬菜、粮食霉腐。还有的曲霉菌能产生对人体有害的真菌毒素，如黄曲霉毒素、赭曲毒素等，可引起食物中毒及其他疾病，有的有致癌作用。

黄曲霉产生的黄曲霉毒素是迄今为止发现的毒性最强的真菌毒素，1993 年被世界卫生组织（WHO）划定为一类致癌物。黄曲霉毒素毒性稳定，耐热性强，加热至 280℃以上才能被破坏，因此一般方法不能去除其毒性。黄曲霉主要污染粮油及其制品，如花生、花生油、大米、棉籽等。世界各国都制定了各类食品和饲料中黄曲霉毒素的最高允许量标准，我国规定在婴儿食品和药品中不得检出黄曲霉毒素。黄曲霉毒素可引发急性肝炎，并与肝癌的发病有密切关系。

烟曲霉是曲霉菌属致病性最强的霉菌，也是曲霉菌属中最常见的致病菌，主要侵害人、家禽，导致肺曲霉病及其他疾病，有些菌株能产生毒素，引起动物中毒，发生痉挛、麻痹，直至死亡。

4. 青霉属

青霉是自然界中常见的一种真菌。本属菌的特性与曲霉类似，菌丝也是由有隔多核的多细胞构成，但青霉无足细胞。分生孢子梗从基内菌丝或气生菌丝上生出，有横隔，顶端生有扫帚状的分生孢子头。分生孢子多呈蓝绿色。扫帚枝有单轮、双轮和多轮，对称或不对称（图 2-45）。有少数种产生闭囊壳，内形成子囊和子囊孢子，也有少数菌种产生菌核。代表种是产黄青霉和展青霉。

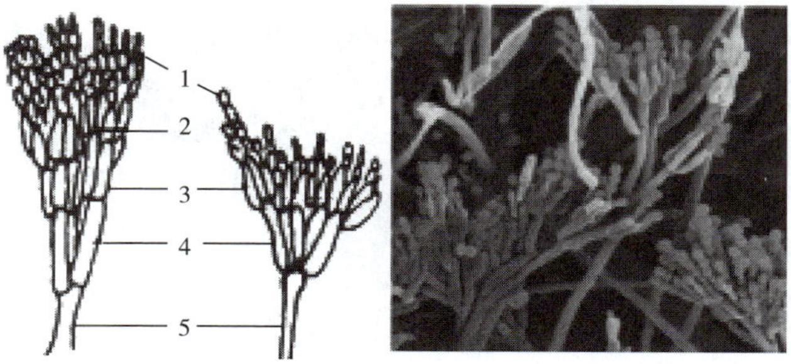

图 2-45　青霉形态

1—分生孢子　2—再次生小梗　3—次生小梗　4—初生小梗　5—分生孢子梗

青霉广泛分布于土壤、空气、粮食和水果上，可引起病害或霉腐变。青霉是生产抗生素的重要菌种，如产黄青霉、点青霉和特异青霉都能生产青霉素，生产有机酸，如葡萄糖酸、柠檬酸；有的可产生真菌毒素，如黄绿青霉、桔青霉等能引起大米霉变，产生“黄变米”，它们产生的毒素如黄绿青霉素对动物神经系统有损害，桔青霉素能损害肾，岛青霉产生的黄天精、环氯素和岛青霉素均为肝脏毒。

5. 其他霉菌

少数霉菌可感染人和动物，引起各种霉菌性疾病。除以上讲到的产毒素霉菌及可引起全身性感染的深部感染霉菌如烟曲霉等，还有一般不侵染机体内部的浅部感染霉菌。如皮肤癣菌等浸染表皮、毛发和指（趾）甲等浅部角化组织，引起手癣、脚癣、体癣、头癣等。

6. 引起中药霉变的主要微生物类群

在生产过程中引起中药霉变的主要微生物类群，见表 2-2。

表 2-2　　引起中药霉变的主要微生物类群

微生物群体			分布特点	菌落特征
霉菌	曲霉	灰绿曲霉群	党参、人参、麦冬、黄芪、甘草等	菌落呈绒毛状、灰绿色、鲜黄色或橙色，菌丝发达
		棒曲霉群	薏苡仁、花粉、水蛭等	菌落呈绒毛状、浅蓝绿色，气生菌丝顶端是棒状顶囊，上有分生孢子
		黑曲霉群	水分含量高的中药	菌落呈絮状或绒毛状，黑色或黑褐色
		黄曲霉群	蛋白质含量高的中药	菌落呈黄色，以后变为黄绿色，最后变为棕绿色，表面平坦或有放射状沟纹，产生黄曲霉
	毛霉	高大毛霉、总状毛霉	富含淀粉、蛋白质、潮湿的中药	菌落呈絮状，初为白色或灰白色，继为灰褐色，菌丝无隔，生长快速
	青霉	灰绿青霉、黄绿青霉	潮湿的中药	菌落呈绒毛状，灰绿色或黄绿色，分生孢子呈扫帚状
	木霉	木霉群	木质的根、茎类及种子类中药	菌落较薄，初为白色，后为绿色或铜绿色
	根霉	根霉群	富含淀粉和脂肪的中药	菌落呈絮状，初为白色，后为灰褐色，产生淀粉酶和脂肪酶
酵母菌	酵母	酵母菌群	含蜂蜜的中药及果实类中药	表面黏稠，多带酒香味

项目检测

一、名词解释

1. 细菌　2. 放线菌　3. 酵母菌　4. 霉菌　5. 螺旋体　6. 支原体　7. 衣原体　8. 立克次氏体　9. 菌落　10. 菌苔　11. 纯培养

二、填空题

1. 度量细菌大小的单位是________。
2. 细菌的基本形态有________、________和________。
3. 细菌的基本结构包括________、________、________、________。
4. 细菌的特殊结构包括________、________、________、________。
5. 应用革兰氏染色法可将细菌分为两大类，分别是________和________。
6. G^+菌细胞壁的化学组成以________为主，G^-菌细胞壁的主要组成成分是________。

7. G^+菌细胞壁的肽聚糖由________、________和________ 三部分组成，而G^-菌细胞壁的肽聚糖由________和________构成，无________。

8. G^+菌细胞壁的特有成分是________，G^-菌细胞壁的特有成分是________。

9. L 型细菌缺少________。

10. 细菌新陈代谢的主要场所是________。

11. 细菌的繁殖方式是________，大多数的代时是________。

12. 细菌的生长曲线分为________、________、________、________四个时期。

13. 根据菌落表面特征不同，将细菌菌落分为________、________、________三类。

14. 放线菌在形态上分化为________和________，其主要以________的方式进行繁殖。

15. 放线菌目中最大、产生抗生素种类最多的一个属是________。

16. 霉菌由________和________两大基本结构组成。

17. 霉菌的菌丝根据有无横膈膜分为 ________和________。

18. 主要的病原性螺旋有 ________、________、________。

19. 主要的病原性支原体有 ________、________、________。

20. 衣原体早期称为 ________期，后期称为 ________期。

三、简答题

1. 简述细菌的形态排列。

2. 比较G^+菌与G^-菌细胞壁结构的特征。

3. 比较G^+菌与G^-菌对青霉素的敏感性。

4. 简述细菌生长繁殖的条件。

5. 放线菌的菌丝按着生部位和功能不同分为哪几类？

6. 简述放线菌的培养条件。

7. 写出 5 种产生抗生素的放线菌，其中哪种是产生抗生素最多的属？

8. 霉菌的无性孢子主要有哪些？

9. 支原体对青霉素类药物是否敏感？为什么？写出 5 种支原体较敏感的药物。

10. 常见的病原性衣原体有哪些？

11. 主要病原性立克次体有哪些？

项目二 任务二
项目检测答案

知识拓展

常见的病原微生物

一、螺旋体

螺旋体是一类细长而柔软、波状或螺旋状、运动活泼的原核单细胞微生物。生物学上的位置介于细菌与原虫之间，它具有与细菌相似的基本结构，如细胞壁中有脂多糖和壁酸，胞浆内含核质，行二分裂繁殖；与原虫相似之处在于细胞壁与外膜之间有轴丝，由于轴丝的屈曲与收缩使螺旋体能自由活泼运动。螺旋体广泛存在于水生环境，也有许多分布在人和动物体内。大部分营腐生生活或共生，无致病性，只有一小部分可引起人和动物疾病。

（一）生物学特性

螺旋体细胞呈螺旋状（图2-46）或细长丝状（钩端螺旋体，见图2-47），具有多个完整的螺旋。长短不等，大小为（5~250）μm×（0.1~3）μm。某些螺旋体可细到足以通过细菌滤器。细胞的螺旋数目、两螺旋间的距离及回旋角度各不相同，是分类上的一项重要指标。

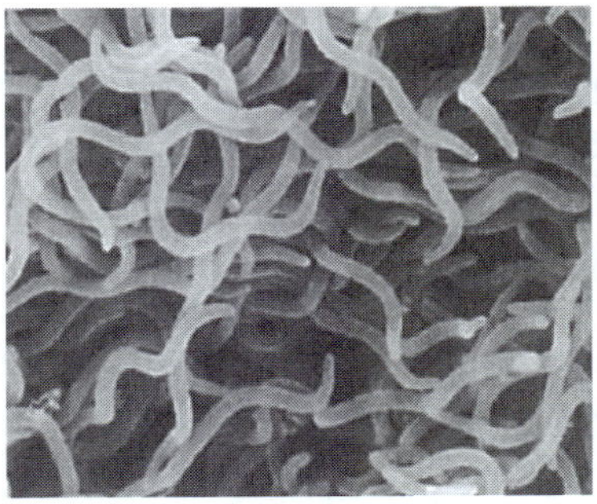

图2-46　扫描电镜下的蛇形螺旋体

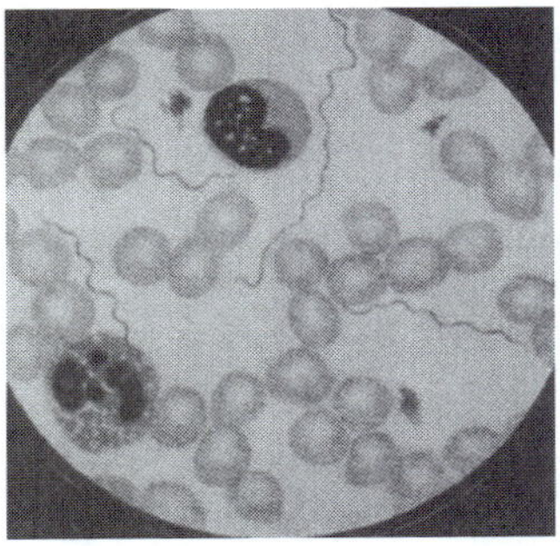

图2-47　钩端螺旋体

螺旋体的细胞中心为原生质柱，外有2~100根的轴丝，又称为鞭毛，夹在原生质膜与外细胞壁和黏液层构成的外鞘之间。螺旋体通过轴丝而运动，运动主要有沿长轴旋转、弯曲移动和局部转动三种方式。螺旋体具有不定形的核，无芽孢。革兰氏染色阴性，但较难着色；姬姆萨染色呈淡红色；镀银染色着色较好，菌体呈黄褐色，背景呈淡黄色。用相差显微镜和暗视野显微镜观察螺旋体较为常用，既能检查形态又可分辨运动方式。

除钩端螺旋体外，多数不能用人工培养基培养，或培养较为困难。多数厌氧，钩端螺旋体以及个别致病性密螺旋体与疏螺旋体可采用含血液、腹水或其他特殊成分的培养基培养，其余螺旋体迄今尚不能用人工培养基培养，但可用易感动物进行增殖培养和保种。

（二）主要病原性螺旋体

螺旋体种类繁多，对人和动物致病的主要是密螺旋体属、疏螺旋体属和钩端螺旋体属。

1. 钩端螺旋体

（1）生物学特性　钩端螺旋体属于钩端螺旋体属，简称钩体。呈纤细的圆柱形，螺旋细密且规则。用暗视野观察，形似细长的串珠样形态，菌体一端或两端可弯曲成钩状，形成 C、S、O 等字母形，且可随时迅速改变和消失。严格需氧，对营养要求不高，在含动物血清和蛋白胨的柯氏培养基、不含血清的半综合培养基、无蛋白全综合培养基以及选择性培养基上可良好生长，但生长缓慢，通常在接种后 7~14d 生长最好，形成无色、透明、边缘整齐或不整齐、平贴于琼脂表面的菲薄菌落。生化反应极不活泼，不发酵糖类，不分解蛋白质，某些菌株能产生溶血素。

钩端螺旋体在污染的河水、池塘水和潮湿的土壤中可存活数月之久，故该病主要经污染的水源传播。对热、直射阳光和干燥抵抗力较弱。常用浓度的各种化学消毒剂在 10~30min 内可将其灭活，用漂白粉使水中有效氯含量在 2mg/L 时，可于 1~2h 内杀死水中的钩端螺旋体。对青霉素、多西环素敏感。

（2）致病性　钩端螺旋体致病力有关的毒力因子主要有吸附物质、溶血素、内毒素样物质和细胞毒性因子。致病性钩端螺旋体可感染大部分哺乳动物和人类，鼠类和猪是钩端螺旋体的主要储存宿主和传染来源，带菌率高，排菌期长。

钩端螺旋体在家畜大多数呈隐性感染，但它可在肾脏内长期繁殖，并随尿不断排出，污染土壤和水源等环境。人通过直接或间接地接触这些污染源而被感染。发病早期患者出现发热、乏力、头痛、全身酸痛、结膜充血、腓肠肌剧痛、淋巴结肿大等症状；后期可发展为肝、肾、肺、心和中枢神经系统等多组织器官出血坏死，出现肺弥漫性出血、心肌炎、溶血性贫血、肾衰竭等。孕妇感染后，可感染胎儿导致流产。

（3）防治　搞好防鼠、灭鼠工作，加强带菌动物的管理，保护水资源，对易感人群接种钩端螺旋体多价灭活疫苗。

2. 梅毒螺旋体

（1）生物学特性　梅毒螺旋体又称苍白密螺旋体，属于密螺旋体。形体细长且两端尖直，螺旋致密而规则，运动活泼。菌体表面有脂多糖组成的荚膜样物质。梅毒螺旋体须在活细胞内生长繁殖，培养采用家兔睾丸或眼前房内接种或用兔睾丸组织碎片培养。

梅毒螺旋体抵抗力极弱，对冷、热及干燥均特别敏感。血液中的螺旋体4℃放置3d后可死亡，故血库冷藏的血液3d以上无传染梅毒的危险。50℃加热5min死亡。对常用化学消毒剂、青霉素、四环素、红霉素及砷制剂敏感。

（2）致病性　自然情况下只感染人类，引起梅毒，人是梅毒的唯一传染源。由于感染方式不同可分为先天性梅毒和后天性梅毒。先天性梅毒是患梅毒的孕妇经胎盘传染给胎儿，造成流产、死胎或产出梅毒儿。后天性梅毒是出生后感染，其中95%是由性行为直接感染，少数通过输血等间接途径感染，主要表现外生殖器无痛性硬结及溃疡，全身皮肤黏膜出现梅毒疹及溃疡，内脏器官的肉芽肿样病变（梅毒瘤），进入晚期则全身多器官受损，会危害生命。

（3）防治　杜绝不正当的性行为，切断传播途径。对患者及早治疗，首选青霉素类药物，早期、足量、全程治疗，且需要定期监测患者血清抗体的动物态变化。

3. 回归热螺旋体

（1）生物学特性　回归螺旋体属于疏螺旋体，螺旋稀疏且不规则，运动活泼，主要靠节肢动物传播。根据媒介昆虫的种类将回归热螺旋体分为虱传回归热螺旋体和蜱传回归热螺旋体。两种回归热螺旋体形态基本相同，两端尖锐，螺旋不规则，运动活泼。培养较为困难，在加有血清、腹水或兔肾脏碎片的培养基中，在微氧条件下培养能够生长。

回归热螺旋体对热、干燥及多种化学消毒剂均较敏感，但耐寒，能在0℃的凝固血块内存活100d。

（2）致病性　引起人类回归热。虱传回归热，也称为流行性回归热，以体虱和头虱为传播媒介，患者是唯一传染源。蜱传回归热又称为地方性回归热，传播媒介为不同种类的软蜱。蜱可终身携带螺旋体，并能经卵传代，所以蜱既是传播媒介又是蜱传回归热螺旋体的储存宿主。患者周期性出现发热、剧烈疼痛、肝脾肿大、出血等。此外，患者还可伴有黄疸、心律失常、淋巴结肿大等症状。

（3）防治　加强对患者的管理，切断传播途径，保护易感人群。

二、支原体

支原体是介于细菌和病毒之间、营独立生活的最小单细胞微生物。因缺乏细胞壁而具有多形性和可塑性，能通过细菌滤器。支原体广泛分布于污水、土壤、植物、动物和人体中，腐生、共生或寄生，有30多种对人或畜禽有致病性。

（一）生物学特性

支原体的细胞膜具有三层结构，内、外层为蛋白质及糖类，中间层是脂质。细胞膜中胆固醇含量较高，故对作用于胆固醇的抗菌药物如两性霉素B等敏感。有些支原体在细胞膜外还有一层由多聚糖组成的微荚膜。由于支原体细胞外只包有柔软的细胞膜，故具有多形性、可塑性和滤过性，常呈球状、环状、杆状、螺旋状，有些偶见分枝丝状等不规则形状。球形细胞直径0.3~0.8μm，丝状细胞大小为（0.3~0.4）μm×（2~150）μm。在加压情况下，能通过孔径220~450nm的滤膜。无鞭毛，革兰氏染色呈阴性，通常着色不良，用姬姆萨或瑞氏染色良好，呈淡紫色。

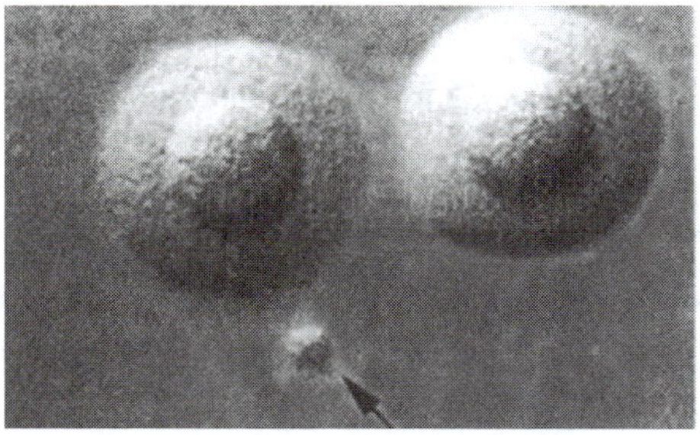

图2-48　支原体菌落

支原体以二分裂或芽生方式繁殖，能在无细胞的人工培养中生长，但对营养的要求高于细菌，多数为需氧或兼性厌氧。在含有10%~20%血清、酵母浸膏及胆固醇且pH7.8~8.0的培养基中，37℃培养一周左右，形成直径10~600μm、需用低倍显微镜才能观察到的“油煎蛋样”微小菌落（图2-48）。

根据对糖类分解利用能力不同，将支原体分为两群。一群能分解葡萄糖及其他多种糖类产酸不产气，称发酵型；另一群不能分解糖，称为非发酵型。

支原体抵抗力很弱。对热及重金属盐类、石炭酸、来苏儿等一般化学消毒剂均比细菌敏感。对影响细胞壁合成的抗生素如青霉素、头孢霉素有抵抗作用，对放线菌素D、丝裂菌素C最为敏感，对影响蛋白质合成的抗生素如红霉素、多西环素、阿奇霉素等敏感。可出现对抗生素耐药的菌株。

（二）主要病原性支原体

存在于人体内的支原体多不致病，致病性支原体包括肺炎支原体、解脲支原体、人型支原体和穿透支原体等。

1. 肺炎支原体

肺炎支原体是人类支原体肺炎的病原体，也可引起上呼吸道感染和慢性支气管炎等。引起的肺炎占非细菌性肺炎的50%左右。支原体肺炎的病理变化以间质性肺炎为主，故也称原发性非典型肺炎，本病主要经呼吸道传播，多发于夏末秋初，5~15岁青少年发病率高，临床主要表现发热、咳嗽、头痛、咽喉痛等呼吸道症状，还可同时或相继引起心血管症状、神经病状、消化道症状和皮疹等。

2. 解脲支原体

解脲支原体也称溶脲脲原体，主要寄居于人体的泌尿生殖道，是泌尿生殖道感染的主要病原菌之一，是性传播疾病的重要病原体之一，可引起非淋菌性尿道炎、盆腔炎、宫颈炎、输卵管炎、阴道炎、前列腺炎、附睾炎，还与流产、早产、胎儿宫内发育迟缓及不孕不育症有密切关系。

3. 其他致病性支原体

人型支原体、生殖支原体的致病性与解脲支原体相似，均可引起泌尿生殖道感染，被列为性传播疾病的病原体。

（三）预防

目前尚无疫苗。

三、衣原体

衣原体是一类专性真核细胞内寄生、具有独特发育周期、能通过细菌滤器的原核细胞型微生物。

（一）生物学特性

衣原体在宿主细胞内生长繁殖时，具有独特的发育周期。早期为无感染性的始体也称网状体期，后期为有感染性的原体期。原体颗粒呈球形，小而致密，直径0.2~0.4μm，中央有致密的类核结构。原体是发育成熟的衣原体，主要存在细胞外，较为稳定，具有高度传染性。始体颗粒较大，直径为0.7~1.5μm，圆形或卵圆形，以二分裂方式繁殖出子代原体。子代原体成熟即从感染细胞中破裂释出，再感染新的易感细胞，开始新的发育周期，每一发育周期需2~3d。始体无感染性，是一种繁殖型个体。衣原体抵抗力较弱，不耐热，对多种抗生素敏感。

（二）主要病原性衣原体

1. 沙眼衣原体

沙眼衣原体是非先天性失明的主要原因，也是性传播感染最常见的细菌性病原体。沙眼衣原体分为三个生物型，即沙眼生物型、生殖生物型和性病淋巴肉芽肿生物型，含A、B、Ba等19个血清型。不同血清型能引起不同的疾病，包括眼部感染、泌尿生殖系统感染、性病淋巴肉芽肿等。

沙眼衣原体具有较强的传染性，传播途径主要有性接触传播、新生儿产道感染、眼-眼或眼-手传播。人体感染后产生的免疫力往往不强且不能持久，常造成反复感染、持续性感染或隐性感染。人感染不同类型的沙眼衣原体，可导致沙眼、包涵体结膜炎、男性尿道炎、女性子宫颈炎和子宫内膜炎、性病淋巴肉芽肿等疾病。此外，还可引起婴幼儿沙眼衣原体肺炎等。预防感染应注重个人卫生，加强对性病知识的科普教育，监控高危人群。

2. 肺炎衣原体

肺炎衣原体根据基因序列的差异，可分为三个生物型，即人生物型、考拉生物型及马生物型。其中只有肺炎衣原体人生物型寄生于人类，主要通过呼吸道分泌物及飞沫传播，引起呼吸道和肺部感染，如咽炎、喉炎、中耳炎、鼻窦炎、支气管炎及肺炎。肺炎衣原体感染也可累及肺外系统，造成心内膜炎、心肌炎、中耳炎、甲状腺炎、冠心病、动脉粥样硬化等疾病。大多数肺炎衣原体感染的患者能够自愈或经过积极治疗后能够完全康复，不会留下后遗症，但合并肺外疾病患者可能预后较差。

四、立克次体

立克次体是一类严格细胞内寄生的原核细胞型微生物，以节肢动物为传播媒介，可引起斑疹伤寒，斑点热等传染病。

（一）生物学特性

立克次体细胞多形，可呈球形、球杆形、杆形，甚至呈丝状等，但以球杆形为主。大小介于细菌和病毒之间，球状菌直径为 0.2～0.7μm，杆状菌大小为（0.3～0.6）μm×（0.8～2）μm，革兰氏阴性，不易着色。除贝柯克斯体外，均不能通过细菌滤器。姬姆萨染色呈紫色或蓝色，马基维罗氏法染色呈红色。立克次体在活细胞内存活，以二分裂方式繁殖，繁殖一代需要 6～10h。培养常用动物接种，鸡胚接种和细胞培养，常用的培养细胞有鸡胚成纤维细胞，非洲绿猴肾细胞（vero 细胞）等。

立克次体大多对热、消毒剂抵抗力较弱，对低温、干燥抵抗力较强，对四环素以及氯霉素等抗菌药物敏感，但磺胺类药物有促进其生长的作用。

（二）主要病原性立克次体

1. 普氏立克次体

普氏立克次体引起流行性斑疹伤寒。传播媒介是体虱，传播方式为虱–人–虱，病人是储存宿主，也是唯一的传染源。体虱吸血，病人血中的普氏立克次体进入体虱体内，并在其肠道上皮细胞内繁殖，再次叮咬健康人时，病原体随体虱粪便排泄至人皮肤上，经抓挠破损的皮肤侵入人体。人受到感染后，经两周左右的潜伏期骤然发病，主要症状有剧烈头痛、周身痛和高热，4～7d 后出现皮疹。有的还伴有神经系统、心血管系统等症状和其他实质器官损害。预防本病，应做好个人卫生，消灭体虱。

2. 莫氏立克次体

莫氏立克次体又称斑疹伤寒立克次体，引起地方性斑疹伤寒，也称鼠型斑疹伤寒。传播媒介是鼠虱和鼠蚤，鼠是主要储存宿主，主要由鼠虱在鼠群中传播，传播方式为鼠–蚤–鼠。鼠蚤叮咬人体时蚤粪中的莫氏立克次体进入人体而致病。临床表现与流行性斑疹伤寒相似，但症状较轻，发病较缓，病死率较低。预防本病，要做好个人卫生，灭鼠、灭蚤、灭虱，接种疫苗。治疗同普氏立克次体。

3. 恙虫病东方体

恙虫病东方体引起人恙虫病，也称丛林斑疹伤寒。主要传染源是携带恙螨的鼠类，恙螨既是传播媒介又是储存宿主。恙虫病由携带恙虫病东方体的恙螨叮咬人体所致，临床症状为被叮咬处出现丘疹，皮损破裂后形成溃疡，溃疡上盖有黑色焦痂，是恙虫病的特征之一。全身表现为高热，淋巴结肿大，毒血症等。预防本病，应加强个人防护，防止被恙螨叮咬，治疗同普氏立克次体。

技能拓展3　细菌的单染色法与革兰氏染色法

一、任务描述

细菌个体微小，其形态和结构用光学显微镜不易看清楚，应用染色的方法使细菌着色增加反差，有助于细菌标本的观察。细菌的染色方法一般分为单染色法、复染色法和特殊染色法，单染色法和革兰氏染色法是微生物学中最常用的染色方法。

细菌的单染色及革兰氏染色

1. 单染色法

单染色法是只用一种染料使细菌着色，所有细菌均被染成一种颜色，可以用来观察细菌的形态、大小和排列方式。染色过程：细菌涂片→干燥→固定→染色→镜检。此法操作简单，在工业生产中常采用此方法观察菌体的生长情况。

2. 革兰氏染色法

革兰氏染色法是一种最常用的鉴别染色法。应用两种以上的染料对细菌进行先后染色，由于不同种类的细菌对染料的不同反应性而被染成不同的颜色，不仅可以观察细菌的形态、大小和排列方式，还可以依据染色结果将所有的细菌分成革兰氏阳性菌和革兰氏阴性菌两大类，故而还可鉴别细菌。染色过程：细菌涂片→干燥→固定→初染→媒染→脱色→复染→镜检。革兰氏染色法在细菌分类、细菌鉴定、新抗生素筛选和临床用药指导等方面都具有重要的意义。

二、任务实施

（一）准备工作

1. 建立工作小组，制定工作计划，确定具体任务，任务分工到个人，并记录到工作表。

2. 完成任务单中实际操作前的各项准备工作。

（1）菌种　葡萄球菌、大肠杆菌纯培养物。

（2）仪器　生物显微镜。

（3）试剂　亚甲蓝染色液、草酸铵结晶紫染色液、碘液、95%乙醇、石炭酸复红染色液（或沙黄染色液）、生理盐水、香柏油、二甲苯。

（4）器材　酒精灯、载玻片、接种环、擦镜纸、吸水纸、火柴等。

（二）操作过程

1. 细菌涂片标本的制备

（1）涂片

①取载玻片一张，擦净。

②接种环在酒精灯上烧灼灭菌，取 1～2 环生理盐水置于载玻片中央。

③接种环灭菌冷却后，从固体培养基上钩取菌落或菌苔少许与生理盐水混匀，涂成直径 1～1.5cm 的涂面。涂面的菌膜要薄且均，最好细菌在标本片中呈单层分布，否则不利于染色和观察。

④接种环经火焰灭菌后，放回原处。

如果被检材料为液体，则直接用灭菌的接种环钓取细菌培养液 1～2 环，在载玻片中央做直径 1～1.5cm 涂面。

（2）干燥　涂片置于室温自然干燥，必要时将涂面向上，置于酒精灯火焰高处微烤加热固定。

（3）固定　常用加热固定法。将干燥好的涂片涂面向上，在酒精灯火焰外焰中水平地迅速通过 3～5 次，以手背触及玻片微烫手为宜。

固定的目的是使菌体蛋白质凝固，形态固定，易于着色，并且经固定的菌体牢固地黏附在载玻片上，以染色及水洗时不易脱落。

注意：干燥和火焰固定时切勿紧靠火焰，以免温度过高造成菌体结构破坏；固定必须确实，以免水洗过程中菌膜被冲掉。

2. 单染色法

单染色

（1）染色　在已干燥、固定好的涂片上，滴加适量的亚甲蓝染色液或石炭酸复红染色液，染色 1～2min。

（2）水洗　用细小的水流自载玻片一端缓缓冲洗，至洗下的水没有颜色为止。注意不要使水流直接冲至涂面处。

（3）干燥　在空气中自然干燥，或将标本片压于两层吸水纸中间充分吸干，但不可摩擦，也可以在酒精灯火焰高处微加热干燥。

（4）镜检　在已染色的标本片菌膜处滴加香柏油，在油镜下观察结果。

3. 革兰氏染色法

革兰氏染色

（1）原理　革兰氏染色法是由丹麦植物学家革兰（Christian Gram）1884 年创建。革兰氏阳性菌因细胞壁中肽聚糖含量高，脂类物质含量低，染色过程中经乙醇处理被脱水引起细胞壁肽聚糖层中的孔径变小，通透性降低，使结晶紫-碘复合物保留在细胞内，再用红色的复红复染后细菌细胞仍为紫色。而革兰氏阴性菌细胞壁中肽聚糖含量低，脂类物质含量高，染色过程中经乙醇处理后，溶解了脂类物质，细菌细胞壁通透性增强，使结晶紫-碘复合物被乙醇从细胞中抽提出来，用稀释石炭酸复红复染后细菌细胞被染成红色。所有细菌都有其革兰氏染色特性。

（2）方法　染色步骤包括初染、媒染、脱色及复染。

①初染：在干燥、固定好的涂片菌膜上滴加草酸铵结晶紫染色液，染色1min，水洗。

②媒染：在涂片菌膜上滴加碘液，染色1min，水洗。

③脱色：在95%的乙醇中脱色20~30s。或滴加乙醇于涂片上，频频摇晃3~5s后，倾去乙醇，再滴加乙醇，如此反复2~5次，直到流下的乙醇无色或浅紫色为止。脱色后立即水洗。

④复染：滴加石炭酸复红染色液（或沙黄染色液），染色1min，水洗。

⑤干燥。

⑥镜检：在已染色的标本片菌膜处滴加香柏油，在油镜下观察结果。

（3）结果　染成蓝色或蓝紫色的为革兰氏阳性菌，染成红色的为革兰氏阴性菌。

（三）结束工作

1. 填好所有操作记录单、任务单、各种评价表。
2. 正确保养显微镜油镜，检查设备仪表是否洁净完好，整理实验台。
3. 清理工作场地与环境卫生。
4. 进行任务总结（小组讨论与汇报、组间互评、教师点评与总结）。

三、任务探索

1. 画出染色后镜下观察到细菌的形态及排列方式，判定其革兰氏染色结果。
2. 分析实验中出现问题的可能原因，提出改进方法。
3. 标本片在染色前为什么要先进行固定？固定时应注意哪些问题？
4. 革兰氏染色过程中最关键的步骤是什么？

技能拓展4　细菌与霉菌的形态观察

一、任务描述

1. 观察细菌的标本片

应用显微镜油镜观察球菌、杆菌、螺旋菌的标本片；观察荚膜、芽孢、鞭毛的标本片。辨析标本片中细菌的形态大小及排列方式，认识细菌的特殊构造。

霉菌染色

2. 观察霉菌的标本片

应用显微镜，从低倍镜→高倍镜→油镜，观察毛霉、根霉、曲霉、青霉的标本片，认知各类霉菌菌丝及孢子的形态、结构特征，画图。

镜下形态：

(1) 毛霉　主要有菌丝体、孢囊梗和孢子囊，菌丝是无隔菌丝，上面长出孢子梗，孢子梗顶端是孢子囊，孢子囊内发育形成大量的孢囊孢子。

(2) 根霉　与毛霉菌相似，也是无隔菌丝，也有孢子梗和孢子囊，主要区别是根霉还有假根和匍匐菌丝。

(3) 曲霉　菌丝有隔，由特化的足细胞上生出分生孢子梗，分生孢子梗顶端膨大为顶囊，顶囊上辐射状长出一层或两层小梗，外层小梗顶端生出成串的分生孢子。

(4) 青霉　与曲霉菌类似，菌丝有隔，但无足细胞，从气生菌丝上生出分生孢子梗，顶囊不膨大，分生孢子梗顶端可出现多次分枝，分枝末端长出一轮或几轮堆成的小梗，外层小梗顶端生出成串的分生孢子。

3. 用印片法观察青霉菌的形态，镜下辨认菌丝和孢子，画图。

4. 用插片法观察青霉菌的菌丝和孢子的形态，画图。

二、任务实施

(一) 准备工作

1. 建立工作小组，制定工作计划，确定具体任务，任务分工到个人，并记录到工作表。

2. 完成任务单中实际操作前的各项准备工作。

(1) 细菌及霉菌标本片　球菌、杆菌、螺旋菌染色标本片；根霉、毛霉、青霉、曲霉染色标本片。

(2) 菌种　青霉平板培养物。

(3) 仪器　生物显微镜。

(4) 试剂　亚甲蓝染色液、香柏油、二甲苯等。

(5) 器材　载玻片、盖玻片、镊子、酒精灯、火柴、擦镜纸等。

(6) 培养基　察氏培养基制备的琼脂平板。

(二) 操作过程

1. 细菌标本片观察

(1) 球菌、杆菌、螺旋菌标本片的观察。

(2) 细菌荚膜、芽孢、鞭毛标本片的观察。

2. 霉菌标本片观察

注意观察菌丝是否分隔、曲霉和青霉的分生孢子形成特点、曲霉的足细胞、根霉和毛霉的孢子囊和孢囊孢子。

(1) 根霉标本片观察。

(2) 毛霉标本片观察

(3) 青霉标本片观察。

(4) 曲霉标本片观察。

3. 印片法观察青霉菌的菌丝和孢子

(1) 用无菌镊子夹取一洁净盖玻片，在青霉菌平板培养基菌落表面轻压几下，使盖玻片上印取到菌丝和孢子。

(2) 将盖玻片印有菌丝和孢子的一面朝下，放在滴有亚甲蓝染色液的载玻片上，静止3min，使菌丝与孢子着色。

(3) 用高倍镜或油镜观察结果，记录菌丝和孢子的形态及特点，并画图。

4. 用插片法观察青霉菌的菌丝和孢子的形态

(1) 将菌种均匀涂布在平板培养基上，无菌操作用无菌镊子夹住无菌盖玻片斜插入平板内的培养基中，插入深度为盖玻片的1/3~1/2，盖好皿盖。

(2) 置培养箱中，28℃恒温培养5~7d。

(3) 无菌操作用镊子取出盖玻片，放在滴有亚甲蓝染色液的载玻片上，用高位镜或油镜观察菌丝及孢子的形态，记录观察结果并画图。

(三) 结束工作

1. 填好所有操作记录单、任务单、各种评价表。
2. 正确保养显微镜油镜头，检查设备仪表是否洁净完好，整理实验台。
3. 清理工作场地与环境卫生。
4. 进行任务总结（小组讨论与汇报、组间互评、教师点评与总结）。

三、任务探索

1. 说明葡萄球菌、链球菌、大肠杆菌的形态及排列。
2. 画出毛霉、青霉、曲霉、根霉的菌丝及孢子的形态。
3. 描述青霉菌的菌落特征。

任务三 微生物的培养与代谢

微生物培养是指借助人工配制的培养基和人为创造的培养条件使微生物快速生长繁殖的过程；微生物在生长繁殖过程中将吸收的各类营养物质在体内经过一

系列生化反应，转变成能量和构成细胞的物质，并排出不需要的产物，这一过程称为代谢。

一、微生物的培养

（一）微生物的化学组成

微生物的化学组成与其他生物相类似，细胞中含量最多的是水，平均含量在80%左右，其余20%左右为蛋白质、核酸、碳水化合物、脂类和少量无机盐、维生素等。

构成微生物细胞的物质主要由碳、氢、氧、氮、磷、硫、钾、钙、镁、铁等化学元素组成，其中碳、氢、氧、氮占细胞干重的90%~97%；此外还有一些含量极微的钼、锌、锰、硼、钴、碘、镍、钒等微量元素，这些元素对微生物的生长也起着重要的作用。

（二）微生物的营养要素与类型

1. 微生物的营养要素

微生物同其他生物一样，其正常的生长发育必须要有充足的营养。微生物生长所需营养要素包括水、碳源、氮源、能源、无机盐、生长因子六大类。

（1）水　水是微生物生长必不可少的一种重要物质，也是微生物细胞中含量最多的成分，在代谢中占有重要地位。水在微生物细胞中有两种存在形式，一种是可以被微生物直接利用的游离水；另一种是与溶质或其他分子结合在一起的难以被微生物利用的结合水。水在微生物细胞中的生理功能主要有：①细胞物质的组成成分；②细胞吸收营养物质和排出代谢产物的溶剂及生化反应的介质；③良好的热导体，调节细胞内的温度；④维持细胞渗透压。

（2）碳源　一切能满足微生物生长繁殖所需碳元素的营养物质称为碳源。微生物细胞含碳量约占干重的50%，除水外，碳源是需求量最大的营养要素。

能作为微生物生长的碳源种类极其广泛（表2-3），既有简单的无机碳源（CO_2和碳酸盐），也有复杂的有机碳源（糖和糖的衍生物、脂类、醇类、有机酸、烃类、芳香族化合物以及各种含碳的化合物）。微生物在利用碳源物质时具有选择性，一般来说，糖类是微生物较容易利用的良好碳源，但微生物对不同糖类的利用也有差异，微生物对单糖的利用优于二糖，己糖优于戊糖，淀粉优于纤维素。以葡萄糖和乳糖为碳源的培养基中，大肠杆菌首先利用葡萄糖，当葡萄糖消耗完之后才利用乳糖。先被利用的碳源称为速效碳源，后被利用的碳源称为迟效碳源。

微生物的种类不同，利用碳源的能力也不同，有的能广泛地利用不同类型的碳源物质，而有些微生物可利用的碳源则较少，例如假单胞菌属中的某些种可利用

表 2-3　　微生物利用的碳源物质

种类	碳源物质	备注
糖	葡萄糖、果糖、麦芽糖、蔗糖、淀粉、半乳糖、乳糖、甘露糖、纤维二糖、纤维素、半纤维素、甲壳素、木质素等	单糖优于双糖和多糖；己糖优于戊糖；葡萄糖、果糖优于甘露糖和半乳糖；淀粉明显优于纤维素和几丁质；纯多糖明显优于琼脂和木质素等杂多糖
有机酸	糖酸、乳酸、柠檬酸、延胡索酸、低级脂肪酸、高级脂肪酸、氨基酸等	与糖类比，效果较差。有机酸较难进入细胞，进入细胞后会导致 pH 下降。当环境中缺乏碳源物质时，氨基酸可被微生物作为碳源利用
醇	乙醇	在低浓度条件下可被某些酵母菌和醋酸菌利用
脂	脂肪、磷脂	主要利用脂肪，在特定条件下将磷脂分解为甘油和脂肪酸而加以利用
烃	天然气、石油、石油馏分、石蜡油等	利用烃的微生物细胞表面有一种由糖脂组成的特殊吸收系统，可将难溶的烃充分乳化后吸收利用
CO_2	CO_2	为自养微生物所利用
碳酸盐	$NaHCO_3$、$CaCO_3$、白垩等	为自养微生物所利用
其他	芳香族化合物、氰化物、蛋白质，肽、核酸等	当环境中缺乏碳源物质时，可被微生物作为碳源而降解利用。利用这些物质的微生物在环境保护方面有重要作用

多达 90 多种碳源物质，而一些甲基营养型微生物只能利用甲醇或甲烷等一碳化合物作为碳源物质。

碳源的功能有：①合成细胞骨架及含碳物质；②大部分碳源物质还能为机体提供维持生命活动所需的能源。因此碳源是兼有能源功能的双功能营养物质。

目前在微生物发酵工业中，常根据不同微生物的需要，利用各种农副产品如玉米粉、米糠、麦麸、马铃薯、甘薯以及各种野生植物的淀粉作为培养微生物的廉价碳源。

（3）氮源　能为微生物生长繁殖提供氮元素的营养物质称为氮源，包括无机氮源（铵盐、硝酸盐、氨、氮气）和有机氮源（蛋白质、氨基酸等）两大类。氮源主要用来合成细胞中的含氮物质，是组成核酸和蛋白质的重要元素，对微生物的生长发育起着重要作用。氮源一般不作为能源，只有少数自养微生物如硝化细菌能利用铵盐、硝酸盐同时作为氮源与能源。还有某些厌氧微生物在缺乏碳源的厌氧条件下，也可以利用某些氨基酸作为能源物质。微生物能够利用的氮源种类很多（表 2-4），目前实验室常用的氮源包括蛋白胨、牛肉浸膏、酵母浸膏等，工业发酵常用的氮源物质是鱼粉、蚕蛹、黄豆饼粉、玉米浆、酵母粉等。

表 2-4　　微生物利用的氮源物质

种类	氮源物质	备注
蛋白质类	蛋白质及其不同程度降解产物（胨、肽、氨基酸等）	大分子蛋白质难以进入细胞，一些真菌和少数细菌能分泌胞外蛋白酶，将大分子蛋白质降解利用，而多数细菌只能利用分子质量较小的降解产物
氨及铵盐	NH_3、$(NH_4)_2SO_2$ 等	容易被微生物吸收利用
硝酸盐	KNO_3 等	容易被微生物吸收利用
分子氮	N_2	固氮微生物可利用，但当环境中有化合态氮源时，固氮微生物就失去固氮能力
其他	嘌呤、嘧啶、脲、胺、酰胺、氰化物等	可不同程度地被微生物作为氮源加以利用。大肠杆菌不能以嘧啶作为唯一氮源，在氮限量的葡萄糖培养基上生长时，可通过诱导作用先合成分解嘧啶的酶，然后再分解并利用嘧啶

不同种类的微生物对氮源的需求不同。某些固氮微生物可以利用分子态氮作为氮源合成自身所需要的氨基酸和蛋白质；许多腐生微生物和病原微生物不能固氮，一般以铵盐或其他含氮盐为氮源，其中硝酸盐必须先还原为铵根离子后，才能用于生物合成。

微生物对氮源的利用具有选择性，当多种氮源同时存在时，微生物首先利用容易吸收的氮源（无机氮或简单有机氮），当容易吸收的氮源利用完后才利用较难吸收的蛋白质等大分子氮源。先被利用的氮源称为速效氮源，后被利用的氮源称为迟效氮源。如土霉素产生菌在玉米浆和黄豆饼粉同时存在时，先利用玉米浆且利用速度快，后利用黄豆饼粉，利用的速度较慢。这是因为玉米浆中的氮源物质主要以较易吸收的蛋白质降解产物形式存在，而降解产物特别是氨基酸可以通过转氨作用直接被机体利用；而黄豆饼粉中的氮主要以大分子蛋白质形式存在，需进一步降解成小分子的肽和氨基酸后才能被微生物吸收利用。因此玉米浆为速效氮源，有利于菌体生长，而黄豆饼粉为迟效氮源，有利于代谢产物的形成。在发酵生产土霉素的过程中，往往将两者按一定比例制成混合氮源，以控制菌体生长时期与代谢产物形成时期的协调，达到提高土霉素产量的目的。

（4）能源　凡是能够提供微生物生命活动所需能量的物质都称为能源，包括光能和化学能。光能仅提供能源，属于单功能营养物质；大部分的碳源物质在细胞内进行生化反应过程中能为微生物提供维持生命活动所需的能源，少数微生物能利用铵盐和硝酸盐作为能源，它们为双功能营养物；某些蛋白质、氨基酸可同时具有碳源、氮源和能源的作用，为多功能营养物质。

（5）无机盐　无机盐为微生物的生长繁殖提供必需的矿质元素，是微生物生长必不可少的一类营养物质。无机盐种类很多，根据微生物需求量的不同，将其分为大量元素和微量元素。

大量元素包括磷、硫、钾、钠、钙、镁、铁等。磷和硫需求量最大，磷既是合成核酸、核蛋白、磷脂与其他含磷化合物的重要元素，也是许多酶与辅酶的重要元素；硫是胱氨酸、半胱氨酸、甲硫氨酸的组成元素之一，因而也是构成蛋白质的主要元素之一；钙、钠、钾等可以调节酸碱度、细胞透性、渗透压等；镁参与酶激活剂的组成；硫、铁还可为自养微生物提供能源。

微量元素有锌、钼、锰、钴、硼、碘、镍、铜、钒等，这些元素一般参与酶蛋白的组成或者使酶活化。微生物在生长过程中如果缺乏这些元素，会导致机体生理活性降低或停止生长。

（6）生长因子　微生物生长所必需的、需求量很小，一般自身不能合成或合成量不足以满足机体生长需要的有机物质称为生长因子。广义的生长因子包括维生素、氨基酸、嘌呤、嘧啶及其衍生物等；狭义的生长因子一般仅指维生素。生长因子主要作为酶、核酸的组分及参与代谢。天然物质如牛肉膏、酵母膏、麦芽汁、玉米浆、动植物组织或细胞浸液等都能够为微生物提供生长因子。

生长因子虽是一种重要的营养要素，但它与碳源、氮源、能源不同，并非任何一种微生物都必须从外界吸收。各种微生物与生长因子的关系可分为以下几类。

①生长因子自养型微生物：自身能够合成生长因子的微生物称为生长因子自养型微生物。培养这类微生物时不需要再加入生长因子。多数真菌、放线菌和一些细菌如大肠杆菌属于这种类型。

②生长因子异养型微生物：自身不能合成生长因子，必须补充外源生长因子才能生长的微生物称为生长因子异养型微生物。包括各种乳酸菌、动物致病菌、支原体等。乳酸菌需要多种维生素、氨基酸和碱基；肠膜状明串珠菌需要补充10种维生素、19种氨基酸、3种嘌呤以及尿嘧啶；支原体常需要固醇。

有些微生物之前能够合成生长因子，发生基因突变后不能再合成这种生长因子，这样的突变菌株称为营养缺陷型菌株。

③生长因子过量合成型微生物：自身能够合成并分泌大量生长因子的微生物称为生长因子过量合成型微生物。此类微生物种类较少，如阿舒假囊酵母在生长代谢过程中可以产生大量维生素 B_2，橄榄链霉菌、灰色链霉菌可以产生大量维生素 B_{12}，因此可以用这类微生物作维生素的生产菌。

2. 微生物的营养类型

微生物种类繁多，其营养类型比较复杂。根据微生物生长所需的能源、碳源以及代谢过程中供氢体（或电子供体）的不同，将微生物的营养类型进行如下划分。

根据微生物生长所需能源的不同，将微生物分为光能型与化能型；根据微生物生长所需碳源的不同，分为自养型与异养型；根据代谢过程中供氢体性质的不同，分为无机营养型和有机营养型（表2-5）。综合起来，可将微生物营养类型分为四种，即：光能自养型（光能无机营养型）、光能异养型（光能有机营养型）、化能自养型（化能无机营养型）、化能异养型（化能有机营养型）。四种营养类型的比较，见表2-6。

表2-5　　微生物营养类型的划分

划分依据	营养类型	特点
能源	光能营养型 化能营养型	以光为能源 以氧化还原反应释放的化学能为能源
碳源	自养型 异养型	以 CO_2 作为唯一或主要碳源 以有机物为碳源
供氢体	无机营养型 有机营养型	以还原性无机物为供氢体 以有机物为供氢体

表2-6　　四种营养类型的比较

营养类型	能源	基本碳源	供氢体	代表微生物
光能自养型	光能	CO_2	无机物	藻类、蓝细菌、紫硫细菌、绿硫细菌
光能异养型	光能	CO_2 及简单有机物	有机物	红螺菌科的细菌（即紫色无硫细菌）
化能自养型	化学能 （无机物氧化）	CO_2	无机物	氢细菌、硫细菌、铁细菌、硝化细菌
化能异养型	化学能 （有机物氧化）	有机物	有机物	绝大多数细菌和全部真核微生物

（1）光能自养型　光能自养型也称光能无机营养型。此类微生物都含有光合色素，能以光作为能源，以 CO_2 作为唯一或主要碳源，以水或硫化氢等无机物作为供氢体，还原 CO_2，合成微生物细胞的有机物质。该类型的代表是藻类、蓝细菌、紫硫细菌、绿硫细菌等。

（2）光能异养型　光能异养型也称光能有机营养型。此类微生物含有光合色素，能以光作为能源，一般同时以 CO_2 和简单的有机物为碳源（不能以 CO_2 作为主要或唯一的碳源），利用有机物为供氢体。如红螺菌科的细菌。光能异养型微生物生长时，常需外源的生长因子。

（3）化能自养型　化能自养型也称化能无机营养型。此类微生物以无机物氧化所产生的化学能为能源，以 CO_2 或碳酸盐为碳源，以氢气、硫化氢、二价铁离子或亚硝酸盐为电子供体，还原 CO_2，合成细胞物质。如氢细菌、硫细菌、铁细菌、硝化细菌。此类微生物可以在完全无机的条件下生长发育，它们在自然界物质转换过程中起着重要的作用。

（4）化能异养型　化能异养型也称化能有机营养型。它们利用有机物作为能源、碳源和供氢体。化能异养型微生物在自然界中分布最广、种类最多、数量最大，大多数细菌及全部放线菌、真菌都属于此类。它们不能在完全无机的环境中生活。

微生物营养类型的划分不是绝对的。以 CO_2 为唯一碳源的自养微生物并不多，而且有的自养微生物并不拒绝利用有机碳源。例如，氢细菌为化能自养微生物，但环境中有现成的有机物时它又会直接利用有机物进行异养生活。许多异养微生物也不是绝对不利用 CO_2，只是它们不以 CO_2 作为唯一碳源，它们仍具有固定部分 CO_2 到有机物中的能力。有些微生物在不同生长条件下其营养类型也会发生变化，如红螺菌在有光和厌氧条件下利用的是光能，在无光和好氧条件下利用的是有机物氧化释放出的化学能。

（三）营养物质进入微生物细胞的方式

微生物没有专门摄取营养物质的器官，各种营养物质是通过不同的方式透过细胞膜吸收进入细胞的，这是一个复杂的生理过程。对于复杂的大分子物质如蛋白质、淀粉、纤维素等，微生物要先分泌相应的胞外酶将其分解为小分子的物质，才能进入微生物细胞。营养物质进入微生物细胞的方式有四种，即单纯扩散、促进扩散、主动运输、基团转位。这四种方式的比较见表 2-7。

表 2-7　　营养物质进入微生物细胞方式

比较项目	单纯扩散	促进扩散	主动运输	基团转位
特异载体蛋白	无	有	有	有
运送速度	慢	快	快	快
营养物质运送方向	由浓至稀	由浓至稀	由稀至浓	由稀至浓
平衡时内外浓度	内外相等	内外相等	内部浓度高得多	内部浓度高得多
运送的营养物质	无特异性	有特异性	有特异性	有特异性
能量消耗	不需要	不需要	需要	需要
运送前后物质结构	不变	不变	不变	发生改变
载体饱和效应	无	有	有	有
营养物质类似物	无竞争性	有竞争性	有竞争性	有竞争性

续表

比较项目	单纯扩散	促进扩散	主动运输	基团转位
运送抑制剂	无	有	有	有
运送对象举例	H_2O、CO_2、O_2、甘油、乙醇、盐类	SO_4^{2-}、PO_4^{3-}，糖类（真核生物）	氨基酸，乳糖等糖类，Na^+、Ca^{2+}等无机离子	葡萄糖、果糖、甘露糖、嘌呤、核苷、脂肪酸等

1. 单纯扩散

单纯扩散也称自由扩散，是微生物通过细胞膜进行内外物质交换最简单的一种方式，营养物质通过细胞膜上的小孔由高浓度的细胞外向低浓度的细胞内扩散（图 2-49）。这是一种单纯的物理扩散作用，一旦细胞膜内外的物质浓度达到平衡，单纯扩散就达到动态平衡。但实际上，进入微生物细胞的物质不断被生长代谢所利用，浓度不断降低，细胞外的物质不断地进入细胞内。这种扩散是非特异性的，没有运载蛋白质（渗透酶）的参与，被扩散的营养物质不与膜上的分子发生反应，本身的分子结构不发生变化，但膜上小孔的大小和形状对营养物质分子大小有一定的选择性。由于单纯扩散不需要能量的作用，因此，营养物质不能进行逆浓度交换。单纯扩散不是微生物细胞吸收营养物质的主要方式。能进行单纯扩散的主要是一些小分子的物质，如水、O_2、CO_2、某些无机盐、乙醇、甘油等。

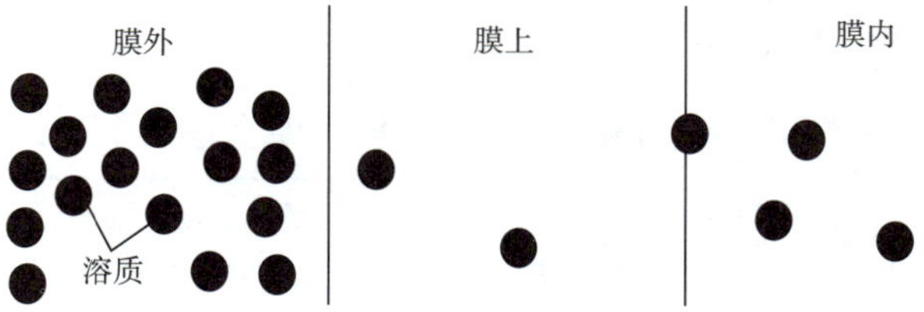

图 2-49　单纯扩散模式图

2. 促进扩散

促进扩散与单纯扩散的方式类似，也是一种被动的物质跨膜运输方式。营养物质在运输过程中不需要能量，物质本身在分子结构上也不会发生变化，不能进行逆浓度运输，运输的速率随着细胞内外该物质浓度差的缩小而降低，直至膜内外的浓度差消失，从而达到动态平衡。所不同的是，促进扩散过程中需要借助于细胞膜上的一种称为渗透酶的特异性蛋白（运载营养物质）参与物质的运输，这样就加快了营养物质的透过速度，以满足微生物细胞代谢的需要（图 2-50）。一般微生物通过专一的载体蛋白运输相应的物质，但也有微生物对同一物质的运输由一种以上的载体蛋白来完成。

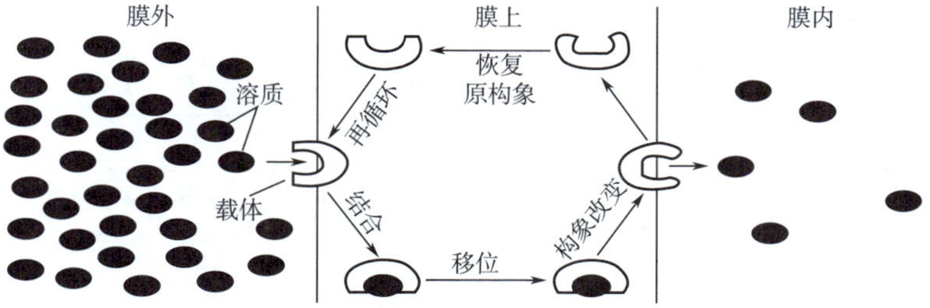

图 2-50　促进扩散模式图

通过促进扩散进入微生物细胞的营养物质主要有氨基酸、单糖、维生素及无机盐等。

3. 主动运输

主动运输是广泛存在于微生物中的一种主要的营养物质运输方式。与上面两种方式相比，它的一个重要特点是物质运输过程中需要消耗能量，而且可以进行逆浓度运输。主动运输与促进扩散类似之处在于物质运输过程中同样需要载体蛋白，载体蛋白通过构象变化改变与被运输物质之间的亲和力大小，使两者之间发生可逆性结合与分离，从而完成相应物质的跨膜运输，被运输的营养物质其分子结构没有发生改变；区别在于主动运输过程中的载体蛋白构象变化需要消耗能量（图 2-51）。

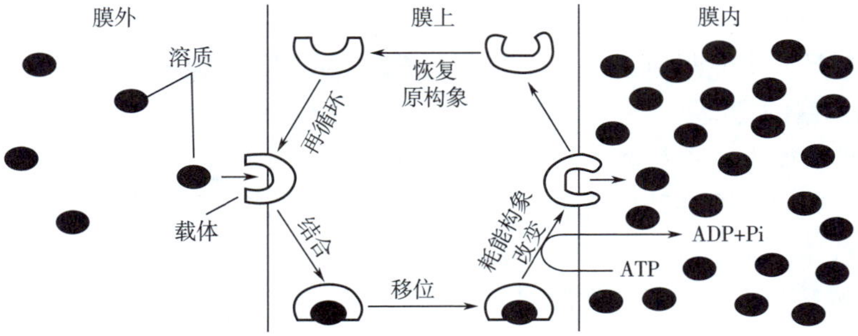

图 2-51　主动运输模式图

4. 基团转位

营养物质进入微生物细胞还有一种特殊的方式——基团转位。这种方式与主动运输的相同之处是需要特异性载体蛋白参与、需要消耗能量、可以逆浓度运输。不同之处是有些化学基团被转移到被运输的营养物质上，使营养物质的分子结构发生了改变。如有些糖及糖的衍生物在运输中被细菌的磷酸酶系统催化，使其磷酸化，磷酸基团被转移到糖分子上，以磷酸糖的形式进入细胞（图 2-52）。

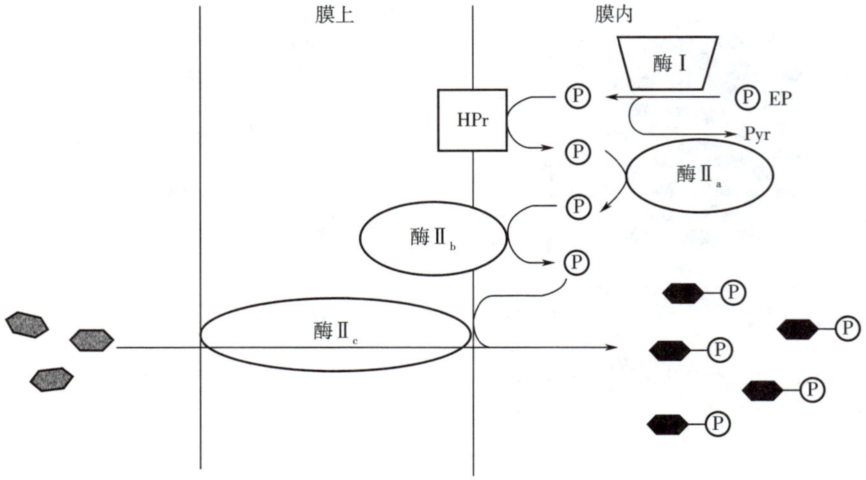

图 2-52 基团转位模式图

基团转位可运送葡萄糖、甘露糖、果糖、β-半乳糖苷以及嘌呤、嘧啶、乙酸等，但不能运输氨基酸。这个运输系统主要存在于兼性厌氧菌和厌氧菌中。也有研究表明，某些好氧菌如枯草杆菌和巨大芽孢杆菌也利用磷酸转移酶系统将葡萄糖运输到细胞内。

（四）培养基的概念、类型与配制原则

1. 培养基的概念

培养基是人工配制的，适合微生物生长繁殖或积累代谢产物的营养基质。

2. 培养基的类型

自然界中微生物种类繁多，营养类型多样，不同的微生物生长所需要的营养物质不同，即使是同一种微生物，因培养目的或研究目标不同，也需要不同的培养基进行培养，因此培养基的种类也多样，一般分为以下几种类型。

（1）按培养基营养成分来源分类

①天然培养基：采用动物、植物或微生物及其提取物制成的培养基称为天然培养基。如马铃薯培养基、麦芽汁培养基等。天然培养基营养丰富、种类多样、配制方便、原料来源广而经济，但组分或含量不稳定、不清楚，只适用于一般实验室中菌种的培养及工业上较大规模的微生物发酵生产，不适用于精确的科学实验。

②合成培养基：完全用已知成分的化学试剂配制的培养基称为合成培养基。高氏 1 号培养基和察氏培养基就属于此种类型。合成培养基的成分精确，重复性高，但价格贵，配制麻烦，且微生物在其中生长缓慢。因此，合成培养基一般适用于在实验室进行有关营养、代谢、分类鉴定、菌种选育、遗传分析等定量要求

较高的研究工作。

③半合成培养基：既有天然成分又有化学试剂的培养基称为半合成培养基。半合成培养基通常是在天然培养基的基础上适当加入无机盐类，或在合成培养基的基础上添加某些天然有机物，如培养霉菌用的马铃薯蔗糖琼脂培养基。半合成培养基能更有效地满足微生物对营养物质的需求，适合培养大多数微生物，是实验室常用的培养基。

（2）按培养基营养成分是否全面分类

①基本培养基：不含生长因子的培养基称为基本培养基。此培养基不能满足营养缺陷型菌株的生长。

②补充培养基：在基本培养基中有针对性地加入一种或几种生长因子，能使相应的营养缺陷型菌株生长的培养基称为补充培养基。如在基本培养基中添加赖氨酸后，赖氨酸营养缺陷型菌株便能生长。

③完全培养基：含所有生长因子，能使一切营养缺陷型菌株都生长的培养基称为完全培养基。

（3）按培养基物理状态分类

①液体培养基：未加任何凝固剂的培养基即液体培养基。液体培养基常用于大规模工业生产及在实验室进行微生物的基础理论和应用方面的研究。

②固体培养基：在液体培养基中加入一定量的凝固剂，使其成为固体状态即固体培养基。常用的凝固剂有琼脂、明胶等。对绝大多数微生物而言，琼脂是最理想的凝固剂。琼脂是一种从海菜中提取的多糖类物质，融化温度为96℃，冷却到40℃时即凝固。绝大部分微生物不能分解琼脂，所以培养基中的琼脂不是微生物的营养物质，仅作为凝固剂。固体培养基中琼脂含量一般为1.5%~2.0%。明胶虽然也可用作凝固剂，但由于许多细菌可以分解利用明胶，且其凝固点较低，故不能广泛使用（表2-8）。实验室中的固体培养基可制成平板和斜面，用于微生物的增菌、分离、鉴定、活菌计数及菌种保藏等。

表2-8　　琼脂与明胶若干特性的比较

种类	化学成分	营养价值	分解性	融化温度	凝固温度	常用浓度	透明度	黏着力	耐加压灭菌
琼脂	聚半乳糖的硫酸酯	无	罕见	96℃	40℃	1.5%~2.0%	高	强	强
明胶	蛋白质	作氮源	极易	25℃	20℃	5%~12%	高	强	弱

除在液体培养基中加入凝固剂制备的固体培养基外，一些由天然固体基质制成的培养基也属于固体培养基，如马铃薯块、胡萝卜条、米糠等制成的固体状态的培养基；生产酒的酒曲、生产食用菌的棉籽壳培养基等。

③半固体培养基：半固体培养基是在液体培养基中加入少量凝固剂（琼脂

0.2%~0.7%）制成的半固体状态的培养基。半固体培养基在容器倒放时不流出，在剧烈振荡后能破散。该培养基常用于观察微生物的运动特征、分类鉴定及噬菌体的效价测定等。

（4）按培养基用途分类

①选择培养基：在培养基中加入一种其他微生物不能利用的营养物质或加入抑制其他微生物生长的物质，只利于目的微生物生长的培养基，称为选择培养基。选择培养基可以将某种或某类微生物从混杂的微生物群体中分离出来。

选择培养基分为两种类型：一种类型是依据某些微生物的特殊营养需求设计的，称为加富型选择培养基。如以纤维素为唯一碳源的培养基可以分离出纤维素分解菌；以蛋白质作为唯一氮源的培养基可以分离产胞外蛋白酶的微生物。另一种类型是在培养基中加入某种化学物质，这种化学物质没有营养作用，对所分离的微生物无害，但可以抑制或杀死其他微生物，称为抑制型选择培养基。如在培养基中加入数滴10%苯酚可以抑制细菌和霉菌的生长，从而分离出放线菌；在培养基中加入青霉素、四环素、链霉素，可以抑制细菌和放线菌生长，而将酵母菌和霉菌分离出来；结晶紫可以抑制革兰氏阳性菌；7.5%氯化钠可以抑制大多数细菌，但不抑制葡萄球菌，从而选择培养葡萄球菌。

②鉴别培养基：加入能与某种微生物的代谢产物发生显色反应的指示剂或化学物质，从而能用肉眼区分不同微生物菌落的培养基，称为鉴别培养基。鉴别培养基能快速使菌落形态相似的微生物出现明显差别，如：伊红-亚甲蓝培养基（EMB培养基）。EMB培养基中的伊红和亚甲蓝两种苯胺染料可抑制G^+细菌和一些难培养的G^-细菌，在低酸度下，这两种染料会结合并形成沉淀，起着产酸指示剂的作用。EMB培养基常用于鉴定肠道细菌，多种肠道菌会在EMB培养基平板上产生易于用肉眼识别的特征性菌落，其中大肠杆菌因能强烈分解乳糖而产生大量混合酸，菌体表面带H^+，故可染上酸性染料伊红，又因伊红与亚甲蓝结合，故使菌落染上深紫色，且从菌落表面的反射光中还可看到绿色金属闪光（似金龟子色）；其他几种产酸力弱的肠道菌（如肠杆菌属）的菌落呈现棕色；不能发酵乳糖的菌（如沙门氏菌属）不产酸，菌落无色透明。常用的鉴别培养基见表2-9。

表2-9　常用的鉴别培养基

培养基名称	加入化学物质	微生物代谢产物	培养基特征性变化	主要用途
酪素培养基	酪素	胞外蛋白酶	蛋白水解圈	鉴别产蛋白酶菌株
明胶培养基	明胶	胞外蛋白酶	明胶液化	鉴别产蛋白酶菌株
淀粉培养基	可溶性淀粉	胞外淀粉酶	淀粉水解圈	鉴别产淀粉酶菌株
油脂培养基	食用油、吐温、中性红指示剂	胞外脂肪酶	由淡红色变成深红色	鉴别产脂肪酶菌株

续表

培养基名称	加入化学物质	微生物代谢产物	培养基特征性变化	主要用途
H_2S 试验培养基	乙酸铅	H_2S	产生黑色沉淀	鉴别产 H_2S 菌株
糖发酵培养基	溴甲酚紫	乳酸、醋酸、丙酸等	由紫色变成黄色	鉴别肠道细菌
远藤氏培养基	碱性复红亚硫酸钠	酸、乙醛	带金属光泽 深红色菌落	鉴别大肠菌群
伊红-亚甲蓝培养基	伊红、亚甲蓝	酸	带金属光泽 深紫色菌落	鉴别大肠菌群

③其他培养基：培养基按用途分类还有很多种，比如分析培养基，常用来分析某些化学物质（抗生素、维生素）的浓度，还可用来分析微生物的营养需求；还原性培养基专门用来培养厌氧微生物；种子培养基是为保证发酵工业获得大量优质菌种而设计的，营养较为丰富，氮源比例较高；发酵培养基是使生产菌种能够大量生长并能积累大量代谢产物。

病毒、立克次体、衣原体及某些螺旋体等专性活细胞寄生的微生物不能用普通的人工培养基培养，需要接种在含有动植物组织细胞的培养基中或在动植物体内才能增殖。常用的培养病毒与立克次体的动物有小白鼠、家鼠、豚鼠和鸡胚等。

3. 培养基的配制原则

配制培养基时，应根据微生物种类、培养目的进行全面考虑，主要注意以下几点原则。

（1）目的明确　目的明确是指应根据不同微生物的营养需求、营养类型、培养目的等来配制培养基。所有微生物生长繁殖均需要碳源、氮源、无机盐、生长因子、水及能源，但由于微生物营养类型复杂，不同微生物对营养物质的需求是不一样的，因此首先要根据不同微生物的营养需求配制针对性强的培养基。

按微生物主要类型而言，有细菌、放线菌、酵母菌、霉菌等，培养它们的培养基各不相同。在实验室中常用牛肉膏蛋白胨培养基培养细菌，用高氏 1 号培养基培养放线菌，培养酵母菌一般用麦芽汁培养基，培养霉菌则一般用察氏培养基。

按微生物的营养类型而言，微生物有自养型和异养型之分。自养微生物有较强的生物合成能力，能利用简单的无机物合成自身需要的复杂有机物，其培养基可完全由无机盐组成。例如，培养化能自养型氧化硫杆菌，在该培养基配制过程中并未专门加入其他碳源物质，而是依靠空气中和溶于水中的 CO_2 为氧化硫杆菌提供碳源。异养微生物的生物合成能力较弱，培养基中至少要有一种有机物。对于生长因子异养型微生物，还需加入它们需要的生长因子，例如培养肠膜明串珠菌时，培养基中添加的生长因子多达 33 种。对于光能型微生物，除需要各类营养物质外，还需光照来提供能源。

（2）营养协调　培养基中各种营养物质的浓度合适时微生物才能生长良好，

营养物质浓度过低不能满足微生物生长的需要，而过量又不利于代谢产物的形成，甚至会抑制微生物的生长。如高浓度糖类物质、无机盐、重金属离子等不仅不能维持和促进微生物的生长，反而起到抑菌或杀菌作用。

培养基中含量最高的是水，其次是碳源。碳源、氮源、无机盐和生长因子在培养基中的含量一般以 10 倍序列递减。培养基中各营养物质之间的浓度配比是影响微生物生长和代谢产物形成与积累的重要因素，其中碳氮比（C/N）的影响较大。碳氮比指培养基中碳元素与氮元素摩尔数的比值，有时也指培养基中还原糖与粗蛋白之比。不同微生物对碳氮比要求不同。一般细菌和酵母菌细胞 C/N 约为 5∶1，霉菌细胞 C/N 约为 10∶1。所以霉菌要求的 C/N 较大，适宜在富含淀粉的培养基上生长；细菌、酵母菌的 C/N 较小，要求有较丰富的氮源物质。氮源不足菌体生长过慢，而过量又易导致菌体徒长，不利于积累代谢产物；碳源不足菌体易衰老和自溶。一般来说，为获取微生物细胞或作为种子的培养基氮源含量应高些，即 C/N 低，这样有利于微生物的生长与繁殖；为了获得代谢产物或作为发酵培养基，若积累含碳量高的代谢产物，则培养基 C/N 较高（碳源含量高些），如柠檬酸发酵培养基只用红薯粉作原料；若积累含氮量高的代谢产物，C/N 较低（氮源含量高些），如谷氨酸发酵培养基中除了含有水解淀粉或大量的糖外，还有玉米浆和尿素。在发酵生产谷氨酸的过程中，培养基碳氮比为 4/1 时，菌体大量繁殖，但谷氨酸积累少；当培养基碳氮比为 3/1 时，菌体繁殖受到抑制，谷氨酸产量则大量增加。

（3）条件适宜　除营养物质外，培养基的酸碱度、渗透压、氧化还原电位等因素也会影响微生物的生长。

①酸碱度（pH）：培养基的酸碱度不仅影响微生物的生长，还会改变其代谢途径，影响代谢产物种类的形成，所以培养基应保持微生物生长发育所需要的酸碱度。各类微生物生长繁殖或产生代谢产物的最适 pH 各不相同，一般来讲，细菌生长的最适 pH 为 7.0~8.0，放线菌最适 pH 为 7.5~8.5，酵母菌最适 pH 为 3.8~6.0，而霉菌最适 pH 则为 4.0~5.8。

值得注意的是，在微生物生长繁殖和代谢过程中，由于营养物质被分解利用和代谢产物的形成与积累，会导致培养基 pH 发生变化，从而影响微生物生长，甚至会致其死亡。例如，微生物在含糖培养基中生长时产生的有机酸会使培养基的 pH 下降，而微生物分解蛋白质与氨基酸时产生的氨则会使培养基的 pH 上升。因此，为了维持培养基 pH 的相对恒定，通常在培养基中加入 pH 缓冲剂。常用的缓冲剂是一氢磷酸盐和二氢磷酸盐（如 K_2HPO_4 和 KH_2PO_4）组成的混合物。K_2HPO_4 溶液呈碱性，KH_2PO_4 溶液呈酸性，两种物质的等量混合溶液的 pH 为 6.8。当培养基中酸性物质积累导致 H^+ 浓度增加时，H^+ 与弱碱性盐结合形成弱酸性化合物，使培养基 pH 不会过度降低；如果培养基中 OH^- 浓度增加，OH^- 则与弱酸性盐结合形成弱碱性化合物，培养基 pH 也不会过度升高。

但 K_2HPO_4 和 KH_2PO_4 缓冲系统只能在一定的 pH 范围（pH6.4~7.2）内起调节作用。有些微生物如乳酸菌能大量产酸，上述缓冲系统就难以起到缓冲作用，此时可在培养基中添加难溶的碳酸盐（如 $CaCO_3$）来进行调节。$CaCO_3$ 难溶于水，不会使培养基 pH 过度升高，但它可以不断中和微生物产生的酸，同时释放出 CO_2，将培养基 pH 控制在一定范围内。

②渗透压：微生物生长需要合适的渗透压。渗透压过高会引起细胞脱水，造成质壁分离；而在低渗透压环境中，细胞会吸水膨胀甚至破裂。配制培养基时应注意调整渗透压至微生物适宜生长的范围。绝大多数微生物适宜在等渗溶液中生长，一般培养基的渗透压都是适合的，但培养嗜盐微生物（如嗜盐细菌）和嗜高渗微生物（如高渗酵母）时就要提高培养基的渗透压。培养嗜盐微生物常加适量 NaCl，培养嗜高渗微生物时要加接近饱和量的蔗糖。

③氧化还原电位：不同的微生物对氧化还原电位（ϕ）要求不同。一般好氧微生物生长的 ϕ 值以+0.3~+0.4V 为宜；厌氧微生物只能在 ϕ 值低于+0.1V 条件下生长；兼性厌氧微生物在 ϕ 值为+0.1V 以上时进行好氧呼吸，在+0.1V 以下时进行发酵。ϕ 值与氧分压和 pH 有关，也受某些微生物代谢产物的影响。在 pH 相对稳定的条件下，可通过增加通气量（如振荡培养、搅拌）提高培养基的氧分压，或加入氧化剂从而增加 ϕ 值；培养厌氧微生物时，在培养基中加入抗坏血酸、硫化氢、半胱氨酸、谷胱甘肽、二硫苏糖醇等还原性物质可降低 ϕ 值。

（4）经济节约　在配制培养基时还应遵循经济节约的原则，尽量选用价格便宜、来源方便的原料。特别在发酵工业中，培养基用量很大，利用低成本的原料更体现出其经济价值。如在微生物单细胞蛋白的工业生产中，常常利用糖蜜（制糖工业中含有蔗糖的废液）、乳清（乳制品工业中含有乳糖的废液）、豆制品工业废液及黑废液（造纸工业中含有戊糖和己糖的亚硫酸纸浆）等作为培养基的原料。另外大量的农副产品如麸皮、米糠、玉米浆、酵母浸膏、酒糟、豆饼、花生饼等都是常用的发酵工业原料。在保证微生物生长与积累代谢产物的前提下，经济节约遵循的原则有：以粗代精、以野代家、以废代好、以简代繁、以烃代粮、以纤代糖、以氮代朊、以国代进等。

（五）微生物的培养方法

不同种类的微生物对养料、温度、氧气等环境条件的要求不同，即使同一种微生物其培养目的也会不同，如有的是以产生大量微生物菌体为目标，有的是在微生物生长的同时实现目标代谢产物的大量积累。因此，针对各种微生物及其培养目标在培养方法上也存在差别。

1. 根据培养时是否需要氧气分类

（1）好氧培养　即在培养微生物时需要氧气，否则微生物不能良好生长甚至死亡。实验室常用的平皿培养法是利用培养皿中的空气满足微生物短时间内对氧气的需求；斜面培养是通过棉塞从外界获得无菌的空气；三角瓶液体培养是通过摇床振荡使外界的空气源源不断进入瓶中。

（2）厌氧培养 培养微生物时不需要氧气，主要用于厌氧微生物的培养。此培养法关键的一点是要除去培养基中的氧气。常用的去除氧气的方法有以下几种。

①降低培养基中的氧化还原电位：常将还原剂如巯基乙酸、半胱氨酸、维生素 C 等加入培养基中除氧。

②化合去氧：可采用多种方法，如用焦性没食子酸吸收氧气；用磷吸收氧气；用好氧菌与厌氧菌混合培养吸收氧气；用植物组织如发芽的种子吸收氧气；用产生氢气与氧化合的方法除去氧气等。

③替代驱氧：用二氧化碳、氮气、氢气或混合气体取代氧气。

实验室常用的厌氧培养法有高层琼脂柱培养、石蜡油封存培养、深层液体静置培养、厌氧缸培养、厌氧手套箱培养；生产中常采取密封式发酵罐或不通风的固体发酵法。

厌氧缸是一个可密封的玻璃缸，顶端有一个抽气口（图 2-53）。在厌氧缸内放入冷催化剂钯粒和亚甲蓝指示剂安瓿，将接种厌氧菌的平板放入厌氧缸，用真空泵抽去缸中的空气，使缸内大气压降到 10%毫米汞柱，然后充入氮气，反复三次，最后充入 80%氮气、10%二氧化碳及 10%氢气，密闭厌氧缸。此时，缸内 99%的氧气已被氮气、二氧化碳及氢气置换，残余的氧气在钯粒催化下与氢气作用生成水，缸壁会有水滴出现。缸内亚甲蓝指示剂由浅蓝色转变为无色，表示缸内氧气已被驱除。

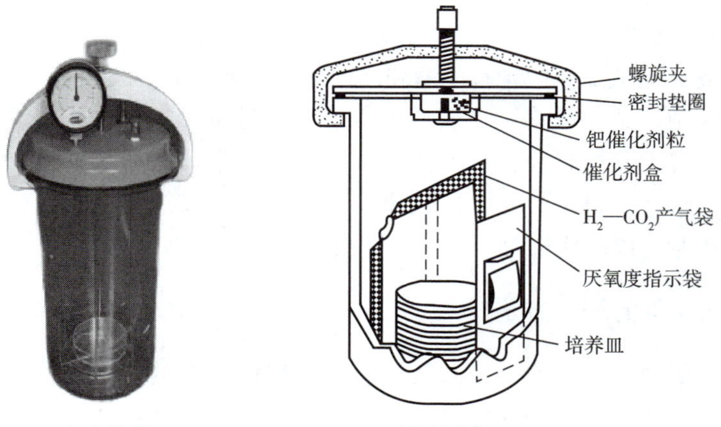

（1）外观　　（2）内部构造

图 2-53　厌氧缸示意图

厌氧手套箱为专门培养厌氧菌的培养箱（图 2-54），为密闭的大型金属箱，前面有透明面板，板上装有两个手套，可通过手套在箱内操作。厌氧手套箱多为全自动控制，当将培养物放入培养箱，关上封闭门后，其自动启动，通过多次抽掉空气，灌入氮气、二氧化碳及氢气，最后形成厌氧环境。

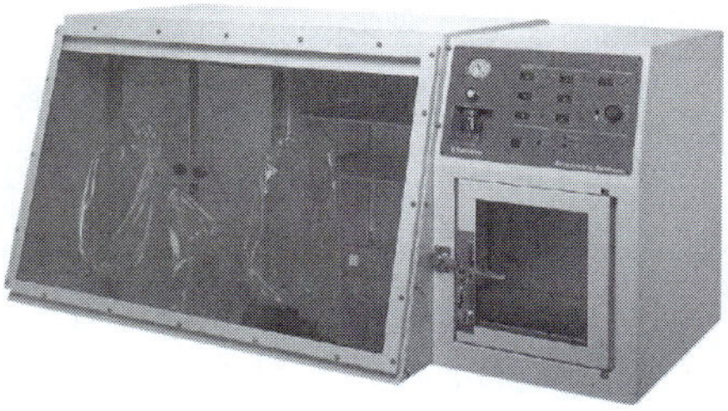

图 2-54　厌氧手套箱示意图

2. 根据培养基的物理状态分类

（1）固体培养　固体培养是将微生物接种到固体培养基中进行培养的方法。固体培养法常用于微生物鉴定、计数、纯化和保藏。

实验室中常用的固体培养法是利用试管斜面、琼脂平板等通过划线、涂布、混菌接种后，将培养物直接放入恒温条件下培养。

在生产实践中，好氧微生物的固体培养法通常是将接种后的固体基质薄薄地摊铺在容器的表面，既可使菌体获得充足的氧气，又可将生产过程中产生的热量及时释放，如浅盘固体培养。此外还有转桶培养、厚层通风培养等。

（2）液体培养　液体培养是将微生物接种在液体培养基中进行培养的方法。实验室中常用的液体培养法有试管液体培养、摇瓶培养、台式发酵罐培养；生产中常用的有浅盘液体培养、发酵罐深层液体通气培养（图 2-55）。

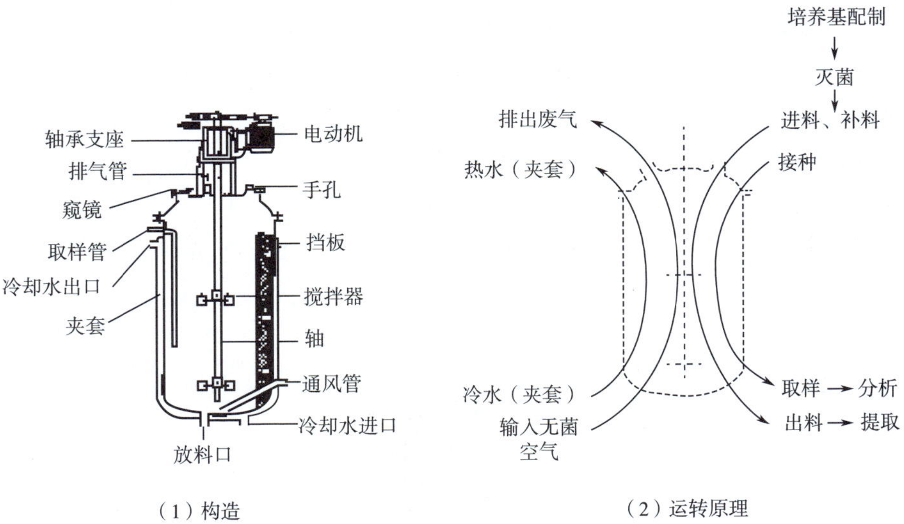

图 2-55　发酵罐的构造及运转原理

①试管液体培养：此种培养方法通气效果一般较差，适用于培养兼性好氧微生物以及进行微生物的各种生理生化试验。

②摇瓶培养：也称摇床培养，用于培养好氧微生物。将微生物接种于盛有液

体培养基的三角瓶，放在恒温培养室的摇床上做有节奏的振荡，使空气不断进入培养液中，促其良好生长。

③实验室台式发酵罐培养：实验室台式发酵罐体积一般为几升到几十升。一般都有多种自动控制和记录装置，如配置有 pH、溶解氧、温度及泡沫检测电极，有加热或冷却装置，有补料、消泡和 pH 调节用的酸或碱储存罐及自动传送装置。因其结构与生产用的大型发酵罐接近，因此是实验室模拟生产实践的试验工具。

④浅盘液体培养：通过在大型盘子中盛装浅层液体培养基，使微生物充分接触空气而有利于其生长繁殖。此法没有通气搅拌设备，全靠液体表面与空气接触进行氧气交换，是最原始的液体培养形式。有所需空间大、劳动强度大、生产效率低、容易污染杂菌的缺点。该方法一般仅适用于兼性好氧微生物的培养。

⑤发酵罐深层液体通气培养：此法适用于好氧微生物的大规模发酵培养，在大容积的液体培养基中通入无菌空气，并不断搅拌，可使微生物充分接触空气，迅速繁殖并积累代谢产物。此法生产效率高、易于控制、产品质量稳定、能防止杂菌污染；但耗费的动力较多，设备较为复杂，投资较大。

3. 根据培养基投料方式分类

（1）分批培养　又称密闭式培养。是在一个独立密闭的系统中一次性加入培养基对微生物进行接种培养，并一次性收获的方式。在分批培养的过程中，由于营养物质的消耗及有害代谢产物的积累，必然会限制微生物的旺盛生长。

（2）连续培养　又称开放式培养，是在微生物的整个培养期间以一定的速度连续加入新的培养基，又以同样的速度流出培养物，保持培养系统中的微生物数量和营养状态的恒定，使微生物连续生长的方法。该方法的优点是高效、经济、产品质量稳定；缺点是菌种易退化、易污染杂菌、营养物的利用率低。根据控制方式的不同，连续培养分为恒化法和恒浊法。

①恒化法：使培养液流速保持不变，通过控制培养液中生长限制因子的浓度来控制微生物生长繁殖与代谢速度的连续培养方式。此法的培养装置称为恒化器（图 2-56）。

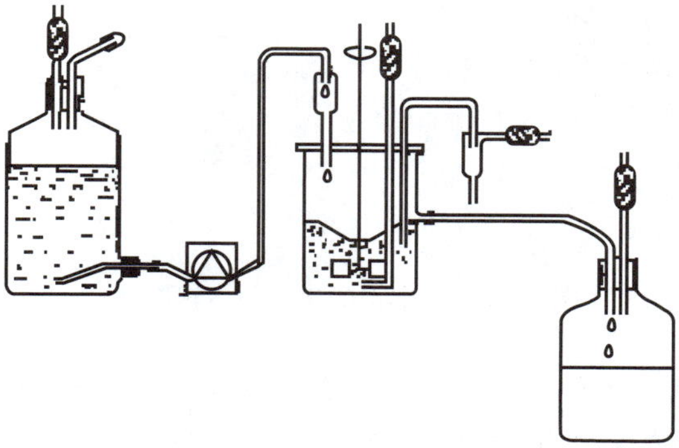

图 2-56　恒化培养装置（恒化器）

在一定范围内，微生物的生长与营养物质的浓度呈正比，当某种营养物质的浓度较低时，则会抑制微生物的生长。恒化培养过程中需将某一种必需营养物质控制在较低浓度，使其成为微生物生长的限制因子来影响微生物的生长速率，同时通过恒定流速不断得到补充，使新鲜培养基的流速与微生物的生长速率处于平衡状态。此法尤其适用于与生长速率相关的各种理论研究和自然条件下微生物生态体系的模拟实验。

②恒浊法：根据培养器内微生物的生长密度，利用光电控制系统控制培养液的流速，以获得菌体密度高、生长速度恒定的连续培养方式。此法的培养装置称为恒浊器（图 2-57）。

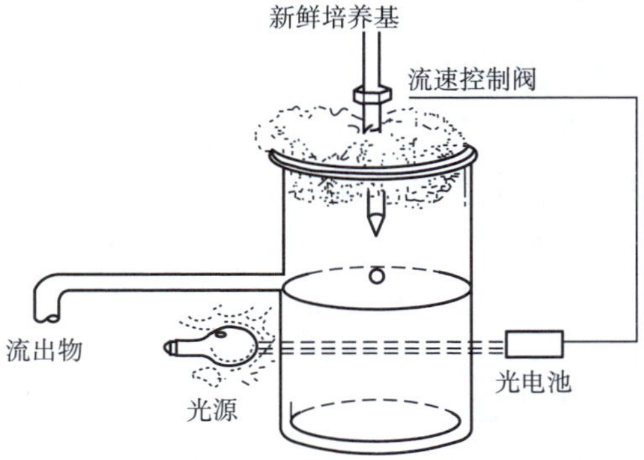

图 2-57　恒浊培养装置（恒浊器）

4. 其他培养方法

（1）混菌培养　在微生物研究及现代发酵工业中多以纯种培养为主，但许多产品的发酵是纯菌株无法实现的，只有混合菌株才能完成。如传统的固态白酒和酱油的发酵都是多菌培养发酵的结果。有时混菌培养比纯菌培养更快、更有效、更简便，但混菌培养的反应机制比较复杂。

（2）同步培养　是一种能使群体中不同步的细胞转变成能同时进行生长或分裂的群体细胞的培养方法。其产物常被用来研究在单个细胞上难以研究的生理与遗传特性和作为工业发酵的种子。同步培养的具体方法有诱导法和选择法。

①诱导法：通过控制环境条件，诱导微生物同步生长的方法。最常用的是温度控制，如先将微生物放在低于最适生长温度条件下一段时间，然后再将培养温度升至最适温度，则易使菌体同时分裂。

②选择法：通过机械法（如过滤法或梯度离心法）选出大小相同的菌体进行培养而得到同步生长的方法。

诱导法是在非正常条件下迫使菌体同步分裂，会干扰菌体的正常代谢；选择法则不影响菌体的正常代谢。但无论采用哪种方法，每次处理后的微生物最多只能维持 1~3 代的同步生长，其后的培养中很快会丧失同步性。

（3）高密度细胞培养法　是在液体培养中细胞数量超过常规培养 10 倍以上的培养方法。因其生物量高，代谢物的产量也大为提高。因此，此法可大幅度提高生产效率，并提高产物的分离和提取效率。

二、微生物的代谢

微生物在生长发育和繁殖过程中，需要不断地从外界环境中摄取营养物质，在体内经过一系列的生化反应，转变成能量和构成细胞的物质，并排出不需要的产物，这一系列的生化过程称为新陈代谢，简称代谢。微生物的代谢既有分解代谢又有合成代谢，不论是分解代谢还是合成代谢都包含着物质代谢与能量代谢。分解代谢为合成代谢提供原料和能量，合成代谢又为分解代谢提供物质基础，两者在微生物体内是对立统一的。

（一）微生物分解代谢产物及意义

许多大分子有机化合物如糖类、蛋白质、脂类不能被微生物直接利用，只有将其分解为小分子化合物，才能通过细胞膜被微生物吸收。微生物通过酶的作用将复杂的大分子物质降解成小分子物质并产生能量的过程称为分解代谢。

大多数微生物都能分解糖类和蛋白质，少数微生物能分解脂类。各种微生物产生的酶不同，代谢的基质不同，则代谢的产物就不一样，作用和应用领域也不一样。

1. 柠檬酸

微生物在有氧条件下可以将糖类降解为丙酮酸，丙酮酸经三羧酸循环彻底分解为 CO_2 和水，同时产生各种中间代谢产物，其中比较重要的有柠檬酸。柠檬酸具有令人愉快的酸味，安全无毒，是发酵生产中的重要有机酸，广泛应用于食品工业，如各种饮料、汽水、葡萄酒、糖果、罐头、果汁、果酱中，作为酸性调味剂，能增加天然风味。在医药行业，柠檬酸糖浆及各种柠檬酸盐（如柠檬酸铁、柠檬酸钠等）广泛用于临床及生化检验，如在输血及化验室血样抗凝时可用作抗凝剂，其机理是凝血酶原激活物的形成及凝血过程中必须有钙离子参加，而柠檬酸根离子可以与钙离子形成一种难于解离的可溶性络合物，从而降低了血中钙离子的浓度，使血液凝固受阻。

2. 乙醇

在厌氧条件下，微生物（如酵母菌）通过糖酵解过程将葡萄糖转化为丙酮酸，丙酮酸进一步脱羧形成乙醛，乙醛最终被还原成乙醇。乙醇是酒的主要成分，也是医用酒精的主要成分。75%浓度的乙醇杀菌能力最强，是常用的消毒剂。99.5%浓度的乙醇称为无水乙醇，用无水乙醇可以提取叶绿体中的色素。乙醇易燃，也可用作燃料。乙醇汽油作为一种新型清洁燃料，可以减少有害气体的排放，是目前世界上可再生能源的发展重点，符合我国能源替代战略和可再生能源发展方向，具有较好的经济效益和社会效益。

3. 乙酸

醋酸菌在有氧条件下可以将乙醇氧化分解产生乙酸，还有多种厌氧菌在无氧时也可以发酵糖类产生乙酸。乙酸也叫醋酸，为食醋主要成分。乙酸能抑制腐败细菌的生长，在家庭中，乙酸还可作消毒剂、除垢剂；在医药保健方面，乙酸通常具有降血压、增强食欲和杀菌的作用，是很好的抗微生物剂。

4. 乳酸

乳酸菌在无氧条件下分解糖类能够产生乳酸。乳酸有很强的防腐保鲜功效及独特的酸味，可用于奶酪、酸奶等行业生产中，具有调节 pH、抑菌、延长保质期、增进酿造调味品风味等作用。多个乳酸分子形成的聚合物叫做聚乳酸。聚乳酸是生产新一代全生物降解塑料的原料，可用于生产农用薄膜，相对于其他塑料薄膜，分解后可被土壤吸收，有利于环保；聚乳酸还可以抽成丝纺成线，这种线是良好的手术缝线，缝口愈合后不用拆线，能自动降解成乳酸被人体吸收，无不良后果；聚乳酸也可以做成黏接剂在器官移植和接骨中使用。

（二）微生物合成代谢产物及意义

合成代谢与分解代谢过程正相反，是微生物利用小分子物质合成各种与细胞结构、生命活动有关的生物大分子物质的过程。合成代谢是一个耗能过程，需要分解代谢产生的 ATP 及 NAD（P）H。合成代谢所需的原料来自细胞吸收的各种营养物质和分解代谢的中间产物，因此，分解代谢和合成代谢是不能分开的，两者在生物体内是有条不紊的平衡过程（图 2-58）。

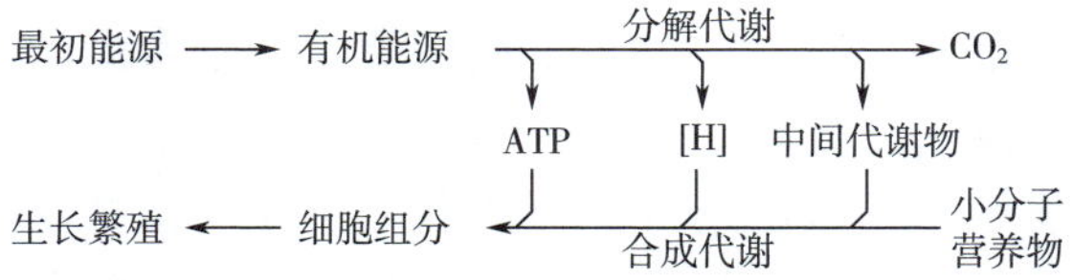

图 2-58　分解代谢与合成代谢的关系

微生物通过合成代谢不断合成菌体成分，如多糖、蛋白质、脂肪、核酸等，以满足微生物正常的生长发育，与此同时也会产生很多对人类有用的产物。

1. 维生素

维生素是微生物生长过程中必需的生长因子，也是人和动物维持生命活动所必需的一类营养物质。生长因子过量合成型微生物如阿舒假囊酵母、橄榄链霉菌、灰色链霉菌在生长代谢过程中可以大量合成某种维生素，如维生素 C、维生素 B_2、维生素 B_{12} 等。

维生素 C 又称抗坏血酸，是人体内必需的营养成分，参与人体内多种代谢过程，已在医药、食品工业等方面获得广泛应用。维生素 C 可以有效地应用于维生素缺乏症的预防和治疗，能促进铁在消化道的吸收，协助治疗缺铁性贫血。维生素 C 具有很强的还原性，能够清除自由基，有抗氧化、抗褐变、抗衰老的作用，可作为果蔬保鲜剂和美容剂。

维生素 B_2 又称核黄素，为辅酶组成成分，参与糖、蛋白质、脂肪代谢，如缺乏可影响机体的生物氧化，使代谢发生障碍，病变多表现为口、眼和外生殖器部位的炎症，如口角炎、唇炎、舌炎、眼结膜炎和阴囊炎等。

维生素 B_{12} 是含钴的有机化合物，故又称为钴维生素或钴胺素，是维持机体正常生长的重要因子，具有参与制造骨髓红细胞、防止恶性贫血、营养神经的治疗作用，是临床上治疗恶性贫血的首选药物。

2. 氨基酸

微生物具有合成自身所需各种氨基酸的能力。通过选育出各种营养缺陷型及抗性突变株，以解除代谢调节中的反馈与阻遏，可以达到过量合成某种氨基酸的目的。氨基酸是构成蛋白质的基本单位，是人体及动物生长代谢所需重要的营养物质，具有重要的生理作用。目前大部分氨基酸均可采用微生物发酵法生产，其中产量最大的是谷氨酸，其次是赖氨酸，已被广泛地应用于食品、饲料和医药等行业。谷氨酸的钠盐——谷氨酸钠，俗称味精，是重要的鲜味剂，有增香提鲜的作用。赖氨酸是人类和动物的必需氨基酸之一，作为重要的食品添加剂可用在面包、儿童营养品及营养注射液中，也可用于生产氨基酸类药物，用于治疗颅脑外伤、慢性脑组织缺血、缺氧性疾病。

3. 酶

酶是生物产生的具有催化能力的蛋白质，是生物进行新陈代谢活动必不可少的生物催化剂。酶的来源有动物、植物和微生物三大类，但以微生物为主要来源。微生物种类多，酶源蕴藏丰富，可以产生淀粉酶、纤维素酶、果胶酶、蛋白酶等多种酶，广泛应用于烘焙、淀粉制糖、啤酒酿造、皮革生产等行业。有些酶在医药上也发挥着重要作用，如蛋白酶可作为药品来治疗消化系统的疾病，能有效地治疗胃疼、食欲不振、腹泻；乙型溶血性链球菌的某些菌株产生的链激酶可用于治疗脑血栓及溶解其他部位的血凝块；酿脓链球菌、产气荚膜杆菌等可产生透明质酸酶，医学临床上可用于心肌梗死的治疗；多种细菌都能产生天冬氨酰胺酶，在临床上可用于治疗白血病及某些肿瘤。

4. 真菌多糖

真菌多糖是某些真菌合成的一类代谢产物，具有多种生物活性，能增强体液免疫和细胞免疫功能。作为免疫辅助药物，真菌多糖与化疗剂联合使用可以提高肿瘤对化疗药物的敏感性，有减毒、增效的作用。

（三）微生物的初级与次级代谢产物

微生物在代谢过程中会产生多种多样的代谢产物。根据微生物代谢过程中产生的代谢产物在机体内的不同作用，又可将代谢分成初级代谢与次级代谢两种类型。

1. 初级代谢与初级代谢产物

微生物的初级代谢是指微生物从外界吸收各种营养物质，经其体内的各种生理生化作用转换成细胞结构物质、维持微生物正常生命活动的生理活性物质或能量的代谢。初级代谢是机体生存必不可少的。初级代谢过程既有分解代谢也有合成代谢。

初级代谢过程中产生的物质称为初级代谢产物。这是微生物自身生长和繁殖所必需的一类物质，如氨基酸、核苷酸、单糖或单糖衍生物、脂肪酸、维生素等单体以及由它们构成的各种大分子聚合物，如蛋白质、核酸、多糖、脂类等。在不同种类的微生物细胞中，初级代谢产物的种类基本相同。初级代谢产物的合成在不停地进行着，任何一种产物的合成发生障碍都会影响微生物正常的生命活动，甚至导致死亡。

2. 次级代谢与次级代谢产物

次级代谢是相对于初级代谢而言的。微生物的次级代谢通常是指在该微生物一定的生长时期，以初级代谢产物为前体，合成一些对微生物的生命活动无明确功能的物质的过程。

通过次级代谢合成的产物称为次级代谢产物，包括抗生素、毒素、激素、色素、生物碱等。次级代谢产物具有化学结构复杂、代谢途径独特、类型多样、产量较低、在生长后期合成、合成受质粒控制、生理功能不很明确等特点。次级代谢产物可能积累在细胞内，但通常都分泌到细胞外。

微生物的次级代谢产物对其本身的基本生命活动来说几乎没有什么作用，产量也很少，但它们在抵抗恶劣环境、伪装躲避、清除自身毒素和排泄物、传递信息时都显得非常重要。这些产物在该物种同其他生物的生存竞争中起着重要的作用。不同种类的微生物所产生的次级代谢产物及合成途径各不相同，具有物种特异性，在微生物种类鉴定上有一定意义。

（1）抗生素　是由某些微生物在代谢过程中产生的、具有特异性抑菌和杀菌作用的有机化合物。抗生素种类很多，如链霉素、青霉素、红霉素、四环素、灰黄霉素、多肽类化合物等。由微生物产生的抗生素约有70%是由各种放线菌所产生的。放线菌产生的抗生素有2000多种，主要是由链霉菌属产生的。现发现有600多种链霉菌能产生抗生素，如灰色链霉菌产生的链霉素，龟裂链霉菌产生的土霉素，卡那霉素链霉菌产生的卡那霉素等。链霉菌属产生的博来霉素、丝裂霉素、制霉菌素、红霉素等都是临床上常用的药物。有些真菌和细菌也能产生抗生素，如青霉菌产生的青霉素，多黏芽孢杆菌产生的多黏菌素，枯草芽孢杆菌产生的杆菌肽等。抗生素的化学成分不一，对微生物的作用机制也不相同，主要是抑制细胞壁、蛋白质和核酸的合成，破坏细胞膜的功能等，在防治人类及动植物病害上起着重要作用。

（2）色素　是指由微生物在代谢中合成的、积累在细胞内或分泌于细胞外的各种呈色的次级代谢产物。微生物色素可分为两类：菌体本身呈色但不使培养基呈色的称为脂溶性色素；菌体本身呈色或不呈色，但使培养基呈色，称为水溶性色素。脂溶性色素积累在细胞内使菌体或孢子带上各种颜色；水溶性色素使培养基呈现紫、黄、绿、褐、黑等色。微生物色素的数量远远超过已知植物色素的数量，已开发应用的有实用价值的微生物色素主要有β-胡萝卜素、红曲色素等。β-胡萝卜素是目前国际上开发和应用最广泛的天然色素之一；红曲霉产生的红曲色素可用于各种饮料和食物、特别是肉类的着色。

（3）毒素　微生物产生的对人和动植物有毒害作用的物质称为毒素。依产生菌不同可将毒素分为真菌毒素与细菌毒素两类。

①真菌毒素：例如黄曲霉菌产生的黄曲霉毒素，能诱发肝癌、胃癌，是重要的致癌物质；一些蘑菇产生的蘑菇毒素可引起上吐下泻；橘青霉菌产生的橘青霉毒素可引起肾脏中毒等。

②细菌毒素：许多致病细菌能产生毒素，根据毒素在产生菌细胞中存在的部位，细菌毒素分为内毒素与外毒素两类。前者产生后处于细胞壁上，仅在细胞解体后才分散于环境中，如革兰氏阴性菌的脂多糖；后者产生后能分泌至细胞外，如破伤风梭菌产生的破伤风毒素和痢疾杆菌产生的痢疾毒素等。有的细菌毒素对人类危害极大，如肉毒梭菌产生的肉毒毒素，1mg纯肉毒毒素足以杀伤150多万人。有的毒素经化学处理可失去毒性，但仍保持抗原性，称为类毒素，在医学上可用于制备疫苗。

（4）激素　许多微生物可产生植物激素，如赤霉素、细胞分裂素、吲哚乙酸等。赤霉素是水稻恶苗病菌藤仓赤霉产生的生理活性物质，是现知效能最高的植物生长激素，它能强化植物生长，延长开花时间，中断休眠状态，并能影响叶片气孔开关与大小，改变某些植物组织中酶的功能与活性，影响植物生长发育。

（5）生物碱　某些霉菌可合成生物碱，如麦角菌产生的麦角碱有促进血管收缩、肌肉痉挛、麻痹神经的作用，在医学临床上主要用来防治产后出血、治疗交感神经过敏、周期性偏头痛和降低血压等。

项目检测

一、名词解释

1. 培养基　2. 生长因子　3. 初级代谢

二、填空题

1. 营养协调就是用于培养微生物的营养物质的浓度和配比要合理，其中_________比例最重要。

2. 光能自养型和光能异养型微生物的共同点是都能利用_________为能源；不同点在于前者以_________作为主要碳源，后者则以_________作为主要碳源。

3. 微生物从低浓度的细胞外向高浓度的细胞内吸收营养物质的方式有_________和_________两种，反之则有_________和_________两种。

4. 按培养基中营养成分的来源，可将培养基分为_________培养基、

________培养基和________培养基。

5. 固体培养基中琼脂的含量为________，半固体培养基中琼脂的含量为________。

6. 除去培养基中的氧气，一般采用的方法有________、________、________等。

7. 连续培养分为________法和________法。

8. 微生物产生的次级代谢产物有抗生素、________、________、________、________等。

三、简答题

1. 微生物所需的营养要素有哪些？各有何生理作用？

2. 配制培养基应遵循哪些原则？

3. 何为次级代谢？微生物的次级代谢产物有哪些特点？

4. 现有一培养基配方如下：水 1000mL、淀粉 50g、蛋白胨 15g、磷酸二氢钾 5g、硫酸镁 1g、琼脂 20g；pH 要求 5.0。请回答下列问题：

(1) 根据培养基的物理性质，此培养基属于哪一类培养基？为什么？

(2) 该培养基中各组分分别起什么作用？

(3) 简述配制 200mL 该培养基的操作过程？

项目二 任务三
项目检测答案

知识拓展

微生物的纯培养

自然界中各种微生物混杂地生活在一起，要研究某种微生物的特性，先决条件必须使该微生物处于纯培养状态，也就是说，培养的是微生物的某一个种或株，培养中的所有细胞有着共同的来源和仅是同一细胞的后代。把从一个细胞或一群相同的细胞经过培养繁殖得到的后代称为微生物纯培养物，获得纯培养物的过程称为纯培养。

微生物纯培养的方法分为两类，一类是较精细的单细胞或单孢子挑取法，需借助显微操作装置等仪器进行，可达到“菌株纯”或“细胞纯”的水平；另一类是较为粗放的方法，能达到“菌落纯”的水平，如稀释涂布平板法、稀释混合平板法、划线平板法等，这类方法不需要特殊的仪器设备，操作简单，效果也好。

纯培养所得到的菌株在形态、生理、生化、血清学和遗传特性等方面都具有自己的特性，因此，无论研究工作或发酵生产只有每次使用纯培养物才能得到相同的结果；在进行菌种鉴定时，所用的微生物一般均要求为纯的培养物。

技能拓展5 培养基的制备

一、任务描述

培养基是根据各类微生物生长繁殖的需要，用人工方法把多种物质混合而成的营养基质，用以培养、分离、鉴定、保藏各种微生物或积累代谢产物。培养基的制备一般包括称量试剂、加热溶解、调节pH、过滤、分装、包扎、灭菌、无菌检查八个步骤。

配制培养基

（1）称量试剂　培养基所用的试剂必须纯净，称取的量务必准确。

（2）加热溶解　将称好的试剂倒入容器中，将容器放在电炉上加热，用玻棒搅拌至试剂完全溶解。

（3）调节 pH　培养基的酸碱度应符合微生物生长要求。细菌生长的最适 pH 为 7.0~8.0，放线菌最适 pH 为 7.5~8.5，酵母菌最适 pH 为 3.8~6.0，而霉菌最适 pH 则为 4.0~5.8。按各种微生物生长要求准确测定、调节 pH。

（4）过滤　培养基配好后要趁热用滤纸或多层纱布过滤，以利于某些实验结果的观察。一般无特殊要求的情况下，这步可以省去。

（5）分装　根据需要将配制好的培养基分装于试管中或三角瓶内。

（6）包扎　将试管口或三角瓶口塞好棉塞（或橡胶塞），也可用封口膜直接包扎，外面再用牛皮纸或报纸包好，用线绳或橡皮筋扎紧。

（7）灭菌　培养基的灭菌常采用高压蒸汽灭菌法。一般培养基灭菌需 121℃（20~30min）；当培养基中含有糖分的时候，灭菌温度可降至 115℃（20~30min）。灭菌时要先把灭菌锅内的冷空气排出，否则，冷空气存在会降低锅内的实际温度，影响灭菌效果。

（8）无菌检查　培养基经灭菌后，必须置于 37℃温箱中培养 24~48min，无菌生长方可使用。

二、任务实施

以培养细菌最常用的培养基——牛肉膏蛋白胨培养基为例，学习培养基的制备。

（一）准备工作

1. 建立工作小组，制定工作计划，确定工作任务，任务分工到个人，并记录到工作表。

2. 收集资料，了解细菌生长所需的营养要素及培养条件；掌握培养基的相关知识及配制操作要点，与指导教师共同确定制备方案。

3. 完成任务单中实际操作前的各项准备工作。

牛肉膏蛋白胨培养基的配制

任务单如下：

（1）培养基配方

①固体培养基配方：牛肉膏 3g，蛋白胨 10g，氯化钠 5g，琼脂 15~20g，蒸馏水 1000mL。

②半固体培养基配方：牛肉膏 3g，蛋白胨 10g，氯化钠 5g，琼脂 2~7g，蒸馏水 1000mL。

③液体培养基配方：牛肉膏 3g，蛋白胨 10g，氯化钠 5g，蒸馏水 1000mL。

（2）试剂　1mol/L NaOH、1mol/L HCl。

（3）仪器　高压蒸汽灭菌锅、恒温培养箱、电炉、电子天平。

（4）器皿　烧杯、量筒、三角瓶、试管。

（5）其他　药匙、称量纸、玻璃棒、棉花、纱布、牛皮纸、线绳、pH 试纸、记号笔。

（二）操作过程

1. 称量试剂

（1）按培养基配方依次准确称取各种成分。

（2）牛肉膏比较黏稠，可以用玻棒挑取，放在称量纸上称量。

（3）牛肉膏和蛋白胨都容易吸潮，称取时动作要迅速，称后要及时盖上瓶盖。

（4）称量试剂时严防试剂混杂，一把药匙用于一种试剂，或称取一种试剂后洗净擦干再称取另一试剂，瓶盖也不要盖错。

2. 加热溶解

（1）将称好的牛肉膏连同称量纸一同放入烧杯，加入少量的水，加热。

（2）当牛肉膏融化并与称量纸分离后，用玻棒取出称量纸。

（3）往烧杯中加入称量好的蛋白胨和氯化钠，用玻棒搅拌，使其溶解。

（4）若配制固体或半固体培养基，则待烧杯内各组分溶解后加入琼脂，不断搅拌以免煳底。

（5）等琼脂完全溶解后补足所失的水分。

3. 调节 pH

（1）用精密 pH 试纸测量培养基的原始 pH，pH 要求为 7.2~7.6。

（2）如果偏酸，用滴管向培养基中逐滴加入 1mol/L NaOH，边加边搅拌，并随时用 pH 试纸测试，若偏碱，则用 1mol/L HCl 进行调节。

注意：pH 不要调过头，以避免回调后影响培养基内各离子的浓度。

4. 分装

按实验要求，可将配制好的培养基分装入试管或三角瓶内。

注意：分装过程中不要使培养基粘在管口或瓶口上，以免沾污棉塞而引起污染。

（1）液体培养基分装　分装量不超过试管高度的1/4。分装三角瓶的量则根据需要而定，一般不超过三角瓶容积的一半为宜，如果用于振荡培养，则根据通气量的要求酌情减少。

（2）固体培养基分装　分装量以不超过试管高度的1/5、三角瓶容积的1/2为宜。

（3）半固体培养基分装　分装量以不超过试管高度的1/3为宜。

5. 包扎

（1）培养基分装完毕后，在试管口或三角瓶口上塞上棉塞（或橡胶塞），也可以直接用封口膜包扎。

（2）在棉塞外包一层牛皮纸或报纸，防止灭菌时冷凝水润湿棉塞；其外再用棉绳或橡皮筋扎紧，以阻止外界微生物进入培养基内而造成污染，并保证有良好的通气性能。

（3）用记号笔注明培养基名称、配制日期。

6. 灭菌

将包扎好的试管和三角瓶放入高压蒸汽灭菌锅内，于121℃灭菌20~30min。如因特殊情况不能及时灭菌，则应放入冰箱内暂存。

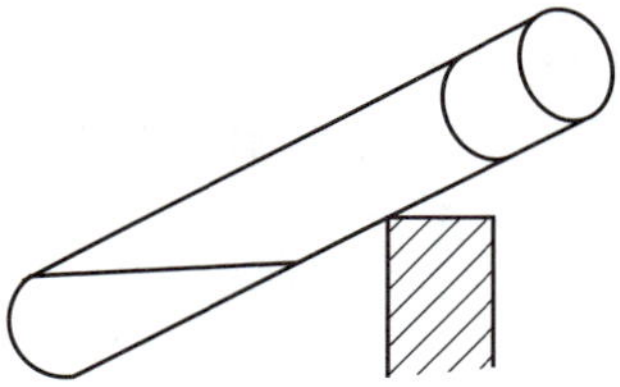

图2-59　试管斜面的摆法

如果制备固体斜面培养基，应在灭菌完成后取出试管，趁热将试管倾斜靠在桌上的小木棒上，使试管内培养基成斜面，待冷却后即成固体斜面培养基（图2-59）。

7. 无菌检查

将灭菌的培养基放入37℃的恒温培养箱中培养24~48min，以检查灭菌是否彻底。无菌生长方可使用。

（三）结束工作

1. 填好所有操作记录单、任务单、各种评价表。
2. 检查设备仪表是否洁净完好。
3. 清理工作场地与环境卫生。
4. 进行任务总结（小组讨论与汇报、组间互评、教师点评与总结）。

三、任务探索

1. 培养基配好后是否需要尽快灭菌？为什么？
2. 如何检查灭菌后的培养基是无菌的？

3. 本培养基中的牛肉膏、蛋白胨、NaCl、琼脂分别起什么作用?
4. 本培养基是液体培养基还是半固体培养基或固体培养基?为什么?

技能拓展6 微生物的生理生化反应

一、任务描述

微生物生理生化反应是指用化学反应来测定微生物的代谢产物。不同微生物体内的酶系统不同，新陈代谢的类型不同，所以对各种物质利用后所产生的代谢产物也不同，因此可以利用微生物的生理生化反应来测定微生物的代谢产物。生理生化反应常用来鉴别一些在形态和其他方面不易区别的微生物，是微生物分类鉴定中的重要依据之一。微生物检验中常用的生理生化反应有碳源和氮源利用试验、糖类代谢试验、氨基酸和蛋白质代谢试验等。

二、任务实施

(一) 准备工作

1. 建立工作小组，制定工作计划，确定工作任务，任务分工到个人，并记录到工作表。

2. 收集资料，掌握微生物代谢的相关知识，了解微生物代谢产物的种类及测定方法，与指导教师共同确定检测方案。

3. 完成任务单中实际操作前的各项准备工作。

(二) 操作过程

1. 淀粉水解试验

有些微生物在代谢过程中产生淀粉酶，可以把培养基中的淀粉依次水解为糊精、麦芽糖、葡萄糖。淀粉与碘反应可以生成蓝色的化合物，而其水解产物糊精、麦芽糖、葡萄糖与碘不会生成蓝色化合物，因此可以通过颜色变化判断细菌是否具有产生淀粉酶的能力。

(1) 准备材料

①菌种：金黄色葡萄球菌、大肠杆菌、枯草芽孢杆菌、铜绿假单胞菌。

②培养基：淀粉琼脂培养基。

③仪器：超净工作台、高压蒸汽灭菌锅、恒温培养箱。

④其他用具：试管架、接种环、酒精灯、培养皿、记号笔、卢戈氏碘液等。

(2) 制平板　将已灭菌的淀粉琼脂培养基加热融化后冷却至50℃左右，在无菌操作下倒入无菌培养皿中，每皿15~20mL，待其凝固即为淀粉琼脂平板。

（3）接种　用记号笔将平板底部分成四等分，分别标上菌名。将金黄色葡萄球菌、大肠杆菌、枯草芽孢杆菌、铜绿假单胞菌分别在培养基对应的部位划线接种。

（4）培养　将接种后的平板倒置在37℃恒温箱内培养24~48h。

（5）观察记录　打开皿盖，滴入少量卢戈氏碘液于平皿中，轻轻旋转平板，使碘液均匀铺满整个平板。若菌落周围不变蓝且出现无色透明圈，说明淀粉已被水解，为阳性反应（用“+”表示），该菌为淀粉酶阳性菌，透明圈越大，说明产生淀粉酶能力越强；若菌落周围变蓝，说明该菌没有产生淀粉酶，为阴性反应（用“−”表示）。

2. 明胶液化试验

明胶是一种动物蛋白质，它的特点是高于25℃时呈液态，低于20℃时呈固态。有些细菌在代谢过程中可以产生明胶酶，能将明胶先水解为多肽，再进一步水解为氨基酸，使明胶失去凝胶性质而液化，虽低于20℃也不凝固。

（1）准备材料

①菌种：大肠杆菌、金黄色葡萄球菌、枯草芽孢杆菌。

②培养基：明胶培养基。

③仪器：超净工作台、高压蒸汽灭菌锅、恒温培养箱。

④其他用具：试管架、接种环、酒精灯、试管、记号笔等。

（2）制备明胶培养基试管　将配好的明胶培养基倒入试管（倒入的量不要超过试管高度的1/2），将试管放入高压蒸汽灭菌锅，于115℃高压灭菌15min，垂直放置试管，待培养基凝固后备用。

（3）标记试管　用记号笔在各培养基试管外壁上分别标记大肠杆菌、金黄色葡萄球菌、枯草芽孢杆菌。

（4）接种　以无菌操作法穿刺接种大肠杆菌、金黄色葡萄球菌、枯草芽孢杆菌于对应试管中，接种深度约为培养基高度的2/3。

（5）培养　将接种后的试管置于37℃恒温箱内培养24~48h。

（6）观察记录　将接种试管取出，若因培养温度高而使明胶本身液化时应不加摇动，静置冰箱（2~8℃）30min后观察结果。培养基呈液化状态为阳性反应（用“+”表示），无液化现象为阴性反应（用“−”表示）。

3. 糖酵解试验

本试验主要检测细菌对各种糖的发酵能力，根据细菌分解利用糖能力的差异表现出是否产酸、产气作为鉴定菌种的依据，尤其适用于肠道细菌的鉴别。

鉴定细菌是否产酸，可以在糖发酵培养基中加入溴甲酚紫指示剂（其pH在5.2以下呈黄色，6.8以上呈紫色），根据指示剂的颜色变化来判断培养液的酸碱性。

鉴定细菌是否产气，可以在糖发酵培养基中放入倒置的杜氏小管观察是否有气体产生。

(1) 准备材料

①菌种：大肠杆菌、产气肠杆菌、普通变形杆菌。

②培养基：葡萄糖、蔗糖、乳糖发酵培养液试管各 4 支（内装有倒置的杜氏小管，如图 2-60）。

③仪器：超净工作台、高压蒸汽灭菌锅、恒温培养箱。

④其他用具：试管架、接种环、酒精灯、试管、记号笔等。

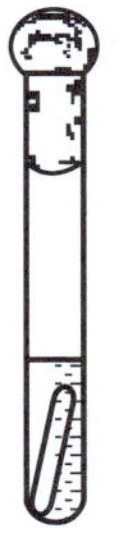

图 2-60　装有倒置杜氏小管的发酵管

(2) 标记试管

①用记号笔在各培养液试管外壁上分别标记发酵培养液名称。

②将每种糖发酵培养液的 4 支试管分别标记大肠杆菌、产气肠杆菌、普通变形杆菌、空白对照。

(3) 接种　以无菌操作分别挑取少量大肠杆菌、产气肠杆菌、普通变形杆菌，接种到以上对应的糖发酵培养基试管中，空白对照不接菌。

接种后轻缓晃动试管，使其均匀，同时防止倒置的杜氏小管中有气泡进入。

(4) 培养　将接种后的试管和对照的试管一起置于 37℃ 恒温箱内培养 24~48h，如反应迟缓需继续培养至 72h。

(5) 观察记录　观察各试管中颜色变化及杜氏小管中有无气泡。

与对照管比较，如果培养液变为黄色，表明该细菌能分解该种糖，为阳性反应（用“+”表示）；如果培养液保持原有颜色，表明该细菌不能分解该种糖，为阴性反应（用“-”表示）。

如果杜氏小管内有气泡，表明该细菌能分解该种糖类产酸并产气，为阳性反应，（用“⊕”表示）；如果杜氏小管内没有气泡为阴性反应（用“⊖”表示）（图 2-61）。

4. 吲哚试验（靛基质试验）

吲哚试验是用来检测吲哚（靛基质）的产生。有些细菌能产生色氨酸酶，氧化分解蛋白胨中的色氨酸生成吲哚和丙酮酸。吲哚无色，但可与对二甲基氨基苯甲醛结合，形成红色的玫瑰吲哚，产生玫瑰红色的现象。

如果玫瑰红色不明显，可加入 4~5 滴乙醚，充分振动，使乙醚分散到培养液中，如果培养液中有吲哚产生，吲哚可溶于乙醚

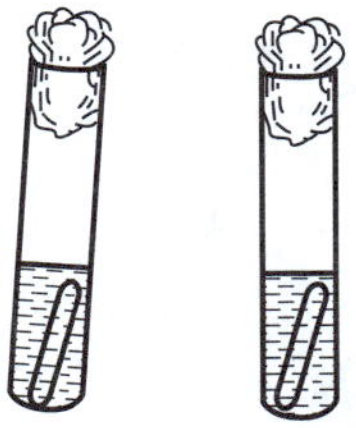

(1) 不产气　(2) 产气

图 2-61　糖酵解试验产气观察

中，再将培养液静置片刻，待乙醚浮到液面形成明显的乙醚层后，再加吲哚试剂，使颜色反应更明显。

(1) 准备材料

①菌种：大肠杆菌、产气肠杆菌、普通变形杆菌、枯草芽孢杆菌。

②培养基：蛋白胨水培养基试管。

③仪器：超净工作台、高压蒸汽灭菌锅、恒温培养箱。

④其他用具：试管架、接种环、酒精灯、试管、记号笔、乙醚、吲哚试剂等。

(2) 标记试管　取蛋白胨水培养基试管5支，分别标记大肠杆菌、产气肠杆菌、普通变形杆菌、枯草芽孢杆菌、空白对照。

(3) 接种　以无菌操作分别挑取少量大肠杆菌、产气肠杆菌、普通变形杆菌、枯草芽孢杆菌接种到以上对应的培养基试管中，空白对照不接菌。

(4) 培养　将接种后的试管和对照的试管一起置于37℃恒温箱内培养24~48h。

(5) 观察记录　在每管培养基中加入4~5滴乙醚，充分振动后静置1~3min，使乙醚层浮在培养液的上面。沿试管壁缓慢加入5~10滴吲哚试剂，在乙醚层与培养液之间出现红色环状物为吲哚试验阳性反应（用“+”表示），否则为阴性反应（用“−”表示）。

注意：加入吲哚试剂后不可再振动，以防止破坏乙醚层，影响观察结果。

5. 甲基红试验（M-R反应）

甲基红试验可用来检测由葡萄糖产生的有机酸，如甲酸、乙酸、乳酸等。肠杆菌科各菌属都能发酵葡萄糖产生丙酮酸，丙酮酸可进一步分解产生甲酸、乙酸、乳酸等，使培养基的pH降至4.5以下，遇甲基红则呈红色；若细菌分解葡萄糖产酸量少或产生的酸进一步转化为其他物质（如醇、酮、醚、气体和水等），则培养基的pH仍在6.2以上，加入甲基红指示剂呈黄色。

(1) 准备材料

①菌种：大肠杆菌、产气肠杆菌、普通变形杆菌、枯草芽孢杆菌。

②培养基：葡萄糖蛋白胨水培养基试管。

③仪器：超净工作台、高压蒸汽灭菌锅、恒温培养箱。

④其他用具：试管架、接种环、酒精灯、试管、记号笔、甲基红试剂等。

(2) 标记试管　取葡萄糖蛋白胨水培养基试管5支，分别标记大肠杆菌、产气肠杆菌、普通变形杆菌、枯草芽孢杆菌、空白对照。

(3) 接种　以无菌操作分别挑取少量大肠杆菌、产气肠杆菌、普通变形杆菌、枯草芽孢杆菌接种到以上对应的培养基试管中，空白对照不接菌。

(4) 培养　将接种后的试管和对照的试管一起置于37℃恒温箱内培养24~48h。

(5) 观察记录　每支试管加入甲基红试剂2~3滴，如果培养液上层变为红色，即为阳性反应（用“+”表示），如果仍为黄色，则为阴性反应（用“-”表示）。

注意：甲基红试剂沿管壁慢慢加入，不要加太多，以免出现假阳性。

6. V-P 试验（乙酰甲基甲醇试验）

本试验可用来测定细菌利用葡萄糖产生非酸性或中性末端产物（如丙酮酸）的能力。某些细菌在糖代谢过程中能分解葡萄糖产生丙酮酸，两分子丙酮酸经缩合、脱羧生成乙酰甲基甲醇。乙酰甲基甲醇在碱性条件下被氧化成二乙酰，二乙酰与培养基蛋白胨中精氨酸的胍基反应，生成红色化合物，为 V-P 反应阳性；不产生红色化合物为 V-P 反应阴性。

有时为了使反应更加明显，可加入少量含胍基的化合物（如肌酸）；在培养基中加入少量的 α-萘酚作为颜色增强剂可以加速这个反应。

V-P 试验和甲基红试验一起是鉴别大肠杆菌和产气杆菌最有效的方法。

（1）准备材料

①菌种：大肠杆菌、产气肠杆菌、普通变形杆菌、枯草芽孢杆菌。

②培养基：葡萄糖蛋白胨水培养基试管。

③仪器：超净工作台、高压蒸汽灭菌锅、恒温培养箱。

④其他用具：试管架、接种环、酒精灯、试管、记号笔、40%KOH 溶液、5% α-萘酚乙醇溶液。

（2）标记试管　取葡萄糖蛋白胨水培养基试管 5 支，分别标记大肠杆菌、产气肠杆菌、普通变形杆菌、枯草芽孢杆菌、空白对照。

（3）接种　以无菌操作分别挑取少量大肠杆菌、产气肠杆菌、普通变形杆菌、枯草芽孢杆菌接种到以上对应的培养基试管中，空白对照不接菌。

（4）培养　将接种后的试管和对照的试管一起置于 37℃ 恒温箱内培养 24~48h。

（5）观察记录　每支试管加入 10~20 滴 40%KOH 溶液，摇匀，再加入等量的 5% α-萘酚乙醇溶液。拔去管塞用力振动，以使空气中的氧气溶入。如果需要还可在试管中加入微量肌酸（0.5~1mg），再将试管放在 37℃ 恒温箱中保温培养 15~30min 以加快反应速度。

取出试管进行观察。如果培养液为红色，即为阳性反应（用“+”表示），若不呈红色则为阴性反应（用“-”表示）。

7. 柠檬酸盐试验

本试验用来检测微生物是否可以利用柠檬酸盐。有些微生物能利用柠檬酸盐作为唯一的碳源，能在除柠檬酸盐外不含其他碳源的培养基上生长。微生物分解柠檬酸盐生成碳酸盐，同时分解培养基的铵盐生成氨，使培养基变为碱性，导致培养基中的指示剂溴麝香草酚蓝由绿色变为蓝色。

（1）准备材料

①菌种：大肠杆菌、产气肠杆菌、普通变形杆菌。

②培养基：柠檬酸盐斜面培养基。

③仪器：超净工作台、高压蒸汽灭菌锅、恒温培养箱。

④其他用具：试管架、接种环、酒精灯、试管、记号笔。

（2）标记试管　取柠檬酸盐斜面培养基 3 支，分别标记大肠杆菌、产气肠杆菌、普通变形杆菌。

（3）接种　以无菌操作分别挑取少量大肠杆菌、产气肠杆菌、普通变形杆菌接种到以上对应的斜面培养基上。

（4）培养　将接种后的试管置于37℃恒温箱内培养24~48h。

（5）观察记录　凡能在培养基斜面上长出菌落、培养基由绿色变成蓝色者为阳性反应（用“+”表示）；无菌落生长，培养基仍绿色者为阴性反应（用“−”表示）。阴性反应者应继续培养至7d 再观察。

8. 三糖铁（TSI）琼脂试验

本试验可同时检测微生物是否可以利用葡萄糖、乳糖、蔗糖发酵产酸或产酸产气以及产生硫化氢。本试验是鉴别肠杆菌科细菌常用的方法。

三糖铁琼脂培养基中的三糖分别为葡萄糖、乳糖及蔗糖，其中葡萄糖含量少，仅为乳糖或蔗糖的 1/10。培养基中添加有酚红，当细菌分解糖类产酸后，会使培养基呈现黄色。

只能利用葡萄糖的细菌，葡萄糖被分解产酸使培养基表面（斜面）先变黄，但因葡萄糖含量少，生产的少量酸因接触空气而氧化，加之细菌利用培养基中的含氮物质生成碱性产物，故斜面后来又变红；底层由于处于厌氧状态，细菌分解葡萄糖所产生的酸一时不被氧化而仍保持黄色。若细菌可以分解葡萄糖、乳糖及蔗糖，产酸多，斜面和底层都呈黄色。若细菌不能发酵糖类，则斜面和底层不变色，呈红色。

若细菌分解葡萄糖、乳糖或蔗糖产酸的同时产气，试管中会出现断层。

若细菌产生硫化氢，会与培养基中的硫酸亚铁反应生成黑色的硫化铁，形成黑色区域。

（1）准备材料

①菌种：大肠杆菌、普通变形杆菌、志贺菌、沙门氏菌、铜绿假单胞菌。

②培养基：三糖铁琼脂高层斜面培养基。

③仪器：超净工作台、高压蒸汽灭菌锅、恒温培养箱。

④其他用具：试管架、接种环、酒精灯、试管、记号笔。

（2）标记试管　取三糖铁琼脂高层斜面培养基 5 支，分别标记大肠杆菌、普通变形杆菌、志贺菌、沙门氏菌、铜绿假单胞菌。

（3）接种　以无菌操作分别挑取少量大肠杆菌、普通变形杆菌、志贺菌、沙门氏菌、铜绿假单胞菌，做穿刺接种和斜面划线接种到以上对应培养基中。

①穿刺接种：用接种针挑取少量细菌，沿培养基中心向试管底部做直线穿刺，

至管底3~5mm后再从原路退出。

②斜面接种：用接种针挑取少量细菌后，先在培养基斜面自下而上划一条直线，再自下而上按“Z”字形划线到斜面顶处。

（4）培养　将接种后的试管置于37℃恒温箱内培养24~48h。

（5）观察记录

①培养基底层变黄色为葡萄糖发酵阳性。

②培养基斜面变黄色为乳糖、蔗糖发酵阳性。

③培养基中出现气泡或断层为产气反应阳性。

④培养基中出现黑色区域为硫化氢反应阳性。

（三）结束工作

1. 填好所有操作记录单、任务单、各种评价表。
2. 检查设备仪表是否洁净完好。
3. 清理工作场地与环境卫生。
4. 进行任务总结（小组讨论与汇报、组间互评、教师点评与总结）。

三、任务探索

1. 明胶培养基灭菌为什么不采用121℃灭菌20min？
2. 假如某种微生物可以有氧代谢葡萄糖，糖酵解试验应该出现什么结果？
3. 为什么吲哚试验中用吲哚的存在作为色氨酸酶活性的指示剂，而不用丙酮酸？
4. 细菌生理生化反应试验中为什么要设有空白对照？

任务四　微生物的生长与控制

微生物的数量在生物界可以说是占据了举足轻重的地位，虽然它个体微小，却有着旺盛的新陈代谢能力，为其快速生长繁殖提供了物质基础。据统计，一般的微生物20~30min就可以进行一次繁殖，按照这个速度，24h之后就能繁殖72代，数量惊人。但是在实际生活生产中微生物的数量并不会达到如此之高，原因就在于微生物生长繁殖的过程中外界环境会不断变化，首先营养物质会被不断消耗减少，其次有毒有害物质会不断地积累，这就大大降低了微生物的生长速度。受外界环境的影响，微生物的增殖速度逐渐减慢、衰老死亡数量不断增加，逐渐形成了一种微生物生长繁殖的特定规律，我们将其称之为微生物的生长曲线。掌握微生物的生长曲线对于研究微生物生理和生产实践都具有重要的指导意义。

在我们的正常生活中，微生物的生长必须进行有效的控制。有一些微生物的生长是会给人类带来疾病，例如食物发生霉变、伤口感染等，也有一些微生物并不会危害到我们，但是在无菌操作过程中会造成一定的污染，例如无菌制剂的生产流程中，操作人员以及所用的仪器设备等都应该达到无菌状态才可以。因此，我们必须掌握能够控制微生物生长的有效措施。

一、微生物的生长

（一）微生物的接种

接种技术是微生物研究过程中的一种基本操作技术。这种技术是指在无菌操作条件下，利用接种工具将微生物纯种转移至人工培养基中进行下一步培养的过程。在进行接种时，为防止受到外界污染，因此所有的操作均应在无菌条件下进行。我们可以通过利用无菌室、超净工作台、酒精灯火焰周围的无菌区、化学除菌等设备或方法创造符合要求的操作条件。常用的接种方法有液体接种、斜面接种、固体接种和穿刺接种等，接种方法不同，采用的接种工具也有区别，如液体接种时会采用移液管或微量移液器，斜面接种时会用到接种环，穿刺接种时会用到接种针等。

1. 常用的接种工具

（1）接种环（针）　接种环是微生物培养中最常用的接种工具［图 2-62（2）］。根据材质的不同可以分为塑料接种环和金属接种环。塑料接种环是一次性工具，成本较高；金属接种环是将一段长约 8cm 的铬丝或铂金丝，前段弯成环状，固定在长 20cm 左右的金属柄上，通常在使用前后都要在酒精灯火焰上进行灼烧，操作简便且经济实用。接种环可用于固体培养基上微生物的挑取，如细菌、酵母菌、有孢子的放线菌及霉菌的接种；也可用于液体培养物的接种，如液体接种及划线接种，定量稀释菌液等。

在进行半固体培养基的穿刺接种时，我们也可将接种环顶端的环状调整为针状，这时我们将其称为接种针［图 2-62（1）］。

（1）接种针　（2）接种环

图 2-62　接种针与接种环

（2）接种圈　将接种针的顶端卷起几圈呈盘状的环可称为接种圈，用来移植砂土管中的菌种。

（3）涂布器　涂布器是前端被弯成长约 3cm 等边三角形的一种玻璃制品，长约 20cm，直径 3~4mm（图 2-63）。用于将稀释后的菌液均匀涂抹在固体培养基表面，后端连接手柄。涂布器在使用时须进行灭菌处理，可通过高压蒸汽灭菌，也可将其浸泡在酒精中，使用前后都要对其进行火焰灼烧。

（4）移液管　移液管是用来准确移取一定体积的玻璃量器，一般在进行液体接种或稀释菌液时使用，需要和洗耳球配合完成，通常上端要放置过滤棉花。

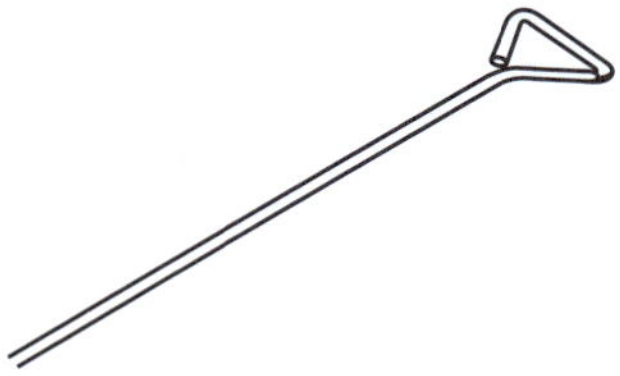

图 2-63　玻璃涂布器

（5）移液器　移液器可用来移取一定量的液体进行接种，是一种精密仪器，在微生物研究工作中已成为样本采集和移取的必备工具。它可以很好地控制移液的速度和力度，从而实现高效和准确的移液操作。具有精准度高、适用范围广、操作简单的特点。

移液器有固定量程移液器和可调量程移液器两种类型。固定量程移液器可移取的液体体积是固定的，功能简单，价格较低。可调量程移液器可在容量范围内移取任意体积的液体，使用更方便，价格较高。使用人员可以根据日常工作的需要选用不同规格的合适的移液器。

2. 常用的接种方法

（1）划线接种　将微生物的纯种或含菌材料用接种环挑取，然后在固体培养基表面划直线或曲线，达到接种的作用，就是划线接种（图 2-64）。这种方法可以说是最常用的接种方法，多用于微生物的分离纯化培养。

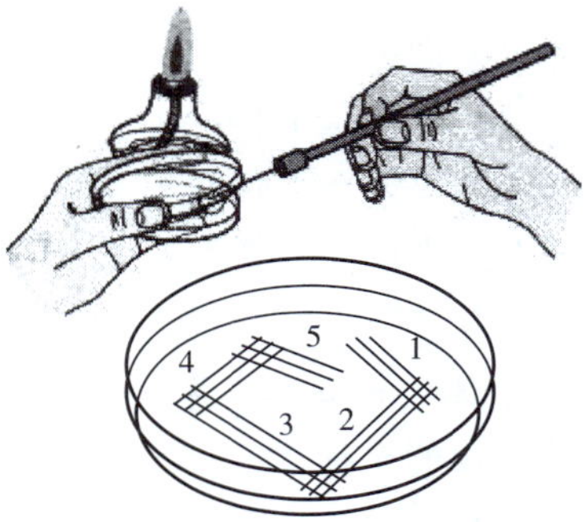

图 2-64　划线操作示意图

（2）倾注接种　用移液管或移液器吸取一定量的目的微生物的稀释液注入无菌平板内，再倒入 50℃ 左右的固体培养基，迅速轻摇，使菌液与培养基混合均匀，这就是倾注接种。待平板中的液体凝固后，将其放入适宜环境中进行倒置培养，一定时间后可长出单个菌落。此方法多用于微生物的分离培养及微生物数量的检测。

（3）涂布接种　涂布接种的用途与倾注接种相同，但过程略有差异。这种方法是先在无菌平板中倒入固体培养基，待其凝固后，再将微生物的稀释液注入培养基表面，随后使用涂布器在培养基表面进行反复涂布，使菌液能够均匀分布，经过合适条件的培养后可长出单个菌落。

（4）穿刺接种　穿刺接种是指将带有目的微生物的接种针深插至半固体培养基中接种，并进行微生物固体深层培养的一种方法（图 2-65），主要用于厌氧或兼性厌氧微生物的培养。若目的微生物具有运动性，除了沿着穿刺线生长外，还会向穿刺线周围进行蔓延生长。这种方法经常用于保藏厌氧菌种或研究微生物的运动性。

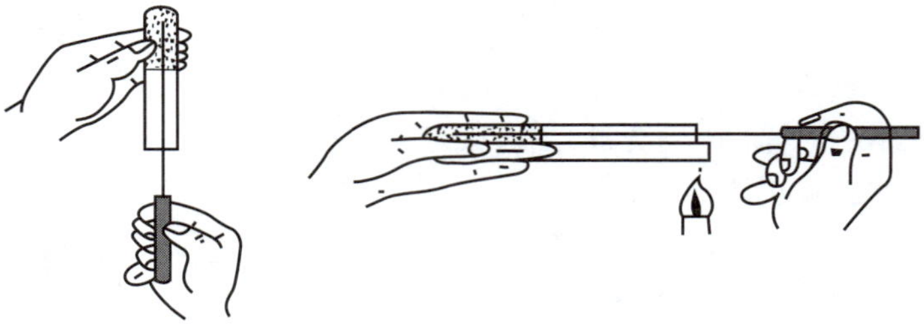

（1）垂直法　　（2）水平法

图 2-65　穿刺接种的两种方法

（5）液体接种　从固体培养基中将微生物洗下，倒入液体培养基中，或者从液体培养物中，用移液管将菌液接至液体培养基中或固体培养基中，都可称为液体接种。此种方法常用于菌液比浊实验。

（二）微生物的生长

微生物在适宜的生长环境中，会不断地吸收营养物质进行物质代谢，其细胞组分或结构有规律地按比例地增加，这个过程就是微生物的生长。当微生物体内的成分按照一定比例增长到一定阶段后，就会产生新的个体，从而引起微生物个体数量上的增加，这个过程则称为繁殖。在微生物的世界中，个体生长的同时一般都伴随着繁殖。

1. 个体生长与同步生长

微生物的个体生长是指单个微生物在特定条件下细胞体积增大、质量增加的生物学过程。这个过程会受到营养物质浓度、温度、pH、氧气浓度等条件的影响。当这些条件都处于理想状态时，单个微生物会有自己独特的生长速度和生长规律。

微生物同步生长是指在某种限制条件下，通过同步培养的手段而使细胞群体中每个个体处于分裂步调一致的生长状态，并以相同的速度生长。这些限制条件包括温度、营养物质浓度、氧气浓度等。同步生长的微生物群体中，所有个体的生长都是同步的，它们的分裂周期相同，并且细胞数量也呈现出相同的增长趋势。

微生物个体生长与同步生长之间存在着紧密联系。首先，微生物同步生长需要整个细胞群体中的每个个体都处于同一生长阶段，这就要求微生物的个体生长速度和生长规律要尽可能地一致。其次微生物同步生长会影响微生物个体生长的速度和规律。在微生物同步生长的条件下，微生物个体的生长速度和生长规律会受到微生物群体中其他细胞的影响，从而产生变化。

2. 微生物的生长曲线

微生物的生长规律也可以用生长曲线来表示，它反映了微生物在不同培养条件下的生长情况以及微生物的整个生长过程。与细菌的生长曲线类似，微生物的生长曲线也可以按照生长速度分为四个阶段，分别是迟缓期、对数期、稳定期和衰亡期。

迟缓期表现为微生物在进入新的环境中出现体积增大，代谢活跃的一个时期。这个时期会为微生物后续的分裂、繁殖以及合成积累充足的酶、辅酶和中间代谢产物用以适应这个环境，而细胞的数目不增加。迟缓期时间长短不一，按微生物本身的遗传特性、活性、数量以及营养物等不同而异，一般为1~4h。

当微生物适应了新的环境后会进入快速生长，此时细胞数目会呈几何级数开始增加。这一时期我们将其称为对数期。当微生物处于对数期时，生长速率常数R达到最大值，这时细胞每分裂一次所需要的时间——代时（generation time，又称增代时间）最短；细胞开始进行平衡生长，各部分的成分处于均匀状态；酶系活跃，代谢旺盛。细胞群体的形态特征最具有典型性，其形态、生理特性等都能是整个微生物生长周期中最能代表种类特征的时期，因此是研究微生物的最佳时期。

随着微生物不断地生长繁殖，外源营养物质逐渐消耗减少或者营养物质比例开始失衡，而代谢产物特别是有害代谢产物逐渐积累，酸碱度、氧化还原势等培养条件越来越不适宜，自身竞争加剧使得微生物的生长繁殖速度逐步下降，此时新增细胞数与死亡细胞数相等，该时期达到一个动态平衡，细胞总数达到最高，此时期我们将其称为稳定期，也可称为平衡期。

随着外源营养物质的消耗殆尽以及有毒有害代谢物质的不断积累，培养环境对于微生物的生长来说会越来越恶劣，最终引起细胞内分解代谢远远超过合成代谢，继而导致微生物的死亡速度大于新生的速度，活细胞数目急剧下降，整个群体呈现负生长。这个时期我们称为衰亡期，此时微生物的形态出现异变，胞内出现空泡，内含物开始减少，有时甚至产生畸形，细胞大小差异越来越大。有的细胞因蛋白酶活力的增强或溶菌酶的作用会出现自溶现象。有的微生物会产生次生代谢物，如抗生素、色素等。芽孢杆菌的芽孢也会在这个时期开始释放。

3. 生长曲线在实际生产中的意义

掌握微生物的生长曲线不仅可以描述微生物的繁殖特点，对于我们的生产实践也会提供有效的指导意见。例如在实践生产中可选择适当菌种、菌龄或培养基用以缩短迟缓期；无菌制剂生产中应把灭菌工序安排在迟缓期之前，以此来避免热原污染；进行微生物实验时应采用对数期细菌作为实验材料；发酵工业中可适当调控和延长稳定期以获得更多产物，也可利用在衰退期成熟的芽孢来保藏菌种。

(三) 微生物细胞数量及生长量的测定

1. 微生物数量的测定

微生物的生长通常以群体的生长作为指标。由于微生物个体微小，我们平时肉眼看到或接触到的都是由成千上万个的微生物组成的群体。群体生长的表现为细胞数目的增加或者是细胞物质的增加。微生物生长的测定常通过测定单位时间里微生物的数量或细胞群体质量的变化来进行评价。微生物生长的测定有计数法、重量法和生理指标法等。

（1）计数法　计数法主要包括直接计数法和间接计数法，通常用来测定样品中所含细菌、孢子、酵母菌等单细胞微生物的数量。

①直接计数法：根据所用的技术的不同，直接计数法包括下列几种方法。

a. 血球计数板。血球计数板是一种有特别结构刻度和厚度的厚玻璃片，玻片上有四条沟槽和两条嵴，中央有一短横沟和两个平台，两嵴的表面比两平台的表面高 0.1mm。每个平台上刻有不同规格的方格网，每个方格网被划分为 9 个大方格，最中央的大方格的面积为 $1mm^2$，其上刻有 400 个小方格，即为计数室，微生物计数在计数室中进行（图 2-66）。

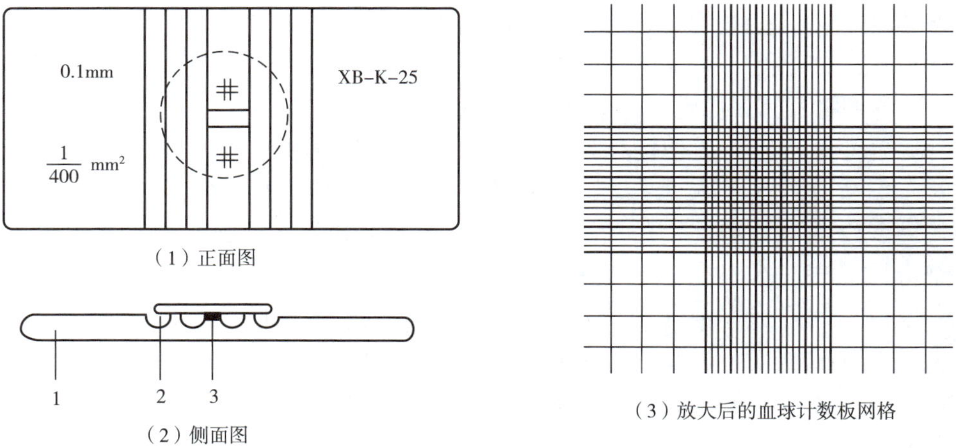

图 2-66　血球计数板构造图

1—血球计数板　2—盖玻片　3—计数室

现有的血球计数板分为两种规格（图 2-67）。一种是将 $1mm^2$ 面积分为 25 个中格，每个中格再分为 16 个小格（25 中格×16 小格）；另一种是分为 16 个中格，每个中格再分为 25 个小格（16 中格×25 小格），两种规格都是合计有 400 个小格。使用血球计数板时，先用盖玻片置于两条嵴上，再从两个平台侧面滴加菌液，这时 400 个小方格（$1mm^2$）计数室内形成 $0.1mm^3$ 的小室。通过对一定中格内（一般

16 中格×25 小格的计数板，按对角线方位取左上、左下、右上、右下四个中格；25 中格×16 小格的计数板，除上述 4 个中格外，还要计数最中央的 1 个中格）微生物数量进行统计，最终求出平均值，乘以 16 或 25 得出计数室中的总菌数，可计算出 1mL 菌液所含有的菌体个数。血球计数板可用于酵母、细菌、霉菌孢子等菌悬液的计数。

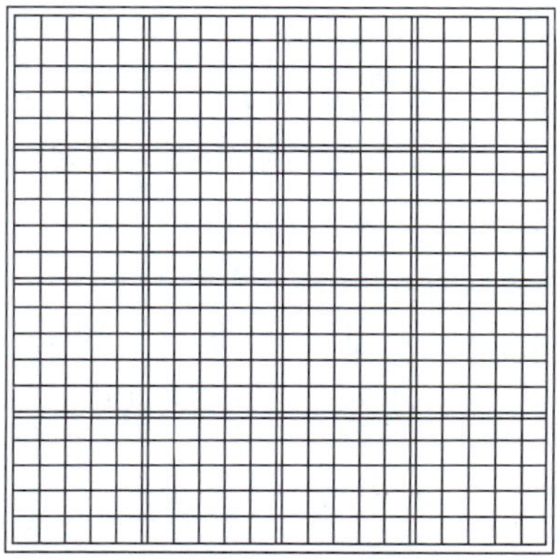

（1）16中格×25小格

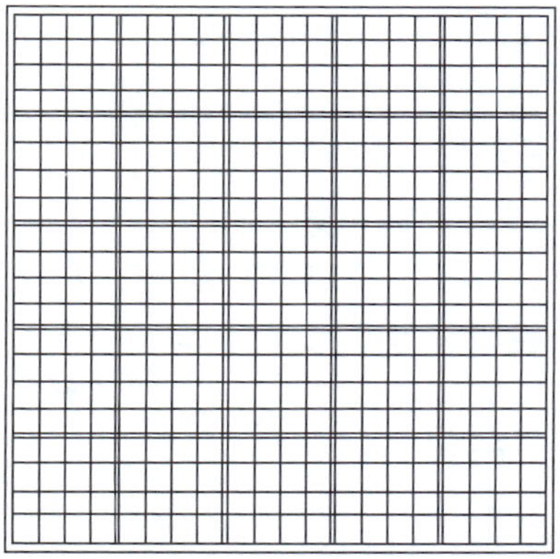

（2）25中格×16小格

图 2-67　两种规格的血球计数板

对于 25 个中格的计数板，假设计数的 5 个中格的总菌数为 A，菌液稀释倍数为 B，则：

$$1\text{mL 菌液中的总菌数} = (A/5) \times 25 \times 10^4 \times B = 50000AB(\text{个})$$

同理，对于 16 个中格的计数板，假设计数的 4 个中格的总菌数为 A，菌液稀释倍数为 B，则：

$$1\text{mL 菌液中的总菌数} = (A/4) \times 16 \times 10^4 \times B = 40000AB(\text{个})$$

血球计数板法简便、快捷、直观，但只适宜于单细胞状态的微生物或丝状微生物所产生的孢子进行计数，并且所得结果是包括死细胞在内的总菌数，因此该方法不能鉴别菌体的死活。我们可以采取预先在细胞悬液中加入染料的方法，分辨出菌体的死活。例如，用亚甲蓝染料将酵母菌染色，活的酵母菌是无色的，而死的酵母菌则会被染成蓝色，这时就可以清楚地分辨出活菌和死菌。

将已知颗粒（如霉菌孢子或红细胞）浓度的液体与一待测细胞浓度的菌液按一定比例均匀混合，在显微镜视野中数出各自的数目，即可得未知菌液的细胞浓度，这种方法称为比例计数法，多用于测定细胞含量较低的样品。这种计数方法较为粗放，并且需要配制已知颗粒浓度的悬液作为标准液。

b. 细菌计数板。细菌计数板与血球计数板结构类似，不同的是细菌计数板的计数室的高度仅 0.02mm。因此计算方法也稍有不同，其他与血球计数板法类似。计算公式如式（2-1）：

每毫升菌液样本的含菌数=每小格平均菌数×400×50000×稀释倍数　(2-1)

c. 库尔特电子计数。库尔特计数器（coulter counter）是一种运用电子学方法测量粒子大小和数目的仪器。将培养物样品进行稀释后放在装有电解质的贮液槽中，小孔内外各有一电极浸于电解质溶液中形成回路，利用真空通过小孔吸入预定体积的电解质溶液形成一个恒定的电流穿过小孔。当电解质溶液中的培养物微粒所形成的悬浮液在压差作用下通过小孔时，每一颗微粒都会引起两个电极间的电阻变化而产生一个瞬时电压脉冲，记录的脉冲数即为菌数。库尔特计数器有多种型号，对于直径为 1~3μm 的细菌，必须用最小的孔径，对于较大的细胞（如酵母、原生动物等）则需用选用较大的孔径。该方法对于链状菌和丝状菌是无效的。

d. 涂片染色计数。使用计数板所带的吸管吸取定量的细菌悬液，将其均匀地涂布在 $1cm^2$ 面积的玻片上，固定后进行染色，之后在显微镜下任意选择几个乃至十几个视野来计算细胞数量。根据计算出的所选的视野面积推算出 $1cm^2$ 中的菌数，然后再根据 lcm^2 面积上的菌液量和稀释度，计算出每毫升原液中的含菌数。计算公式如式（2-2）：

每毫升原菌液的含菌数=视野中的平均菌数×（$1cm^2$/视野面积）×100×稀释倍数　(2-2)

②间接计数法（活菌计数法）：间接计数法又称活菌计数法。直接计数法测定到的是死细胞和活细胞的总数，而间接计数法测得的仅是活细胞数，因此这类方法所测得的数值往往比直接计数法测得的数值小。

a. 平板菌落计数。这个方法的原理是基于每个活细菌在适宜的培养基和良好的生长条件下可以通过生长形成菌落，计算出这些菌落数就可以推算出待测样品所含的活菌数。

将待测样品做定量 10 倍系列稀释，再将一定浓度的稀释液定量地接种到琼脂平板培养基上进行倒置培养，长出的菌落数就是稀释液中含有的活细胞数，从而推算出待测样品中的活细胞数。由于平板上的每一个单菌落都是从待测样品中的单细胞或孢子发展而来的，所以在稀释过程中必须使样品中的细胞或孢子充分分散均匀，同时每个平板上所接种的稀释液的浓度也需要谨慎选择，一般形成的菌落数控制在 30~50 个为宜。在表达单位样品含菌数时，我们会选用单位样品中菌落形成单位来表示，即 cfu/mL 或 cfu/g（cfu 即 colony-forming unit）。

b. 液体稀释最大或然数法。取定量（1mL）的单细胞微生物悬液，用培养液作多次 10 倍稀释，然后每个稀释度取 3~5 次重复接种于适宜的液体培养基中进行培养。培养结束后，在稀释度合适的前提下，稀释管中会出现有菌生长和无菌生长两种现象。按稀释浓度自低到高的顺序，把有菌生长的最后 3 个稀释管的稀释浓度称为临界级数。由临界级数查最大或然数（即 most probable number，MPN）表求得最大可能数，再乘以出现生长的临界级数的最低稀释度，即可测得比较可靠的样品活菌浓度。

c. 薄膜过滤计数法。此种方法适用于测定水与空气中的活菌数量，由于含菌浓度低，可先将一定体积的水或空气通过微孔薄膜（如硝化纤维薄膜）进行过滤浓缩，然后将滤膜放置在合适的培养基中进行培养，长出菌落后计算菌落数即可。

d. 比浊法。此法适合快速测定菌悬液中细胞的数量，原理是菌悬液中的单细胞微生物，其细胞浓度与混浊度成正比，与透光度成反比。细胞越多，浊度越大，透光度越小。因此，测定菌悬液的透光度或浊度可以反映菌悬液中的细胞浓度。将未知细胞数的菌悬液与已知细胞数的菌悬液相比，求出未知菌悬液所含的细胞数。测定菌悬液细胞浓度的常用仪器是浊度计、分光光度仪。此法比较简便，但使用有局限性。菌悬液颜色不宜太深，不能混杂其他物质，否则不能获得正确结果。一般在用此法测定细胞浓度时，应先用计数法作对应计数，取得经验数据，并制作菌数对光密度（OD）值的标准曲线方便查验菌数值。本法测定的是微生物的总量，适用于菌体分散良好的非丝状单细胞微生物的测定。此种方法比平板菌落计数法更为简单便捷。

（2）细胞物质量测定法

①干重法：定量培养物用离心或过滤的方法将菌体从培养基中分离出来，洗净，经常压或真空干燥，干燥温度常采用105℃、100℃或红外线烘干至恒重，也可在较低温度（80℃或40℃）下真空干燥，然后精确称重，即可计算出培养物的总生物量。过滤时丝状真菌用滤纸过滤，细菌用醋酸纤维膜等进行过滤。一般细菌干重为湿重的20%~25%。此法直接而又可靠，但要求测定时菌体浓度较高，样品中不含非菌体的干物质。

②含氮量测定法：细胞的蛋白质含量是比较稳定的，可以从蛋白质含量的测定求出细胞物质量。已知细菌细胞干重的含氮量一般为12%~15%，酵母菌为7.5%，霉菌为6.0%。一般细菌的含氮量约为原生质干重的14%。而含氮量与细胞蛋白质含量的关系可用式（2-3）计算：

$$\text{蛋白质含量}=\text{含氮量百分比}\times 6.25 \qquad (2\text{-}3)$$

③DNA测定法：这种方法是基于DNA与DABA-2HCl（即新配制的质量分数20%，3,5-二氨基苯甲酸-盐酸溶液）结合能显示特殊荧光反应的原理，定量测定培养物的菌悬液的荧光反应强度，求得DNA的含量，可以直接反映所含细胞物质的量。同时还可根据DNA含量计算出细菌的数量。每个细菌平均含 8.4×10^{-5} ng DNA。

④其他生理指标测定法：微生物新陈代谢的结果，必然要消耗或产生一定量的物质，因此也可以用某物质的消耗量或某产物的形成量来表示微生物的生长量。例如通过测定微生物对 O_2 的吸收、发酵糖产酸量或 CO_2 的释放量，均可作为生长指标。使用这一方法时，必须注意作为生长指标的那些生理活动，应不受外界其他因素的影响或干扰，以便获得准确的结果。

2. 微生物大小的测定

微生物的大小一般会使用显微测微尺来进行测定。显微测微尺包括两部分：

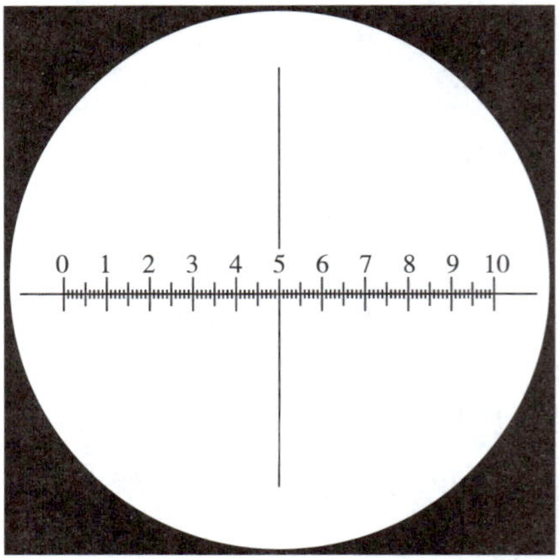

图 2-68 显微镜下的目镜测微尺

放入目镜中的目镜测微尺和在镜台上的镜台测微尺。

（1）目镜测微尺　目镜测微尺是一块圆形玻片，在玻片的中央把 5mm 划为 50 等分，或把 10mm 划分为 100 等分（图 2-68）。其刻度的大小会随着物镜的放大倍数而改变，在使用前需用镜台测微尺进行校正，求出在显微镜某一倍数的物镜下，目镜测微尺一格所代表的实际长度。

（2）镜台测微尺　镜台测微尺为一块特制的载玻片（图 2-69），其中央由树胶封固一圆形盖片，是具有精细刻度的标尺，全长 1mm，上有 100 等分的小格，每小格的长度为 10μm。

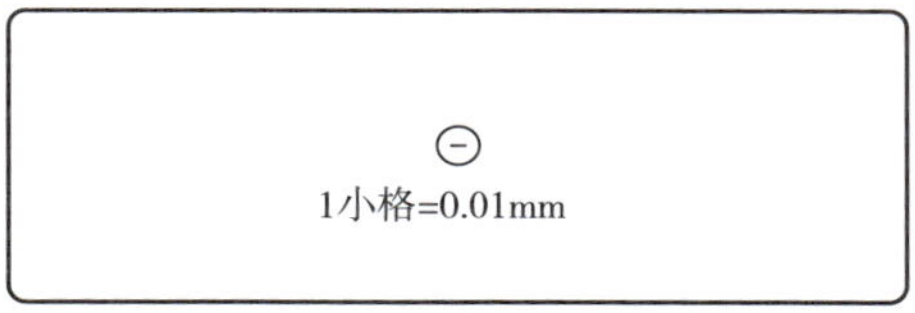

（1）正面图

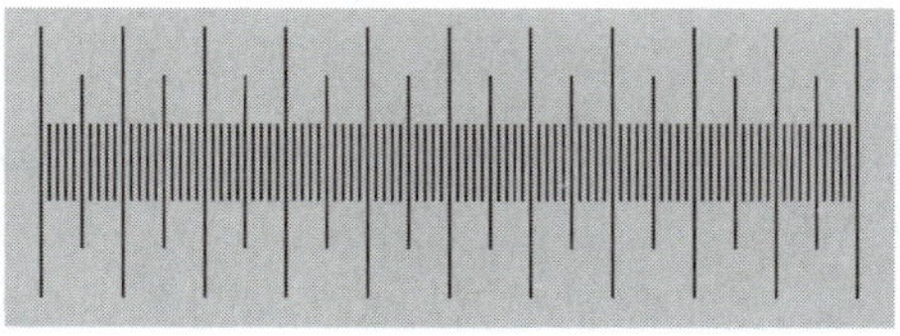

（2）放大后的标尺

图 2-69 镜台测微尺的构造

（3）目镜测微尺的标定

①取下目镜，旋下目镜上的目透镜，将目镜测微尺放在目镜的中隔板上，注意有刻度的一面朝下，再旋上目透镜，并装入镜筒内。

②将镜台测微尺置于载物台上，注意有刻度的一面朝上，使将具有刻度的小圆圈调至视野中央。

③先用低倍镜观察，调至刻度清晰后，转动目镜，使目镜测微尺的刻度与镜台测微尺的刻度相平行，并使两尺的左边第一条线相重合，再向右寻找两尺的另外一条重合线。

④记录两条重合线间的目镜测微尺的格数和镜台测微尺的格数。

⑤计算。其公式为式（2-4）：

目镜测微尺每格长度 = 两个重叠刻度间镜台测微尺格数×10÷两个重叠刻度间目镜测微尺格数　（2-4）

⑥以同样方法，换用不同放大倍数的物镜，分别进行校正标定。

(4) 菌体大小的测定

①对样品进行水浸操作。

②将样品的水浸片放到载物台上，在显微镜下测量细菌的长度和宽度各占目镜测微尺几格，然后根据校正的目镜测微尺每格的长度换算出菌体实际的长度和宽度。

(四) 微生物与环境间相互关系

在自然界，各种不同类群的微生物能在多种不同的环境中生长繁殖。微生物与微生物之间，微生物与其他生物之间彼此联系相互影响。通常，这种彼此之间的相互关系可归纳为五大类，即互生、共生、寄生、拮抗和捕食。

1. 互生

互生是指两种可以单独生活的生物，当它们在一起时，通过各自的代谢活动而有利于对方，或偏利于一方的生活方式。这是一种可分可合、合比分好的相互关系。例如在土壤中，当分解纤维素的细菌与好氧的自生固氮菌生活在一起时，后者可将固定的有机氮化合物供给前者需要，而纤维素分解菌也可将产生的有机酸作为后者的碳源和能源物质，从而促进各自的增殖和扩展；在植物根部生长的根际微生物与高等植物之间也存在着互生关系；在人体肠道中，正常菌群可以完成多种代谢反应，对人体生长发育有重要意义，而人体的肠道则为微生物提供了良好的生态环境。

2. 共生

共生是指两种生物共居在一起，相互分工合作，相依为命，甚至形成独特结构，达到难分难解，合二为一的极其紧密的一种相互关系。地衣就是微生物间共生的典型例子，它是由真菌和蓝细菌或藻类的一种共生体。在地衣中，藻类和蓝细菌通过光合作用合成有机物，作为真菌生长繁殖所需的碳源，而真菌则起保护光合微生物的作用，甚至在某些情况下，真菌还能起到向光合微生物提供生长因子和运输无机营养的作用。

在微生物与植物之间还有一个共生的典型，就是根瘤菌与豆科植物共生形成的根瘤共生体。由于彼此双赢，所以称为互惠共生。根瘤菌通过固定大气中的氮气，为植物提供氮素养料，而豆科植物根的分泌物能促进根瘤菌的生长，同时，还可以为其提供保护和稳定的生长环境。许多真菌能在一些植物根上生长发育，菌丝体紧紧包围在根的表面或侵入根系内，形成了两者的共生体，称为菌根。一些植物，例如兰科植物的种子若无菌根菌的共生就无法发育，杜鹃科植物的幼苗若无菌根菌的共生就不能存活。微生物与动物互惠共生的例子也有很多，例如，牛、羊、鹿、骆驼等反刍动物，它们吃的草料能够给胃中的微生物提供丰富的营养物质。反刍动物本身是不能分解纤维素，但是可以利用瘤胃中含有的纤维素分解菌将纤维素分解成糖，再被其他菌转化成有机酸，最后经过氧化，成为反刍动物的主要能量来源。

3. 寄生

寄生是指小型生物生活在较大型的生物体内或体表，从后者获得营养，进行生长、繁殖，并使后者受到损害甚至被杀死的现象。例如动植物体表或体内的病毒，以及一些寄生性细菌、真菌等是寄生关系。寄生于人和有益动物或者经济作物体表或体内，危害寄主的生长及繁殖，固然是有害的。但如果寄生于有害生物体内，对人类有利，则可加以利用，例如利用昆虫病原微生物防治农业害虫等。

4. 拮抗

生物之间并非都是友好相处，也有矛盾和争斗，甚至生死相拼。拮抗关系是指一种微生物在其生命活动中，产生某种代谢产物或改变环境条件，从而抑制其他微生物的生长繁殖，甚至杀死其他微生物的现象。在制造泡菜、青贮饲料时，乳酸杆菌产生大量乳酸，导致环境变酸，即 pH 的下降，抑制了其他微生物的生长，这属于非特异性的拮抗作用。而可产生抗生素的微生物，则能够抑制甚至杀死其他微生物，例如青霉菌产生的青霉素能抑制一些革兰氏阳性细菌的生长，链霉菌产生的链霉素能够抑制酵母菌和霉菌的生长，这些都属于是特异性的拮抗关系。

5. 捕食

捕食是指一种较大型生物直接捕捉、吞食另一种小型生物以满足其营养需要的相互关系。捕食关系在控制种群密度，组成生态系食物链中具有重要意义。例如原生动物吞食细菌藻类，是水体生态系统中食物链的基本环节，在污水净化中也有重要作用；捕食性真菌是通过营养菌丝形成的特化捕食结构来捕获线虫、变形虫等微小生物作为营养源的一类特殊菌群；在兰科植物天麻的生活史中，存在天麻与蜜环菌（一种担子菌）捕食、反捕食的关系，这类植物叫做食菌植物。

二、微生物的控制

微生物广泛存在于自然界，多数为单细胞生物，其生命活动易受各种因素的影响。绝大多数微生物对人类和动植物有益，对工农业及药物生产有利，但也有危害人类的一面，如食品和工农业产品的霉腐变质，实验室中动植物细胞或微生物纯培养物的污染，发酵工业中杂菌的污染，动植物体受病原微生物感染而患各种传染病等。因此如何控制微生物的生长或消灭有害微生物，在实际应用中具有重要的意义。

（一）环境因素对微生物生长的影响

微生物的生长繁殖很容易受到外界环境的影响，当外界环境发生一定改变时，可使微生物的形态、生理、生长、繁殖等一系列特征随着发生变化，当这些改变超过一定限度时，则会引起微生物死亡。

外界环境对于微生物的生长繁殖影响因素有营养物质、水、温度、氧气、酸碱度（pH）和渗透压六个方面。

1. 营养物质

微生物生长繁殖需要的营养物质包括水、碳源、氮源、无机盐类和生长因子等。不同微生物对营养的需求也是不同的，有的微生物只需要基本的营养物质，而有的微生物则需要加入特殊的营养物质才能生长繁殖，因此我们也可以通过营养物质的调控来对微生物的种类以及生长比例等进行选择和控制。如在碳源、氮源缺乏时，机体内蛋白质降解速率比正常条件下的细胞增加了 7 倍，同时减少 tR-NA 合成和降低 DNA 复制的速率，导致生长停止。

2. 水

水是微生物中的重要组成成分，是一种起着溶剂和运输介质作用的物质，参与机体内水解、缩合、氧化与还原等反应在内的整个化学反应，并在维持蛋白质等大分子物质的稳定的天然状态上起着重要作用。微生物在生长过程中，对培养基的水活性值（A_w）有一定的要求，每种微生物生长都有最适的 A_w，高于或低于所要求的 A_w 值，都会通过影响培养基的渗透压力变化而影响微生物的生长速率。微生物不同，生长所需要的最适配 A_w 值也不同。

3. 温度

适宜的温度是微生物生长繁殖的重要基础之一。根据微生物生长的最适温度不同，可以将微生物分为嗜冷、兼性嗜冷、嗜温、嗜热和超嗜热五种不同的类型。它们都有各自的最低、最适和最高生长温度范围。温度的变化都会对每种类型微生物的代谢过程产生影响，通过改变它们的生长速率，以适应温度的变化而生存。

温度对微生物生长的影响具体表现在：第一影响酶活性，微生物生长过程中所发生的一系列化学反应绝大多数是在特定酶催化下完成的，每种酶都有最适的酶促反应温度，温度变化影响酶促反应速率，最终影响细胞物质合成；第二影响细胞质膜的流动性，温度高流动性大，有利于物质的运输，温度低流动性降低，不利于物质运输，因此温度变化会影响营养物质的吸收与代谢产物的分泌；第三影响物质的溶解度，物质只有溶于水才能被机体吸收或分泌，除气体物质以外，温度上升物质的溶解度增加，温度降低物质的溶解度降低，最终影响微生物的生长。

4. 氧气

不同的微生物对于氧气的需求也是不同的，我们根据氧气与微生物生长的关系可将其分为专性好氧型、微好氧型、耐氧型、兼性厌氧型和专性厌氧型五种类型。因此，在培养不同类型的微生物时，一定要采取相应的措施保证不同类型的微生物能正常生长。例如培养好氧微生物可以通过振荡或通气等方式使之有充足的氧气供它们生长；培养专性厌氧微生物则要排除环境中的氧，同时通过在培养基中添加还原剂的方式降低培养基的氧化还原电势；培养兼性厌氧或专性厌氧型微生物，可以用深层静止培养的方式等。

氧气于好氧微生物生长虽然可以通过好氧呼吸产生更多的能量，满足机体的生长需要。但另一方面，氧气对一切生物都会使其产生有毒害作用的代谢产物，如超氧化物与 H_2O_2，这两种代谢产物互相作用还会产生毒性很强的自由基（·OH）。

自由基是一种强氧化剂，它与生物大分子互相作用可导致产生生物分子自由基，从而对机体产生损伤或突变作用，直至死亡。氧气之所以对专性厌氧型微生物以外的其他四种类型微生物不产生致死作用，是因为它们具有超氧化物歧化酶（Super oxide dismutase，SOD），可催化超氧化基化合物分解，最终分解成水。

5. 酸碱度（pH）

一方面环境中的酸碱度通过影响细胞质膜的透性、膜结构的稳定性和物质的溶解性或电离性来影响营养物质的吸收，从而影响微生物的生长速率。另一方面菌体内部各类酶的活性也会受到环境酸碱度的影响，进而影响菌体的酶促反应速率。各种微生物都有其生长的最高、最适和最低 pH，低于最低或高于最高 pH 时微生物生长会受抑制或者导致死亡。不同微生物生长的最适 pH 也是不同的，我们可以根据微生物生长的最适 pH，将微生物分为嗜碱、耐碱、中性、耐酸、嗜酸五种类型。

在微生物的生长繁殖过程中除去以上主要影响因素之外，还有许多其他影响因素如渗透压、辐射等，掌握这些影响因素以及作用原理可以帮助我们在实际的生产生活中控制、利用微生物的生长和繁殖。

6. 渗透压

渗透压对于微生物的生命活动有很大的影响，微生物的生活环境必须具有与其细胞大致相等的渗透压，超过一定限度或突然改变渗透压，会抑制微生物的生命活动，甚至会引起微生物的死亡。在高渗透压溶液中，微生物会发生细胞脱水，原生质收缩，细胞质变相的现象，最终引起质壁分离。在低渗透压溶液中，水分向细胞内渗透，细胞开始吸水膨胀，严重时甚至会被破坏。在等渗溶液中，微生物的代谢活动最好，细胞既不收缩也不膨胀，保持原形不变。

（二）控制微生物生长繁殖的物理方法

通过消毒与灭菌可控制有害微生物。灭菌是利用理化方法杀死物体或介质中所有的微生物包括致病和非致病微生物营养体、芽孢和孢子，灭菌后的物品即为无菌状态。消毒是利用理化方法杀死物体或介质中的病原微生物和有害微生物，但不一定杀死芽孢或孢子，可达到防止病原微生物传播的目的。用于消毒的化学药品称为消毒剂。抑菌是指用物理或化学方法杀死或抑制微生物的生长和繁殖。抑菌剂可能无法杀死细菌，但它可以抑制细菌生长，许多抑菌剂在低浓度时只有抑菌作用，浓度增高或延长作用时间则有杀菌作用。防腐是利用理化方法防止或抑制微生物生长繁殖的方法，用于防腐的化学药物称为防腐剂如硫柳汞、叠氮钠等。

无菌是物体中或物体表面不含活的微生物，防止微生物进入机体或物体的方法称为无菌操作。无菌操作所用的器具和材料都要进行灭菌或消毒处理。

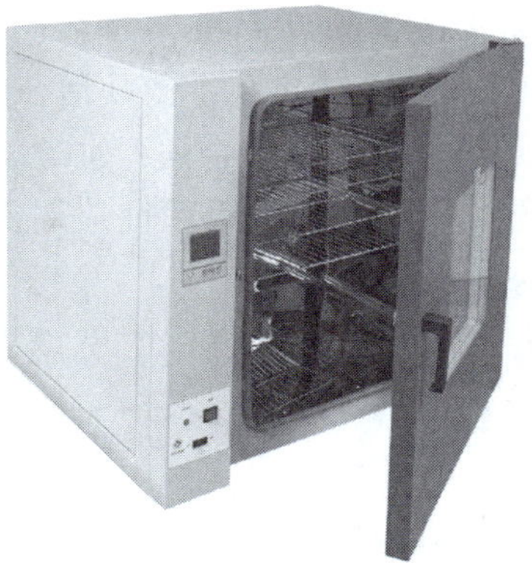

图 2-70　恒温干燥箱

1. 热力灭菌法

热力灭菌法是利用高温使微生物蛋白质和核酸等重要生物大分子变性、破坏，从而导致微生物死亡。它分为干热灭菌法和湿热灭菌法两类。

（1）干热灭菌法

①干烤法：干烤法是指将物品置于恒温干燥箱（图 2-70）或干热灭菌箱等设备中，利用干热空气达到灭菌或消除热原的方法。此方法适用于耐高温但不宜用湿热灭菌的物品，如玻璃器具、金属制容器、纤维制品、陶瓷制品、液状石蜡等。由于干热穿透力差，微生物耐热性较强，所以必须得经历长时间高温作用才能达到灭菌目的，所需温度一般比湿热灭菌法高，一般 160～170℃维持 2h 可杀死所有微生物（包括芽孢）。

使用干烤法时有以下注意事项：灭菌器械应洗净并完全干燥后再进行干烤，以防附着在表面的污物炭化；物品包装不宜过大，被灭菌物品应有适当的装载方式，不能排列过密，要留有空隙以利于热空气的对流，保证灭菌的有效性；灭菌过程中不得中途打开烤箱；灭菌时间从烤箱内温度达到要求温度时开始计算；温度降至 40℃以下再打开烤箱，防止炸裂。

②灼烧法：灼烧法是一种用酒精灯火焰直接进行灼烧的灭菌方法，灭菌迅速、可靠、简便，但由于其破坏性较强因此仅适用于耐火焰材料，如接种环（图 2-71）、涂布器、玻璃材料等，不适合药品灭菌。

③焚烧法：用火焚烧，是很彻底的灭菌方法，适用于废弃的污染物品和有传染性的动物尸体等。

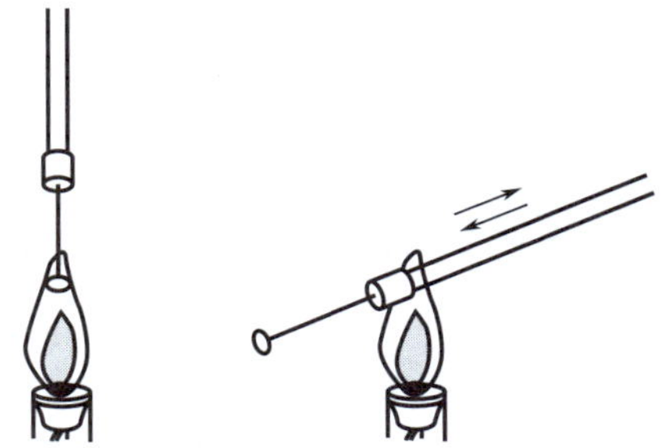

图 2-71　接种环的灼烧

（2）湿热灭菌法　湿热灭菌法是指用饱和水蒸气、沸水或流通蒸汽进行灭菌的方法，以高温高压水蒸气为介质，由于蒸汽潜热大，穿透力强，容易使蛋白质变性或凝固，从而导致微生物的死亡，这种方法比干热灭菌法灭菌效果好，是药物制剂生产过程中最常用的灭菌方法。

①高压蒸汽灭菌法：灭菌效果最好，目前应用最广泛的灭菌方法。实验中常用的仪器称为高压蒸汽灭菌锅，其原理为在密闭容器中加温会产生高压饱和水蒸气从而获得较高的温度，通常在 0.1MPa 的压力下，温度达 121.3℃，维持 15~30min，可以杀死包括细菌芽孢在内的所有微生物。此法适用于高温和不怕潮湿物品的灭菌，如普通培养基、生理盐水、手术器械、注射器、手术衣、敷料和橡皮手套等。灭菌器皿在灭菌前应对其进行包扎，并且灭菌完成后在使用前才可以按照要求打开。

使用高压蒸汽灭菌锅时有以下注意事项：灭菌前应观察灭菌锅内蒸馏水是否充足，如若不足的话要及时进行补充，以免在灭菌过程中出现问题；被灭菌物品放置时不宜紧密，应留有一定空隙，以便于蒸汽流通，保证排气时蒸汽迅速排出；布类物品应放在金属、搪瓷类物品之上；被灭菌物品应在干燥后才能取出备用；注意安全操作，每次灭菌前，应检查灭菌器是否处于良好的工作状态。灭菌完毕后一定要在压力表回归“0”位后才可打开灭菌锅盖。

②煮沸法：100℃煮沸 5min 可杀死细菌的繁殖体，一般消毒以煮沸 10min 为宜，如需要杀死芽孢则要煮沸 1~3h。煮沸法主要用于一般外科器械、注射器、胶管和食具等的消毒。

③间歇灭菌法：间歇灭菌法是利用反复多次的流通蒸汽，杀死细菌所有繁殖体和芽孢的一种灭菌法。本法适用于耐热物品，也适用于不耐热（<100℃）的一些物质如某些培养基的灭菌。具体做法是将待灭菌的物品置于阿诺氏流通蒸汽灭菌器内，100℃加热 15~30min 杀死其中的细菌繁殖体，然后将物品置于 37℃温箱中过夜，使芽孢发育成繁殖体，次日再经流通蒸汽加热，如此连续 3 次，可将所有繁殖体和芽孢全部杀死。若有某些物品不耐 100℃，则可将温度降至 75~80℃，每次加热的时间延长至 30~60min，次数增至 3 次以上，也可达到灭菌目的，如用血清凝固器时对血清培养基或卵黄培养基的灭菌。

④巴氏杀菌法：由法国微生物学家巴斯德创建。巴氏杀菌法有两种，一种是 63℃维持 30min，可杀死食品中生长型致病菌，灭菌效率可达 97.3%~99.9%，无法杀灭部分嗜热菌、耐热菌及芽孢；另一种是 72℃维持 15s，可杀死致病菌，但会有一定程度营养损失。巴氏杀菌食品要在 4℃左右的温度下保存，一般保存 3~10d，最多 16d。

2. 辐射灭菌法

辐射灭菌法是利用电磁辐射产生的电磁波杀死大多数物质上微生物的一种有效方法，有紫外线法和电离辐射法。

（1）紫外线法　是指用紫外线照射杀灭微生物的方法。波长 200~300nm 的紫外线有杀菌作用，以 265~266nm 杀菌力最强。紫外线作用于核酸、蛋白质促使其变性，同时空气受紫外线照射后产生微量臭氧并起共同杀菌作用。紫外线穿透力弱，易穿透清洁空气及纯净水，普通玻璃、纸张、尘埃等均能阻挡紫外线，适用于手术室、传染病房、制剂室、实验室空气消毒，或不耐热物品表面消毒。此外使用紫外线时对眼睛和皮肤会有损伤，要注意防护。

（2）电离辐射法　是指利用电离辐射杀灭微生物的方法。常用辐射线有^{60}Co或^{137}Cs衰变产生的γ射线和X射线装置产生的X射线等，适用于耐辐射的医疗器械、生产辅助用品、药品包装材料、原料药及成品等的灭菌。

3. 过滤除菌法

过滤除菌法是指利用物理阻留的方法将液体或空气的细菌除去，以达到无菌目的的一种方法。适用于不耐热也不能以化学方法处理的液体和气体，如抗生素、血清、维生素、酶以及抗毒素等。所用的器具是具有微小孔径的滤菌器，常用滤菌器有薄膜滤菌器、蔡氏滤菌器和玻璃滤菌器等。其中使用较广泛的是薄膜滤菌器，薄膜滤菌器是利用孔径为0.22~0.45μm的微孔滤膜来进行过滤，不过并不能滤去比细菌小的微生物，例如病毒、支原体等。

4. 其他物理方法

低温条件能抑制微生物生长和繁殖，多数微生物低温下（4℃左右）不能生长，该方法只能起到抑菌作用，不能起到灭菌作用。超声波是指频率大于20kHz的声波，其频率高、波长短，具有方向性好、功率大、穿透力强等特点，能引起空化作用和一系列的特殊效应（如机械效应、热效应、化学效应等），从而可杀死细菌和（或）病毒，只适用于处理液体或浸泡在液体里的物体，且处理量不能太大，不是理想的灭菌方法。干燥法可引起微生物细胞脱水和胞内盐类浓度增高而导致死亡，将药材、食品等用自然干燥、烤干、晒干等方法除去水分可抑制微生物的生长。

（三）控制微生物生长繁殖的化学方法

化学方法是通过化学药剂来控制微生物的生长繁殖，可以分为化学消毒剂、防腐剂以及化学治疗剂。其中最常用的是化学消毒剂，如氯气、臭氧、过氧化氢、紫外线等。消毒剂可以破坏微生物体内的DNA和蛋白质，使其死亡。

1. 化学消毒剂

化学消毒剂大多仅能杀死微生物繁殖体而不能杀死芽孢，只能控制一定范围的无菌状态。可将消毒剂配成适宜浓度，采用喷淋、涂擦或浸泡等方法对物料、环境、器具等进行消毒。按杀菌能力不同，消毒剂可分为高效、中效和低效消毒剂；按化学成分不同，可分为醇类消毒剂、酚类消毒剂、醛类消毒剂等。常用化学消毒剂介绍如下。

（1）醇类消毒剂　是一种常见的消毒剂，具有广泛的杀菌作用。其主要成分是乙醇、异丙醇等，能够有效地杀灭细菌、病毒和真菌。在医疗机构和食品加工企业等场所中，醇类消毒剂被广泛应用于表面消毒和手部消毒。

乙醇是一种应用广泛、效果可靠的消毒剂。75%乙醇杀菌力最强，是外科皮肤消毒常规浓度。乙醇对芽孢的作用不大。

（2）醛类消毒剂　包括甲醛和戊二醛。此类消毒剂为一种活泼的烷化剂，作用于微生物蛋白质中的氨基、羟基，从而破坏蛋白质分子，使微生物死亡。甲醛和戊二醛均可杀灭各种微生物，但由于它们对人体皮肤、黏膜有刺激和固化作用，并可使人致敏，因此不可用于空气、食具等物品的消毒。醛类消毒剂一般仅在医院中用于医疗器械的消毒或灭菌，并且经消毒或灭菌的物品，必须用灭菌水将残留的消毒液冲洗干净后才可使用。

（3）酚类消毒剂　包括苯酚、甲酚、卤代苯酚及酚的衍生物。苯酚是酚类化合物中最古老的消毒剂，对组织有腐蚀性和刺激性，其蒸气对人类有毒且为低效消毒剂，现已很少使用。卤代苯酚可增强苯酚的杀菌作用，例如，三氯羟基二苯醚作为防腐剂已经广泛用于临床消毒、防腐。

（4）卤素类消毒剂　氯气为黄绿色气体，一般经压缩和冷却后储存于钢瓶中，故称液氯。液氯通入水中能很快与水发生反应生成杀菌力很强的次氯酸，常用于自来水和污水消毒。含氯石灰也称漂白粉，主要成分为次氯酸钙，对细菌、真菌、病毒等有较好的杀灭效果，但不能杀死芽孢，5%~10% 溶液可用于消毒手及排泄物。碘微溶于水，易溶于有机溶剂，目前常用剂型包括碘酊和碘伏，它们可以卤化微生物蛋白质使其死亡。可杀灭细菌繁殖体、真菌和部分病毒。碘酊和碘伏是广谱高效杀菌剂，可用于皮肤、黏膜、创面消毒，医院常用于外科洗手消毒，一般碘酊的使用浓度为 2%，碘伏的使用浓度为 0.3%~0.5%。

（5）氧化剂类消毒剂　常见的氧化剂类消毒剂如下：

过氧化氢又称双氧水，是一种强氧化剂，可杀灭细菌（包括芽孢）、真菌、病毒等微生物。临床上，3%过氧化氢可用于伤口和口腔黏膜消毒。

过氧乙酸是无色透明、弱酸性的液体，易溶于水和有机溶剂，是一种广同效速效消毒剂，被广泛应用于医疗器械、环境、物体表面及纤维制品的消毒。

高锰酸钾是强氧化剂，能释放出新生态氧使微生物体内的活性基团被氧化而发挥杀菌作用，0.1% 高锰酸钾溶液可用于皮肤、口腔以及蔬菜、瓜果的消毒。

臭氧（O_3）是一种强氧化剂，分解生成的单线态氧对细菌有极强氧化作用，不但对多种细菌有极强杀灭能力，对霉菌、病毒也很有效。臭氧对人体呼吸道黏膜有刺激，臭氧消毒空气需在无人条件下进行，消毒后至少 30min 后才能进入。

（6）表面活性剂　季铵盐类消毒剂均属阳离子表面活性剂，主要通过改变细胞渗透性使菌体破裂，同时可以使酶蛋白变性。

苯扎溴铵（又称新洁尔灭）是常用消毒剂，对化脓性病原菌、肠道菌和一些病毒有良好杀灭能力，对乙肝病毒、结核杆菌效果不佳，可用于皮肤、黏膜、感染伤口等的消毒。

（7）其他消毒剂　其他消毒剂如下：

甲基紫所带阳离子易与细菌带负电荷的蛋白质羟基结合从而抑制或杀灭微生

物。2%~4%甲基紫溶液可用于伤口感染消毒。因动物全身性（或系统性）吸收甲基紫可致癌，故本品只能用于局部未破损皮肤消毒，严禁内服。

20%石灰水可进行地面和排泄物的消毒，因为当环境 pH 高达 12 以上时，常见霉菌、细菌可因代谢障碍而死亡。

醋酸具有很好的抑菌和杀菌作用，对甲型链球菌、流感病毒等常见的病原体有较好杀灭作用，用醋酸熏蒸方法对房间空气消毒可防止呼吸道传染病传播。

硼酸主要作为外用杀菌剂、消毒剂、收敛剂和防腐剂，对多种细菌、霉菌有抑制作用，能与细菌蛋白质中的氨基结合而发挥作用。3% 的硼酸溶液可用于皮肤、黏膜、伤口、口腔、阴道膀胱等冲洗消毒，也可用于耳炎、烧伤、烫伤、湿疹等，硼酸极易被吸收，故大面积创伤慎用。

常用的化学消毒剂如表 2-10 所示。

表 2-10　常用的化学消毒剂

类别	常用消毒剂及浓度	作用机制	用途
酚类	3%~5%苯酚	损伤细胞膜，蛋白质变性	地面、器具表面的消毒
	2%来苏儿	损伤细胞膜，蛋白质变性	皮肤消毒
醇类	70%~75%乙醇	蛋白质变性或凝固，干扰代谢	皮肤、体温计消毒等
酸类	5~10mL/m^3 醋酸	破坏细胞膜和蛋白质	房间空气
醛类	10%甲醛	蛋白质变性	浸泡物品、空气消毒
	2%戊二醛	蛋白质变性	手术缝合线、精密仪器
重金属盐类	2%红汞	与蛋白质巯基结合	皮肤、黏膜、小伤口
	1%硝酸银	蛋白质变性、沉淀	皮肤、新生儿眼结膜
	0.1%~0.5%硫酸铜	与蛋白质巯基结合	杀致病细菌
氧化剂	0.01%~0.1%高锰酸钾	氧化作用、蛋白质沉淀	皮肤、尿道口消毒、水果消毒
	3%过氧化氢	氧化作用、蛋白质沉淀	创口、皮肤、黏膜消毒
	0.2%~0.5%过氧乙酸	氧化作用、蛋白质沉淀	塑料、玻璃器皿消毒
	1mg/L 臭氧	氧化作用、蛋白质沉淀	食品消毒
卤素化合物	2.5%碘酒	破坏细胞膜、酶和蛋白质	皮肤消毒
	10%~20%氯	破坏细胞膜、酶和蛋白质	饮水消毒
	10%~20%漂白粉	破坏细胞膜、酶和蛋白质	地面、厕所消毒
	0.5%~1%漂白粉	破坏细胞膜、酶和蛋白质	饮用水、空气、体表
	4mg/L 二氯异氰尿酸钠	破坏细胞膜、酶和蛋白质	厩舍、排泄物、饮用水
表面活性剂	0.05%~0.1%新洁尔灭	损伤细胞膜，蛋白质变性	外科手术洗手、皮肤黏膜消毒
	0.05%~0.1%杜尔灭	损伤细胞膜，蛋白质变性	皮肤创伤冲洗、金属器械消毒
染料	2%~4%龙胆紫	与蛋白质羧基结合	伤口消毒

2. 防腐剂

用于抑制体外微生物生长的化学药品我们称之为防腐剂，是一种用来防止食品等物质发生霉变的措施。实际上，小剂量的消毒剂也就是防腐剂，例如酱油中的苯甲酸钠，以及饮料和化妆品中的山梨酸钠都是良好的防腐剂。

3. 化学治疗剂

化学治疗剂是指那些能够特异性作用于某些病原微生物并具有选择性毒性的化学药剂，对人体没有毒性或者毒性很小，可治疗微生物引起的疾病。主要有抗代谢类药物、抗生素以及中草药等。

（1）抗代谢类药物　有些化合物因其结构与生物体所必需的代谢物很相似，所以可以和特定的酶结合，从而阻碍酶的功能，干扰代谢的正常进行，这些物质称为抗代谢物。用于疾病的治疗时，可以称为抗代谢类药物。磺胺类药物是典型的抗代谢类药物。

（2）抗生素　是指由微生物或高等动植物在生活过程中所产生的具有抗病原体或其他活性的一类次级代谢产物，它们在很低浓度时就能抑制或影响其他种类生物的生命活动。抗生素可通过抑制细胞壁的合成、改变细胞膜的通透性、抑制蛋白质或核酸的合成等反应机理抑制或杀死微生物。

项目检测

一、名词解释

1. 接种　2. 互生　3. 灭菌　4. 消毒

二、填空题

1. 常用的接种技术包括________、________、________、________和________等。

2. 微生物的生长繁殖会受到环境中________、________、________、________和________的影响。

3. 微生物与环境间的相互关系包括________、________、________、________和________五大类。

4. 高压蒸汽灭菌法常用到的温度是________。

三、简答题

1. 简述使用高压蒸汽灭菌锅进行灭菌时的注意事项。

2. 简述掌握微生物的生长曲线在实际生产中的意义。

项目二 任务四
项目检测答案

技能拓展7　无菌室的消毒处理及超净工作台的使用

一、任务描述

在进行接种、细菌纯化等无菌操作的实验时，要确保提供一个无菌的工作环境，才能得到正确的研究结果。因此掌握无菌室的消毒处理以及超净工作台的正确使用是非常有必要的。

二、任务实施

（一）准备工作

1. 建立工作小组，明确任务分工。

2. 收集无菌室的消毒处理以及超净工作台的使用方法的必要信息，掌握相关知识及操作要点。

（二）操作过程

1. 无菌室的消毒处理

无菌室应保持清洁，定期使用0.1%～0.5%的新洁尔灭消毒液以擦拭地面或墙壁的方法对无菌室进行消毒。无菌室每次在使用前，应提前开启紫外线灯照射1h进行灭菌处理，同时打开空气过滤系统。

2. 超净工作台的使用

（1）接通电源。将电源插入插座，并打开整个超净工作台的总开关后，可以看到按钮面板上电源指示灯亮，表示电源处于接通状态。

（2）清理台面，拉下防尘玻璃挡板，紫外线消毒。若超净工作台内堆放有与本实验无关的物品，可先移出，用酒精棉球清洁台面后可预先放入实验相关的且能以紫外线照射的材料进行紫外线消毒。拉下工作台前面的玻璃挡板，并关严。找到按键板，按下显示紫外灯的按钮即可开启紫外灯管进行消毒，一般照射30min即可。

（3）开启风机和照明系统，开始实验。紫外线消毒结束前应先开启风机，再关闭紫外灯，最后掀起玻璃挡板开始实验。按钮板面上面标记“开启/停止”字样的按钮是风机的开启和关闭的按钮。正常情况下，风机设定的最低档在出厂时候已经满足风速要求。使用时可根据实际要求选择合适的风速以及是否打开照明灯。

（4）结束实验，清理台面，关闭风机，拉下防尘玻璃挡板。实验后，清理台面废弃物后，用酒精棉球擦拭台面。关闭风机后拉下防尘玻璃挡板。若下面还有实验，可打开紫外灯，为接下来再次使用做好准备。

（三）结束工作

1. 填好所有操作记录单、任务单、各种评价表。
2. 检查仪器设备是否洁净完好。
3. 清理工作场地与环境卫生。
4. 进行任务总结（小组讨论与汇报、组间互评、教师点评与总结）。

三、任务探索

1. 认真分析和讨论实训中出现的问题。

2. 若是无菌室没有经过正确的消毒处理或是没有正确使用超净工作台会对我们的实验结果造成什么影响？

技能拓展8　微生物的接种技术

一、任务描述

将微生物的培养物或含有微生物的样品移植到培养基上的操作技术称之为接种。接种是微生物实验及科学研究中的一项最基本的操作技术。无论微生物的分离、培养、纯化或鉴定以及有关微生物的形态观察及生理研究都必须进行接种。接种的关键是要严格地进行无菌操作，如操作不慎引起污染，则实验结果就不可靠，影响下一步工作的进行。

接种过程

在本次任务中，会学习到不同的接种技术，包括划线接种、倾注接种以及涂布接种。其中划线接种又包括平板接种以及斜面接种。

二、任务实施

（一）准备工作

1. 建立工作小组，制定工作计划，确定具体任务，任务分工到个人，并记录到工作表。

2. 收集几种微生物接种技术的必要信息，掌握相关知识及操作要点。

3. 完成任务单中实际操作前的各项准备工作。

（1）菌种　大肠杆菌。

（2）培养基　营养琼脂培养基。

（3）仪器　超净工作台、酒精灯、火柴、试管、培养皿、试管架、接种环、接种钩、滴管、移液管、涂布器等接种工具。

（二）操作过程

1. 培养基配制

营养琼脂培养基：蛋白胨 10g，牛肉膏 3g，NaCl 5g，琼脂 15～20g，蒸馏水 1000mL，pH7. 3。

2. 准备空白平板、空白斜面

（1）倒平板　培养基灭菌后，需冷却至 50℃左右时开始倒平板。整个操作在酒精灯火焰旁进行，左手拿培养皿，右手拿锥形瓶，左手拇指和食指将培养皿打开一条稍大于瓶口的缝隙，不要完全打开。倒好一个平皿后应静置在台面上等其凉透后盖好盖子倒置放置，防止皿盖上的冷凝水落入培养基。

（2）摆斜面　装在试管中的琼脂培养基，在灭菌完成后，趁热立即摆放在玻璃棒上，放成适当的斜度，冷却后，琼脂凝固即成斜面。斜面长度应不超过试管长度的二分之一。

3. 斜面接种

用接种环在菌种管中挑取少量大肠杆菌，然后再打开接种管，在斜面上进行之字形划线，注意不要把培养基划破，以上操作要在酒精灯火焰旁进行。将试管做好标记后放入 37℃的恒温培养箱里进行培养，24h 后观察实验结果。

4. 平板划线接种

用接种环在菌种管中挑取少量大肠杆菌，然后打开空白平板，在培养基上进行分区划线（图 2-72），在换区域划线时要记得灼烧接种环，注意不要把培养基划破，以上操作要在酒精灯火焰旁进行。在平板上做好标记后放入 37℃的恒温培养箱里进行倒置培养，24h 后观察实验结果。

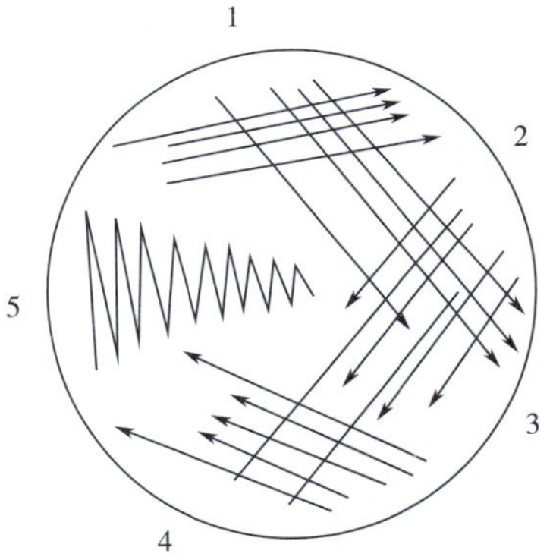

图 2-72　平板分区划线
1～5—操作顺序

5. 倾注接种

将大肠杆菌的菌悬液进行稀释后取 1mL 放入空平板中，然后再倒入冷却至 45℃的培养基溶液，快速稳定地晃动培养皿，将菌悬液和培养基混合均匀，以上操作要在酒精灯火焰旁进行。待其凝固后做好标记，然后放入 37℃的恒温培养箱里进行倒置培养，24h 后观察实验结果。

6. 涂布接种

将大肠杆菌的菌悬液进行稀释后，选取合适的稀释浓度，用移液管吸取 0. 1mL 放入培养基已凝固的空白平板中，然后用玻璃涂布器将菌液涂抹均匀，以上操作要在酒精灯火焰旁进行。在平板上做好标记后放入37℃的恒温培养箱里进行倒置培养，24h后观察实验结果。

（三）结束工作

1. 填好所有操作记录单、任务单、各种评价表。
2. 检查仪器设备是否洁净完好。
3. 清理工作场地与环境卫生。
4. 进行任务总结（小组讨论与汇报、组间互评、教师点评与总结）。

三、任务探索

1. 分别记录并描绘斜面接种、平板划线接种、倾注接种以及涂布接种时的操作要点。

2. 在接种过程中，如何贯彻无菌操作的原则？

技能拓展9 玻璃器皿的洗涤、干燥、包扎和灭菌

一、任务描述

微生物学实验所用的玻璃器皿，都要进行灭菌，才能用来培养微生物。为保证实验的顺利进行，减少污染，这些玻璃仪器在灭菌前还要经过严格的清洗、干燥以及包扎的环节。这些工作看起来很普通简单，但如操作不当或不按操作规定去做，则会影响实验结果，甚至会导致实验的失败。因此，我们必须掌握正确的操作方法，熟悉灭菌的原理，才能保证实验结果的可靠性。

清洗与干燥器皿

二、任务实施

（一）准备工作

1. 建立工作小组，制定工作计划，确定具体任务，任务分工到个人，并记录到工作表。

2. 收集玻璃仪器正确的洗涤、包扎以及灭菌的必要信息，掌握相关知识及操作要点。

3. 完成任务单中实际操作前的各项准备工作。

（1）材料准备　三角瓶、培养皿、试管、移液管、硅胶塞、棉线、牛皮纸（或报纸）等。

（2）仪器　恒温干燥箱、高压蒸汽灭菌锅等。

（二）操作过程

1. 洗涤

（1）新购的玻璃器皿的洗涤　将器皿先放入5%盐酸溶液中浸泡，数小时后取出，这一步是用以除去游离的碱性物质，最后用流水冲洗干净，倒置于洗涤架上晾干，即可使用。

（2）常用旧玻璃器皿的洗涤　确定无病原菌或未被带菌物污染的器皿，使用前后用洗衣粉水刷洗即可。对于吸取过化学试剂的吸管，可以先将其浸泡于清水中，待达到一定数量后再集中进行清洗。

（3）带菌玻璃器皿的洗涤　凡实验室用过的培养菌种或带有活菌的玻璃器皿，必须经过高温灭菌或消毒后才能进行刷洗。

带菌培养皿、试管、三角瓶等物品，可在实验结束后放入消毒桶内，用0.1MPa灭菌20~30min后再进行刷洗。其中带菌培养皿的灭菌，底和盖要分开放入不同的桶中，再进行高压灭菌。

带菌的吸管、滴管，实验接受后不要放在桌子上，应分别放入盛有3%~5%来苏尔或5%石炭酸或0.25%新洁尔灭溶液的玻璃缸（筒）内进行消毒，24h后再经0.1MPa灭菌20min，结束后取出冲洗干净即可。

带菌载玻片及盖玻片，同样分别放入盛有3%~5%来苏尔或5%石炭酸或0.25%新洁尔灭溶液的玻璃缸（筒）内进行消毒，24h后用夹子取出经清水冲洗干净。若是用于细菌染色的载玻片，则要放入50g/L肥皂水中煮沸10min，然后再用肥皂水洗，最后用清水冲洗干净。冲洗干净后的载玻片还要浸入95%乙醇中片刻，取出用软布擦干，或晾干，收起备用。

（4）含油脂带菌器皿的清洗　单独用0.1MPa灭菌20~30min，结束后趁热倒去污物，然后倒放在铺有吸水纸的容器中，放入恒温干燥箱中用100℃烘烤0.5h，再用5%的碳酸氢钠水煮两次，最后再用肥皂水刷洗干净。

2. 干燥

对于不急用的玻璃器皿，可放在实验室中等其自然晾干；对于急用的玻璃器皿，我们可以将其放在托盘中（大件的器皿可直接放入恒温干燥箱中），再放入恒温干燥箱内，设置80~120℃将其烘干，当温度下降到60℃以下再打开取出器皿使用。

3. 包扎

（1）培养皿的包扎　清洗干净的培养皿烘干后将底和盖配在一起，然后将不多于10套的培养皿（根据实际需求）叠在一起，用合适大小的牛皮纸（报纸）卷成一筒，或装入特制的不锈钢桶中，然后进行灭菌。

（2）试管和三角瓶的包扎　试管和三角瓶都需要有合适的塞子，防止灭菌后空气中的微生物进入容器。最早都是自己制作棉塞，使用脱脂棉和纱布。在制作过程中，要求棉塞能够紧贴玻璃壁，没有皱纹和缝隙，松紧适宜。过紧易挤破管口或不易塞入；过松则容易造成污染。棉塞的长度应不小于管口直径的 2 倍，约 2/3 塞进管口最为适宜。

目前，实验室中大部分都使用硅胶塞，硅胶塞具有密封性好、耐高温以及方便清洗的优点。我们可根据所用的试管、三角瓶的规格来选择和采用合适的硅胶塞。

在包扎时，先将若干支配好塞子的试管用合适大小的牛皮纸（报纸）包裹好，然后使用棉绳扎紧。锥形瓶在包扎时是单个进行包扎，同样是在配好塞子后，用合适大小的牛皮纸（或报纸）包裹好，然后使用棉绳扎紧（图 2-73）。

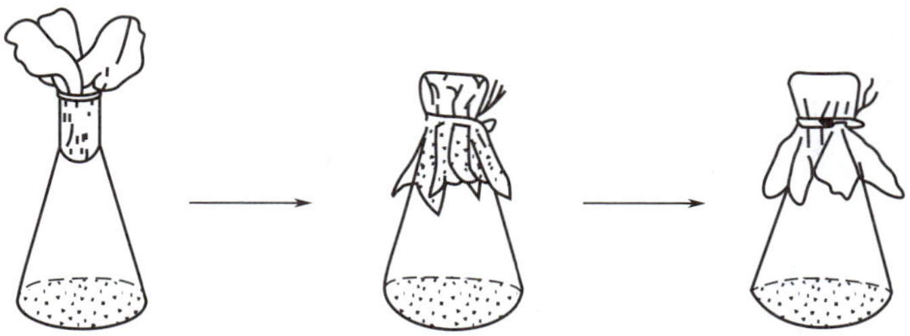

图 2-73　三角瓶的包扎

（3）移液管的包扎　清洗干净的移液管在包扎前，首先在吸口的一头要塞入少许脱脂棉花，以防在使用时造成污染。在这里要注意塞入的棉花量要适宜，太多会造成吸不上液，太少的话不能起到有效的隔离作用。塞好棉花后，选取一条宽 4~5cm 的纸条，以 30°~50°的角度螺旋形紧紧地卷起来，移液管的尖端放在头部，另一端卷好后用剩余的纸条打成结，防止散开（图 2-74）。使用时，从移液管的中间拧断纸条，抽出后使用。

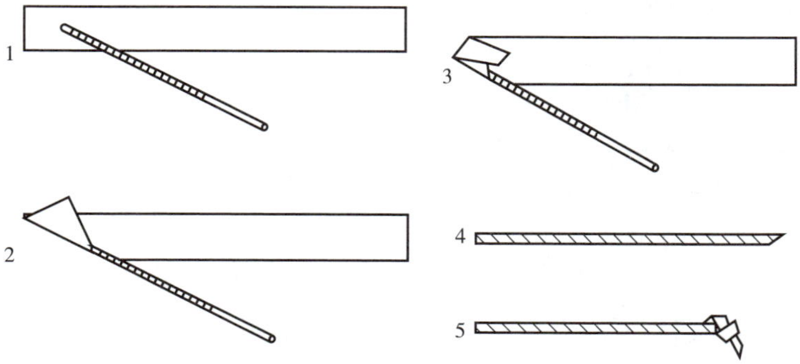

图 2-74　移液管的包扎

1~5—操作顺序

4. 灭菌

(1) 干热灭菌法

①将包扎好的玻璃器皿摆入恒温干燥箱中，摆放时要注意要留有一定的空隙，便于空气流通，提高灭菌效果。

②关紧箱门后打开电源，调至合适的温度，加热至灭菌温度后保持 2h。2h 后切断电源。

③待恒温干燥箱内温度自然降温冷却到 60℃以下后，再打开箱门取出玻璃器皿，避免由于温度突然下降而引起玻璃器皿的碎裂。

(2) 高压蒸汽灭菌法

①关好排水阀门后放入足量的纯净水或蒸馏水。注意水量一定要加足，否则容易造成灭菌锅的损毁或事故。

②将需要灭菌的玻璃器皿放入灭菌锅中，盖好盖子。

③打开电源，关好排气阀门，设定好灭菌温度和灭菌时间，点击开始按钮。

④灭菌结束后，等温度冷却到 70℃以后，打开盖子，将灭菌器材取出。一定注意不要在温度过高时就打开盖子，否则会造成液体冲开瓶塞，严重会造成人员伤害。

(三) 结束工作

1. 填好所有操作记录单、任务单、各种评价表。
2. 检查仪器设备是否洁净完好。
3. 清理工作场地与环境卫生。
4. 进行任务总结（小组讨论与汇报、组间互评、教师点评与总结）。

三、任务探索

总结高压蒸汽灭菌以及干热灭菌的注意事项。

任务五 微生物菌种的选育与保藏

发酵水平的高低与菌种的性能质量有直接关系，菌种的生产能力、生长繁殖的情况和代谢特性是决定发酵水平的内在因素。这就要求用于生产的菌种产量高、生长快、性能稳定、容易培养。目前国内外发酵工业中所采用的菌种绝大多数是经过人工选育的优良菌种。为了防止菌种衰退，生产菌种必须以休眠状态保存在砂土管或冷冻干燥管中，并且置于 0~4℃恒温冰箱（库）内。使用时可临时取出，接种后仍需冷藏。生产菌种一般都严格规定其使用期，一般砂土管为 1~2 年。生产菌种应不断纯化，淘汰变异菌落，防止衰退。

一、微生物菌种选育

（一）微生物遗传变异的物质基础

微生物的一切性状包括形态和生理都取决于菌体内的各种酶。是什么物质支配着这许许多多酶有条不紊地行使着其功能，又是什么物质使同一种微生物的上下代酶的种类、功能都一样呢？无数事实证明，这都是由遗传物质［主要是脱氧核糖核酸（DNA）］所决定的。DNA 是微生物遗传的物质基础，基因是遗传物质的基本功能单位，每个基因包含几百对以上的核苷酸，其中一对发生交换或突变就可能导致遗传性状的改变。决定遗传性状的 DNA 主要集中在染色体上，只有少量游离在外。细胞核内染色体数量及形状随生物体不同而异，例如人的染色体为 46 条，酵母为 6 条。DNA 分子结构的改变是诱变育种的工作依据，染色体搭配的变化交换是杂交育种的依据。对 DNA 分子结构和它复制过程的了解将更有利于充实诱变育种的理论依据。另外，质粒也是遗传物质，它是染色体外的遗传结构。质粒为双链 DNA 的环状分子，能在细胞中进行自主复制，并能离开染色体单独存在。大多数质粒能经“消失”处理而消除，且对细胞无致命影响。许多质粒携带一些能影响宿主细胞类型的基因，例如用来控制抗生素的形成。

（二）微生物育种常用方法

发酵工程产品开发的关键是筛选新的有用物质的生产菌。从自然界分离得到的野生型菌种在产量上或质量上均不符合工业生产要求，因此必须通过人工选育。优良菌种的选育不仅为发酵工业提供了高产菌株，还可以提供各种类型的突变菌株。菌种选育包括自然选育、诱变育种、杂交育种等经验育种方法，还包括原生质体融合、基因工程等定向育种方法。

1. 自然选育

不经人工处理，利用微生物的自然突变进行菌种选育的过程称为自然选育。自发突变的变异率很低。由于微生物可以发生自发突变，所以菌种在群体培养过程中会产生变异个体。这些变异个体中一种是生长良好，生产水平提高，对生产有利，这类菌株称为正变菌株；另一种是生产能力下降，形态出现异型，生产水平下降，导致菌种衰退，这类菌株称为负变菌株。自然选育就是将正变菌株挑选出来，进行扩大培养。

自然选育可以达到纯化菌种、防止菌种衰退、稳定生产水平、提高产物产量的目的。但是自然选育存在效率低和进展慢的缺点，将自然选育和诱变育种交替使用，才容易收到良好的效果。

2. 诱变育种

诱变育种就是以人工诱变手段诱发生物体基因突变，从各变异体中筛选出目标变株。与自然选育比较，诱变育种是用诱变剂处理原始菌株，加速了遗传物质突变的频率，扩大了变异的幅度，从而提高了获得优良特性突变株的概率。突变发生部位一般是在遗传物质 DNA 上，因此突变后性状能稳定地遗传。

（1）诱变育种的方法和原理　微生物在生理上和形态上的变化只要是可遗传的都称为变异。变异和由环境变化而出现的变化有本质上的区别。如假丝酵母在土豆培养基上加盖玻片形成假菌丝，而在麦芽汁培养基上成分散椭圆细胞，这种可逆的现象绝不是变异。微生物诱变育种的目的是要使它向符合人们需要的方向变异。通常用物理、化学、生物等因素进行对微生物诱变，导致遗传物质 DNA 结构上发生变化。

①诱变机制：由诱变而导致微生物 DNA 的微细结构发生的变化，主要分为微小损伤突变、染色体畸变（即大损伤突变）、染色体组突变三种类型。

a. 微小损伤突变。微小损伤突变有碱基的置换和码组移动突变两种。碱基的置换是一种真正的点突变，根据置换方式不同可分为转换和颠换两种。转换是 DNA 链上一个嘌呤被另一个嘌呤或一个嘧啶被另一个嘧啶置换，这是常见的基因突变。颠换是指 DNA 链上一个嘌呤被一个嘧啶或一个嘧啶被一个嘌呤所置换。如果 DNA 分子上遗传密码 ACC 经碱基转换为 GCC，则转录出的 RNA 中相关遗传密码即由 UGG 改变为 CGG，UGG 是色氨酸密码子，CGG 是精氨酸密码子，经翻译后所合成的蛋白质分子就发生了改变。码组移动突变是在 DNA 分子的某一位置上缺失或插入一对或几对核苷酸碱基而使遗传密码移位。由于遗传密码是以三个核苷酸碱基为一组编码氨基酸，它们在 DNA 分子上又是以连续状态存在的，所以在缺失或插入核苷酸碱基以后的密码都成为错误密码，以这些错误密码合成蛋白质很有可能是非正常的蛋白质。

b. 染色体畸变。染色体畸变是由遗传物质的缺失重复或重排而造成的染色体异常突变。染色体畸变主要包括一条染色体内部所发生的畸变和非同源染色体之间所发生的畸变，它有下列几种情况：易位指两条非同源染色体之间部分相连接的现象，它包括一个染色体的一部分连接到某一非同源染色体上的单独易位和两个非同源染色体的相互交换连接；倒位指一个染色体的某一部分以颠倒的顺序出现在原来的位置上，易位和倒位都使基因排列顺序改变，而基因数目不变。缺失指在一条染色体上失去一个或多个基因遗传物质的节段，一般对染色体畸变而言，缺失是指足够长的 DNA 片段的缺失，而不是单个核苷酸的缺失，后者属移码突变。重复指在一条染色体上增加了一段染色体片段，使同一染色体上某些基因重复出现，而重复出现。

c. 染色体组突变。这类突变主要是指细胞核内染色体数目的改变。一个细胞的细胞核内含有一套完整的染色体组的为单倍体，含有二套染色体组的为双倍体，含有三套以上的称为多倍体。细胞核内染色体总数是一整套染色体组的整数倍称为整倍体。在细胞核中某一个或某几个染色体多于或少于正常的二倍染色体数称为非整倍体。染色体组突变是指由有丝分裂或减数分裂异常而产生的染色体数目或组数的变化。

②诱变剂及其作用方式：能诱发基因突变并使突变率提高到超过自发突变水平的物理化学因子都称为诱变剂。诱变剂种类很多，可分为物理、化学、生物三大类，常用的诱变剂见表 2-11。

表 2-11　　常用的诱变剂及其类别

物理诱变剂	化学诱变剂			生物诱变剂
	与碱基反应的物质	碱基类似物	在 DNA 中插入或缺失碱基	
紫外线、快中子、X 射线、γ 射线、激光	硫酸二乙酯（DES）、甲基磺酸乙酯（EMS）、亚硝基胍（NTG）、亚硝酸（NA）、氮芥（NM）、羟胺	2-氨基嘌呤、5-溴尿嘧啶、8-氮鸟嘧啶	吖啶类物质、吖啶类氮芥衍生物	噬菌体

a. 物理诱变剂。物理诱变剂主要有紫外线、X 射线、γ 射线、快中子、α 射线、β 射线和超声波等，其中以紫外线应用最广。

紫外线是波长短于紫色可见光而又接近紫色光的射线，波长为 40～390nm。它是一种非电离辐射能，是被照射物质的分子或原子中的内层电子提高能级，而并不获得或失去电子，所以不产生电离。DNA 分子的紫外线吸收值为 260nm，因此波长 200～300nm 的紫外线才有诱变作用。实验室常用 15W 低功率紫外灯，放出 253nm 光谱，是比较有效的诱变作用光谱。紫外线的剂量通常以每秒每平方厘米多少焦耳来计算。由于紫外线能量测定比较困难，一般用照射时间作为相对的剂量单位。微生物所受射线的剂量决定于灯的功率、灯和微生物之间的距离及照射时间，如距离和功率固定，剂量就和照射时间成正比。除用时间表示相对剂量外，还可以用杀菌率表示相对剂量。各类微生物对紫外线敏感程度差异也很大，可以相差几千倍甚至上万倍。诱变剂量的选择一般采用 90%～99%的致死剂量。生产上为了得到正突变菌株，往往采用低剂量，一般致死率 30%～70%为好。紫外线引起 DNA 变化的形式很多，如 DNA 链的断裂、DNA 分子内和分子间的交联、核酸与蛋白质交联，但主要是胸腺嘧啶二聚体的形成，该二聚体对热和酸都是稳定的。当双链 DNA 受紫外线照射时，由于链与链之间二聚体作用的结果而连接得更加紧密了，即双螺旋相对应的两链上胸腺嘧啶单位之间形成了二聚体。经紫外线照射后用可见光处理可以提高菌的存活率，降低突变效率，称为光复活效应。已经证明光复活作用是由于光激活了酶，使嘧啶二聚体分开，DNA 受损伤的部分被修复，而使微生物复活。各种微生物被紫外线照射后能否光复活，要通过实验才知道。导致光复活的光谱范围也不一致。一般紫外线照射后的操作应在黄光或红光下进行，以免产生光复活效应。在诱变育种中也可采用致死剂量的紫外线和有光复活作用的白炽光（300~500W）反复交替处理，以增加菌种的诱变频率。

紫外线诱变的操作方法为：在暗室内安装 15W 紫外灯管，装上稳压装置，以求剂量准确。将 5mL 菌体悬浮液放在直径 9cm 培养皿中，在离灯管 30cm 处照射，并安装好摇动或电磁搅拌设备，以求照射均匀。照射前先开灯预热 20min。一般微生物营养细胞在上述条件下照射几十秒到数分钟即可死亡。在正式进行处理前，先对要处理的微生物做出照射时间和死亡率的曲线，便于选择适当剂量。照射后应在红光下操作，照射后菌悬液进行增殖培养期间，可用黑纸包住三角瓶，防止光复活。

b. 化学诱变剂。在筛选工作中，人们发现从最简单的无机物到最复杂的有机物中都可找到能引起诱变的物质，包括金属离子、一般化学试剂、生物碱、抗代谢物、生长刺激素、抗生素及高分子化合物、杀菌剂、染料等。

根据化学诱变因素对 DNA 的作用形式可将其分为三类：第一类是与一个或多个核酸碱基起化学变化，引起 DNA 复制时碱基配对的转换而导致变异。如亚硝酸、硫酸二乙酯、甲基硫酸乙酯、*N*-甲基-*N′*-硝基-*N*-亚硝基胍、亚硝基甲基脲等。第二类是与天然碱基十分接近的类似物掺入 DNA 分子中而引起变异，如 5-溴尿嘧啶、5-氨基尿嘧啶、8-氮鸟嘌呤和 2-氨基嘌呤等。第三类是 DNA 分子上减少或增加一两个碱基引起碱基突变点以下全部遗传密码转录和翻译的错误，这类由于遗传密码的移动而引起的突变体称为码组移动突变体，如吖啶类物质。

(2) 诱变和筛选　诱变育种主要有诱变和筛选两步。在具体进行某一项工作时首先要制定明确的筛选目标，如提高产量或菌体量，其次是制定合理步骤，再次是建立正确快速的测定方法和摸索培养最适条件。微生物诱变育种一般流程如图 2-75 所示。

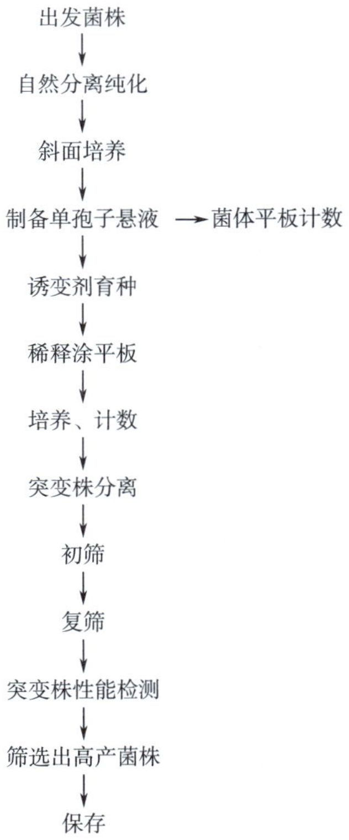

图 2-75　诱变育种示意图

一个菌种的细胞群体经过诱变处理后，突变发生的频率很低。而且是随机的，所需要的突变株出现的频率就更低。因此合理的筛选方法与程序的菌种选育的另一个重要问题。在此过程中，初步筛选又是关键性的一步。在抗生素产生菌的育种中一直采用随机筛选的初筛方法：即将诱变处理后形成的各单细胞菌株，不加选择地随机进行发酵并测定其单位产量，从中选出产量最高者进一步复试。这种初筛方法较为可靠，但随机性大，需要进行大量筛选。为了筛选效果，陆续建立了一些“理性化筛选”方法，即根据与抗生素生物合成直接或间接有关的某些性状进行初步筛选，然后在合适的条件下发酵并测定其生产抗生素的能力。实用意义较大的初筛方法有以下几种：

①营养缺陷型突变菌株的筛选：营养缺陷型突变菌株具有明显的遗传标记，作为杂交育种的出发菌株，有利于杂交重组的分析，作为基因工程中的受体菌，有利检出克隆基因的表达。

野生型菌种：从自然界分离到的微生物在其发生突变前的原始菌株。

营养缺陷型：野生型菌株经过人工诱变或自然突变失去合成某种营养（氨基酸、维生素、核酸等）的能力，只有在基本培养基中补充所缺乏的营养因素才能生长。

原养型：营养缺陷型菌株经回复突变或重组变异后产生的菌株，其营养要求在表型上与野生型相同。

在筛选营养缺陷型中，所使用的培养基主要有三类：基本培养基、完全培养基和补充培养基。营养缺陷型突变菌株的诱变育种筛选一般包括诱变（诱发突变）、淘汰野生型、检出缺陷型、鉴别缺陷型种类等步骤。

②抗性突变菌株的筛选：抗性突变株主要有抗代谢产物（抗生素）、抗代谢类似物、抗噬菌体、抗前体或其类似物、抗重金属或特定的有毒物质、抗培养条件（如温度）等。抗性突变受核基因或质粒基因所控制，形成的原因可能是由于细胞壁的改变、酶的结构、酶的水平或核糖体的改变所造成，并可能与形态改变、营养需求或其他多基因的效应有关，所筛选的突变型常用来提高某些代谢产物的产量。

筛选抗性突变株常用方法有三种：药物临界致死分离法、梯度分离法和滤纸小片法。药物临界致死分离法是先找出临界致死浓度，后将诱变处理的孢子或菌体以 $10^7 \sim 10^{10}$ 个浓度涂布分离或混合于临界致死浓度的药物平板上培养，所生长的菌落有可能为抗性菌落。梯度分离法是将平皿底部先铺成梯度厚度，再添加含菌液和一定量药物的培养基形成药物梯度分布，培养观察菌落生长情况，检查可能产生的抗生突变株。滤纸小片法是将诱变处理的孢子或菌体与琼脂混合倒入平皿，凝固后放入沾有临界抑制浓度药物和小滤纸片，其直径约 5mm，置冰箱 1～2h，药物扩散后恒温培养，在抑菌圈范围所长的少数菌落可能为抗性菌落。

3. 原生质体融合

原生质体融合就是把两个亲株分别通过酶解去除细胞壁，使菌体细胞在高渗环境中释放出由原生质膜包被着的球状体，在高渗条件下混合两个亲株的原生质体，由聚乙二醇（polyethylene glycol，PEG）作为助溶剂使它们相互凝集发生细胞融合，接着两亲株细胞基因组由接触到交换，从而实现遗传重组，在再生细胞中就有可能挑选到较理想的重组子。

原生质体融合育种去除了细胞壁屏障，亲株基因组直接融合、交换、实现重组，在融合后两亲株的基因组之间有机会发生多次交换，产生各种各样的基因重组，从而得到多种类型的重组子，并可进行多级融合即有两个以上亲株在一起融合。融合重组频率比较高。可用温度、药物或紫外线照射处理以纯化亲株一方或双方，然后再融合、再生、筛选重组子。

（1）原生质体融合的一般程序　首先是溶壁作用，不同菌株要求不同的酶，如细菌、放线菌可用溶菌酶，酵母用蜗牛酶，霉菌用纤维素酶和蜗牛酶。其次，脱壁后的原生质体在高渗溶液中用 PEG 助融剂，将两种亲株原生质体进行融合。最后在再生培养基上培养，挑出融合重组子。

（2）影响融合的因素

①菌龄：菌龄对原生质体的形成有很大影响，一般采用对数前期的菌体进行酶解，原生质体形成率高。

②培养基成分：培养基成分也对原生质体形成产生很大影响，在限制性培养基上比在完全培养基上原生质体形成效果好，这可能是因为完全培养基中的有机成分或某些金属离子会引起细胞壁成分的改变，而导致对溶解酶敏感性的改变。

③PEG：在融合过程中 PEG 是必要的，PEG 引起凝集，有利于原生质体之间的亲和。PEG 的相对分子质量和浓度对融合效果有较大影响。

④外界因素：细胞壁再生和回复是有生理活性的原生质体所共有特性，但外界因素对再生也会产生较大影响，除高渗透溶液配制外，在再生培养基中加酵母膏可促进再生速度。原生质体密度要适当，不宜过多，以免互相影响或抑制。

（3）原生质体融合育种　通过细胞融合可将不同菌种的优良性状集中到一个菌种中，原生质体融合技术操作简便，重组频率高，是一种很有效的遗传育种手段。现在已经利用它来改良菌株，提高代谢产物的产量，而且能打破种属界限，产生重组子，并有可能产生新的化合物。

通过原生质体融合提高微生物代谢产物的单位产量已经成为育种的常规方法之一。为了提高某一抗生素的单位产量，可将产生菌与另一生物合成途径相似的抗生素产生菌的高产菌株进行原生质体融合。如将正定霉素产生菌与四环素产生菌原生质体融合，由于这两个抗生素的生物合成都是来自聚酮体途径，使正定霉素的单位产量得到明显提高。将巴龙霉素产生菌与新霉素产生菌的高产突变株进行种间原生质体融合，获得了巴龙霉素单位产量提高 5~6 倍的重组体，这两个抗生素在化学结构上只有一个羟基和氨基的差别，合成途径也十分相似。

4. 基因工程育种

基因工程育种是指运用 DNA 重组技术将外源基因导入微生物细胞内，使微生物菌种获得某些新的目标性状的育种技术。基因工程育种不仅可以突破微生物的种属障碍以实现远缘杂交，还可以实现动物、植物、微生物之间的杂交。人们可以更精准、更有效地选育出目的菌株，并可能创造新物种。基因工程育种的过程主要包括以下几个步骤。

①目的基因的获得：获得目的基因片段的主要方法有两个：一是通过化学合成法获得；二是通过 PCR 法（或 RT-PCR 法）获得。

②载体系统的选择：用于基因工程的载体必须具备以下特点：在受体细胞内能独立复制，且有较高的复制率；有利于检测筛选的标记，一般是抗性标记，如具有抗氨苄青霉素、卡那霉素、四环素、链霉素等抗性基因；有一段多克隆位点，使目的基因片段能固定地整合到载体上而不影响载体的复制；容易从受体细胞中分离纯化；用于表达的载体还应有表达调控元件（如启动子、增强子、终止子、SD 序列等）。

③目的基因与载体的重组：用限制性内切酶对目的基因片段与载体分别进行酶切，使其产生同样的黏性末端；用 DNA 连接酶对两者进行连接，使 DNA 片段与质粒 DNA 片段连起来形成一个完整的重组载体。

④重组载体导入受体细胞：重组 DNA 导入受体细胞的方法有很多。当用质粒作载体时，原核细胞常用感受态转化法和高压电穿孔转化法，真核细胞常用高压电穿孔转化法。当用病毒 DNA 作载体时，常用感染的方法。

⑤重组体的筛选：目的基因片段导入受体细胞后，需要在众多细胞中筛选出含有重组子的目标细胞。常用的筛选及鉴定的方法有抗性变化检测、单菌落 PCR 法、原位杂交法、限制性内切酶图谱法、噬菌斑形成法等。

二、菌种的分离纯化常用方法

微生物学中，在人为规定的条件下培养、繁殖得到的微生物群体称为培养物，而只有一种微生物的培养物称为纯培养物。由于在通常情况下纯培养物能较好地被研究、利用和重复结果，因此把特定的微生物从自然界混杂存在的状态中分离、纯化出来的纯培养技术是进行微生物学研究的基础。

不同微生物在特定培养基上生长形成的菌落或菌苔一般都具有稳定的特征，可以成为对该微生物进行分类、鉴定的重要依据。大多数细菌、酵母菌以及许多真菌和单细胞藻类能在固体培养基上形成孤立的菌落，采用适宜的平板分离法很容易得到纯培养物。平板分离法将单个微生物分离和固定在固体培养基表面或里面。固体培养基是用琼脂或其他凝胶物质固化的培养基，每个孤立的活微生物体生长、繁殖形成菌落，形成的菌落便于移植。最常用的分离、培养微生物的固体培养基是琼脂固体培养基平板。这种由罗伯特·科赫建立的采用平板分离微生物纯培养的技术简便易行，100 多年来一直是各种菌种分离的最常用手段。

（一）划线法

用接种环以无菌操作蘸取少许待分离的材料，在无菌平板表面进行平行划线、扇形划线或其他形式的连续划线，微生物细胞数量将随着划线次数的增加而减少，并逐步分散开来。如果划线适宜的话，微生物能一一分散，经培养后，可在平板表面得到单菌落。

制作斜面与平板

（二）涂布平板法

由于将含菌材料先加到还较烫的培养基中再倒平板易造成某些热敏感菌的死亡，而且采用稀释倒平板法也会使一些严格好氧菌因被固定在琼脂中间缺乏氧气而影响其生长，因此，在微生物学研究中更常用的纯种分离方法是涂布平板法。其做法是先将已熔化的培养基倒入无菌培养皿，制成无菌平板，冷却凝固后，将一定量的某一稀释度的样品悬液滴加在平板表面，再用无菌玻璃涂棒将菌液均匀分散至整个平板表面，经培养后挑取单个菌落。

（三）稀释平板法

先将待分离的材料用无菌水做一系列的稀释（如 1∶10、1∶100、1∶1000……），然后分别取不同稀释液少许，与已熔化并冷却至 50℃左右的琼脂培养基混合，摇匀后，倾入灭过菌的培养皿（平板）中，待琼脂凝固后，制成可能含菌的琼脂平板，保温培养一定时间即可出现菌落。如果稀释得当，在平板表面或琼脂培养基中就可出现分散的单个菌落，这个菌落可能就是由一个细菌细胞繁殖形成的。随后挑取该单个菌落或重复以上操作数次，便可得到纯培养物。

（四）选择培养基分离法

没有一种培养基或一种培养条件能够满足自然界中一切生物生长的要求，在一定程度上所有的培养基都是选择性的。在一种培养基上接种多种微生物，只有能生长的才生长，其他的被抑制。如果某种微生物的生长需要是已知的，也可以设计一套特定环境使之特别适合这种微生物的生长，因而能够从自然界混杂的微生物群体中把这种微生物选择培养出来，即使在混杂的微生物群体中这种微生物可能只占少数。这种通过选择培养进行微生物纯培养分离的技术称为选择培养分离，是十分重要的，特别是对于从自然界中分离、寻找有用的微生物时。在自然界中，除了极特殊的情况外，在大多数场合下微生物群落是由多种微生物组成的。因此，要从中分离出所需的特定微生物是十分困难的，尤其当某一种微生物所存在的数量与其他微生物相比非常少时，单独采用一般的平板稀释方法几乎是不可能分离到该种微生物的。例如，若某处的土壤中的微生物数量在 10^8 时，必须稀释

到 10^6 才有可能在平板上分离到单菌落，而如果所需的微生物的数量仅为 10^2 ~ 10^3，显然不可能在一般通用的平板上得到该微生物的单菌落。要分离这种微生物，必须根据该微生物的特点，包括营养、生理、生长条件等，采用选择培养分离的方法。或抑制使大多数微生物不能生长，或造成有利于该菌生长的环境，经过一定时间培养后使该菌在群落中的数量上升，再通过平板稀释等方法对它进行纯培养分离。

三、微生物菌种的保藏

（一）菌种的衰退与复壮

1. 菌种衰退

（1）菌种衰退的定义与表现　菌种在培养或保藏过程中，由于自发突变的存在，出现某些原有优良生产性状的劣化、遗传标记的丢失等现象，称为菌种衰退。菌种衰退不是突然发生的，而是从量变到质变的逐步演变过程。菌种衰退的具体表现：①菌落和细胞形态改变；②生长速度缓慢，产孢子越来越少；③代谢产物生产能力下降，即出现负突变；④致病菌对宿主侵染能力下降，如白僵菌对宿主致病能力的降低等；⑤对外界不良条件（包括低温、高温或噬菌体侵染等）抵抗能力的下降等。菌种衰退不是突然发生的，而是从量变到质变的逐步演变过程。开始时，在群体细胞中仅有个别细胞发生自发突变（一般均为负变），不会使群体菌株性能发生改变。经过连续传代，群体中的负变个体达到一定数量，发展成为优势群体，从而使整个群体表现为严重的衰退。

（2）菌种衰退产生原因　经分析发现，导致这一现象的原因有以下几方面：

①有关基因发生负突变：菌种衰退的主要原因是有关基因的负突变。如果控制产量的基因发生负突变，则表现为产量下降；如果控制孢子生成的基因发生负突变，则产生孢子的能力下降。菌种在移种传代过程中会发生自发突变。虽然自发突变的概率很低（一般为 10^{-9} ~ 10^{-6}），尤其是对于某一特定基因来说，突变频率更低。但是由于微生物具有极高的代谢繁殖能力，随着传代次数增加，衰退细胞的数目就会不断增加，在数量上逐渐占优势，最终成为一株衰退了的菌株。

②表型延迟造成菌种衰退：表型延迟现象也会造成菌种衰退。如在诱变育种过程中，经常会发现某菌株初筛时产量较高，进行复筛时产量却下降了。

③质粒脱落导致菌种衰退：质粒脱落导致菌种衰退的情况在抗生素生产中较多，不少抗生素的合成是受质粒控制的。当菌株细胞由于自发突变或外界条件影响（如高温），致使控制产量的质粒脱落或者核内 DNA 和质粒复制不一致，即 DNA 复制速度超过质粒，经多次传代后，某些细胞中就不具有对产量起决定作用的质粒，这类细胞数量不断提高达到优势，则菌种表现为衰退。

④连续传代：连续传代是加速菌种衰退的一个重要原因。一方面，传代次数越多，发生自发突变（尤其是负突变）的概率越高；另一方面，传代次数越多，群体中个别的衰退型细胞数量增加并占据优势越快，致使群体表型出现衰退。

⑤不适宜的培养和保藏条件：不适宜的培养和保藏条件是加速菌种衰退的另一个重要原因。不良的培养条件如营养成分、温度、湿度、pH、通气量等，保藏条件如营养、含水量、温度、氧气等，不仅会诱发衰退型细胞的出现，还会促进衰退细胞迅速繁殖，在数量上大大超过正常细胞，造成菌种衰退。

（3）菌种衰退的防治措施

①合理的育种：选育菌种时所处理的细胞应使用单核的，避免使用多核细胞；合理选择诱变剂的种类和剂量或增加突变位点，以减少分离回复；在诱变处理后进行充分的后培养及分离纯化，以保证保藏菌种纯粹。这些可有效地防止菌种的衰退。

②选用合适的培养基：有人发现用老苜蓿根汁培养基培养“5406”抗生菌——细黄链霉菌可以防止它的衰退。在赤霉菌产生菌——藤仓赤霉的培养基中，加入糖蜜、天门冬素、谷氨酰胺、5-核苷酸或甘露醇等物质时，也有防止菌种衰退的效果。也有选取营养相对贫乏的培养基做菌种保藏培养基，如培养基中适当限制容易利用的糖源葡萄糖等的添加，因为变异多半是通过菌株的生长繁殖而产生的，当培养基营养丰富时，菌株会处于旺盛的生长状态，代谢水平较高，为变异提供了良好的条件，大大提高了菌株的衰退概率。

③创造良好的培养条件：在生产实践中，创造和发现一个适合原种生长的条件可以防止菌种衰退，如低温、干燥、缺氧等。在栖土曲霉 3.942 的培养中，有人曾用改变培养温度的措施（从 20~30℃ 提高到 33~34℃）来防止它产孢子能力的衰退。

④控制传代次数：由于微生物存在着自发突变，而突变都是在繁殖过程中发生而表现出来的。所以应尽量避免不必要的移种和传代，把必要的传代降低到最低水平，以降低自发突发的概率。菌种传代次数越多，产生突变的概率就越高，因而菌种发生衰退的机会就越多。这要求不论在实验室还是在生产实践上，必须严格控制菌种的移种传代次数，并根据菌种保藏方法的不同，确立恰当的移种传代的时间间隔。如同时采用斜面保藏和其他的保藏方式（真空冻干保藏、砂土管、液氮保藏等），以延长菌种保藏时间。

⑤利用不同类型的细胞进行移种传代：在有些微生物中，如放线菌和霉菌，由于其细胞常含有几个核甚至是异核体，因此用菌丝接种就会出现不纯和衰退，而孢子一般是单核的，用它接种时，就没有这种现象发生。有人在实践中发现构巢曲霉如用分生孢子传代就容易衰退，而改用子囊孢子移种传代则不易衰退；还有人采用灭过菌的棉团轻巧地蘸取“5406”孢子进行斜面移种，由于避免了菌丝的接入，因而达到了防止衰退的效果。

⑥采用有效的菌种保藏方法：用于工业生产的一些微生物菌种，其主要性状都属于数量性状，而这类性状恰是最容易衰退的。因此，有必要研究和制定出更有效的菌种保藏方法以防止菌种衰退。

2. 菌种的复壮

菌种复壮是使衰退的菌种恢复原来的优良性状。狭义的复壮是指在菌种已发生衰退的情况下，通过纯种分离和生产性能测定等方法，从衰退的群体中找出未衰退的个体，以达到恢复该菌原有典型性状的措施；广义的复壮是指在菌种的生产性能未衰退前就有意识的经常、进行纯种的分离和生产性能测定工作，以期菌种的生产性能逐步提高。实际上是利用自发突变（正变）不断地从生产中选种。菌种复壮的具体措施有：

（1）纯种分离　通过纯种分离，可把仍保持原有典型优良性状的单细胞分离出来，经扩大培养恢复原菌株的典型优良性状，若能进行性能测定则更好。还可用显微镜操纵器将生长良好的单细胞或单孢子分离出来，经培养恢复原菌株性状。常用的分离纯化的方法可归纳成两类：一类较粗放，只能达到“菌落纯”的水平，即从种的水平来说是纯的。另一类是较精细的单细胞或单孢子分离方法。它可以达到“细胞纯”即“菌株纯”的水平。后一类方法应用较广，种类很多，既有简单的利用培养皿或凹玻片等用作分离室的方法，也有利用复杂的显微操作器的纯种分离方法。对于不长孢子的丝状菌，则可用无菌小刀切取菌落边缘的菌丝尖端进行分离移植，也可用无菌毛细管截取菌丝尖端单细胞进行纯种分离。

（2）通过寄主体内生长进行复壮　主要是对一些寄生性的菌株，可以将衰退的菌株接种到相应的宿主体内，提高其寄生性能及其他性能。如经过长期人工培养的苏云金芽孢杆菌，会发生毒力减退、杀虫率降低等现象，这时可将衰退的菌株感染菜青虫的幼虫（相当于一种选择性培养基），然后从病死的虫体内重新分离典型产毒菌种。如此反复多次，就可提高菌株的杀虫效率。

（3）淘汰已衰退的个体　可采用比较激烈的理化条件（如药物、低温、高温等）进行处理，以杀死生命力较差的已衰退个体，从而留下群体中生长健壮的个体。如对“5406”抗生菌的分生孢子进行-30～10℃的低温处理5～7d，使80%死亡，在抗低温个体中可找到健壮的个体。

（二）菌种的保藏

菌种保藏是保持微生物菌株的生活力和遗传性状的技术。目的在于把从自然界分离到的野生型，或经人工选育得到的变异型纯种，使其存活、不丢失、不污染杂菌、不发生或少发生变异，保持菌种原有的各种特征和生理活性。日常工作中，常选用4℃冰箱进行短时间的菌种保藏。常用的菌种保藏方法有传代培养保藏法、液体石蜡覆盖保藏法、载体保藏法、寄主保藏法、甘油管保存法、冷冻干燥保藏法等。

1. 菌种保藏的目的与原理

（1）菌种保藏的目的　微生物在使用和传代过程中容易发生污染、变异甚至死亡，因而常常造成菌种的衰退，并有可能使优良菌种丢失。菌种保藏的重要意义就在于尽可能保持其原有性状和活力的稳定，确保菌种不死亡、不变异、不被污染，保持菌株优良性状不衰退，保持优良菌株存活，以达到便于研究、交换和使用等诸方面的需要。

（2）菌种保藏的原理　菌种保藏基本原理是使微生物的生命活动处于半永久性的休眠状态，也就是使微生物的新陈代谢作用限制在最低范围内，达到延长生命、减少变异的目的。菌种保藏方法虽多，但都是根据干燥、低温和隔绝空气这三个因素而设计的。例如低温主要对菌种产生两方面的影响，首先是较低的温度可以减缓机体细胞的酶活性，降低新陈代谢，达到保藏菌种的目的；其次是低温同时会导致菌体诱发菌丝自溶机制，如果降温过程失误，同样会造成机体的机械损伤和溶质损伤。

2. 菌种保藏的方法

（1）传代培养保藏法　包括斜面培养、穿刺培养、疱肉培养基培养等，培养后于4~6℃冰箱内保藏。其中斜面培养法是将菌种接种在适宜的固体斜面培养基上，待菌充分生长后，棉塞部分用油纸包扎好，移至2~8℃的冰箱中保藏。保藏时间依微生物的种类而有不同，霉菌、放线菌及有芽孢的细菌保藏2~4个月，移种一次。酵母菌两个月，细菌最好每月移种一次。

此法为实验室和工厂菌种室常用的保藏法，优点是操作简单，使用方便，不需特殊设备，能随时检查所保藏的菌株是否死亡、变异与污染杂菌等。缺点是容易变异，因为培养基的物理、化学特性不是严格恒定的，屡次传代会使微生物的代谢改变，而影响微生物的性状，污染杂菌的机会也较多。

（2）液体石蜡覆盖保藏法　液体石蜡覆盖保藏法是传代培养的变相方法，能够适当延长保藏时间，它是在斜面培养物和穿刺培养物上面覆盖灭菌的液体石蜡，一方面可防止因培养基水分蒸发而引起菌种死亡，另一方面可阻止氧气进入，以减弱代谢作用。

本方法的原理是在长好的斜面菌上覆盖灭菌的液体石蜡，达到菌体与空气隔绝，使菌处于生长和代谢停止状态，同时石蜡油还防止水分蒸发，在低温下达到较长期的保藏菌种的目的。霉菌、放线菌、芽孢细菌可保藏2年以上不死，酵母菌可保藏1~2年，一般无芽孢细菌也可保藏1年左右，甚至用一般方法很难保藏的脑膜炎球菌，在37℃温箱内，也可保藏3个月之久。此法的优点是制作简单，不需特殊设备，且不需经常移种。缺点是保藏时必须直立放置，所占位置较大，同时也不便携带。从液体石蜡下面取培养物移种后，接种环在火焰上灼烧时，培养物容易与残留的液体石蜡一起飞溅，应特别注意。

（3）载体保藏法　载体保藏法是将微生物吸附在适当的载体，如土壤、沙子、硅胶、滤纸上，而后进行干燥的保藏法，其中砂土保藏法和滤纸保藏法应用相当广泛。细菌、酵母菌、丝状真菌均可用此法保藏，前两者可保藏2年左右，有些丝状真菌甚至可保藏14～17年之久。此法较液氮、冷冻干燥法简便，不需要特殊设备。

（4）寄主保藏法　寄主保藏法用于尚不能在人工培养基上生长的微生物，如病毒、立克次体、螺旋体等，它们必须在生活的动物、昆虫、鸡胚内感染并传代，此法相当于一般微生物的传代培养保藏法。病毒等微生物也可用其他方法如液氮保藏法与冷冻干燥保藏法进行保藏。

（5）甘油管冷冻保藏法　甘油管冷冻保藏法是利用微生物在甘油中生长和代谢受到抑制的原理达到保藏目的。其方法是将80%的甘油高压蒸汽灭菌待用。将培养好的斜面菌种用无菌水制成高浓度的菌悬液。取1mL灭菌甘油放入与菌液充分混匀，使甘油浓度为10%～30%，于-70℃下冻存。-20℃保存时间较短。或采用体积比为8∶2的甘油-生理盐水，加入新鲜培养的菌体肉汤，混合均匀后至-20℃冰箱保存。

该方法适用于一般细菌的保存，同时也适用于链球菌、弧菌、真菌等需特殊方法保存的菌种，适用范围广，操作简便，效果好，无变异现象发生。甘油-生理盐水保存液保存菌种优于甘油原液，其原因可能是加入生理盐水适当降低了甘油的高渗作用，且有肉汤培养物适量增加保存液的营养成分，从而更好地保护了待保存的菌株。

（6）冷冻干燥保藏法　先使微生物在极低温度（-70℃左右）下快速冷冻，然后在减压下利用升华现象除去水分（真空干燥），其中真空冷冻干燥保藏法最常见。

真空冷冻干燥保藏法是兼具低温、干燥、除氧三方面菌种保藏的主要因素，除不宜于丝状真菌的菌丝体外，对病毒、细菌、放线菌、酵母及丝状菌孢子等各类微生物都适用，不宜用此法保藏的微生物不到2%。真空冷冻干燥保藏法是在低温下快速将细胞冻结，然后在真空条件下干燥，使微生物的生长和酶活动停止。为了防止在冷冻和水分升华过程中对细胞的损害，要采用保护剂来制备细胞悬液，使菌在冻结和脱水过程中起到保护作用的溶质，通过氢键和离子键对水和细胞所产生的亲和力来稳定细胞成分的构型。即使样品中的水分在冰冻状态下，抽真空减压，使冻结的冰直接升华为水蒸气，使样品达到干燥。干燥后的微生物在真空下封装，与空气隔绝，达到长期保藏的目的。

3. 菌种保藏的影响因素及注意事项

（1）菌种保藏的影响因素

①菌种自身的质量：保藏的菌种应培养在营养丰富的最适条件下，使之进入稳定期，稍老一些的菌体对环境抵抗力强。另外，作为冷冻干燥的菌悬液细胞浓度要高不同的菌对冷冻干燥的耐受程度不同，如果保存的菌液细胞浓度不高，就

会使以后传种造成困难，保存期也会受到影响。

②保护剂种类：不同种类的保护剂对不同微生物的作用是不同的，如个别菌种在用脱脂乳作保护剂的情况下死亡率高达 99.99%，而采用葡聚糖等混合保护剂时死亡率大大减少。一般情况下，那些容易保存的菌种对保护剂的要求不很严格，而不易保存的菌种对保护剂的要求却很苛刻。因此，选择好的保护剂是冷冻干燥保存菌种的关键因素。

③干燥速度：实验表明，慢速干燥比快速干燥存活率高，如青霉菌 6h 干燥存活率为 67.3%，而 3h 为 59%。

④空气：冷冻干燥后空气对细菌细胞影响较大，可导致细胞损伤进而死亡，故在冻干后应立即在真空下融封，才有利于长期保存。

⑤温度：在干燥和真空状况下温度的影响远没有上述几项因素重要，因此可以在室温下保存，但许多微生物在 4℃ 保存的存活率要比在室温下高 1 倍。

⑥含水量：水分含量过高对菌存活不利，完全脱水也不利于保存，一般把干燥后的细胞含水量控制在 3%以下（1%~3%）。

（2）菌种保藏的注意事项　无论采用何种保藏方法，首先应该挑选典型菌种的优良纯种来进行保藏，最好保藏它们的休眠体，如分生孢子、芽孢等。其次，应根据微生物生理、生化特点，人为地创造环境条件，使微生物长期处于代谢不活泼、生长繁殖受抑制的休眠状态。这些人工造成的环境主要是干燥、低温和缺氧，另外，避光、缺乏营养、添加保护剂或酸度中和剂也能有效提高保藏效果。

项目检测

一、名词解释

1. 菌种衰退　2. 菌种复壮　3. 自然选育　4. 诱变育种　5. 菌种保藏

二、填空题

1. ________是微生物遗传的物质基础，________是遗传物质的基本功能单位。

2. 菌种选育包括________、________、________和________等。

3. 由诱变而导致微生物 DNA 的微细结构发生的变化，主要分为________、________和________三种类型。

4. 诱变剂种类很多，可分为________、________和________三大类。

5. 物理诱变剂主要有________、________和________等，其中以________应用最广。

6. 影响原生质体融合的因素________、________、________和________。

7. 基因工程育种的过程主要包括________、________、________、________和________五个步骤。

8. 菌种的分离纯化常用方法有________、________、________和________等。

9. 菌种复壮的具体措施有________、________和________。

10. 常用的菌种保藏方法有________、________、________和________等。

11. 菌种保藏的影响因素________、________、________、________、________和________等。

三、简答题

1. 简述原生质体融合的一般程序。
2. 菌种衰退的具体表现有哪些？
3. 菌种衰退的防治措施是什么？
4. 简述菌种保藏的目的和注意事项。

项目二 任务五
项目检测答案

知识拓展

微生物菌种保藏机构

菌种保藏机构可按微生物各分支学科的专业性质分为普通、工业、农业、医学、兽医、抗生素等保藏管理中心。此外，也可按微生物类群进行分类，如沙门氏菌、弧菌、根瘤菌、乳酸杆菌、放线菌、酵母菌、丝状真菌、藻类等保藏中心。

世界上约有 550 个菌种保藏机构。其中包括美国典型菌种保藏中心（简称 ATCC，马里兰）：1925 年建立，是世界上最大的、保存微生物种类和数量最多的机构，保存病毒、衣原体、细菌、放线菌、酵母菌、真菌、藻类、原生动物等约 29000 株，都是典型株；荷兰真菌菌种保藏中心（简称 CBS，得福特）：1904 年建立，保存酵母菌、丝状真菌约 8400 种、18000 株，大多是模式株；英国国家菌种保藏中心（简称 NCTC，伦敦）：保存医用和兽医用病原微生物约 2740 株；英联邦真菌研究所（简称 CMI，萨里郡）：保存真菌模式株、生理生化和有机合成等菌种 2763 种，8000 株；日本大阪发酵研究所（简称 IFO，大阪）：保存普通和工业微生物菌种约 9000 株；美国农业部北方利用研究开发部（北方地区研究室，简称 NRRL，伊利诺伊州皮契里亚）：收藏农业、工业、微生物分类学所涉及的菌种，包括细菌 5000 株，丝状真菌 1700 株、酵母菌 6000 株。

1970 年 8 月在墨西哥城举行的第 10 届国际微生物学代表大会上成立了世界菌种保藏联合会（简称 WFCC），同时确定澳大利亚昆士兰大学微生物系为世界资料中心。这个中心用电子计算机储存全世界各菌种保藏机构的有关情报和资料，1972 年出版《世界菌种保藏名录》。

中国于 1979 年成立了中国微生物菌种保藏管理委员会（简称 CGMCC，北京）。

技能拓展10 细菌 α-淀粉酶产生菌种筛选

一、任务描述

α-淀粉酶是一种液化型淀粉酶，它的产生菌芽孢杆菌广泛分布于自然界，尤其是在含有淀粉类物质的土壤等样品中。从自然界筛选菌种的具体做法大致可以分成以下四个步骤：采样、增殖培养、纯种分离和性能测定。

1. 采样

采集含菌样品前应先了解打算筛选的微生物的分布情况。一般在土壤中几乎各种微生物都可以找到。在土壤中，数量最多的是细菌，其次是放线菌，然后是霉菌和酵母菌。

2. 增殖培养

增殖培养就是在所采集的土壤等含菌样品中加入某些物质或根据该微生物对生长环境的要求创造一些有利于其生长的条件，从而使该种微生物大量繁殖，便于从中分离到这类微生物。

3. 纯种分离

通过增殖培养确立了待分离的微生物的优势数量上的地位，提高了筛选的效率，然后进行该种微生物的分离。纯种分离的方法很多，主要有平板划线分离法、稀释分离法、单孢子或单细胞分离法、菌丝尖端切割法等。

平皿划线分离法

4. 性能测定

分离得到纯种只是选种工作的第一步。所分得的纯种是否符合生产上所要求的性能，还必须进行性能测定后才能决定。性能测定的方法分初筛和复筛两种。初筛一般在培养皿上根据选择性培养基的原理进行。复筛是在初筛的基础上做比较精细的测定。一般是将微生物培养在三角瓶中做摇瓶培养，然后对培养液进行分析测定。

配制以淀粉为唯一碳源的培养基，把斜面上各个菌株逐个点种在培养基表面，经过培养后测定透明圈与菌落直径的比值大小来衡量淀粉酶活性的高低。通过测定淀粉酶的活性来筛选优良的生产菌种。

二、任务实施

（一）准备工作

1. 建立工作小组，制定工作计划，确定具体任务，任务分工到个人，并记录到工作表。

2. 收集细菌α-淀粉酶产生菌种筛选的必要信息，掌握相关知识及操作要点，与指导教师共同确定出一种最佳的工作方案。

3. 完成任务单中实际操作前的各项准备工作。

（1）材料准备　土样。

（2）试剂　碘、碘化钾、可溶性淀粉、柠檬酸、糊精、蛋白胨、牛肉膏、琼脂、麸皮、玉米面、$(NH_4)_2SO_4$、NaOH 等。

（3）仪器　小铁铲，无菌纸或袋，无菌水三角瓶（300mL 的瓶装水至 99mL，内有玻璃珠若干），无菌吸管（1mL，5mL 等），无菌水试管（每支 9mL 水），无菌培养皿。

（二）操作过程

1. 试剂配制

（1）卢戈氏碘液　碘 1g，碘化钾 2g，蒸馏水 300mL。先将碘化钾溶于少量蒸馏水中，然后加入碘使之完全溶解，再加蒸馏水至 300mL 即成。配成后贮于棕色瓶内备用，如变为浅黄色即不能使用。

（2）碘原液　2.2%，碘化钾 0.4%，加水定容。

（3）标准稀碘液　取碘原液 15mL，加碘化钾 8g，水定容 200mL。

（4）比色稀碘液　取碘原液 2mL，加碘化钾 20mg，定容至 500mL。

（5）0.2%可溶性淀粉液　称取 0.2g 可溶性淀粉，先以少许蒸馏水混合，再徐徐倾入煮沸蒸馏水中，继续煮沸 2min，冷却，加水至 100mL。

（6）磷酸氢二钠-柠檬酸缓冲液（pH6.0）　称取 $Na_2HPO_4 \cdot 12H_2O$ 11.31g，柠檬酸 2.02g，加水定容至 250mL。

（7）标准糊精液　称取 0.3g 糊精，悬浮于少量水中，再倾入 400mL 沸水中，冷却后，加水稀释至 500mL。冰箱存放。

2. 培养基配制

（1）淀粉琼脂培养基　蛋白胨 1%，牛肉膏 0.5%，NaCl 0.5%，可溶性淀粉 0.2%，琼脂 1.5%，pH7.2，加水定容。

（2）麸曲培养基　麸皮 7g，玉米面 1g，$(NH_4)_2SO_4$ 0.04g［4%$(NH_4)_2SO_4$加 1mL］，NaOH 0.08g（8%NaOH 加 1mL），水 10mL，混合均匀，装入 250~300mL 三角瓶中，0.1MPa 灭菌 30min。

注：先将可溶性淀粉加少量蒸馏水调成糊状，再加到溶化好的培养基中，调匀。

3. 分离纯化

（1）采集土样。

（2）样品稀释　在无菌纸上称取样品 1g，放入 100mL 无菌水的三角瓶中，震荡 10min。用 1mL 无菌吸管吸取 1mL 注入 9mL 无菌水试管中进行梯度稀释，得到 10^{-6}~10^{-1} 的各种稀释度的土壤溶液。

（3）分离　用稀释样品的同支吸管分别依次从 10^{-6}、10^{-5}、10^{-4} 样品稀释液中，吸取 1mL，注入无菌培养皿中，然后倒入灭菌并熔化冷却至 50℃左右的固体淀粉琼脂培养基中，小心摇动冷凝后，倒置于 30℃温箱中培养 48h。

（4）检查　培养 48h 后，取出平板，将皿中注入 1 滴卢戈氏碘液，观察菌落的透明圈，如菌落周围有无色圈，说明该菌能分解淀粉。

（5）纯化　从平板上选取淀粉水解圈直径与菌落直径之比较大的菌落，用接种环蘸取少量培养物至斜面上，并进行 2~3 次划线分离，挑取单菌落至斜面上，培养后观察菌苔生长情况并镜检验证为纯培养物。

4. 麸曲培养

纯化菌落斜面中加入 5mL 无菌水制成菌悬液，取 2mL 接种至麸曲培养基中，搅匀后 36℃培养 24h。

5. 酶活性测定

（1）制备酶液　在已成熟的麸曲三角瓶中，加水 100mL，搅匀，置 30℃水浴 30min，用滤纸过滤，滤液即细菌 α-淀粉酶液，待测。

（2）在三角瓶中加入 0.2%可溶性淀粉溶液 2mL，缓冲液 0.5mL，在 60℃水浴中 10min 平衡温度，加入 3mL 酶液，充分混匀，即刻计时，定时取出一滴反应液于比色板穴中，穴中先盛有比色稀碘液，当由紫色逐渐变为棕橙色，与标准比色管颜色相同，即为反应终点，记录时间（t），单位为 min。

（3）计算如式（2-5）：

$$淀粉酶活性单位 = \frac{(60/t) \times 2 \times 0.2 \times n}{3} \tag{2-5}$$

式中　n——酶的稀释倍数

t——反应时间，min

1g 或 1mL 酶制剂或酶液于 60℃，在 1h 内液化可溶性淀粉的克数表示淀粉酶的活性单位［g/(g · h 或 min)］。

注意：淀粉液应当天配制使用，不能久贮。测定液化时间应控制在 2~3min。

（三）结束工作

1. 填好所有操作记录单、任务单、各种评价表。
2. 检查设备仪表是否洁净完好。
3. 清理工作场地与环境卫生。
4. 进行任务总结（小组讨论与汇报、组间互评、教师点评与总结）。

三、任务探索

1. 绘制淀粉酶产生菌的菌落形态图，说明菌落特征和 α-淀粉酶能力的大小。
2. 经过一次分离的菌种是否为纯种？如何判断是否纯种？如果不纯怎么办？

技能拓展11　菌种保藏

一、任务描述

微生物具有容易变异的特性，因此，在菌种保藏过程中，必须使微生物细胞的代谢处于最不活跃或相对静止的状态，才能在一定的时间内使其不发生变异而又保持生活能力。低温、干燥和隔绝空气是使微生物代谢能力降低的重要因素，菌种保藏的众多方法都是根据这三个因素而设计的。

二、任务实施

（一）准备工作

1. 建立工作小组，制定工作计划，确定具体任务，任务分工到个人，并记录到工作表。

2. 收集菌种保藏的必要信息，掌握相关知识及操作要点，与指导教师共同确定出一种最佳的工作方案。

3. 完成任务单中实际操作前的各项准备工作。

（1）材料准备　细菌、酵母菌、放线菌和霉菌斜面菌。

（2）试剂　营养琼脂培养基（培养细菌）、麦芽汁培养基（培养酵母菌）、高氏1号培养基（培养放线菌）、马铃薯葡萄糖培养基（培养霉菌）、无菌水、液体石蜡、30%甘油、脱脂奶粉、10%HCl、干冰、95%乙醇。

（3）仪器　试管、移液管（1mL、5mL、10mL）、滴管、接种环、移液枪、吸嘴、冻存管［1.5mL小型离心管（EP管）］、安瓿管、三角烧瓶、蓝盖瓶、酒精喷灯、恒温干燥箱、冷冻真空干燥机、冰箱。

（二）操作过程

1. 液体石蜡封存法

（1）液体石蜡灭菌　在250mL三角烧瓶中装入100mL液体石蜡，塞上硅胶塞，并用牛皮纸包扎，121℃湿热灭菌30min，然后于60℃温箱中放置18~24h（或置于105~110℃烘箱中1h），以除去液体石蜡中的水分，放凉后置于4℃冰箱备用。

（2）接种培养　同斜面保藏法。

（3）加液体石蜡　用无菌滴管吸取液体石蜡以无菌操作加到已长好的菌种斜面中，加入量以高出斜面顶端约1cm为宜。

（4）保藏　将试管斜面直立放置于4℃冰箱中保藏。利用这种保藏方法，霉菌、放线菌、有芽孢细菌可保藏2年左右，酵母菌可保藏1~2年，一般无芽孢细菌也可保藏1年左右。

2. 载体保藏法

载体保藏法在实际应用中，常用的有砂土保藏法和滤纸保藏法两种。

（1）砂土保藏法

①取河沙加入10%稀盐酸，加热煮沸30min，以去除其中的有机质。

②倒去酸水，用自来水冲洗至中性。

③烘干，用40目筛子过筛，以去掉粗颗粒，备用。

④另取非耕作层的不含腐殖质的瘦黄土或红土，加自来水浸泡洗涤数次，直至中性。

⑤烘干，碾碎，通过100目筛子过筛，以去除粗颗粒。

（2）滤纸保藏法

①将滤纸剪成0.5cm×1.2cm的小条，装入0.6cm×8cm的安瓿管中，每管1~2张，塞以棉塞，0.1MPa，121℃灭菌30min。

②将需要保存的菌种，在适宜的斜面培养基上培养，使充分生长。

③取灭菌脱脂牛乳1~2mL滴加在灭菌培养皿或试管内，取数环菌苔在牛乳内混匀，制成浓悬液。

④用灭菌镊子自安瓿管取滤纸条浸入菌悬液内，使其吸饱，再放回至安瓿管中，塞上棉塞。

⑤将安瓿管放入内有五氧化二磷作吸水剂的干燥器中，用真空泵抽气至干。

⑥将棉花塞入管内，用火焰熔封，保存于低温下。

⑦需要使用菌种，复活培养时，可将安瓿管口在火焰上烧热，滴一滴冷水在烧热的部位，使玻璃破裂，再用镊子敲掉口端的玻璃，待安瓿管开启后，取出滤纸，放入液体培养基内，置温箱中培养。

3. 斜面低温保藏法

（1）贴标签　取各种无菌斜面试管数支，将注有菌株名称和接种日期的标签贴上，贴在试管斜面的正上方，距试管口2~3cm处。

（2）斜面接种　将待保藏的菌种用接种环以无菌操作法移接至相应的试管斜面上，细菌和酵母菌宜采用对数生长期的细胞，而放线菌和丝状真菌宜采用成熟的孢子。

（3）培养　细菌37℃恒温培养18~24h，酵母菌于28~30℃培养24~60h，放线菌和霉菌置于26~30℃培养2~7d。

（4）保藏　斜面长好后，可直接放入4℃冰箱保藏。保藏时间依微生物种类而不同，酵母菌、霉菌、放线菌及有芽孢的细菌可保存2~6个月，然后移种一次；而不产芽孢的细菌最好每月移种一次。

4. 超低温保藏法

（1）甘油的配制及灭菌　按体积比配制30%的甘油溶液，装于蓝盖瓶中，121℃湿热灭菌20min，冷却后放置4℃冰箱备用。

（2）接种培养　同斜面保藏法。

（3）制备菌悬液　用 10mL 无菌吸管分别吸取 5~8mL 无菌水至待保藏的菌种斜面中，用接种环轻轻搅动，制成细胞悬液或孢子悬液。

（4）加样　取无菌 EP 管，用油性笔在盖子及管身进行标记，然后用移液枪吸取 500μL 甘油溶液至 EP 管中；更换吸嘴，分别吸取 500μL 上述细胞悬液或孢子悬液于相应的 EP 管中，混匀。每个吸嘴只能吸取一种菌悬液。

（5）保藏　将装有菌悬液的 EP 管放置于-80℃冰箱保藏。也可置于-20℃冰箱保藏。

此法适用于保藏细菌、酵母菌、霉菌孢子、放线菌孢子。甘油的终浓度一般为 15%（体积分数），结冻后的细胞悬液应该是均匀的，若发现细胞沉于管底，应调整甘油浓度。

5. 冷冻干燥保藏法

（1）准备安瓿管　将安瓿管用 10%HCl 浸泡 8~10h 后用自来水冲洗多次，最后用去离子水洗 1~2 次，烘干。管口加棉塞，121℃灭菌 30min。

（2）制备脱脂牛奶　将脱脂奶粉配成 20%乳液，然后分装，121℃灭菌 15min，并做无菌试验。

（3）接种培养　同斜面保藏法。

（4）制备菌液及分装　吸取 5mL 无菌牛奶直接加入斜面菌种管中，用接种环轻轻搅动菌落，再用手振摇试管，制成均匀的细胞或孢子悬液。用无菌长滴管将菌液分装于安瓿管底部，每管装 0.2mL。

（5）预冻　将安瓿管外的棉花剪去并将棉塞向里推至离管口约 15mm 处，再通过乳胶管把安瓿管连接于总管的侧管上，总管则通过厚壁橡皮管及三通短管与真空表及干燥瓶、真空泵相连接，并将所有安瓿管浸入装有干冰和 95%乙醇的预冷槽中（此时槽内温度可达-50~-40℃），只需冷冻 1h 左右，即可使悬液冻结成固体。

（6）真空干燥　完成预冻后，升高总管使安瓿管仅底部与冰面接触（此处温度约-10℃），以保持安瓿管内的悬液仍呈固体状态。开启真空泵后，应在 5~15min 使真空度达 66.7Pa 以下，使被冻结的悬液开始升华，当真空度达到 13.3~26.7Pa 时，冻结样品逐渐被干燥成白色片状，此时使安瓿管脱离冰浴，在室温下（25~30℃）继续干燥（管内温度不超过 30℃），升温可加速样品中残余水分的蒸发。总干燥时间应根据安瓿管的数量、悬浮液装量及保护剂性质来定，一般 3~4h 即可。

（7）封口　干燥后继续抽真空达 1.33Pa 时，在安瓿管棉塞的稍下部位用酒精喷灯火焰灼烧，拉成细颈并熔封，然后置于 4℃冰箱内保藏。

（8）恢复培养　用 75%乙醇消毒安瓿管外壁后，在火焰上烧热安瓿管上部，然后将无菌水滴在烧热处，使管壁出现裂缝，放置片刻，让空气从裂缝中缓慢进入管内后，将裂口端敲断，用无菌的长颈滴管注入适量无菌生理盐水，充分溶解后吸取菌液至合适培养基中，置于最适条件下培养。

冷冻干燥保藏法综合利用了各种有利于菌种保藏的因素（低温、干燥和缺氧等），是目前最有效的菌种保藏方法之一。保存时间可长达10年以上。

操作注意事项：①从液体石蜡封藏的菌种管中挑菌后，接种环上带有石蜡油和菌，故接种环在火焰上灭菌时要先在火焰边烤干再直接灼烧，以免菌液四溅，引起污染；②在真空干燥过程中安瓿管内样品应保持冻结状态，以防止抽真空时样品产生泡沫而外溢；③熔封安瓿管时注意火焰大小要适中，封口处灼烧要均匀，若火焰过大，封口处易弯斜，冷却后易出现裂缝而造成漏气。

（三）结束工作

1. 填好所有操作记录单、任务单、各种评价表。
2. 检查设备仪表是否洁净完好。
3. 清理工作场地与环境卫生。
4. 进行任务总结（小组讨论与汇报、组间互评、教师点评与总结）。

三、任务探索

1. 讨论各种保藏方法的保藏效果和优缺点。
2. 对于纤维素酶的高产霉菌菌株应选用什么方法保存？试设计一个实验方案。

科学引领

我国最早开始系统研究青霉与曲霉分类的科学家——施有光

施有光（1905—1991）是我国最早开始系统研究青霉和曲霉分类的科学家。1933年毕业时，他对武昌地区的青霉和曲霉进行过研究，分别在《扎幌自然史学会会刊》和《岭南科学杂志》上发表了他对采自武汉地区的青霉和曲霉的研究报告。在后一篇报告中，他将自己研究过的一个曲霉菌株定名为钟氏曲霉（*Aspergillus chungii*），以纪念他的老师钟心煊。在毕业后的两年中，他一面在中学教书，一面跟随钟教授进行曲霉的分类研究。1936年在《岭南科学杂志》上发表了武昌地区曲霉属的分类研究。这些研究工作，后来都被国际著名曲霉分类学权威Charles Thoma 1945年编著的*Manual of the Aspergilli*中收录。在以食品发酵微生物学研究著名的日本，施有光在半泽教授指导下研究了中国霉豆渣中的毛霉和面筋中的霉菌，发表了两篇研究论文。同时，他在日本学习了以应用微生物学为核心专业的农艺化学，积累了有关食品和酒精及酒类酿造的知识。抗日战争时期，他的主要贡献是在四川内江酒精厂任厂长，提供给当时的国民政府资源委员会用于抗战的酒精。他在我国较早地将国外先进的发酵理论、发酵技术和工艺写进大学教材。年迈的施有光连续发表过多篇介绍国外学术动态的文章，例如1983年发表在《江苏食品与发酵》上的“微生物在工业上应用的概况”以及介绍日本工业技术院发酵研究所概况的文章，在改革开放之初，曾吸引过不少读者。年近八十，他还不顾体弱和家庭困难，坚持上班，积极主动地承担科技英语培训班的教学工作，为原轻工业研究所恢复正常的科研工作，提高科技人员的业务素质做出了贡献。

项目总结

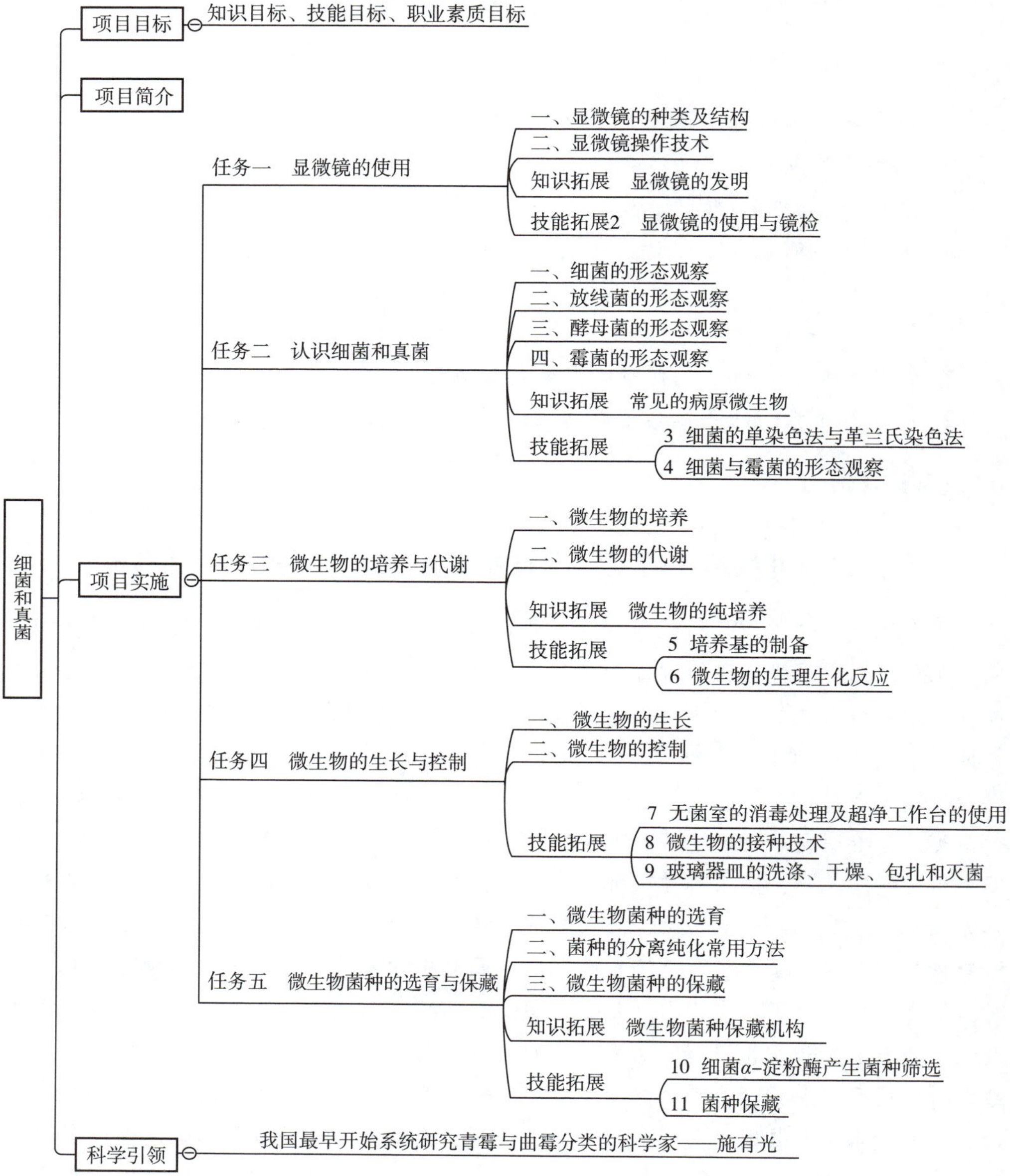

项目三

病毒

项目目标

知识目标

1. 掌握病毒的形态、特点和结构。
2. 掌握病毒的复制原理。
3. 掌握干扰素的概念。

技能目标

1. 学会病毒的动物接种。
2. 学会病毒的鸡胚培养。
3. 学会病毒的细胞培养。

职业素质目标

具备吃苦耐劳、独立思考、团结协作、勇于创新的精神和诚实守信的优良品质；培养学生具有精益求精的工匠精神、良好的职业道德和家国情怀。

项目简介

本项目的内容是病毒，项目实施介绍了病毒的基本知识和典型实验技能，科学引领让学生树立科研和工匠精神。通过学习使学生掌握病毒的结构形态特点、病毒的增殖与干扰现象、病毒的诊断与免疫防治和能引起人类疾病的常见病毒相关知识、病毒的培养等知识和技能，为今后专业课程的学习打下良好的基础。

项目实施

任务一 认识病毒

一、病毒学简史

病毒属于一种非细胞性的生物，它具有蛋白质外壳和遗传物质。而且病毒必须在活细胞内才能生活和繁殖。细菌有细胞核、细胞质、细胞器、细胞膜等，而病毒是没有的。细胞可以独立地进行繁殖，复制并不需要活细胞体。这是细菌跟病毒的本质区别。

随着人类科技水平的提高，对病毒的起源，有以下三种推测：

第一种推测：病毒是生命进化过程中原始生命物质的延续，古代海洋里存在的一些生命物质是非细胞形态，通过寄生在其他细胞内，逐渐成为我们所知道的病毒。

第二种推测：病毒是细胞失去某些结构与功能，退化而形成的。有些细胞长期寄生在其他细胞中，寄生细胞的某些结构与功能逐渐退化而消失，保留下来的部分就成为病毒。

第三种推测：病毒是细胞的退行性生命物质。在细胞的生存过程中，由于某些原因，一些物质逐渐脱离细胞独立存在，但是这部分物质没有独立繁育能力，只有重新进入细胞中才能焕发活力，于是发展为寄生状态。

据统计，即使是健康人的呼吸道内，平均也驻扎着174种病毒，其中只有10%是已发现病毒的近亲，其余90%还十分陌生。得益于这些“陌生人”，过去一个世纪生物技术在探索中迅猛发展。至今，国内外学者仍致力于探索“病毒与健康”的关系，比如病毒的致病性、结构特征等。弄清这些问题，才能做到有效预防。但可以肯定的是，面对病毒威胁，人类逐渐掌握了更多主动权。

病毒虽然有害，但病毒也成为研究生命活动的工具，更多地服务于人类健康。比如，医学界利用病毒研发出多种灭活疫苗或减毒活疫苗，刺激肌体产生抗体，如百白破制剂、甲肝灭活疫苗、流感疫苗、麻疹减毒活疫苗；利用噬菌体病毒治疗细菌性疾病，或消灭致命性抗药细菌；将病毒制成精确制导药物，特异性攻击癌细胞；基因编辑技术中也常用病毒作为载体，引入新基因片段。

近30年来，越来越多的新病毒和新病毒性疾病被发现，比如HIV病毒导致艾滋病，SARS病毒造成非典型肺炎，甲型 H_1N_1 病毒引起甲型 H_1N_1 流感。迄今，已知病毒分为DNA病毒和RNA病毒，根据生物学特征、基因型和致病性的不同，又细分为不同的科、属和亚种。

（一）烟草花叶病毒

烟草花叶病毒（tobacco mosaic virus）缩写 TMV，为 RNA 病毒，是烟草花叶病等的病原体，属于烟草花叶病毒属（tobamovirus），是目前烟草生产上分布最广、发生最为普遍的一类病害，对烟草的危害极大。烟草花叶病和番茄花叶病早已被大众熟知。叶上出现花叶症状，生长陷于不良状态，叶常呈畸形。烟草本是生长在墨西哥的一种植物。15 世纪~16 世纪，哥伦布、麦哲伦等发现“新大陆”时见到当地人有抽烟的习惯，便把烟草带回欧洲。之后，烟草很快便繁殖开了。这种病毒通常作用于植物。

（二）黄热病病毒

黄热病病毒属于黄热病科黄热病毒属的病毒，为 RNA 病毒，具有嗜内脏性及嗜神经性，在室温下容易死亡。

19 世纪时，海地还处在西班牙和法国的统治下，一场黑人独立运动正在酝酿。负责管理海地的将军与士兵们却都因为身体逐渐泛黄、头疼发热，重病身亡。法国 3 万大军被病魔缠身，消磨得只剩 3000 人，只得仓皇地逃离海地。泰勒尔经过 7 年的努力，1937 年找到了研发黄热病疫苗的方法，生产出安全无毒的黄热病疫苗——17-D 疫苗。17-D 疫苗生产超 2800 万剂，成功终结了黄热病作为主要传染病的历史。泰勒尔也凭借疫苗研制方法，摘得 1951 年的诺贝尔生理学或医学奖。切断传播途径：防蚊、灭蚊是防止本病的重点措施。

（三）天花病毒

天花是由天花病毒引起的一种烈性传染病，也是在世界范围内被人类消灭的一种传染病。感染天花病毒后的潜伏期平均约为 12d（7~17d）。感染后的初期症状包括：高烧、疲累、头疼、心跳加速及背痛。2~3d 后，会有典型的天花红疹明显地分布在脸部、手臂和腿部。在发疹的初期，还会有淡红色的块状面积伴随疹子而出现。病灶在几天之后开始化脓，直到第 2 周开始结痂。接下来的 3~4 周慢慢发展成疥癣，然后慢慢剥落。天花是感染痘病毒引起的，患者在痊愈后脸上会留有麻子，“天花”由此得名。

1820 年，英国发明了预防天花病的牛痘疫苗。天花病患者的死亡率仍高达三分之一。后来，发达国家逐步控制了这种疾病，但非洲农村仍有流行。1967 年开始，进行最后一次大规模消灭天花的活动。现在，天花病的病毒只保留在以下两个实验室中，即美国亚特兰大的疾病控制和预防中心（CDC），以及俄罗斯新西伯利亚的国家病毒学与生物技术研究中心（VECTOR），以供研究之用。1979 年 10 月 26 日联合国世界卫生组织在肯尼亚首都内罗毕宣布，全世界已经消灭了天花病，并且为此举行了庆祝仪式。世界卫生组织的检查人员对最后一批尚未宣布消灭天花病的东非四国——肯尼亚、埃塞俄比亚、索马里和吉布提进行了调查，发现这四个国家确实已经消灭了这种疾病，于是发布了这个具有历史意义的消息。1980年5月世界卫生组织宣布人类成功消灭天花。这样，天花成为最早被彻底消灭的人类传染病，天花曾夺去数亿人的生命。

（四）乙肝病毒

乙肝，又称为慢性乙型肝炎，由乙型肝炎病毒引起的传染性疾病，分为轻度、中度和重度肝炎，严重影响肝脏功能。

人们第一次发现乙肝是在1964年，科学家在澳大利亚土著中发现了乙肝病毒表面抗原；1970年观察到了完整的乙肝病毒颗粒。乙肝病毒颗粒非常微小，有的呈现出棍状，有的呈现出球状。在这些病毒颗粒的表面，长着许许多多的粒子。人体的防卫大军能够识别出这些形状各异的病毒粒子，因此，科学家制成了专门的疫苗来对抗乙肝病毒。我国是世界上患乙肝疾病人数最多的国家，为控制病情，1992年以后，我国的新生儿就要接种乙肝疫苗，使得儿童患乙肝疾病的概率大大减少。

二、病毒的大小、特点与形态

（一）病毒的大小

病毒是一类体积微小，结构简单，只含有一种类型的核酸，专性活细胞内寄生，借助于电子显微镜才能观察到的非细胞型微生物。病毒大小以nm（纳米）为单位表示。最大的病毒约为300nm，如痘病毒；最小的病毒约为20nm，如口蹄疫病毒。多数病毒的大小在100nm左右。

（二）病毒的特点

病毒与其他微生物相比，具有以下特点：

（1）个体微小。病毒可通过细菌滤器，且必须借助电子显微镜观察。

（2）结构简单病毒无细胞结构，主要成分为核酸和蛋白质，且一种病毒只含有一种核酸，即只有DNA或RNA。

（3）专性活细胞内寄生。病毒因缺乏完整的酶系统，不能独立进行新陈代谢，必须依赖宿主细胞提供原料、能量和场所，进行自身的核酸复制和蛋白质合成。

（4）增殖方式以复制方式增殖。

（5）敏感性对抗生素不敏感，对干扰素敏感。

（三）病毒的形态

病毒形态各异。动物病毒多呈球形（如腺病毒），少数为砖形（如痘病毒）、棒状（如弹状病毒）、丝状（如初分离的流感病毒）。植物病毒一般为杆状（如烟草花叶病毒），还有能侵袭细菌的病毒（噬菌体），常见病毒形态如图 3-1 所示。

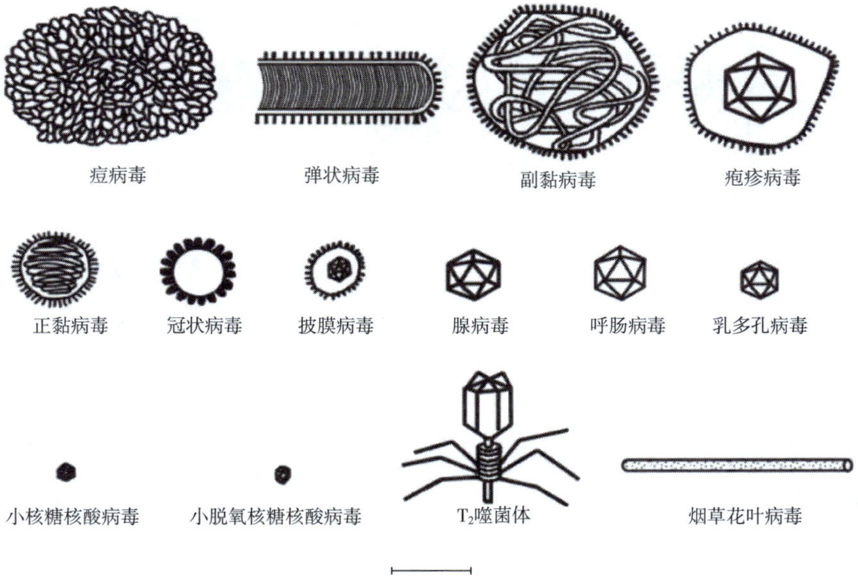

图 3-1　病毒大小与形态示意图

三、病毒的结构、化学组成及影响因素

（一）病毒的结构与化学组成

一个完整成熟的、具有感染性的病毒颗粒称为病毒体，简称病毒。病毒的基本结构包括核心与衣壳，两者构成核衣壳。有的病毒在核衣壳外还有包膜。

1. 核心

病毒的核心位于病毒体中心，由一种类型的核酸（DNA 或 RNA）构成。核酸可以是单链或双链，DNA 病毒大多是双链，RNA 病毒大多是单链，有的病毒核酸还分节段。核心的功能有：①决定病毒的遗传特征；②病毒复制增殖的模板；③部分核酸具有感染性，有的病毒除去衣壳蛋白后，裸露的核酸仍具有感染性，进入宿主细胞后能引起感染。病毒在失去其他结构时，依然具有感染性，不受衣壳蛋白和受体的限制，扩大易感范围，但感染性较完整病毒弱。

2. 衣壳

病毒的衣壳是包围在病毒核心外面的一层蛋白质，由数目众多的壳粒组成。壳粒围绕核酸以对称形式排列，形成病毒的三种对称形式（图 3-2）。①螺旋对称：病毒壳粒沿着盘旋的病毒核酸链呈螺旋形对称排列，如烟草花叶病毒；②二十面体立体对称：病毒核酸盘绕成球形，壳粒呈二十面体立体对称排列，如腺病毒；③复合对称：既有二十面体立体对称又有螺旋对称，如噬菌体。

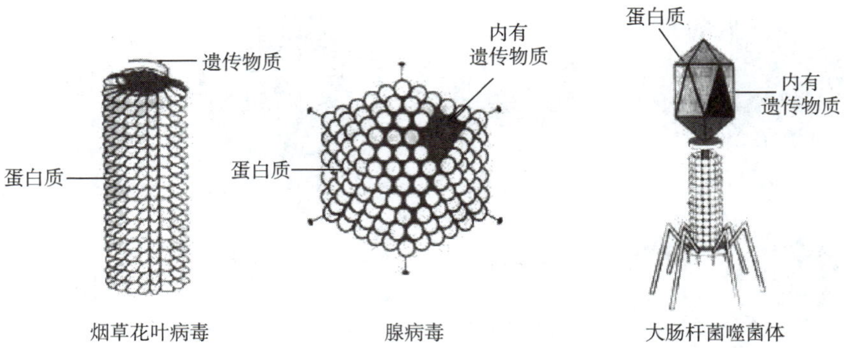

图 3-2　病毒衣壳示意图

病毒衣壳的功能：①维持病毒的形态；②保护病毒核酸免遭核酸酶降解以及紫外线、射线等理化因素的破坏；③参与感染过程，衣壳与宿主细胞表面受体结合，引起感染；④具有抗原性。

3. 包膜

某些病毒在核衣壳外面有一层包膜，由蛋白质、脂类和多糖组成。其中，蛋白质由病毒基因编码产生，脂类和多糖来自宿主细胞的细胞膜或核膜（图 3-3）。有的病毒包膜表面还有不同形状的突起物，称为刺突，大多为糖蛋白，如流感病毒的血凝素和神经氨酸酶。包膜的功能：①保护核衣壳，维护病毒结构的完整性；②具有与宿主细胞膜亲和及融合的性能；③具有抗原性。

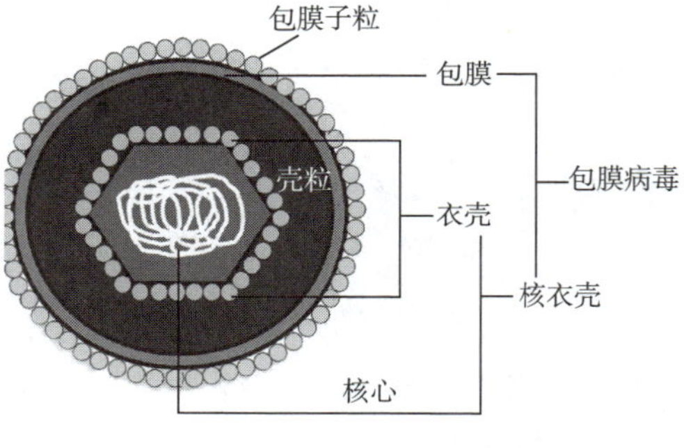

图 3-3　病毒结构模式图

（二）病毒的化学组成

1. 病毒核酸

病毒核酸为 DNA 或 RNA，借此可分为 DNA 病毒和 RNA 病毒。病毒的核酸是病毒感染、增殖、遗传和变异的物质基础。核酸具有多样性，DNA 病毒多为双链、RNA 病毒多为单链。单链 RNA 根据其是否有 mRNA 的作用而有正链与负链之分，有的病毒核酸还有节段之分。

2. 病毒蛋白

病毒蛋白约占病毒体总重量的70%，由病毒基因编码，具有病毒的特异性。病毒蛋白可分为结构蛋白和非结构蛋白，前者为构成病毒体的蛋白成分，主要分布于衣壳、包膜和基质中；后者是病毒基因编码的蛋白多肽，它不一定存在于病毒体内，也可存在于感染细胞内，如蛋白水解酶、DNA聚合酶、逆转录酶、胸腺嘧啶核苷酸酶和抑制宿主细胞生物合成的蛋白等，已广泛用作抗病毒药物的作用靶点。

3. 脂类和糖

脂类和糖存在于包膜中，主要来自宿主细胞，与包膜的功能有关。

（三）病毒的影响因素

1. 物理因素

（1）温度　大多数病毒耐冷不耐热，在0℃以下保持活性，特别是在干冰温度（-70℃）和液氮温度（-196℃）下更可长期保持其感染性。相反，大多数病毒于55~60℃几分钟至十几分钟，或者100℃几秒钟内即被灭活，但有的病毒如乙型肝炎病毒需100℃加热10min以上才能被灭活。加热能使病毒的衣壳蛋白和包膜病毒的糖蛋白刺突变性，阻止病毒吸附宿主细胞，同时也能破坏病毒复制所需的酶，但反复冻融可使病毒感染性下降甚至灭活。

（2）pH　多数病毒在pH5.0~9.0范围内稳定，而在pH5.0以下或pH9.0以上迅速灭活。但不同的病毒对pH的耐受能力不同，如肠道病毒在pH3.0~5.0时稳定，而鼻病毒在pH3.0~5.0则迅速被灭活。因此，耐酸试验可鉴别这两种病毒。

（3）射线　与紫外线电离辐射中的γ射线和X射线以及非电离辐射中的紫外线都能使病毒灭活。射线和X射线能使核苷酸链发生致死性断裂，紫外线照射可使核苷酸链形成胸腺嘧啶双聚体，抑制病毒核酸的复制。有些病毒经紫外线照射灭活后，再经可见光照射可激活酶，使病毒很快复活，故不宜用紫外线来制备灭活病毒疫苗。

（4）干燥　病毒在常温干燥环境下易灭活，但若冷冻后在真空干燥则可使病毒长期存活，故常用于保存病毒的毒种和制备冻干疫苗。

2. 化学因素

（1）脂溶剂　包膜病毒对脂溶剂敏感。乙醚、氯仿、丙酮、去氧胆酸盐等均可使有包膜病毒灭活。常用乙醚灭活实验来鉴别包膜病毒和无包膜病毒。

（2）消毒剂　病毒对各种氧化剂、卤素、醇类物质敏感。H_2O_2、漂白粉、高锰酸钾、碘和碘化物、乙醇、甲醛等均可灭活病毒。70%乙醇能灭活大多数病毒，但对乙型肝炎病毒无效。次氯酸盐、过氧乙酸等对肝炎病毒有较好的消毒效果。大多数病毒对甘油的抵抗力比细菌强，故常用50%甘油的盐水保存和运送病毒标本。

（3）抗生素　病毒对抗生素不敏感，在分离病毒时，用抗生素处理或在培养液中加入抗生素抑制样品中的杂菌，有利于病毒分离。

（4）中草药　近年来的研究表明，有些中草药如板蓝根、大青叶、柴胡、大黄等对某些病毒有抑制作用。

任务二　病毒的增殖与干扰现象

一、病毒的增殖

病毒只能在活的宿主细胞内进行增殖，增殖的方式是复制，包括吸附、侵入、脱壳、生物合成、装配与释放 5 个阶段，称为病毒的复制周期。

（一）吸附

吸附是指病毒附着于敏感细胞的表面，是感染的起始期，分为两个阶段。第一阶段是病毒与细胞通过随机碰撞和静电结合，该过程是非特异的、可逆的。第二阶段是病毒表面结构成分与细胞表面受体特异性结合，如流感病毒包膜上的血凝素与细胞表面唾液酸受体结合而导致病毒的吸附。这种结合是特异的、不可逆的。研究者可利用消除细胞表面的病毒受体，或利用与受体类似的物质来阻断病毒与受体的结合，研发抗病毒药物。

（二）侵入

侵入是指病毒颗粒或基因组进入敏感细胞的过程，有胞吞、融合和直接侵入三种方式。

1. 胞吞

病毒与细胞表面结合后，细胞膜内陷将病毒包裹其中，形成类似吞噬泡的结构，将病毒吞入。无包膜病毒多以胞饮方式进入易感细胞内。

2. 融合

有包膜病毒与宿主细胞膜融合，而将病毒的核衣壳释放至细胞质中。包膜病毒以此种方式进入细胞内。

3. 直接侵入

少数无包膜病毒在吸附时，其衣壳蛋白的成分发生改变，使病毒可以直接穿入细胞膜。

（三）脱壳

脱壳是指病毒侵入宿主细胞后，宿主细胞的酶类溶解病毒的包膜或衣壳而释放出病毒核酸的过程。多数病毒穿入细胞后，在细胞溶酶体酶的作用下，衣壳裂解释放出病毒核酸。少数病毒脱壳分为两步，先由溶酶体酶脱去外壳蛋白，再经病毒编码产生脱壳酶脱去内衣壳，病毒核酸才能释放出来。

（四）生物合成

生物合成是指病毒侵入、脱壳后释放出病毒核酸，利用宿主细胞提供的低分子物质和能量，合成大量的病毒核酸和蛋白质的过程。在此阶段，不能从细胞内检出有感染性的病毒颗粒，故称隐蔽期。病毒在细胞内合成的部位因病毒种类而异。多数 DNA 病毒在细胞核内合成 DNA，在细胞质内合成蛋白质；绝大部分 RNA 病毒的全部组成成分均在细胞质内合成。由于病毒核酸类型不同，病毒的生物合成过程可归为双链 DNA 病毒、单链 DNA 病毒、单正链 RNA 病毒、单负链 RNA 病毒、双链 RNA 病毒及逆转录病毒六类。

1. DNA 病毒

人和动物的 DNA 病毒基因组大多数为双链 DNA（dsDNA），例如疱疹病毒、腺病毒，它们在细胞核内合成 DNA，在胞质内合成病毒蛋白。只有痘病毒例外，因其本身携带 DNA 多聚酶 DNA 和蛋白质都在胞质内合成。

双链 DNA 病毒的复制一般分为早期及晚期两个阶段。早期阶段病毒先利用细胞核内依赖 DNA 的 RNA 多聚酶，转录出早期 mRNA，再在胞质内核糖体翻译成早期蛋白，这些非结构蛋白为病毒核酸的复制提供酶和条件，主要为 DNA 多聚酶、脱氧胸腺嘧啶激酶及多种调控病毒基因组转录和抑制宿主细胞代谢的酶。晚期阶段则是利用早期合成的酶，分别以正链 DNA 和负链 DNA 为模板，复制出子代 DNA。同时病毒 DNA 转录的 mRNA 可进入胞质翻译出病毒的结构蛋白，包括衣壳蛋白及其他结构蛋白。生物合成中，由病毒 DNA 编码的酶与细胞所提供的酶不同，因此已成为抗病毒药物所攻击的“靶子”。

单链 DNA 病毒种类很少。其生物合成需先合成另一条互补链，与亲代单链 DNA 先形成 DNA 双链的复制中间体，经解链后再分别进行转录与翻译来合成蛋白。

2. RNA 病毒

人与动物的 RNA 病毒大多数为单链 RNA 病毒。绝大多数 RNA 病毒的生物合成并不需要 DNA 参与，用去核的细胞进行实验，发现 RNA 病毒仍可进行生物合成，因此 RNA 病毒只需在宿主细胞质内合成子代 RNA 及病毒蛋白质。例外的是流感病毒及个别副黏病毒，它们需要有一个细胞核内的生物合成阶段。实验证明细胞核的 mRNA 对流感病毒的转录有启动作用。

（五）装配与释放

1. 装配

装配是指在病毒感染的宿主细胞内，新合成的子代病毒核酸和蛋白质衣壳组装成新的完整的病毒粒子的过程。大多 DNA 病毒在细胞核内进行装配，大多 RNA 病毒在细胞质内进行装配。

2. 释放

释放是指成熟的病毒粒子从感染细胞内转移到细胞外的过程。释放方式主要包括如下。①破胞释放：无包膜病毒一般通过裂解细胞并一次性地全部释放出子代病毒，具有杀细胞效应；②出芽释放：有包膜的病毒装配完成后，以出芽方式逐个或分批释放出子代病毒，并获得包膜和刺突，不引起宿主细胞裂解；③其他方式：有的病毒通过细胞间桥或细胞融合而在细胞间传播扩散，有的致癌病毒的核酸与宿主细胞的核酸整合在一起，然后随细胞的分裂而出现在子代细胞中（图 3-4）。

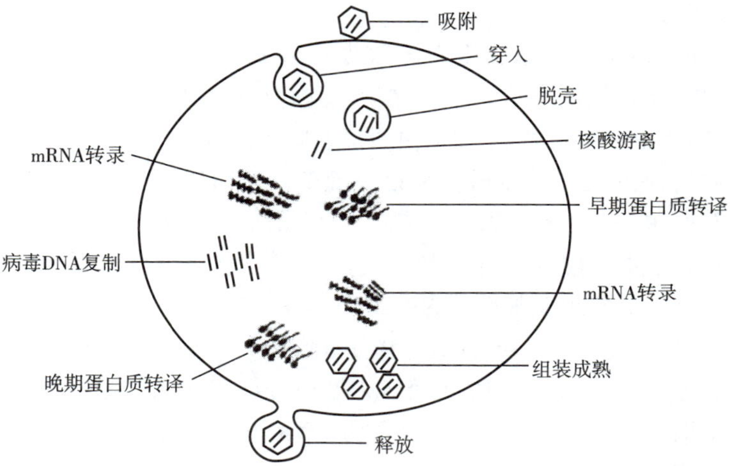

图 3-4　病毒的复制周期示意图

二、病毒的干扰现象和干扰素

（一）干扰现象

两种病毒同时或先后感染同一细胞时，可发生一种病毒抑制另一种病毒增殖的现象，称为病毒的干扰现象。干扰现象可在异种、同种、同型及同株病毒之间发生。一般是先进入的病毒干扰后进入的病毒，死病毒干扰活病毒，缺陷病毒干扰完整病毒。病毒之间的干扰现象能够阻止发病，也可以使感染终止。但在使用疫苗时，应避免干扰现象影响疫苗的免疫效果。感染的机制可能与下列因素有关：①与病毒诱导宿主细胞产生的干扰素有关，干扰素能抑制另一种病毒的增殖；②第一种病毒占据或破坏了宿主细胞的表面受体或者改变了宿主细胞的代谢途径，因而可阻止另一种病毒的吸附或穿入，如黏病毒等；③也有可能是在复制过程中产生了缺陷性干扰颗粒，能干扰同种的正常病毒在细胞内复制，如流感病毒在鸡胚尿囊液中连续传代时，缺陷性干扰颗粒逐渐增多而发生自身干扰。

干扰现象常常是先进入的病毒干扰后进入的病毒，灭活病毒干扰活病毒，缺陷病毒干扰完整病毒。病毒之间的干扰现象能阻止发病，也可使感染终止，有利于宿主恢复。如减毒活疫苗诱导产生的干扰素，能阻止毒力较强的病毒感染；毒力较弱的呼吸道病毒感染后，机体在一定时间内对呼吸道病毒不易感。干扰现象也可指导疫苗的合理使用。在接种疫苗时应注意干扰现象的发生，以免影响免疫效果。

（二）干扰素

1. 干扰素的定义

干扰素（interferon，IFN）是指机体细胞受病毒感染或在其他干扰素诱生剂的作用下，由细胞基因组控制产生的一类糖蛋白，具有抗病毒增殖等多种生物学活性。

2. 干扰素的生物学活性

（1）广谱抗病毒活性　干扰素的抗病毒作用没有特异性，一种病毒诱生的 IFN 对大多数病毒都有制作用，但有种属特异性。IFN 不是直接作用于病毒，而是与敏感细胞表面的 IFN 受体结合，触发信号传递等一系列的生化过程，激活敏感细胞内基因合成抗病毒蛋白（AVP），从而抑制病毒蛋白质的合成（图 3-5）。

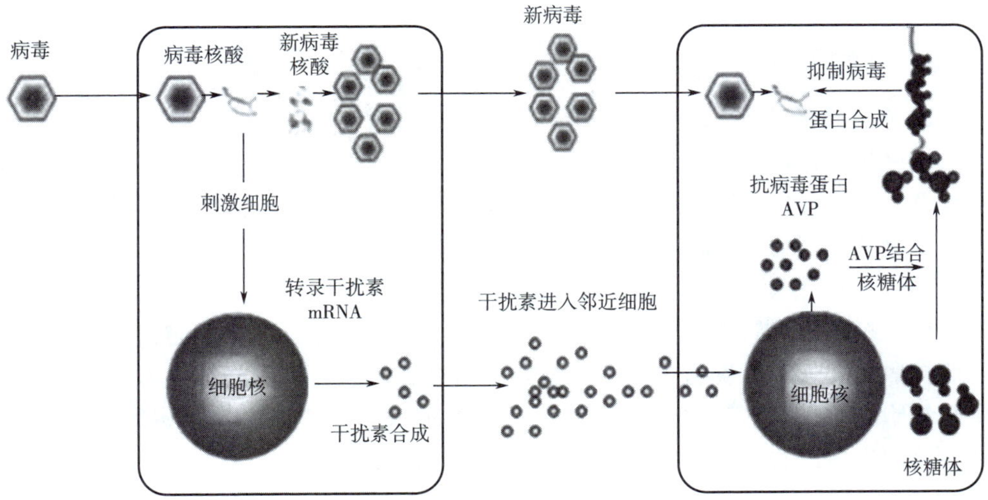

图 3-5　干扰素的诱生及抗病毒机制图

（2）抗肿瘤活性　IFN-γ 能调节癌基因的表达，抑制肿瘤细胞的分裂和生长，从而产生抗肿瘤效应。

（3）免疫调节活性　干扰素能增强 NK 细胞、巨噬细胞和 T 淋巴细胞的活力，从而起到免疫调节作用。

（三）干扰素的种类

人类干扰素有 α、β、γ 三种类型。其中，IFN-α 由白细胞产生，IFN-β 由成纤维细胞产生，它们的抗病毒作用较强，抗肿瘤作用和免疫调节作用较弱，属于Ⅰ型干扰素。IFN-γ 主要由活化的 T 淋巴细胞和 NK 细胞产生，它的抗肿瘤作用和免疫调节作用较强，抗病毒作用较弱，属于Ⅱ型干扰素。

（四）干扰素的诱生剂

干扰素的诱生剂是一种能促进干扰素的产生和释放的物质，其种类较多，主要包括：各种微生物，如病毒、细菌、立克次体、衣原体、支原体、原虫等；微生物产物，如细菌内毒素、真菌多糖等；人工合成的双链 RNA，如多肌胞苷酸；大分子物质，如多核苷酸；低分子物质，如卡那霉素；细胞丝裂原刀豆蛋白 A；中草药黄芪等。

任务三　病毒感染的诊断与免疫防治

一、病毒的感染与检查方法

（一）病毒的感染

1. 水平传播

水平传播是指病毒在人群个体之间，或受染动物与人群个体之间的传播。常见核苷酸链形成的传播途径包括黏膜表面的传播、通过皮肤传播和医源性传播。水平感染的病毒感染率高，可迅速繁殖和在体内播散。

（1）黏膜表面的传播　多种病毒可经呼吸道、消化道、泌尿生殖道等黏膜表面侵入机体。例如流感病毒侵入呼吸道后，在纤毛柱状上皮细胞内增殖，并沿细胞扩散引起呼吸道疾病。甲型肝炎病毒通过粪口途径侵入机体。首先在肠黏膜上皮细胞内增殖，然后经血流到达肝，并增殖引起肝病。还有些病毒经性接触，通过泌尿生殖道的黏膜感染引起性传播疾病。

（2）通过皮肤传播　有些病毒可通过昆虫叮咬或动物咬伤、注射或机械损伤的皮肤侵入机体而引起感染。如蚊虫叮咬可传播乙型脑炎病毒，狂犬咬伤可传播狂犬病毒等。

（3）医源性传播　有些病毒也可经注射、输血、拔牙、手术、器官移植等医源性方式引起传播，如乙型肝炎病毒、丙型肝炎病毒、人类免疫缺陷病毒等。

2. 垂直传播

垂直传播是指病毒由宿主的亲代传给子代的传播方式，主要通过胎盘或产道传播，也可通过其他方式，如产后哺乳、病毒基因经生殖细胞遗传等。目前发现通过垂直传播的病毒，包括乙型肝炎病毒、风疹病毒、巨细胞病毒及人类免疫缺陷病毒等，可引起流产、死胎、早产及先天畸形等。被传染的子代也可没有任何症状而成为病毒携带者，如乙型肝炎病毒。

（二）病毒的检查方法

1. 涂片镜检

病毒微生物体形体积微小，大多无色半透明状，将其染色后可借助显微镜观察其大小、形态、排列等。直接涂片染色镜检简便快速，能够对于形态特殊的病毒体进行直观的检查，不需要特殊的仪器和设备，在基层实验室里仍然是十分重要的微生物检测手段。

2. 组织细胞培养

组织细胞主要包括衣原体、病毒和立克次体等，由于不同的病毒体内的组织细胞种类不同，所以从中活体取出组织后需采用传代培养的方式进行活细胞的培养，进而再培养的病毒接种到组织细胞中进行培养，以尽可能地减少细胞的病变。此外，也可以在培养组织细胞的过程中，可以将病毒直接在敏感动物体内接种，再根据动物的组织器官出现的改变对病毒的特质进行检验。

3. 基因检测技术

随着我国医疗技术水平的不断提高，分子生物检测技术发展进步，其能够有效地对病毒进行鉴定，还能够改善传统检测过程中应用外部形态和生理特征进行检测的现状，能够采用特有的基因片段序列对病毒的种类进行鉴别，所以基因检测技术以其自身独到的优势被临床医学检验领域广泛应用。

（1）聚合酶链反应　聚合酶链反应（polymerase chain reaction，PCR）是一种在体外用已知寡核苷酸引物，引导未知片段中微量待测基因片段并进行扩增的技术。由于 PCR 可以对待测基因进行扩增，特别适用于感染早期的诊断，但是如果引物特异性不强，可能会造成假阳性的出现。PCR 技术在近 20 年里发展迅速，从基因扩增到基因的克隆和改造以及遗传分析，可靠性逐步提高。

（2）基因芯片技术　基因芯片技术是指通过微阵列技术将高密度 DNA 片段，通过高速机器人或原位合成方式以一定的顺序或排列方式使其附着在如膜、玻璃片等固相表面，以同位素或荧光标记的 DNA 探针，借助碱基互补杂交原理，进行大量的基因表达及监测等方面研究的技术。将基因芯片技术应用到病毒的诊断中，可明显缩短诊断时间，同时还能检验出病毒是否存在耐药性，以及对哪些药物耐药，对哪些药物敏感等，从而为临床用药提供参考。但是该项技术的制作成本较高，芯片检测的敏感性也需提高，所以该项技术仅用于实验室研究，未能在临床中得到广泛应用。

（3）核酸杂交技术　核酸杂交是微生物中具有互补序列的核苷酸单链在细胞内融合形成异质双链的过程，导致发生杂交的因素是核酸与探针发生化学反应，从而对病毒进行鉴定。目前用于对病毒进行检测的核酸杂交技术主要有核酸原位杂交和膜上印迹杂交。核酸原位杂交是指病毒细胞中的核酸与标记探针进行杂交。膜上印迹杂交是指实验人员将病毒细胞的核酸分离出，将其进行纯化后与固相支持物相结合，然后与核酸探针进行杂交。核酸杂交技术具有操作方便、快速的优点，而且适用于敏感的病毒微生物。

4. 血清学检测

采用血清学检测能够对病毒进行快速鉴定，血清学检测技术的基本原理是通过已知的病毒抗原以及抗体，对病毒进行检测。与传统的细胞分离培养相比，血清学检验的操作步骤简单，其常用的检测方法包括乳胶凝集实验和酶联免疫测试技术等。酶联免疫测试技术的应用能够大幅度提高血清学检测的敏感性和特殊性，不仅能够对检测样本中的抗原进行检测，还能够检测抗体成分。

5. 免疫学检测

免疫学检测又被称为免疫磁珠分离技术，该技术能够将病原体中的致病菌和非致病菌分离开，其基本原理为：利用磁珠微球将特定病原体的单一抗原或者多种抗原集合在一起，通过抗原体反应和外部磁场的作用，将致病菌从病原体中分离出来，目前我国已经研制出了多种具有针对性的免疫磁珠，例如采用免疫磁珠分离技术，有针对性地从病原体中分离出李斯特氏菌、大肠埃希氏菌和白色念珠菌等致病菌。

二、病毒感染的免疫防治原则

病毒感染的特异性预防是应用适应性免疫的原理，以病毒抗原刺激机体，或给予抗病毒特异性免疫产物（如抗体、细胞因子等），使机体主动产生或被动获得抗病毒的特异性免疫，从而达到预防和治疗病毒感染性疾病的目的。由于病毒性疾病的治疗缺乏特效药，所以免疫预防是防治病毒感染的主要措施。

1. 人工主动免疫常用生物制品

（1）灭活疫苗　通过理化方法将具有毒力的病毒灭活后制成灭活疫苗，这种疫苗失去了感染性但保留了免疫原性，常用的有狂犬病疫苗、甲型肝炎疫苗、流感疫苗等。

（2）减毒活疫苗　通过毒力变异或人工选择培养将毒株变为减毒株或无毒株，常用的有脊髓灰质炎疫苗、麻疹疫苗、腮腺炎疫苗、风疹疫苗、乙型脑炎疫苗等。

（3）亚单位疫苗　亚单位疫苗是指用病毒保护性抗原如病毒包膜或衣壳的蛋

白亚单位制成的不含有核酸但能诱导机体产生免疫应答的疫苗。如流感病毒血凝素 18 个氨基酸肽、Ⅰ型脊髓灰质炎病毒 VP1 结构蛋白、乙肝表面抗原（HBsAg）及狂犬病病毒刺突糖蛋白等。

（4）基因工程疫苗　基因工程疫苗是指采用 DNA 重组技术，提取编码病毒保护性抗原基因，将其插入载体，并导入细菌、酵母菌或哺乳动物细胞中表达纯化后制成的疫苗。如目前已广泛使用的重组乙肝疫苗（rHBsAg）。

（5）核酸疫苗　目前研究较多的是 DNA 疫苗，是把编码病毒抗原有效免疫原的基因克隆到真核质粒表达载体上，然后将重组的质粒 DNA 直接注射到宿主体内，使外源基因在活体内表达，产生抗原刺激机体产生免疫反应。目前已被应用于多种病毒疫苗的研究。

2. 人工被动免疫常用生物制品

（1）免疫球蛋白　主要是从正常人血浆中提取的血清丙种球蛋白，可用于对某些病毒性疾病（如麻疹、甲型肝炎等）的紧急预防。此外，还有专门针对某一种特定病毒的高效价特异性免疫球蛋白，如抗狂犬病的免疫球蛋白。

（2）细胞免疫制剂　目前临床上用于治疗的细胞因子包括干扰素（IFN-α、IFN-β、IFN-γ）、白细胞介素（IL-2、IL-6、IL-12）、肿瘤坏死因子（TNF）、集落刺激因子（SCP）等，主要用于某些病毒性疾病和肿瘤的治疗。

任务四　引起人类疾病的常见病毒

在人类文明的发展进程中，不断地遭受传染病的困扰。最可怕的是病毒引发的传染病，因为病毒个体小，结构简单，变化快，传播速度快。比如常见的天花病毒、鼠疫病毒，还有疟疾病毒和流感病毒等，都属于引起人类疾病的常见病毒。

一、呼吸道病毒

流行性感冒病毒简称流感病毒，是引起流行性感冒（简称流感）的病原体。流感病毒分甲、乙、丙三型。其中，甲型流感病毒特别容易发生变异，曾多次引起流感世界性大流行，造成数十亿人发病，数千万人死亡。

（一）生物学特性

流感病毒一般呈球形，直径 80~120nm（图 3-6）。但新分离株常呈现丝状，有时可长达 2~4μm。流感病毒的核衣壳呈现螺旋对称，有包膜（图 3-7）。病毒核酸为分节段的单负链 RNA。其中，甲型和乙型流感病毒的 RNA 分为 8 个节段，丙型流感病毒的 RNA 为 7 个节段，这一结构特点使流感病毒在复制过程中易发生基因重组，导致新毒株的出现。

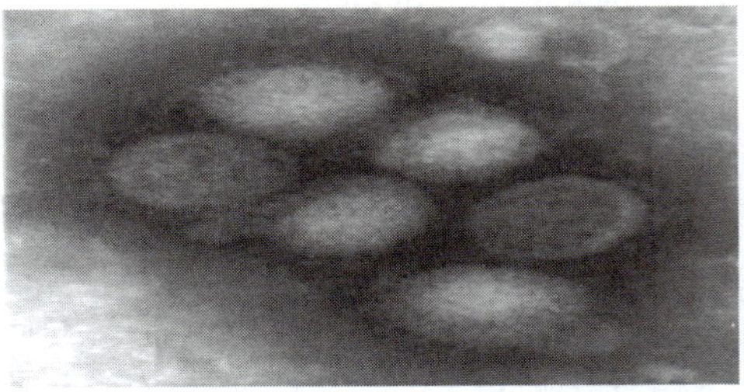

图 3-6　流感病毒形态图

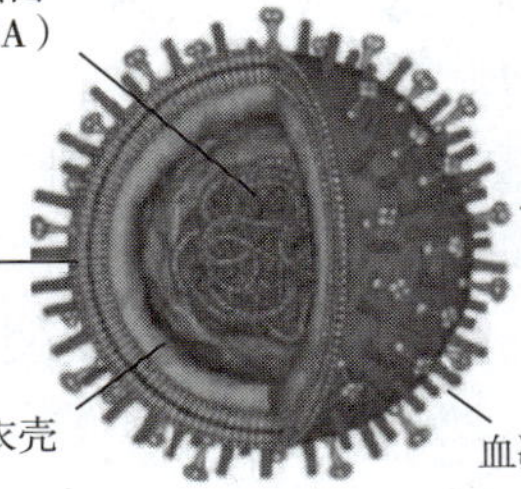

图 3-7　流感病毒结构模式图

病毒包膜表面镶嵌有两种糖蛋白刺突。一种呈柱状，称为血凝素（HA），与病毒吸附和侵入宿主细胞有关；另一种呈蘑菇状，称为神经氨酸酶（NA），有利于成熟病毒的释放与扩散。HA 与 NA 的抗原性极不稳定，以 HA 尤为突出，极易发生变异。

（二）致病性与免疫性

流感病毒经飞沫传播，侵入呼吸道柱状纤毛上皮细胞，引起细胞变性、坏死脱落。潜伏期 1~3d，急性期鼻分泌物排毒量高，传染性强。表现为畏寒、发热、头痛、肌痛乏力、厌食等全身症状和鼻塞、流涕、咽痛、咳嗽等呼吸道症状，整个病程 5~7d。流感病毒感染后，临床症状轻重不一，严重者可导致肺炎，但约有 50%的感染者无明显症状。流感病毒感染痊愈后，机体可获得对同型流感病毒的免疫力。抗 HA 抗体为中和抗体，在抗感染中发挥主要作用。

（三）预防措施

流感流行期间，应尽量减少人群聚集，公共场所的空间可用 1∶10 乳酸熏蒸，进行空气消毒。接种与当前流行株抗原型相同的流感病毒疫苗是最有效的方法。

二、肠道病毒

肠道病毒是经肠道感染和传播，并在肠道复制增殖引起肠道内或肠道外感染的病毒，主要包括脊髓灰质炎病毒、柯萨奇病毒、埃可病毒、新型肠道病毒；急性胃肠炎病毒经消化道感染后，主要引起急性肠道内感染性疾病，包括轮状病毒、杯状病毒、星状病毒和肠道腺病毒。

肠道病毒具有以下共同特征：①病毒体呈球形，无包膜，直径 17~28nm，呈二十面体立体对称；②基因组为单股正链 RNA，病毒 RNA 为感染性核酸，进入细胞后，可直接起 mRNA 的作用；③在灵长类上皮样细胞中生长最好，病毒在胞质内复制，迅速引起细胞病变，致细胞变圆、坏死、脱落；④肠道病毒耐酸（pH3~5），耐乙醚，对高温、干燥和紫外线等敏感，但在粪便和污水中可存活数月；⑤主要经粪口途径传播，隐性感染多见。虽然在肠道内增殖，却可引起多种肠道外感染性疾病；⑥流行季节主要在夏秋季，一般呈散发流行或地区性暴发流行。

（一）脊髓灰质炎病毒

脊髓灰质炎病毒是引起脊髓灰质炎的病原体。病毒可侵犯中枢神经系统，损害脊髓前角运动神经元，导致肢体弛缓性麻痹，多见于儿童，故又名小儿麻痹症。

1. 生物学特性

脊髓灰质炎病毒呈球形，直径28nm，核衣壳呈二十面体立体对称，无包膜（图3-8）。基因组为单股正链非分节段RNA。对理化因素的抵抗力较强，在污水和粪便中可存活数月；在胃肠道能耐受胃酸、胆汁和蛋白酶的作用；对热、干燥较为敏感，55℃条件下可迅速破坏病毒。

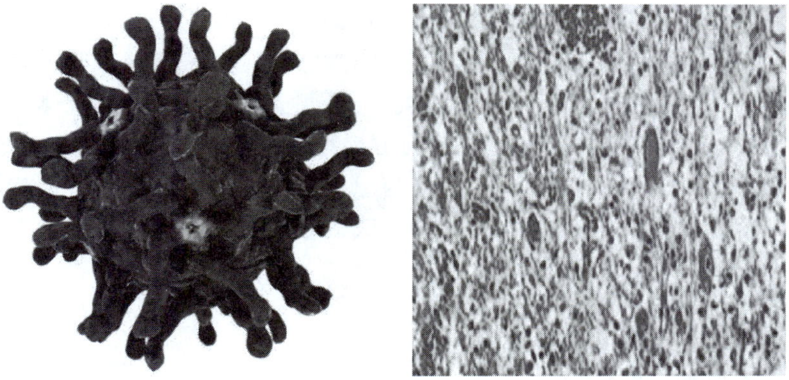

（1）脊髓灰质炎病毒结构图　　（2）脊髓灰质炎病毒电镜结构图

图3-8　脊髓灰质炎病毒

2. 致病性与免疫性

脊髓灰质炎病毒的传染源是患者或无症状带毒者，主要通过粪-口途径传播。夏秋季是主要流行季，1~5岁儿童易感，病毒侵入机体后，先在咽部、肠道下段上皮细胞、肠系膜淋巴结内增殖，此时若免疫力较强，则感染局限，不出现症状或表现为轻微上呼吸道感染、腹部不适和腹泻等，呈隐性感染；少数人感染后，局部淋巴结增殖的病毒释放入血液形成第一次病毒血症，引起发热、头痛、恶心等全身症状；当病毒扩散至带有受体的靶组织，在淋巴结、肝、脾的单核吞噬细胞内再次增殖释放入血液时，可引起第二次病毒血症，此时若免疫系统能阻止病毒，则病程终止；极少数感染者因免疫功能低下，病毒侵入中枢神经系统，如脊髓前角运动神经元、脑干和脑膜组织等，引起杀细胞效应，损伤运动神经元导致肌肉瘫痪。疾病的结局与病毒毒力、数量以及机体免疫力强弱有密切关系。至少

90%的感染者表现为隐性感染；约5%产生顿挫感染，患者仅有发热、头痛、乏力、咽痛和呕吐等非特异性症状，并迅速恢复；1%~2%的患者，病毒侵入中枢神经系统和脑膜，产生非麻痹型脊髓灰质炎或无菌性脑膜炎，患者不仅有上述非特异性症状，还有颈背强直、肌痉挛等症状；仅有0.1%~2.0%的患者产生最严重的结局，包括暂时性肢体麻痹、永久性弛缓性肢体麻痹；极少数患者发展为延髓麻痹，最终因呼吸和循环衰竭而死亡。

人体被脊髓灰质炎病毒感染后可获得针对同型病毒的牢固免疫力，主要以中和抗体为主，免疫球蛋白A在喉咽部和肠道黏膜局部发挥阻断病毒吸附作用，血清中和抗体可阻断病毒侵犯中枢神经系统。6个月以内的婴儿可通过胎盘获得母体IgG，故患病概率较小。

3. 预防措施

对易感人群进行疫苗接种是预防脊髓灰质炎最有效的措施。常用疫苗有脊髓灰质炎灭活疫苗（inactivated polio vaccine，IPV，salk vaccine）和脊髓灰质炎减毒活疫苗（live oral polio vaccine，OPV，sabin vaccine）两种，这两种疫苗都是三价混合疫苗，免疫后可获得针对三个血清型病毒的免疫力。脊髓灰质炎减毒活疫苗为口服制剂，其免疫过程类似自然感染，既可刺激机体产生血清抗体，有效预防麻痹型脊髓灰质炎的发生，又可刺激肠道局部产生SIgA，阻止野毒株在肠道的增殖和在人群的流行。对未接种疫苗又与患儿密切接触的易感儿童可注射丙种球蛋白进行人工被动免疫，预防疾病的发生或减轻症状。

（二）轮状病毒

轮状病毒属于呼肠病毒科，是引起人类、哺乳动物和鸟类腹泻的主要病原体。轮状病毒分为A~G 7个组，其中A组轮状病毒是引起婴幼儿重度腹泻最常见的病原体；B组轮状病毒主要引起成人腹泻，致死率低。

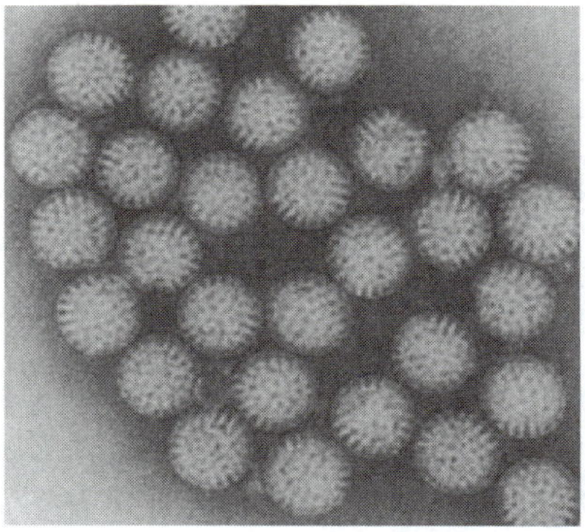

图3-9　轮状病毒结构图

1. 生物学特性

病毒呈球形，直径60~80nm，衣壳为二十面体立体对称，具双层衣壳，内衣壳呈放射状排列，犹如车轮状（图3-9）。病毒基因组为双链RNA，其抵抗力较强，耐酸碱，室温下相对稳定，在粪便中可存活数日或数周，但55℃ 30min即可灭活。

2. 致病性与免疫性

轮状病毒呈世界性分布，传染源为患者和无症状带毒者，主要经粪-口途径传播，以A组最为常见，6个月~2岁儿童易感，是导致婴幼儿死亡的主要原因之一。该病多在秋冬季流行，也被称为"秋季腹泻"。潜伏期为24~48h，起病急，表现为大量水样腹泻、发热、腹痛、呕吐等。严重者可因脱水、酸中毒而导致死亡。

3. 防控措施

防控措施主要是控制传染源，切断传播途径。

（三）其他肠道感染病毒（柯萨奇病毒与埃可病毒）

柯萨奇病毒（图3-10）和埃可病毒（图3-11）的结构、生物学性状、致病性、免疫性与脊髓灰质炎病毒相似。柯萨奇病毒分为A、B两组，A组引起肌肉松弛型麻痹，B组引起痉挛性麻痹。柯萨奇病毒和埃可病毒型别多样，其识别的受体在组织和细胞中分布广泛，包括心、肺胰、黏膜、皮肤和其他系统，因而可引起多种疾病。主要通过粪-口途径传播。但也可能通过呼吸道和眼黏膜传播。其致病的显著特点是不同型别病毒可引起同一种疾病，同一型别病毒也可引起不同疾病。

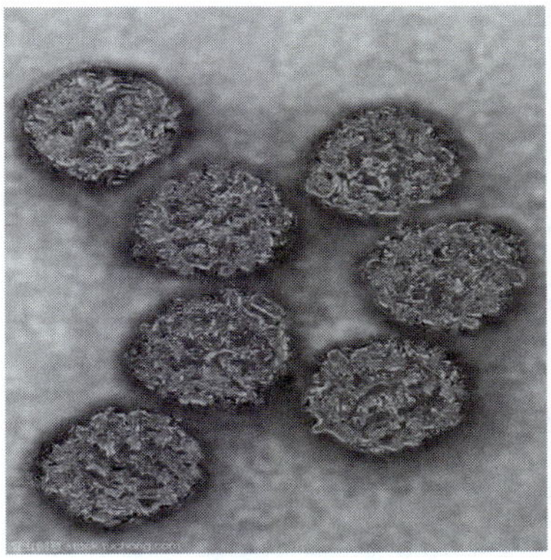

（1）柯萨奇病毒结构图

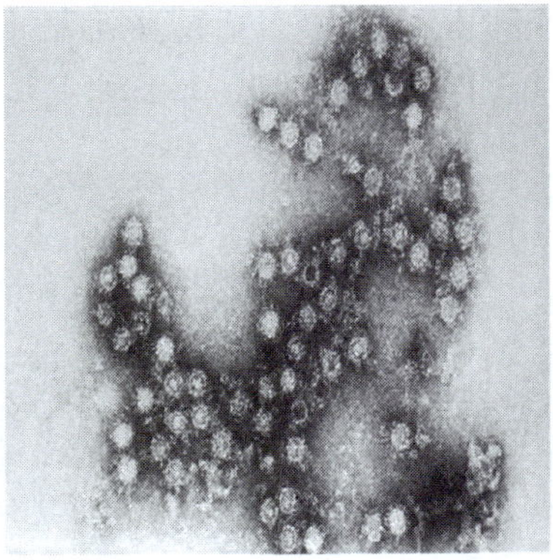

（2）柯萨奇病毒电镜结构图

图3-10　柯萨奇病毒

疱疹性咽峡炎主要由柯萨奇A组病毒某些血清型所致，典型的症状是软腭悬雍垂周围出现水疱性溃疡。手足口病主要由柯萨奇病毒A_{16}和新型肠道病毒71型（EV_{71}）引起。其特点是手、足、臀部皮疹或疱疹伴口腔黏膜溃疡。流行性胸痛由柯萨奇B组病毒引起，症状多为突发性发热和单侧胸痛。心肌炎和心包炎主要由柯萨奇B组病毒引起，在婴儿期可致暴发流行，引起新生儿病毒性心

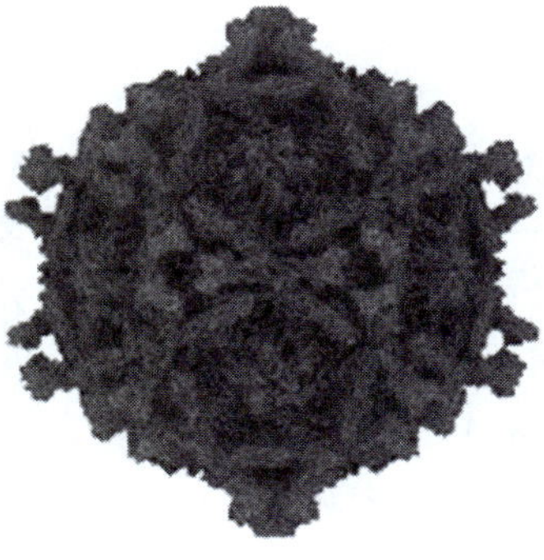

图3-11　埃可病毒

肌炎，死亡率高。在成人和儿童中散发流行。急性（出血性）结膜炎主要包括由柯萨奇病毒 A_{24} 引起的急性结膜炎和新型肠道病毒 70 型所致的急性出血性结膜炎。此外，肠道病毒感染与病毒感染后疲劳综合征及糖尿病可能有相关性。

三、肝炎病毒

肝炎病毒是指以侵害肝脏为主引起病毒性肝炎的一组病原体，包括甲型肝炎病毒（HAV）、乙型肝炎病毒（HBV）、丙型肝炎病毒（HCV）、丁型肝炎病毒（HDV）及戊型肝炎病毒（HEV）等。其中，HAV 和 HEV 经消化道传播，只引起急性肝炎，易治愈，很少转为慢性；HBV、HCV 和 HDV 经血液传播，HBV 与 HCV 引起急性肝炎，预后差，部分病人可转为慢性肝炎，并可能发展至肝硬化或肝癌；HDV 是一种缺陷病毒，需依赖 HBV 的辅助方可复制成熟。我国是肝炎高流行区，病毒性肝炎发病数位居法定管理传染病的第一位，其中乙型肝炎病毒携带率约为 10%。以乙型肝炎病毒为例进行介绍。

1. 生物学特性

电镜下，HBV 感染者血清中可见不同形态的病毒颗粒，分别是大球形颗粒、小球形颗粒和管形颗粒（图 3-12）。

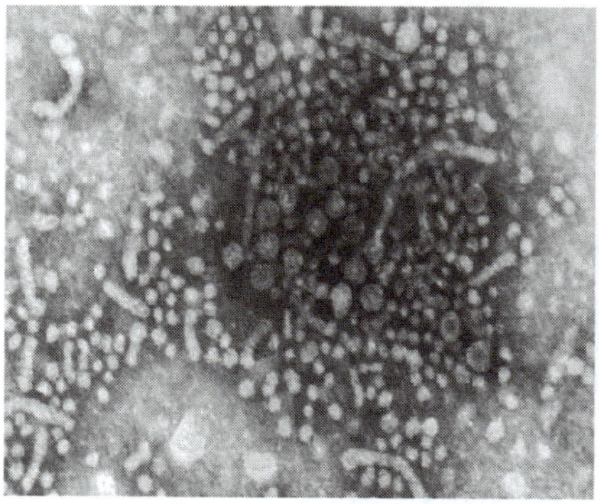

（1）HBV电镜照片

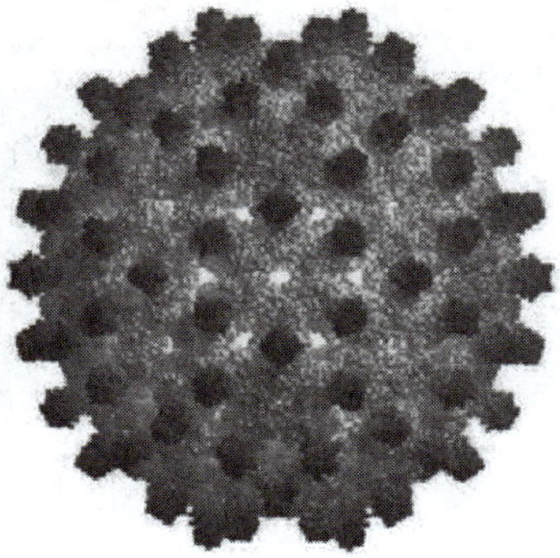

（2）HBV结构图

图 3-12　乙型肝炎病毒（HBV）

（1）大球形颗粒　它又称 Dane 颗粒，直径为 42nm，是具有感染性的 HBV 完整颗粒，含双层外衣壳相当于一般病毒的包膜，其上含有 HBV 的表面抗原（HBsAg）。内衣壳相当于病毒的核衣壳 20 面体立体对称，衣壳蛋白是 HBV 核心抗原（HBcAg）。在酶或去垢剂作用后，可暴露核（HBeAg）。HBV 大球形颗粒的核心含有病毒的 DNA 和 DNA 多聚酶。

（2）小球形颗粒　直径为 22nm，成分为 HBsAg。小球形颗粒是由 HBV 感染肝细胞时产生的过剩的病毒衣壳装配而成，为一种中空颗粒，不含病毒 DNA，因此无感染性，大量存在于感染者血液中。

（3）管形颗粒　长100~500nm，直径22nm，成分与小球形颗粒相同，也存在于感染者血液中。这种颗粒是由小球形颗粒“串联而成”。

2. 致病性与免疫性

乙型肝炎病毒的传染源主要是乙型肝炎患者或无症状HBV携带者，主要传播途径有：①血液、血制品传播（如输血、注射、手术、共用剃须刀等）；②母-婴垂直传播；③性传播与密切接触传播，故HBV感染呈明显的家庭聚集性。

研究发现，HBV感染与原发性肝癌有密切的关系，其依据是：①初生时即感染土拨鼠肝炎病毒（WHV）的土拨鼠，经3年饲养后100%发生肝癌，而未感染WHV的土拨鼠无一发生肝癌；②人群流行病学研究显示，90%以上原发性肝细胞癌患者感染过HBV，HBsAg携带者相较于无HBV感染者，其发生原发性肝细胞癌的危险性高217倍。

3. 预防措施

接种乙肝疫苗是最有效的预防乙型肝炎病毒的方法，可用于非HBV携带者和新生儿。含高效价抗HBs的人血清免疫球蛋白（HBIg）可用于紧急预防。

四、人类免疫缺陷病毒

人类免疫缺陷病毒（HIV）是获得性免疫缺陷综合征（AIDS）即艾滋病的病原体。自1981年美国报道首例艾滋病以来，艾滋病在全球蔓延，已导致数千万人死亡。数据显示，2019年，全球HIV感染者3800万，新增感染者170万（儿童占9%），死于艾滋病者69万。截至2020年10月，我国报告的现存艾滋病感染者104.5万，性传播比例超95%。由于缺乏有效的防治方法，艾滋病已成为全球严重威胁人类健康的最严重的病毒传染病之一。

1. 生物学特性

HIV颗粒呈球形，直径100~120nm，有包膜（图3-13）。HIV是含有逆转录酶和整合酶的RNA病毒，核心是两条单正链RNA构成的双体结构。衣壳有两层，内层衣壳蛋白为p24，外层衣壳蛋白为p17（内膜蛋白），包膜上镶嵌有gp120和gp41两种病毒特异性糖蛋白。gp120构成包膜表面的刺突，能与淋巴细胞表面的CD4分子结合，与HIV吸附、侵入及致病有关。gp41为跨膜蛋白，介导病毒包膜与宿主细胞膜的融合。核衣壳蛋白p7在HIV生活周期的多个步骤中发挥重要的核酸分子伴侣作用，有助于HIV的增殖。

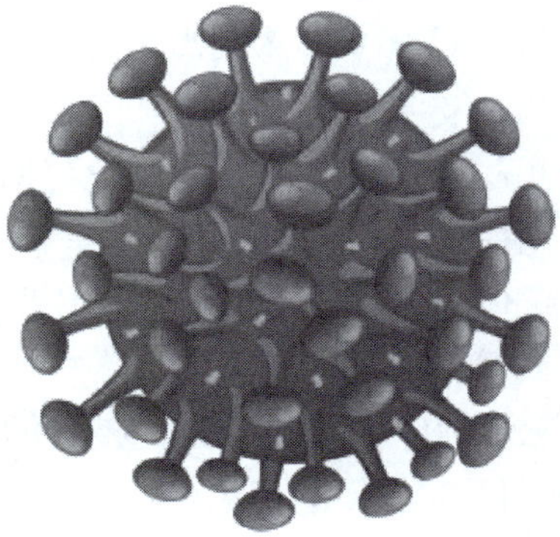

图3-13　HIV结构示意图

2. 致病性与免疫性

艾滋病的传染源是 HIV 感染者和 AIDS 患者。HIV 主要存在于血液、精液、前列腺液、阴道分泌物、乳汁、唾液、脑脊液、脊髓及中枢神经组织。其主要通过三种方式传播。①性传播：包括异性、同性间的性行为，是 HIV 传播的主要途径。②血液传播：通过输血、血液制品、器官或骨髓移植、注射等方式传播，其中，静脉吸毒共用未经消毒的注射器和针头是目前 HIV 血液传播的主要方式。③母婴传播：通过胎盘、产道或哺乳等方式传播，其中，胎儿经胎盘从母体获得感染者最多。HIV 主要感染 $CD4^+T$ 细胞和单核-巨噬细胞，引起机体免疫系统进行性损伤。特别是受感染的 $CD4^+T$ 细胞被溶解破坏，T 细胞数量进行性减少和功能丧失，导致免疫功能缺陷。

艾滋病的潜伏期长，可达 5~10 年。典型的病程演变分为四期。①急性感染期：HIV 感染后 1~3 周，感染者表现出流感样症状。②无症状潜伏期：此期一般为 5~15 年。③艾滋病相关综合征：出现低烧、盗汗、全身倦怠、体重下降、慢性腹泻及全身持续性淋巴结肿大等，症状逐渐加重。④免疫缺陷期：患者血中检出高水平的 HIV，$CD4^+T$ 细胞明显下降，引起严重的免疫缺陷，合并各种条件致病菌、寄生虫及其他病毒感染，或并发恶性肿瘤（如 Kaposi 肉瘤）。HIV 感染者病程进展的个体差异很大。约 10%的感染者在感染后 2~3 年就可发展为艾滋病；约 80%的感染者在感染后 3~10 年逐渐显现疾病恶化的征象；约 10%的感染者在感染十几年后也不发病，这类感染者被称为长期感染不进展者。

HIV 感染可使机体产生体液免疫和细胞免疫，但都不能清除体内的病毒。同时，HIV 表面糖蛋白的变异和前病毒的整合状态，使其极易逃脱机体的免疫作用。所以，HIV 一旦感染，多为终身携带病毒。

3. 防控措施

目前对 HIV 的感染尚无有效疫苗和治愈药物。主要防控措施如下。

（1）健康教育和行为干预　主要包括：①普遍开展预防艾滋病的宣传教育，普及预防知识；②建立健全监视网络，对高危人群实行监测，严格管理艾滋病患者及 HIV 感染者；③提倡安全性生活；④对献血、献器官、献精液者，必须做 HIV 抗体检测；⑤禁止共用注射器、牙刷和剃须刀等；⑥HIV 抗体阳性妇女应避免怀孕或避免用母乳喂养婴儿等。

（2）HIV 疫苗　艾滋病疫苗的研发充满挑战和坎坷，疫苗的研究虽有一定的进展，但其临床应用还需时日。

五、狂犬病毒

狂犬病病毒是狂犬病的病原体，属于弹状病毒科狂犬病毒属的一种嗜神经性病毒，可以引起家犬、猫和多种野生动物的自然感染，并可通过动物咬伤或密切接触等形式在动物间或动物与人类之间传播而引起狂犬病。狂犬病以恐水、畏光、吞咽困难、狂躁等临床表现为特征，是我国目前死亡率最高的传染病，且至今尚无有效的治疗方法。因此，预防狂犬病的发生尤其重要。

1. 生物学特性

狂犬病病毒外形呈子弹状，一端钝圆，一端扁平，大小约 75nm×180nm。核酸是单股负链 RNA，核衣壳为螺旋对称型有包膜，包膜上有糖蛋白刺突。狂犬病病毒宿主范围广泛，可感染多种野生动物、家畜和宠物（如犬、猫）在易感动物中枢神经细胞（大脑海马回锥体细胞）中增殖，可在胞质中形成一个或多个圆形或椭圆形、直径 20~30nm 的嗜酸性包涵体，称为内氏小体，对诊断狂犬病具有重要意义。狂犬病病毒只有一种血清型，毒力可发生变异。从自然感染动物体内分离的病毒株称为野毒株或街毒株，致病性强。

狂犬病病毒对热、日光、紫外线、干燥抵抗力较弱，加热 50℃ 1h、60℃ 5min 即被灭活，也易被强酸、强碱、碘、甲醛、乙酸、肥皂水及离子型和非离子型去污剂灭活。于 4℃ 可保存 1 周，室温下可保持活性 1~2 周。

2. 致病性与免疫性

狂犬病是人畜共患性疾病，主要在家畜和野生动物中传播。人类狂犬病主要由被患病动物咬伤所致，也可通过与病畜密切接触经破损皮肤、黏膜而感染。

人被咬伤后，病毒通过伤口进入体内，先在肌纤维细胞中增殖，沿着传入感觉神经纤维上行至脊髓后角，然后散布至脊髓和脑各部位增殖发生损害。在发病前数日，病毒从脑内和脊髓沿传出神经进入唾液腺内增殖，不断随唾液排出。狂犬病的潜伏期常为 1~2 个月，短者 5~10d，长者可达 1 年至数年。潜伏期的长短取决于咬伤部位与头部距离远近，伤口的深浅、大小，有无衣服阻挡以及侵入病毒的数量。

发病早期有不安、发热、头痛等表现，其病毒侵入部位可出现刺痛或虫爬蚁走的异常感，2~4d 后出现神经兴奋性增强的表现，如脉速、出汗、流涎、瞳孔放大，饮水或听到流水声均可引起严重的咽喉肌痉挛，故名“恐水症”。患者最终因麻痹、昏迷、呼吸及循环衰竭而死亡，病程为 5~7d，死亡率几近 100%。

狂犬病病毒进入机体后刺激免疫系统产生抗体，该抗体对人体具有一定保护作用，但对于已进入神经细胞内的病毒难以发挥有效杀伤作用。

3. 微生物学检查

人被犬或其他动物咬伤后，首先应检查动物是否患狂犬病。一般不宜将动物立即处死，应将其隔离观察。若经过 7~10d 不发病，一般可认为该动物未患狂犬病或咬人时唾液尚无狂犬病病毒。若观察期间动物发病，即可将其杀死，取脑海马回部位组织切片，寻找内氏小体，或用免疫荧光法检查病毒抗原。

4. 防治原则

（1）伤口的处理　人被疑似狂犬病动物咬伤时，伤口局部要及时、彻底处理，可立即用 20%肥皂水、0. 1%新洁尔灭或清水反复冲洗伤口，再用碘酒及 70%乙醇涂擦。

（2）特异性预防　预防狂犬病发生最重要的措施就是及时接种狂犬病疫苗。常用狂犬病灭活疫苗进行暴露后预防注射，分别于第 0、3、7、14 和 28 天进行肌内注射。若伤口严重，应联合使用高效价抗狂犬病病毒血清（人狂犬病免疫球蛋白或抗狂犬病马血清）在伤口周围与底部浸润注射及肌内注射，必要时可联合使用干扰素，并在疫苗全程注射后加强接种 2~3 次。

六、人乳头瘤病毒

人乳头瘤病毒（human papilloma virus，HPV）能引起人类皮肤、黏膜多种良性乳头状瘤或疣，某些型别感染具有潜在的致癌性。

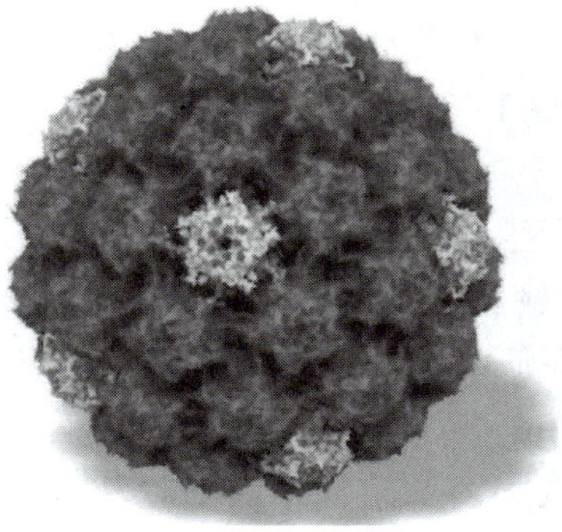

图 3-14　HPV 结构示意图

1. 生物学特性

HPV 病毒呈球形，直径为 45～55nm，衣壳呈二十面体立体对称，无包膜（图 3-14），基因组为 7.9kb 双股环状 DNA。HPV 具有宿主和组织特异性，仅感染人的皮肤和黏膜上皮细胞。在易感细胞核内增殖，形成核内嗜酸性包涵体。

2. 致病性与免疫性

人类是 HPV 唯一自然宿主，传播途径为直接接触，也可通过共用毛巾、游泳、洗澡等间接途径传播。生殖器感染主要通过性行为传播，新生儿在通过产道时可受到感染。病毒侵入人体后，停留于感染部位皮肤和黏膜中，不发生病毒血症。

不同类型 HPV 侵犯的部位和所致疾病也有所不同。①皮肤疣：包括寻常疣和跖疣，病毒仅停留在皮肤与黏膜中，主要引起手足角化上皮细胞感染，出现寻常疣，多见于少年和青春期；扁平疣好发于青少年的面部、手背和前臂。②尖锐湿疣：主要由感染泌尿生殖道引起，也称生殖器疣，属于性传播疾病。女性感染部位主要是阴道、阴唇和宫颈，男性多见于外生殖器和肛门周围。该病传染性强，但少有癌变。③宫颈癌：主要与多型高危性 HPV 有关，病毒感染引起宫颈、外阴、阴茎等生殖器上皮内瘤变，长期可发展成恶性肿瘤，最常见的是子宫颈癌。近年研究资料证明 HPV 还与喉癌、口腔癌的发生有关。

3. 防控措施

诊断主要依靠临床特征。目前尚无特异预防方法，切断传播途径是有效的防控措施。

七、 SARS 病毒、中东呼吸综合征病毒

（一） SARS 冠状病毒

2002 年 11 月至 2003 年 6 月，在 20 多个国家和地区爆发的严重急性呼吸综合征（severe acute respiratory syndrome，SARS）是一种急性呼吸道传染病，又称传染性非典型肺炎。2003 年 4 月，WHO 宣布 SARS 的病原因子是冠状病毒的一个新变种，并将其命名为 SARS 冠状病毒（SARS CoV）。

1. 生物学特性

病毒呈球形或多形态性，直径 60~220nm，有包膜，包膜上有排列如花冠状的刺突。核衣壳呈螺旋对称，核心为单正链 RNA，编码 20 多种蛋白，主要的结构蛋白包括核衣壳蛋白（N）、基质蛋白（M）和刺突蛋白（S）等（图 3-15）。核衣壳蛋白（N）与病毒 RNA 相结合，对病毒的复制起重要作用。刺突蛋白 S 参与病毒吸附，在病毒膜与宿主细胞膜的接触处形成一个小的刺孔，将病毒的遗传物质注入宿主细胞。刺突蛋白 S 还可以通过抑制宿主免疫系统的反应来帮助病毒感染。跨膜蛋白 M 在稳定病毒结构、包膜的形成和病毒的出芽释放中起重要作用。少数病毒表面还有血凝素糖蛋白（HE 蛋白），可能与病毒导致的病理改变有关。

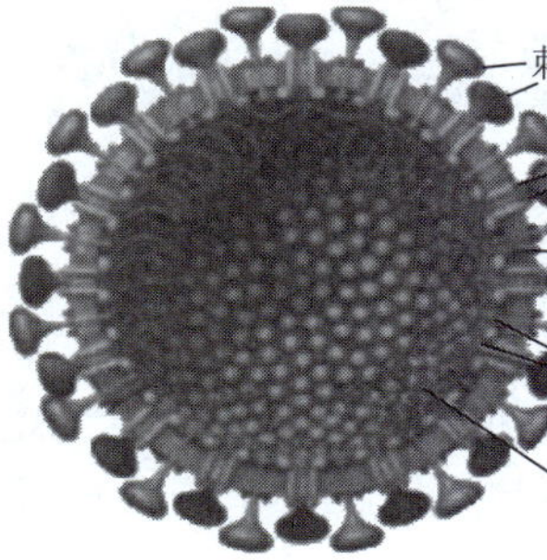

图 3-15　SARS 冠状病毒结构示意图

2. 致病性与免疫性

SARS 的传染源主要是患者，以近距离的飞沫传播为主，冬季和早春发病率高。病毒也可通过接触患者呼吸道分泌物经口、鼻、眼传播。潜伏期一般为 4~5d，以发热为首发症状，继而出现干咳、胸闷气短、呼吸困难等症状，胸部 X 线片出现明显的病理变化，双侧（或单侧）出现阴影。严重者出现急性呼吸窘迫和进行性呼吸衰竭、DIC、休克等，平均死亡率约为 10%。感染后，SARS 冠状病毒会刺激机体产生体液免疫和细胞免疫，具有一定保护作用。

3. 防控措施

防控措施主要是隔离病人、切断传播途径和提高机体免疫力。灭活疫苗已研制成功，可用于预防。

（二） 中东呼吸综合征病毒

1. 生物学特性

中东呼吸综合征病毒属于冠状病毒科 β 类冠状病毒的 2c 亚群，是一种具有包

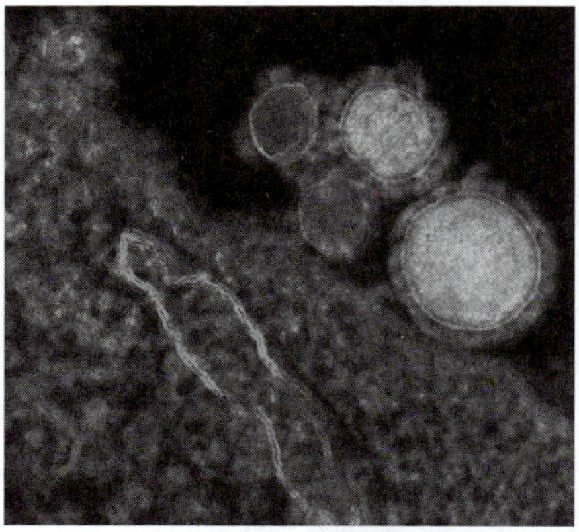

图 3-16　中东呼吸综合征病毒结构图

膜、基因组为线性非节段单股正链的RNA病毒。病毒粒子呈球形，直径为120~160nm（图3-16）。基因组全长约30kb。病毒受体为二肽基肽酶4（dipeptidyl peptidase 4，DPP4，也称为CD26），该受体与ACE2类似，主要分布于人深部呼吸道组织，可以部分解释MERS临床症状严重性。

2. 致病性与免疫性

中东呼吸综合征冠状病毒的传染源和传播途径尚不完全明确。接触骆驼等动物传染源而感染的可能性大。可以发生有限的人传人，但病毒发生大规模暴发流行的可能性不大。

临床表现是发热伴寒战、咳嗽、气短、肌肉酸痛。腹泻、恶心呕吐、腹痛等胃肠道表现也较为常见。影像学均发现异常。通常表现为单侧弥漫性病变或双侧异常，可出现如支气管充气征、空洞形成、磨玻璃影、结节影，甚至胸腔积液等。

3. 预防措施

应注意个人卫生和手卫生，尽量避免密切接触有呼吸道感染症状的人员，避免接触动物及其排泄物，用一次性纸巾和洗手，减少与当地人接触，咳嗽讲究礼节，咳嗽和打喷嚏时，捂鼻捂嘴。

项目检测

一、名词解释

1. 病毒　2. 干扰素　3. 病毒的干扰现象　4. 病毒的装配　5. 病毒的释放

二、填空题

1. 病毒的结构包括________、________、________。
2. 病毒的化学组成有________、________、________。
3. 病毒的增殖过程包括________、________、________、________、________。
4. 人类干扰素有________、________、________。
5. 病毒的感染方式________、________。

三、简答题

1. 简述影响病毒的因素。
2. 简述病毒的特点。
3. 简述干扰素的生物学活性。
4. 简述预防乙肝病毒感染的方法。

项目三
项目检测答案

知识拓展

噬菌体简介

噬菌体是感染细菌、真菌、藻类 、放线菌或螺旋体等微生物的病毒的总称，因部分能引起宿主菌的裂解，故称为噬菌体。20 世纪初在葡萄球菌和志贺菌中首先发现。作为病毒的一种，噬菌体具有病毒的一些特性：个体微小；不具有完整的细胞结构；只含有单一核酸。可视为一种“捕食”细菌的生物。噬菌体基因组含有许多个基因，但所有已知的噬菌体都是细菌细胞中利用细菌的核糖体、蛋白质合成时所需的各种因子、各种氨基酸和能量产生系统来实现其自身的生长和增殖。一旦离开了宿主细胞，噬菌体既不能生长，也不能复制。

噬菌体是病毒的一种，其特别之处是专以细菌为宿主，常见的噬菌体是以大肠杆菌为寄主的 T_2 噬菌体。跟别的病毒一样，噬菌体只是一团由蛋白质外壳包裹的遗传物质，大部分噬菌体还长有“尾巴”，用来将遗传物质注入宿主体内。噬菌体是一种普遍存在的生物体，而且经常都伴随着细菌。通常在一些充满细菌群落的地方，如泥土、动物的内脏里，都可以找到噬菌体的踪影。世上蕴含最丰富噬菌体的地方就是海水。

噬菌体的体积小，其形态有蝌蚪形、微球形和细杆形，以蝌蚪形多见。噬菌体是由核酸和蛋白质构成。蛋白质起着保护核酸的作用，并决定噬菌体的外形和表面特征。其核酸只有一种类型，即 DNA 或 RNA，双链或单链，环状或线状。

技能拓展12 病毒的动物接种

一、任务描述

病毒缺乏完整的细胞结构，而且又无核糖体等细胞器，所以不能在任何无生命的体内生长繁殖。动物接种法是最原始的病毒分离培养方法。常用的动物有小鼠、大鼠、豚鼠、家兔和猴子等，常用接种途径有脑内、皮下皮内、腹腔、鼻腔、静脉及小鼠经口、家兔角膜注射等。根据实验研究的目的和病毒种类的不同，选择敏感动物及适宜接种途径。主要有小白鼠脑内接种法、小白鼠鼻内接种法、小白鼠尾静脉接种法。

二、任务实施

（一）准备工作

1. 建立工作小组，制定工作计划，确定具体任务，任务分工到个人，并记录到工作表。

2. 掌握相关知识及操作要点，与指导教师共同确定出一种最佳的工作方案。

3. 完成任务单中实际操作前的各项准备工作。

（1）病毒及动物　1 型单纯疱疹病毒（2×10^{-2}PFU/mL）、雌性小鼠（16~18g）。

（2）试剂　2.5%碘酊、75%乙醇、3%~5%苦味酸溶液、0.5%品红溶液、消毒液、小鼠饲养笼及水瓶若干、小鼠饲料等。

（3）器材　0.2mL/1mL 无菌注射器、无菌解剖剪刀、镊子、5mL 离心管、标本冻存盒、毒缸、污物缸、小鼠固定器、无菌玻璃毛细吸管、吸头、固定针、解剖蜡盘、低速离心机、无菌棉棒、吸头固定针、标签、标记笔、Ⅱ级生物安全柜、高压蒸汽灭菌锅等。

（二）操作过程

1. 接种方法

（1）内接种法　用右手抓取小鼠尾巴，借小鼠向前爬行顺势用左手拇指和食指捏住其双耳及颈部皮肤，手心朝下将小鼠下颌俯卧固定于台面，消毒皮肤。在无菌条件下注射吸取单纯疱疹病毒液，手持注射器，避开小鼠颅骨中线，选取耳和眼连线的中点垂直进针，待注射针进入颅骨，注射病毒悬液 0.02mL。

（2）尾静脉接种法　用右手抓取小鼠尾巴，借小鼠向前爬行之机顺势将其困在可暴露小鼠尾部的固定器中，75%乙醇棉球反复擦拭小鼠尾巴使血管扩张，左手指和食指捏住鼠尾两侧，使静脉充盈。注射时以针头与尾部平行的角度进针，初始少量缓慢，接种病毒悬液 0.2mL。

（3）皮下接种法　消毒注射部位后，用左手拇指及食指将小鼠背部或前肢腋下的皮肤轻轻捏起，刺入注射器针头，固定后接种病毒，每只小鼠注射病毒 0.5mL。如果实验目的是制备抗病毒血清，则可间隔一定时间重复接种 2~3 次。

（4）腹腔内接种法　抓取并固定动物，消毒皮肤，在小鼠左或右下腹部将针头刺入皮下，沿皮下略向前推进，再使针头与皮肤成 45°进入腹腔，若回抽无肠液、尿液，则接种病毒悬液 0.5mL。

（5）肌肉接种法　将小鼠放于笼上，拉住后肢，这时肌肉成伸展状态，在小鼠后肢肌肉部位，斜 30°~45°进针，小鼠一侧接种量不超过 0.1mL。

2. 感染动物的解剖观察

动物感染病毒后可出现生理特征的异常，出现局部及全身病理反应，观察动物感染病毒后的一般情况。根据实验的目的，采集相应的标本或组织。

(1) 动物一般状况观察　每日观察感染实验组和对照组动物的进食、活动情况、动物的毛外观、体重及相关感染症状和体征，记录观察结果。

(2) 动物标本的采集

①血清的采集

a. 眼眶后静脉丛采血。左手拇指及食指抓住小鼠两耳之间的皮肤，轻轻压迫颈部两侧，使眼球充分外突。取血管在眼角与眼球之间向眼底方向刺入，旋转切开静脉丛，血液即流入取血管中。小鼠一次可采血 0.2~0.3mL，短期内可重复采血。

b. 摘眼球采血。采血时，用左手固定动物，压迫眼球，尽量使眼球突出，右手用镊子或止血钳迅速摘除眼球，迅速采集流出的血液。采集的血液置无菌离心管中，在室温或4℃下血清析出，必要时经低温离心，10000r/min 离心 3min，分离血清，-20℃或-80℃保存备用。

②组织的采集

a. 脑组织解剖。左手抓取小鼠尾巴，右手将小鼠脱臼处死。在Ⅱ级生物安全柜内将小鼠俯卧固定在解剖台上，消毒，用无菌解剖器械依次切开小鼠皮肤、打开颅骨。观察脑组织的外观有无异常。

离心机的使用

b. 脑组织的处理。取脑组织，用甲醛固定后切片，进行组织病理学观察和免疫组织化学染色。或者取脑组织，放入标本冻存盒中，-80℃保存。可进一步做单层细胞接种，或提取病毒核酸或蛋白进一步检测。另外，也可以取脑组织，戊二醛固定，包埋，超薄切片，负染，电镜观察组织的超微病理学和病毒的结构。

c. 其他组织的解剖。左手抓取小鼠尾巴，右手将小鼠颈椎脱臼处死。在Ⅱ级生物安全柜内将小鼠俯卧固定在解剖台上，消毒，用无菌解剖器械依次切开小鼠皮肤取出所需要的组织或器官。观察组织或器官的外观有无异常。

3. 实验记录

(1) 接种完毕后，记录动物的一般情况，以及是否出现死亡。按阴性对照和实验组分别记录动物的进食、活动情况，以及动物的被毛外观、体重及相关感染症状和体征等。

(2) 记录动物接种的过程，观察动物接种病毒后的生理学指征及异常反应。

(3) 记录不同标本采样的结果。一般 25g 左右的小鼠能取血 0.8~1mL，分离血清 0.2~0.3mL。

4. 实验动物的处理

实验完毕后，感染动物尸体要统一焚烧。病毒污染的物品要及时消毒。

5. 注意事项

（1）静脉接种时，可用酒精擦拭或加热的方法使尾静脉扩张，进针不必太深，确保扎入静脉后，再进行接种。

（2）颅内接种时，进针要适度，否则会导致动物死亡。

（3）采血时要将小鼠固定牢固，眼球要突出，摘眼球取血时，要用镊子将小鼠眼球底部的血管丛撕开摘下眼球，这样采集的血液会更多。

（三）结束工作

1. 填好所有操作记录单、任务单、各种评价表。
2. 检查设备仪表是否洁净完好。
3. 清理工作场地与环境卫生。
4. 进行任务总结（小组讨论与汇报、组间互评、教师点评与总结）。

三、任务探索

总结病毒动物接种有哪些方法。

技能拓展13　病毒的鸡胚培养

一、任务描述

鸡胚是正在发育的活体，其组织分化程度低，细胞组织代谢旺盛，易感病毒，适用于多种病毒的生长繁殖，尤其是禽类病毒，价格低廉，操作简单，无需特殊设备。根据病毒类型不同，可接种于鸡胚的羊膜腔、尿囊腔、卵黄囊或绒毛尿囊膜上。

病毒的鸡胚培养

鸡胚的模式结构如图 3-17 所示，鸡胚的最外层为卵壳，卵壳之下为壳膜，很容易与卵壳分离，鸡胚的钝头（俗称“大头”）是气室，壳膜之下为血管丰富的绒毛尿囊膜，其外层为绒毛膜，内层为尿囊膜；尿囊腔是胚胎的排泄器官，内含尿囊液。羊膜是胚胎的最内层包被，羊膜腔内含羊水，胚胎浸于其中。附着于胚胎上的是卵黄囊，内包卵黄。卵的尖端（俗称“小头”）是卵白，是胚胎发育晚期的养料。

二、任务实施

（一）准备工作

1. 建立工作小组，制定工作计划，确定具体任务，任务分工到个人，并记录到工作表。

2. 掌握相关知识及操作要点，与指导教师共同确定出一种最佳的工作方案。

3. 完成任务单中实际操作前的各项准备工作。

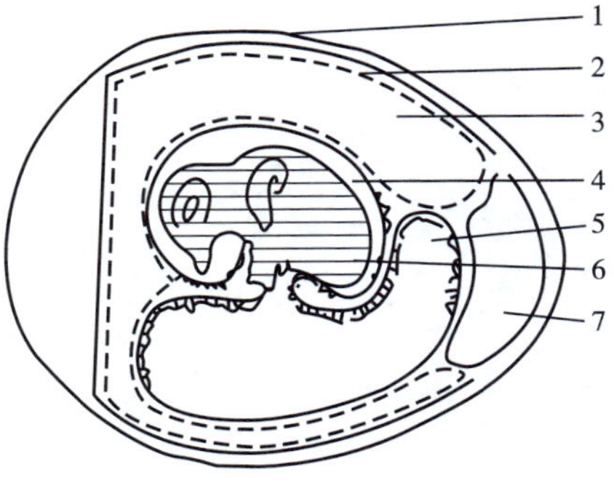

图 3-17　鸡胚的模式结构
1—卵壳　2—绒毛尿囊膜　3—尿囊腔
4—羊水腔　5—卵黄囊　6—鸡胚胎　7—卵白

（1）材料准备　鸡胚应选用健康鸡群的受精蛋，接种鸡的鸡胚应无母源抗体，以免影响病毒在胚胎中的增殖。实验用的鸡胚多采用 9~10 日龄的活胚。

（2）器材　孵卵器、照蛋器、蛋架、1mL 结核菌素注射器、41/2 号注射针头、镊子、3%碘酊、75%乙醇、棉球、铅笔、酒精灯、剪刀、眼科镊子、灭菌的疫苗瓶、灭菌滴管和固体石蜡等。

（3）病毒　新城疫Ⅰ系病毒。

（二）操作过程

1. 接种前的准备

（1）鸡胚的准备　本实验选择 9~10 日龄的鸡胚，在照蛋时以铅笔勾画出气室，于气室稍下方胚胎活跃而血管明显的区域中，在血管之间的间隙画上记号，作为接种部位；用 0.1%新洁尔灭把蛋壳搽洗干净并抹干，再以 2%碘酊对接种部位进行消毒，用 75%乙醇再擦一遍，在接种定位出打孔，气室向上竖放于蛋架上。

（2）病毒接种材料的准备　要分离培养的病毒材料应是无菌的，因此为达到材料无菌的目的，可在每毫升接种物质中加青霉素和链霉素各 100~500IU，置室温中 1h 或冰箱中 12~24h 处理，或经滤器除菌。

2. 接种

绒毛尿囊腔内注射：用 6 号针头的 1mL 注射器吸取新城疫Ⅰ系病毒材料，针头从已打好的小孔中向鸡胚方向插入 0.5~1cm（图 3-18），注入 0.1mL，再加氧化锌胶布贴封，再加熔化的固体石蜡封口，放回孵化箱中进行孵化，每天翻蛋两次，照视一次。24h 内死亡的舍去。

3. 收获

新城疫Ⅰ系病毒材料，在接种 24~48h 即可收获。收获前应将鸡胚置 4℃冰箱

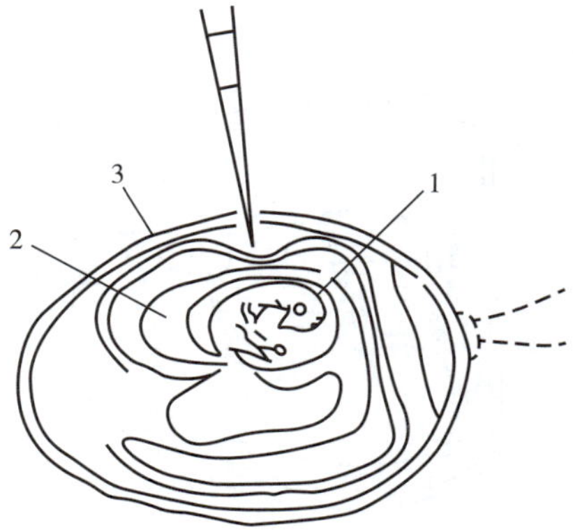

图 3-18 鸡胚绒毛尿囊膜接种

1—鸡胚 2—羊膜腔 3—绒毛尿囊膜

冷藏 4h 或过夜，以免解剖时血管破裂。碘酒消毒蛋壳，用镊子去卵壳和尿囊膜，用吸头吸尿囊液于瓶内，可收集 5～8mL，无菌检查，冰冻保存。

（三）结束工作

1. 填好所有操作记录单、任务单、各种评价表。

2. 检查设备仪表是否洁净完好。

3. 清理工作场地与环境卫生。

4. 进行任务总结（小组讨论与汇报、组间互评、教师点评与总结）。

三、任务探索

1. 病毒用鸡胚培养时，不同的接种方法为什么要选用不同日龄的鸡胚？

2. 常用的鸡胚接种方法有哪些？

技能拓展14 病毒的细胞培养

一、任务描述

利用细胞培养技术，可以将病毒样本提取出来，单独进行体外培养。病毒与宿主之间相互作用，病毒的复制繁殖，可以利用这一技术生产制备疫苗。

二、任务实施

（一）准备工作

1. 建立工作小组，制定工作计划，确定具体任务，任务分工到个人，并记录到工作表。

2. 掌握相关知识及操作要点，与指导教师共同确定出一种最佳的工作方案。

3. 完成任务单中实际操作前的各项准备工作。

（1）器材 细胞培养瓶、温箱、大口吸管、冰箱。

（2）试剂 乙二胺四乙酸（EDTA）、胰蛋白酶细胞分散液、去离子灭菌蒸馏水、8%胎牛血清（FCS）溶液、1%谷氨酰胺溶液、2%双抗的非必需氨基酸（MEM）溶液、7.5%碳酸氢钠溶液。

（3）病毒 煤球亚种病毒。

(4) 细胞　牛肾细胞（MDBK）。

（二）操作过程

1. 试剂配制

(1) 细胞分散液的配制　取10倍浓缩的EDTA、胰蛋白酶细胞分散液1mL，加入9mL双重去离子灭菌蒸馏水混合即成。

(2) 细胞生长液配制　含8%FCS、1%谷氨酰胺、2%双抗的MEM以7.5%碳酸氢钠矫正pH为7.2（粉红色，MEM内含有中性红指示剂）。

2. 细胞传代与培养

取长满单层的MCBK细胞，弃去细胞培养液，加入细胞培养瓶体积0.5%的细胞分散液，冲洗整个瓶体，再以细胞分散液摇动消化细胞2次，最后加入少许分散液，于37℃温箱内消化，待细胞变成云雾状（细胞间质已分开），轻轻振磕数次，使细胞从瓶壁脱落后，迅速加入细胞生长液，用大口吸管吹打数次，分装到2个细胞培养瓶内，37℃温箱静止培养。

3. 病毒接种与收获

单层接种法（吸附与不吸附）接毒后，加入细胞维持液。同步接种法接毒后，加入细胞生长液，次日换成细胞维持液。每日观察细胞病变（CPE），当CPE达到75%时置于冰箱内冻结收获。

4. 病毒的鉴定

进行形态学（电镜负染、超薄切片观察）、理化学（耐酸、耐乙醚和氯仿、耐热试验等）、生物学（动物感染、血凝、细胞感染谱试验等）、免疫学（中和试验、荧光抗体试验等）和分子生物学（病毒蛋白分析、PCR、核酸探针试验等）等鉴定。

（三）结束工作

1. 填好所有操作记录单、任务单、各种评价表。
2. 检查设备仪表是否洁净完好。
3. 清理工作场地与环境卫生。
4. 进行任务总结（小组讨论与汇报、组间互评、教师点评与总结）。

三、任务探索

实验应在什么环境下进行？

科学引领

中国微生物学奠基人——高尚荫

高尚荫，微生物学家、病毒学家、教育家、中国病毒学的奠基人之一。创办了我国最早的病毒学研究机构和我国第一个微生物专业、第一个病毒学专业。

高尚荫作为中国病毒学研究的开拓者和奠基人之一，对中国微生物学和病毒学事业的发展产生了重要影响。他在流感病毒，新城鸡瘟病毒、家蚕脓病病毒、根瘤菌噬菌体、猪喘气病原物及昆虫多角体、颗粒体病毒等的性质及应用等方面，均有深入研究。通过烟草花叶病毒的分析研究，证实了病毒性质的稳定性，在国际上首次将流感病毒培养于鸭胚尿囊液中，创立昆虫病毒单层培养法，在家蚕卵巢、睾丸、肌肉、气管、食道等组织培养中应用成功，开展昆虫病毒的物理、化学、生物学的研究，为生物防治提供了科学依据。

项目总结

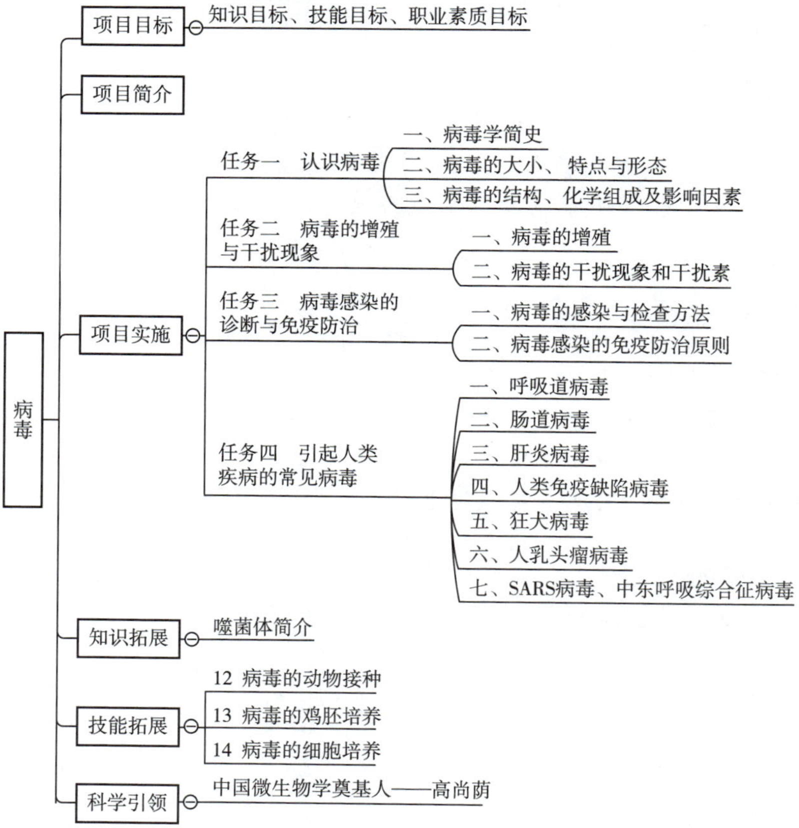

模块三
免疫学基础

项目四

人体的免疫系统

项目目标

知识目标

1. 掌握人体免疫系统的基本组成和主要功能。
2. 掌握抗原、抗体的概念和基本分类。
3. 掌握抗原-抗体反应的一般规律。

技能目标

1. 能够用人体免疫系统的知识解释常见的疾病免疫反应。
2. 能够基于抗原和抗体反应规律解释相关体外诊断反应。
3. 能够基于抗原、抗体等相关知识解释疫苗和治疗性抗体的一般机理。

职业素质目标

培养学生具备类似适应性免疫的学习精神，即勇于实践探索，在实践中进步；增强学生对科技赋能医疗的重视，即对基础科研工作的崇尚意识；引导学生树立免疫细胞和免疫分子在免疫应答中类似的团结协作、争先创优的优良品质。

项目简介

本项目的内容是人体的免疫系统，项目实施介绍了人体免疫系统的基本组成、主要功能和运行机制，另外重点介绍了抗原和抗体的相关知识。通过学习学生可以掌握人体免疫系统在同病原微生物互相斗争中的主要“战略战术和参战将士”，以及免疫系统“炮兵”——B 细胞发射的“炮弹”——抗体如何特异性作用于“敌兵”——抗原，为今后学习与免疫相关的诊断、疾病、药物、病理等专业课程打下良好基础。

项目实施

任务一 人体的免疫系统

一、免疫的概念与基本功能

（一）免疫的概念

在人类的漫长历史中，人通过开拓自然扩大自己的生存空间，获得更加丰富的生存资源，与此同时也接触了大自然许许多多的微生物，其中大部分的微生物不致病，但也有少部分微生物给人类带来了巨大的灾难。早在 2000 多年前，人类就发现曾在瘟疫流行中患病而康复的人，对这种疾病的再次感染具有抵抗力，称为免疫（immunity）。“immunity”这个词来自罗马时代的拉丁文“immunitas”，原意是豁免徭役或兵役，后引申为对疾病尤其是传染病的免疫力。清代的康熙皇帝就因为小时候曾经感染天花并康复，使其获得了针对天花的免疫力，也使其在皇位继承权上略胜一筹。免疫是人体的一种特异性生理防御反应，通过识别和清除抗原性异物，从而维持体内外环境的稳定。调动免疫反应积极性的因素不仅包括入侵人体的病原微生物，而且还有自身变异或衰老的组织细胞等。

（二）免疫的基本功能

免疫功能是机体识别和清除外来入侵抗原及体内突变或衰老细胞并维持机体内环境稳定的功能的总称。免疫的基本功能可以概括为以下几个方面。

1. 免疫防御

防止外界病原体的入侵，清除已入侵病原体（如细菌、病毒、真菌、支原体、衣原体、寄生虫等）及其他有害物质。免疫防御功能过低或缺失，可发生免疫缺陷病；但若应答过强或待续时间过长，则在清除病原体的同时，也可导致机体的组织损伤或功能异常，如发生超敏反应等。

2. 免疫监视

随时发现和清除体内出现的“非己”成分，如由基因突变而产生的肿瘤细胞及衰老、死亡细胞等。免疫监视功能低下，可能导致增生甚至肿瘤的发生。

3. 免疫自稳

通过自身免疫耐受和免疫调节两种主要的机制来达到机体内环境的稳定。一般情况下，免疫系统对自身组织细胞不产生免疫应答，称为免疫耐受，赋予了免疫系统有区别“自己”和“非己”的能力。一旦免疫耐受被打破，免疫调节功能紊乱，会导致自身免疫病和过敏性疾病的发生。此外，免疫系统与神经系统和内分泌系统一起组成了神经-内分泌-免疫网络，在调节整个机体内环境的稳定中发挥重要作用。

二、免疫系统的组成

人体的免疫功能是在组织器官中，由各种免疫细胞和其产物（免疫分子）的相互作用而实现的。这些具有免疫作用的细胞和分子，及相关组织和器官，我们称之为人体的免疫系统。因此，免疫系统是人体实现免疫力的组织机构，是产生免疫应答的物质基础。

（一）免疫器官和组织

骨髓、胸腺、脾脏、淋巴结等属于免疫器官，又称为淋巴器官。免疫组织又称为淋巴组织，在人体内广泛分布，其中胃肠道、呼吸道、泌尿生殖道等黏膜下含有大量弥散淋巴组织和淋巴小结，在黏膜抗感染免疫中发挥主要作用。免疫器官按其功能不同，可分为中枢免疫器官和外周免疫器官，二者通过血液循环及淋巴循环互相联系并构成免疫系统的完整网络。免疫系统的组成见表 4-1。

表 4-1　　免疫系统的组成

免疫器官	中枢：胸腺、骨髓 外周：脾脏、淋巴结、黏膜相关淋巴组织、皮肤相关淋巴组织
免疫细胞	T 淋巴细胞（简称 T 细胞）、B 淋巴细胞（简称 B 细胞）、吞噬细胞（单核细胞、巨噬细胞、中性粒细胞）、树突状细胞、自然杀伤细胞（NK 细胞）、自然杀伤 T 细胞（NKT 细胞）、其他细胞（嗜酸性粒细胞、嗜碱性粒细胞、肥大细胞）
免疫分子	膜表面分子：T 细胞抗原受体（TCR）、B 细胞抗原受体（BCR）、白细胞分化抗原（CD 分子）、黏附分子、主要组织相容性复合体（MHC 分子）、细胞因子受体 分泌型分子：抗体、补体、细胞因子

1. 中枢免疫器官

人的中枢免疫器官包括骨髓和胸腺，是免疫细胞发生、分化、发育和成熟的场所（图 4-1）。

（1）骨髓　骨髓是各类血细胞和免疫细胞的发源地，也是人 B 细胞发育成熟的场所。骨髓功能缺陷时，不仅会严重损害机体的造血功能，而且导致严重的细胞免疫和体液免疫功能缺陷。如大剂量放射线照射可使机体的造血功能和免疫功能同时受到抑制或丧失，这时只有植入正常骨髓才能重建造血和免疫功能。将免

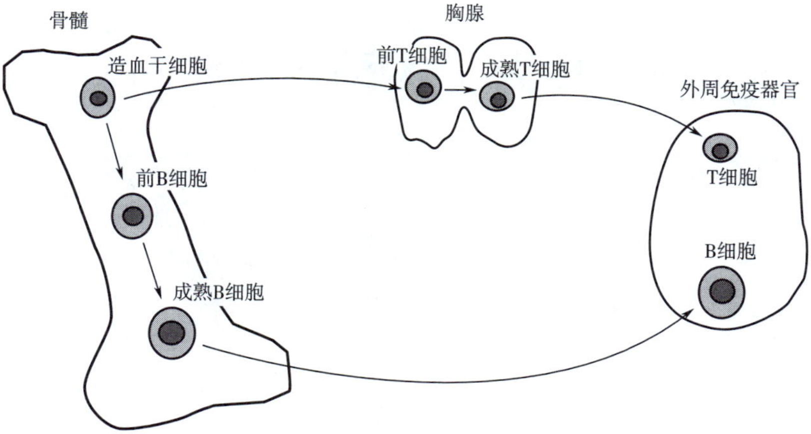

图 4-1　B 细胞和 T 细胞分化、发育、成熟的场所

疫功能正常个体的造血干细胞或淋巴干细胞移植给免疫缺陷个体，使后者的造血功能和免疫功能全部或部分得到恢复，可治疗免疫缺陷病和白血病等。

（2）胸腺　胸腺是 T 细胞分化、发育、成熟的场所。老年期胸腺明显缩小（图 4-2），皮质和髓质被脂肪组织取代，胸腺微环境改变，T 细胞发育成熟减少，导致老年人的免疫功能减退。若胸腺发育不全或缺失，则导致 T 细胞缺乏和细胞免疫功能缺陷。如肿瘤药物研发中常用的裸鼠，因先天性胸腺发育不全，缺乏 T 细胞，极易反复发生病毒性和真菌性感染，甚至死亡，但也有利于异体肿瘤细胞移植和生长。胸腺还有免疫调节作用。胸腺基质细胞所产生的多种细胞因子和胸腺肽类分子，不仅能调控胸腺细胞的分化、发育，而且对外周免疫器官和免疫细胞也有调节作用。胸腺还在免疫耐受建立中发挥重要作用，这个和胸腺的组织学结构（图 4-3）有一定关系。

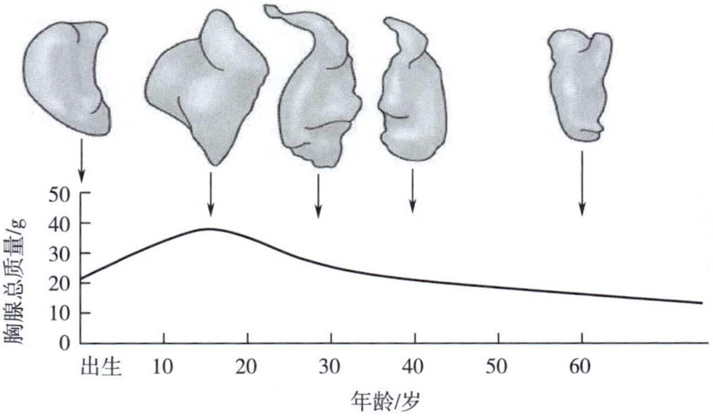

图 4-2　胸腺大小随年龄而异

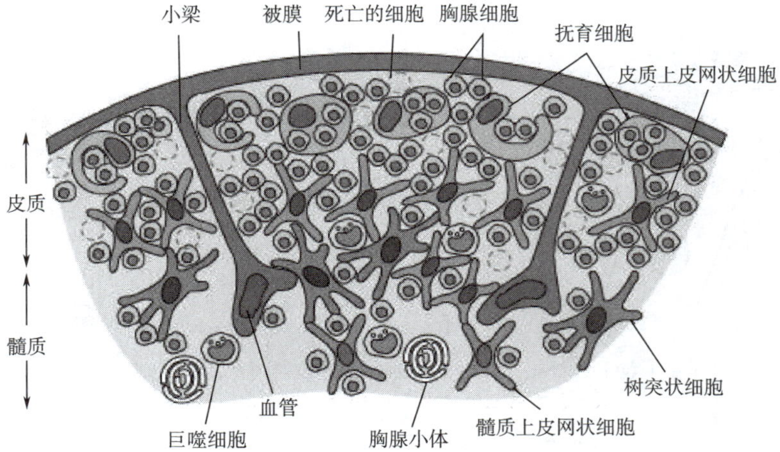

图 4-3　胸腺的组织学结构模式图

2. 外周免疫器官和组织

外周免疫器官是成熟淋巴细胞（T 细胞、B 细胞）定居的场所，也是淋巴细胞对外来抗原产生免疫应答的主要部位。外周免疫器官包括淋巴结、脾和位于胃肠道、呼吸道及泌尿生殖道的黏膜相关淋巴组织等。

（1）淋巴结　淋巴结是结构最完备的外周免疫器官，广泛分布于全身非黏膜部位的淋巴通道汇集处（图 4-4）。身体浅表部位的淋巴结常位于凹陷隐蔽处（如

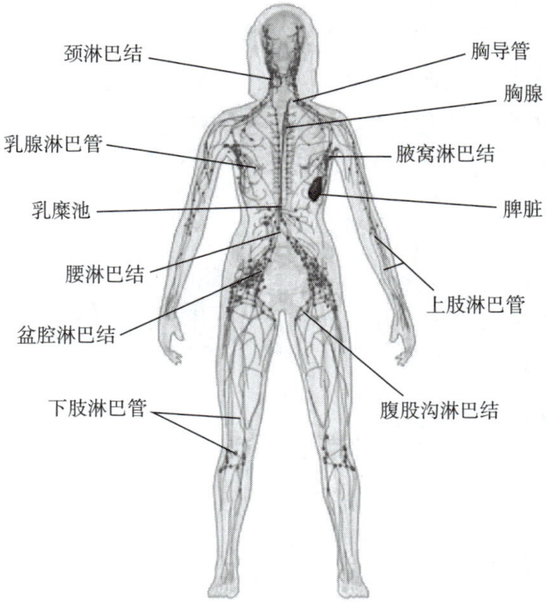

人体淋巴结简介

图 4-4　人体主要淋巴结分布

颈部、腋窝、腹股沟等）；内脏的淋巴结多成群分布于器官门附近，沿血管干排列，如肺门淋巴结。组织或器官的淋巴液均引流至局部淋巴结，局部淋巴结肿大或疼痛通常提示引流区域内的器官或组织发生炎症或其他病变。淋巴结（图 4-5）是成熟 T 细胞和 B 细胞的主要定居部位，也是淋巴细胞接受抗原刺激、发生适应性免疫应答的主要部位之一。

（2）脾脏　脾是人体最大的外周免疫器官。脾在结构上不与淋巴管道相连，也无淋巴窦，但含有大量血窦，脾脏的结构如图 4-6 所示。脾是成熟淋巴细胞定居的场所，也是淋巴细胞接受抗原刺激并发生免疫应答的重要部位。作为外周免疫器官，脾与淋巴结的主要区别在于：脾是对血源性抗原产生免疫应答的主要场所，而淋巴结主要对由引流淋巴液而来的抗原产生应答。脾是体内产生抗体的主要器官，在机体的防御、免疫应答中具有重要地位。脾可合成并分泌某些重要生物活性物质，如补体成分和细胞因子等。体内约 90% 的循环血液流经脾，脾内的免疫细胞均有较强的吞噬作用，可清除血液中的病原体、衰老死亡的自身血细胞、免疫复合物以及其他异物，从而发挥过滤作用，使血液得到净化。

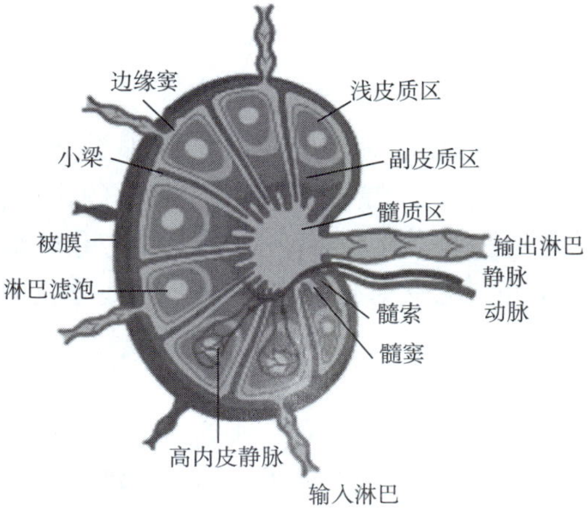

图 4-5　淋巴结的结构

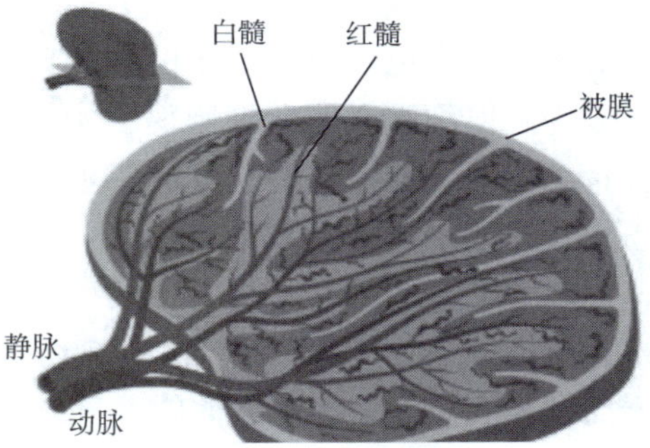

图 4-6　脾脏的结构

（3）黏膜相关淋巴组织　黏膜相关淋巴组织主要指胃肠道、呼吸道及泌尿生殖道黏膜固有层和上皮细胞下散在的淋巴组织，以及带有生发中心的淋巴组织，如扁桃体、小肠派尔集合淋巴结及阑尾等，是发生黏膜免疫应答的主要部位。肠黏膜相关淋巴组织模式图如图 4-7 所示。黏膜是病原体等抗原性异物入侵机体的主要部位，人体黏膜表面积约 $400m^2$，机体近 50% 的淋巴组织分布于黏膜系统，故黏膜相关淋巴组织构成了人体重要的防御屏障。黏膜相关淋巴组织在黏膜局部抗感染、肠道菌群相互作用和分泌型 IgA 的产生

扁桃体简介

中，发挥重要作用。

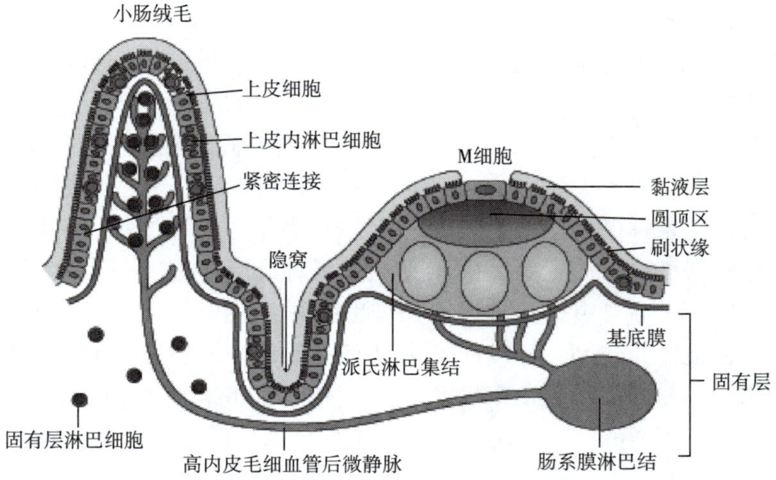

图 4-7　肠黏膜相关淋巴组织模式图

（二）免疫细胞

所有直接或间接参与免疫应答的细胞，称为免疫细胞。免疫细胞种类繁多、功能各异，在免疫应答中互相作用，互相依存。通常根据其在免疫应答中的作用，可分为淋巴细胞和辅助细胞两大类，此外还有一些其他细胞，如肥大细胞和嗜酸性粒细胞等，也参与了免疫应答中的特定环节。免疫细胞是由造血干细胞分化而来，具体如图 4-8 所示。

1. 淋巴细胞

淋巴细胞是免疫反应的核心组成。根据淋巴细胞的发生来源、形态结构、表面标志和免疫作用等方面的差异，可分为 T 细胞、B 细胞和 NK 细胞三类。这三者的早期骨髓阶段发育过程是相同的，即自骨髓多能造血干细胞分化为淋巴样干细胞。淋巴样干细胞随后分化为祖 T 细胞和祖 B 细胞，前者进入胸腺发育为成熟 T 细胞，也称为胸腺依赖性淋巴细胞。

（1）T 细胞　成熟 T 细胞经血液循环分布到外周免疫器官的胸腺依赖区定居和增殖，或再经血液或淋巴循环进入组织，在全身各处循环巡游。成熟 T 细胞在一般情况下是处于不分离状态的静止细胞，但当被特定抗原刺激后就会活化，迅速增殖，最后分化成为效应性 T 细胞，发挥杀伤或清除被抗原感染的细胞的功能，或产生细胞因子的功能，活化后的效应 T 细胞存活时间较短，一般为 4~6d，但其中有部分可转变为长寿的免疫记忆细胞，存活时间达数月甚至数年。T 细胞受到抗原物质刺激后，分化增殖并产生的特异免疫应答细胞，称为免疫活性细胞。T 细胞是一群功能多样的细胞群，通常可以分为三个亚群：细胞毒性 T 细胞、辅助性 T

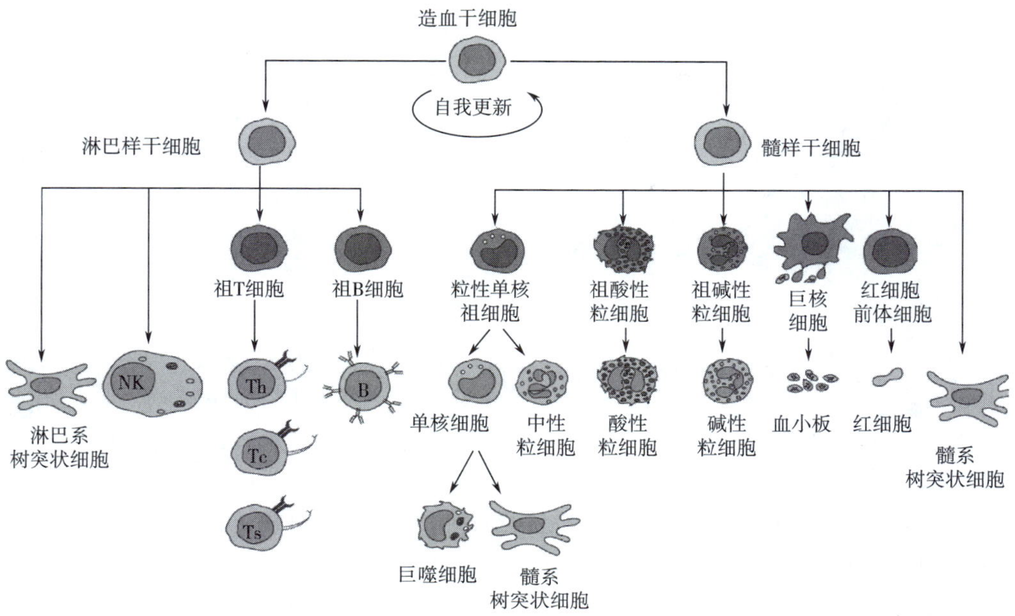

图 4-8　造血干细胞的分化

细胞和调节性 T 细胞。每种 T 细胞亚群可以根据表面标志和功能的差异继续细分。

（2）B 细胞　前体 B 细胞在骨髓中继续分化发育成成熟 B 细胞，也称为骨髓依赖性淋巴细胞。B 细胞通常栖居于外周免疫器官的非胸腺依赖区。B 细胞受到抗原刺激后，活化、增殖和分化为浆细胞，浆细胞可以产生特异性抗体，发挥抗原的调理、中和等作用。浆细胞一般也只能存活几天时间，但在分化过程中，少部分 B 细胞可以成为长寿的免疫记忆细胞，参与淋巴细胞再循环，可以存活数月时间。

（3）NK 细胞　骨髓中的淋巴样干细胞还可以分化成为自然杀伤细胞，即 NK 细胞。NK 细胞是一群不依赖抗体，也不需要抗原刺激活化，就可以直接杀伤病毒感染细胞、肿瘤细胞和异源细胞。NK 细胞主要栖居于外周血和脾脏，占血液淋巴细胞总数 5%~10%，淋巴结和骨髓中很少，胸腺中不存在。NK 细胞对肿瘤细胞的非特异性杀伤是广谱的，因此是免疫监视的重要组成，也是机体抗癌的重要防线。

2. 辅助细胞

T 细胞和 B 细胞是免疫反应的主角，但免疫反应的完成，还需要其他细胞的辅助，如单核/巨噬细胞和树突状细胞，它们参与了抗原的捕获、加工和处理，这些细胞称为辅助细胞。另外 B 细胞也可以参与抗原捕获、加工和处理过程，发挥辅助细胞的作用；辅助型 T 细胞也可以通过共刺激信号激活 B 细胞，在免疫应答中发挥辅助作用。

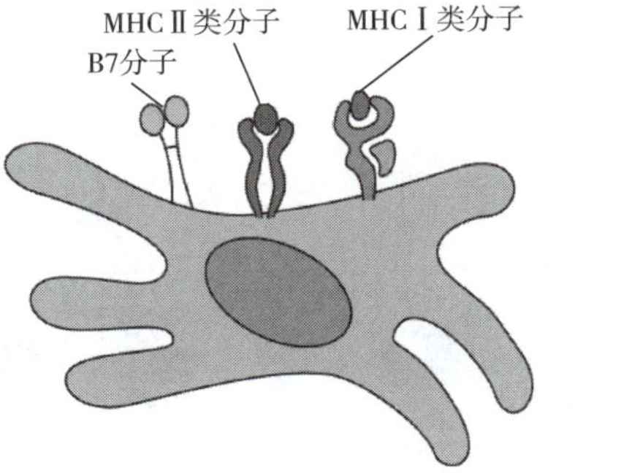

图 4-9 树突状细胞模式图及部分表面膜分子

（1）树突状细胞　简称 DC 细胞，是一类成熟时具备许多树突样凸起、能够识别、摄取、加工外源抗原，并将抗原肽提呈给初始 T 细胞，进而诱导 T 细胞活化增殖的、功能最强的抗原提呈细胞（图 4-9）。未成熟的 DC 细胞主要存在于各组织器官中，包括皮肤和黏膜中的朗格汉斯细胞和分布于多种非免疫器官组织（如心脏、肺脏、肝脏、肾脏和胃肠道）间质的间质 DC 细胞。未成熟 DC 细胞通过表面模式识别受体（Fc 受体、甘露糖受体等）和摄取外源抗原，然后完成抗原的加工处理。同时表达特定趋化因子受体，在趋化因子作用下，从外周组织器官途径淋巴管或血管迁移到外周淋巴器官。迁移到外周淋巴器官的 DC 细胞表面高表达 MHCⅡ类分子、共刺激分子和黏附分子，同时未成熟 DC 的特征减弱（如模式识别受体减少和抗原加工能力减弱），表面凸起增加呈并指状，这时的 DC 细胞为成熟 DC 细胞。DC 细胞是适应性免疫应答的始动者，也是连接固有免疫和适应性免疫应答的“桥梁”。

（2）单核/巨噬细胞　它来源于骨髓，在骨髓中分化成熟后，进入血液中游走，此时称为单核细胞，一般停留数小时至数月后，从血液中移行到全身组织器官，分化成熟为巨噬细胞。不同组织中栖居的巨噬细胞有不同名称，具体见表 4-2。巨噬细胞寿命通常达数月。巨噬细胞表达多种受体（如补体受体、Fc 受体、清道夫受体、模式识别受体等），可通过胞饮、吞噬、受体介导的内吞等摄取抗原物质，其吞噬和清除病原微生物能力很强。不同组织中栖居的巨噬细胞有不同名称。

表 4-2　不同组织中的单核/巨噬细胞

细胞名称	栖居部位
多能干细胞	骨髓
↓	
单核细胞	骨髓、血液
↓	
巨噬细胞	淋巴结、脾脏、腹水
枯否细胞	肝脏组织
破骨细胞	骨组织
小胶质细胞	中枢神经组织

单核/巨噬细胞的主要免疫功能如下：

①吞噬和杀伤作用：组织中的巨噬细胞可吞噬和杀灭多种病原微生物和处理凋亡损伤的细胞，是机体非特异性免疫的重要因素。特别是结合有抗体（IgG）和补体（C3b）的抗原性物质更易被巨噬细胞吞噬。巨噬细胞可在抗体存在下发挥

ADCC 作用。巨噬细胞也是细胞免疫的效应细胞，经细胞因子如 IFN-γ 激活的巨噬细胞能更有效地杀伤细胞内寄生菌和肿瘤细胞。

②抗原加工和提呈：在免疫应答中巨噬细胞是重要的抗原提呈细胞，外源性抗原物质经巨噬细胞通过吞噬、胞饮等方式摄取，经过胞内酶的降解处理，形成许多具有抗原决定簇的抗原肽，随后这些抗原肽与 MHC Ⅰ类分子结合形成抗原肽 MHC Ⅰ类分子复合物，并呈送到细胞表面，供免疫活性细胞识别。因此，巨噬细胞是免疫应答中不可缺少的免疫细胞。

③合成和分泌各种活性因子：活化的巨噬细胞能合成和分泌 50 余种生物活性物质，如许多酶类（中性蛋白酶、酸性水解酶、溶菌酶）；白细胞介素 1（IL-1），白细胞介素 6（IL-6），各种集落刺激因子（GM-CSF，G-CSF，M-CSF），干扰素-α（IFN-α），肿瘤坏死因子-α（TNF-α）和前列腺素，血浆蛋白和各种补体成分等。

3. 其他细胞

血液细胞中，一般将胞浆中含有颗粒的白细胞统称粒细胞。用姬姆萨液染色后，根据胞浆颗粒的染色特性将其分为嗜中性粒细胞、嗜酸性粒细胞和嗜碱性粒细胞。它们来源于骨髓，其寿命较短，在外周血中维持恒定的数目，必须由骨髓不断地供应。粒细胞由于有分叶状的细胞核，又称多形核白细胞。

（1）嗜中性粒细胞　嗜中性粒细胞是血液中的主要吞噬细胞，具有高度的移动性和吞噬功能。细胞表面有 Fc 及 C3b 受体。嗜中性粒细胞在血液的非特异性免疫中起着十分重要的作用，它处于机体抵御微生物病原体，特别是在化脓性细菌入侵的第一线，具有很强的吞噬活性，可吞噬细菌、衰老的红细胞、抗原-抗体复合物和坏死的细胞等。嗜中性粒细胞内含有大量溶酶体酶，因此能将吞噬的细菌和组织碎片彻底分解。当中性粒细胞吞噬数十个细菌后，自身发生解体，所释出的各种溶酶体酶类能溶解周围组织而形成脓液。嗜中性粒细胞还可分泌炎症介质，促进炎症反应，可处理颗粒性抗原并提供给巨噬细胞。

（2）嗜酸性粒细胞　嗜酸性粒细胞的胞浆内有许多嗜酸性颗粒。此颗粒在电镜下呈晶体样结构，颗粒中含有多种酶，尤其富含过氧化物酶。在寄生虫感染及Ⅰ型超敏反应性疾病中常见嗜酸性粒细胞数目增多。嗜酸性粒细胞能结合至被抗体覆盖的血吸虫体上，杀伤虫体，且能吞噬抗原-抗体复合物，同时释放出一些酶类，如组胺酶、磷脂酶 D 等，可分别作用于组胺、血小板活化因子，在Ⅰ型超敏反应中发挥负反馈调节作用。

（3）嗜碱性粒细胞和肥大细胞　嗜碱性粒细胞和肥大细胞内含有大小不等的嗜碱性颗粒，颗粒内含有组胺、白三烯、肝素等参与Ⅰ型超敏反应的介质，细胞表面有 IgE 的 Fc 受体，能与 IgE 抗体结合，带 IgE 的嗜碱性粒细胞与特异性抗原结合后，立即引起细胞脱粒，释放组织胺等介质，引起过敏反应。肥大细胞存在于周围淋巴组织、皮肤的结缔组织，特别是在小血管周围、脂肪组织和小肠黏膜下组织等。肥大细胞表面有 IgE 的 Fc 受体、胞浆内的嗜碱性颗粒、脱粒机制及其在Ⅰ型过敏反应中的作用与嗜碱性粒细胞十分相似。

（三）免疫分子

免疫分子指的是由一些免疫活性细胞或相关细胞表达或分泌的参与机体免疫反应或免疫调节的蛋白质及多肽物质。免疫分子通常分为膜表面分子和游离的分泌型分子，前者包括受体分子［如 T 细胞抗原受体（TCR）和 B 细胞抗原受体（BCR）、细胞因子受体、补体受体、致有丝分裂原受体、绵羊红细胞受体等］和抗原分子［如白细胞分化抗原、人类白细胞抗原（HLA）等］，后者包括抗体、补体、细胞因子等。

前文提到了 T、B、NK 细胞，针对这些淋巴细胞的形态区分，主要依赖于细胞表面分子，即细胞表面存在的大量不同种类的蛋白质分子，这些表面分子也称为表面标志。它们不仅可用于鉴别 T 细胞和 B 细胞及其亚群，还在研究淋巴细胞的分化过程和功能以及临床诊断方面具有重要的意义。

根据功能可把 T 细胞和 B 细胞的表面标志分为表面受体分子和表面抗原分子。表面受体是指淋巴细胞表面上能与相应配体（特异性抗原、绵羊红细胞、补体等）产生特异性结合的分子结构。表面抗原是指在淋巴细胞或其亚群细胞表面上能被特异性抗体（如单克隆抗体，简称单抗）所识别的表面分子。由于表面抗原是在淋巴细胞分化过程中产生的，故又称为分化抗原。不同的研究者和实验室已建立了多种单克隆抗体系统用以鉴定淋巴细胞表面抗原。但由于系统不同，同一表面抗原可被不同名称的单克隆抗体所识别而出现多个命名。为避免混淆，从 1982 年第 1 次人白细胞分化抗原国际会议起，经国际会议商定以分化群统一命名淋巴细胞表面抗原或分子，如将单抗 OKT3 和单抗 Leu4 所识别的同一分化抗原命名为 CD3 等，目前，已命名至 CD363。

值得一提的是，表面抗原和表面受体并无严格的区别。有些表面受体已被命名为 CD 抗原，如 E 受体即为 CD2；有些 CD 抗原也有受体特性，如 CD4 可视为 MHC Ⅱ类分子受体等。T、B 和 NK 淋巴细胞表面膜分子如表 4-3 所示。

表 4-3　淋巴细胞表面膜分子

淋巴细胞	表面膜分子
T 细胞	CD2、CD3、CD4/CD8、CD5、CD11α/CD18、CD28、CD40L、CD152、ICOS、TCR、MHC、致有丝分裂原受体、细胞因子受体等
B 细胞	CD19、CD20、CD21、CD40、CD54、CD81、BCR、CD79α/β、ICOSL、CD80/86、致有丝分裂原受体、细胞因子受体等
NK 细胞	CD16、CD56、CD57、CD59、CD11b、CD94 和 LAK-1 等

1. T 细胞主要的表面分子

（1）T 细胞抗原受体（TCR） T 细胞表面具有识别和结合特异性抗原的分子结构，称T 细胞抗原受体（T cell antigen receptor，TCR），如图 4-10 所示。绝大多数（约 95%）T 细胞的 TCR 是由 α 链和 β 链经二硫键连接组成的异二聚体，每条链又可折叠形成可变区（V 区）和恒定区（C 区）两个功能区。C 区与细胞膜相连，并有四五个氨基酸残基伸入胞浆内，而 V 区则为与抗原结合的部位。

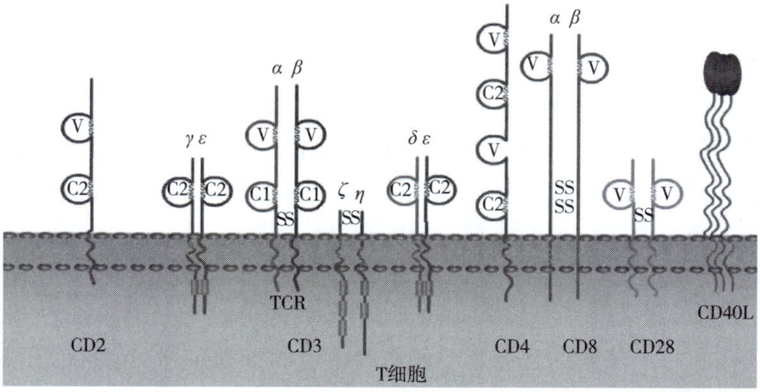

图 4-10 T 细胞部分表面 CD 分子
SS—二硫键 V—可变区 C1，C2—恒定区

在 T 细胞发育过程中，各个幼稚 T 细胞克隆的 TCR 基因经过不同的重排后，可形成几百万种以上不同序列的 V 区基因，可编码相应数量的不同特异性的 TCR 分子。每个成熟的 T 细胞克隆的各个细胞具有不同的 TCR，能识别不同的特异性抗原决定簇。在同一个体内，可能有数百万种 T 细胞克隆及其特异性的 TCR，故能识别数量庞大的抗原决定簇。TCR 与细胞膜上的 CD3 抗原通常紧密结合在一起形成复合体，称 TCR 复合体。

TCR 识别和结合抗原是有条件的，即只有当抗原片段或决定簇与抗原提呈细胞上的 MHC 分子结合在一起时，T 细胞的 TCR 才能识别或结合 MHC 分子-抗原肽复合物中的抗原部分，TCR 不能识别和结合单独存在的抗原片段或决定簇。所以 TCR 识别抗原受 MHC 分子与抗原片段结合的制约，也称为 TCR 识别抗原的 MHC 限制性或 MHC 约束性。

少数 T 细胞（约 5%）的 TCR 是由 γ 链和 δ 链组成，称为 γδT 细胞，也在胸腺内分化发育，在外周血循环中分布较少，在皮肤和肠道黏膜相关淋巴组织中较多。这种 T 细胞在局部免疫方面起作用。

（2）CD2 分子 CD2 即红细胞（erythrocyte E）受体，也称淋巴细胞功能相关抗原 2（缩写为 LFA-2）。人的 T 细胞在体外能与绵羊红细胞结合，形成红细胞花环。CD2 是 T 细胞的重要表面标志。B 细胞无此抗原。E 花环试验是鉴别 T 细胞及检测外周血中的T细胞的比例及数目的常用方法，但它并不能反映细胞免疫功能状态。CD2可与CD58（LFA-3）结合，增强T细胞和抗原提呈细胞的黏附，促进T细胞对抗原的识别。

（3）CD3分子　CD3仅存在于T细胞表面，是由5条多肽链（γ、δ、ε、ζ、η）结合形成3个二聚体的复体所组成，如图4-10所示。γ与ε链形成异二聚体；δ与ε链形成异二聚体；两条ζ链形成同源二聚体（大约90%的CD3复合体）或ζ与η链形成异二聚体（少数的CD3复合体）。ζ与η链是由相同基因所编码的，只在羧基端氨基酸有差异。CD3与TCR紧密结合形成含有8条肽链的TCR-CD3复合体。CD3二聚体（$\gamma\varepsilon$、$\delta\varepsilon$、$\zeta\zeta$或$\zeta\eta$）是TCR信号传导所必需的，其功能是把TCR与外来结合的抗原信息传递到细胞内，启动细胞内的活化过程，在T细胞接受抗原刺激被激活后的早期过程中起重要作用。利用CD3分子的单克隆抗体做流式细胞术可检测外周血T细胞总数。由于CD3单抗能封闭T细胞抗原受体，因此在抗排斥治疗及自身免疫病治疗中都有一定的意义。

（4）CD4/CD8分子　CD4和CD8分别称为MHCⅡ类分子和Ⅰ类分子的受体，如图4-10所示。CD4分子是一条单体膜糖蛋白，有4个类免疫球蛋白胞外区，一个疏水跨膜区和一个较长的含有3个丝氨酸残基的细胞浆尾。CD8分子通常是由α链和β链组成的异二聚体（有时存在由α链组成的同源二聚体），每条链由一个类免疫球蛋白的胞外区、疏水跨膜区和25~27个氨基酸的细胞浆尾组成，两条链之间以二硫键相连。

CD4和CD8分别出现在具有不同功能亚群的T细胞表面，T细胞也因此分成两大亚群：即$CD4^+$的T细胞和$CD8^+$的T细胞。前者具有辅助性T细胞（Th）功能，后者通常具有细胞毒性T细胞（Tc/CTL）的效应。CD4与CD8的比值是一重要的评估机体免疫状态的依据。在正常情况下，CD4和CD8比值通常为1.4~2。如偏离此值，则说明机体细胞免疫机能失调，另外在HIV或CMV感染时也会导致比值偏低。

（5）丝裂原受体　有丝分裂原受体简称丝裂原受体，能刺激静止的淋巴细胞转化成淋巴母细胞，这些细胞表现为DNA合成增加，体积增大，胞浆增多，进行有丝分裂等变化。丝裂原属于外源性凝集素，多为植物种子中提取的糖蛋白或细菌的结构成分或产物等。常用的丝裂原有植物血凝素、刀豆蛋白A、葡萄球菌A蛋白和美洲商陆有丝分裂原。在临床上，常用PHA作为促分裂因子来检测淋巴细胞转化功能，称淋巴细胞转化试验，其转化率的高低常作为衡量机体细胞免疫水平的指标。细胞免疫缺陷以及患恶性肿瘤或某些其他疾病时，转化率显著降低，甚至无转化现象。

（6）其他表面分子　在T细胞表面还有一些较重要的表面受体或抗原，它们与T细胞功能有关。T细胞表面有CD28，活化的T细胞可表达CTLA-4，它们可与抗原提呈细胞表面的B7分子结合，在T细胞的活化中起共刺激信号作用，如

图 4-10 所示。此外，还有淋巴细胞功能相关抗原-1（CD11α/CD18，LFA-1）、CD45R、细胞黏附分子-1（ICAM-1，CD54）、CD40 配体（CD40L）等。所有 T 细胞表面均存在 MHC Ⅰ类分子，受抗原刺激后，还可表达 MHC Ⅱ类分子。T 细胞表面也有白细胞介素 1（IL-1）的受体以及各种激素和介质的受体，如肾上腺素、皮质激素、组胺等物质的受体，它们是神经内分泌系统对免疫系统功能产生影响的物质基础。活化的 T 细胞可表达白细胞介素 2（IL-2）受体。

2. B 细胞的主要表面标志

（1）B 细胞表面的抗原受体　B 细胞表面的抗原受体（B-cell receptor，BCR）是由 B 细胞表面的膜免疫球蛋白（membrane immunoglobulin，mIg）和一个经二硫键连接，称为 Ig-α/Ig-β 的异二聚体分子构成的跨膜蛋白复合体，如图 4-11 所示。两个 Ig-α/Ig-β 异聚体分子与一个 mIg 分子结合形成一个 BCR 复合体。Ig-α 和 Ig-β 都有一个很长的细胞浆尾，为 48～61 个氨基酸。Ig-α 又称为 CD79α，Ig-β 称为 CD79β，类似于 T 细胞的 CD3 分子的作用，是一种信号传导分子，在 B 细胞活化过程中的信号传导是十分重要的。B 细胞表面的 mIg 的分子结构与血清中的 Ig 相同，其 Fc 段镶嵌在细胞膜脂双层中，有一个短的细胞浆尾（mIgM 和 mIgD 为 3 个氨基酸，mIgA 为 14 个氨基酸，mIgG 和 mIgE 为 28 个氨基酸），Fab 段则在细胞外侧，起识别和结合抗原的作用。mIg 主要是单体的 IgM 和 IgD。mIg 既是抗原的受体，能与相应抗原特异性结合，又是表面抗原，具有免疫球蛋白特有的抗原决定簇，能与抗免疫球蛋白的抗体特异性结合。每个 B 细胞表面有 104～105 个免疫球蛋白分子。

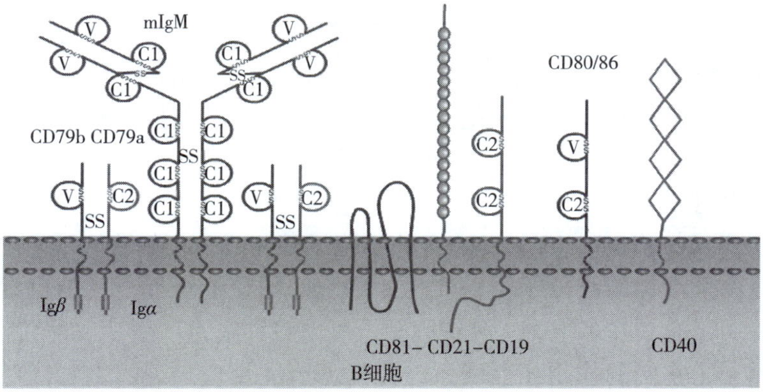

图 4-11　B 细胞部分表面分子

（2）Fc 受体　Fc 受体（Fc receptor，FcR）能与免疫球蛋白的 Fc 片段结合。大多数 B 细胞表面存在 IgG 的 Fc 受体，称为 FcγR。B 细胞表面的 FcγR 与抗原-抗体复合物结合，有利于 B 细胞对抗原的捕获和结合，激活 B 细胞和抗体产生。FcγR 不仅仅只出现在 B 细胞表面，根据识别抗体的不同，又分为 FcγRⅠ、FcγRⅡ、

FcγRⅢ、FcαR、FcεRⅠ和FcεRⅡ。FcγRⅠ通常表达于单核/巨噬细胞、DC 细胞及 NK 细胞表面，是 IgG 的 Fc 端的高亲和力受体，也称为 CD64。FcγRⅡ通常表达更广泛，是 IgG 的 Fc 端的低亲和力受体，也称为 CD32，参与介导中性粒细胞和单核巨噬细胞的吞噬作用，也参与 B 细胞介导的免疫抑制调节。FcγRⅢ也称为 CD16，是低亲和力的 IgG Fc 受体，主要结合 IgG1 和 IgG3。FcαR 是 IgA Fc 中亲和力受体，也称为 CD89。FcεRⅠ是 IgE 的高亲和力受体，参与介导Ⅰ型超敏反应。FcεRⅡ也称为 CD23，属于 IgE 的低亲和力受体。

（3）补体受体　大多数 B 细胞表面存在能与 C3b 和 C3d 发生特异性结合的受体，分别称为 CR1 和 CR2（即 CD35 和 CD21）。CR2 也是 EB 病毒的受体。CR 有利于 B 细胞捕捉与补体结合的抗原-抗体复合物，CR 被结合后，可促使 B 细胞活化。

（4）有丝分裂原受体　B 细胞表面的有丝分裂原受体与 T 细胞不同，因此刺激 B 细胞转化的有丝分裂原也不同。葡萄球菌蛋白 A（SPA）可刺激 B 细胞转化。商陆丝裂原（PWM）既能刺激 T 细胞，又能刺激 B 细胞，但 B 细胞的激活有赖于 T 细胞的存在。

（5）其他表面分子　B 细胞表面尚有一些重要受体和抗原，如白细胞介素 2 受体（IL-2R）等多种细胞因子的受体，MHCⅠ类分子、CD11α/CD18、CD19、CD40、CD45、CD54 等。如图 4-11 所示，CD19 与 CD21 和 CD81 形成复合体，与 BCR 交联，对 B 细胞的活化起共受体作用。活化的 B 细胞还可表达 B7 分子（CD80），是 B 细胞活化的共刺激分子。

除了 T、B 淋巴细胞上述特有的表面分子外，人体内每种免疫细胞表面都有其共有和特有的免疫分子，不仅包括受体和抗原分子，还有整合素分子、选择素分子、钙黏蛋白分子等。这些表面分子在免疫细胞发挥诸如细胞间相互作用和活化，免疫细胞的黏附和迁移，免疫细胞的发育、分化、附着和移动等功能中具有重要作用。

3. 细胞因子

细胞因子（cytokine，CK）是由免疫细胞或某些非免疫细胞合成、分泌的一类具有广泛生物学活性的小分子蛋白质，是细胞间的交流介质。目前已发现并正式命名的细胞因子有 200 多种。一种细胞因子可由多种细胞产生，一种细胞也可产生多种细胞因子，它们的作用相互联系，相互调节，反应迅速，微量表达即可发挥明显生物学作用，具有免疫调节、促进造血、抗感染、抗肿瘤等多种生物学效应，也可介导炎症或诱发自身免疫病。细胞因子主要包括白细胞介素、干扰素、肿瘤坏死因子、集落刺激因子、生长因子和趋化因子等。

细胞因子的生物学作用包括抗感染和抗肿瘤、免疫调节、参与炎症反应，以及刺激造血、促进细胞生长和组织修复等。具有抗感染和抗肿瘤作用的细胞因子主要有 IL-1、IL-12、TNF 及 IFN 等，可直接作用于组织细胞或肿瘤细胞，有些也可通过激活效应细胞间接发挥作用；免疫细胞间关系错综复杂，细胞因子是传递这种调节信号必不可少的信息分子，如免疫细胞应答过程中T淋巴细胞、B淋巴细胞活化增殖与分化离不开巨噬细胞及Th细胞产生的IL-1、IL-2、IL-4及IL-6等细胞因子，细胞因子可通过细胞因子网络对免疫应答发挥双向调节作用；IL-1、IL-8、TNF-α等能促进单核巨噬细胞和中性粒细胞等聚集于炎症部位，并诱导这些炎症细胞、血管内皮细胞或成纤维细胞活化并释放炎症介质，引起或加重炎症反应。IL-1、TNF-α作为内源性致热原可直接作用于下丘脑体温调节中枢引起发热反应；在免疫应答和炎症反应过程中，血细胞被大量消耗，器官组织细胞也有损伤。集落刺激因子等细胞因子可刺激骨髓造血、调控血细胞生长和补充，生长因子可促进细胞生长，IL-8可促进血管新生和修复损伤组织。

三、免疫系统的运行机制

人体的免疫系统的运行机制包括淋巴细胞再循环和免疫应答。

（一）淋巴细胞再循环

栖居在淋巴器官和组织的淋巴细胞并非静止不同的，其中有些细胞可以离开淋巴器官，随着流动的血液和淋巴液在人体各处巡游，我们把淋巴细胞在血液、淋巴液和淋巴器官之间的反复循环称为淋巴细胞再循环，如图4-12所示。

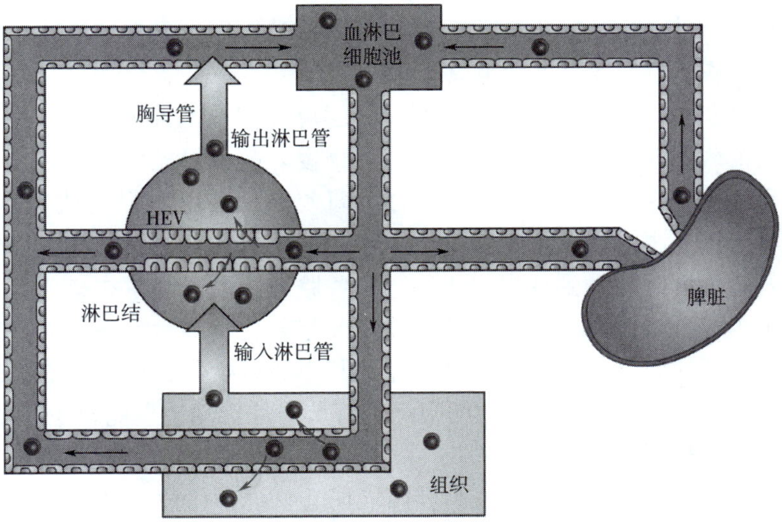

图4-12　淋巴细胞再循环模式图

HEV—戊型肝炎病毒

淋巴细胞再循环的路径一般由输出淋巴管经淋巴干、胸导管或右淋巴导管进入血液循环，经血液循环至外周免疫器官后，穿过高内皮静脉，重新分布于全身淋巴器官和组织的重复循环。参加再循环的淋巴细胞绝大多数是T细胞（占80%~90%），整个循环约需18h。B细胞参加再循环者较少（10%~20%），循环较慢，整个循环至少30h以上。

经过再循环后的淋巴细胞仍回到原来区域定居和增殖；另外，不同功能的淋巴细胞亚群可以定向地分布到不同淋巴组织，如产生分泌型IgA的B细胞大多分布在黏膜相关淋巴组织，这些特点表明淋巴细胞的迁移和再循环具有选择性。血液中淋巴细胞选择性趋向迁移，并定居到免疫器官特定区域的过程，称为淋巴细胞归巢。归巢的选择性目前认为是由淋巴细胞表面的黏附分子和淋巴器官高内皮静脉表面的黏附分子相互作用介导的。

淋巴细胞再循环让淋巴细胞在人体器官和组织中处于动态过程，增加了细胞和细胞间、细胞和抗原间接触的机会，将免疫分子、免疫细胞和免疫器官以及机体其他器官和组织联系成为一个整体，是免疫系统实现功能的必要条件。

（二）免疫应答

免疫应答包括非特异性免疫应答和特异性免疫应答。

1. 非特异性免疫应答

非特异性免疫又称为固有免疫，是人在长期进化过程中形成的抵抗病原微生物入侵，吞噬并杀灭病原微生物的一系列防御机制，是与生俱来的强大且作用广泛的防御机制，具有遗传性，但其只能识别自身和非自身，对异物无特异性区分。

人的非特异性免疫应答主要由生理屏障、吞噬作用、正常体液或组织中的抗微生物分子和炎症反应4个方面组成。

（1）生理屏障　生理屏障包括皮肤及黏膜屏障和内部屏障。皮肤是人体防御外界异物的前线。健康完整的皮肤对外界异物侵入起着机械的阻挡作用，汗腺分泌物中的乳酸及不饱和脂肪酸有一定的杀菌效果。当皮肤损伤或严重烧伤时，表皮的机械阻挡受损，细菌可直接进入并引起感染。人体的消化道、呼吸道、泌尿生殖道等也均可以接触到外界微生物，这些腔道的黏膜除了机械阻挡外，黏膜中的腺体细胞可分泌含有溶菌酶及杀菌物质，起着化学屏障作用。另外眼睛的眼泪、口腔的唾液和尿道的尿液，都可以冲洗其中的微生物，也可以通过其中的溶菌酶杀菌。气管和支气管上皮中的细胞纤毛有节律地颤动，也能阻止和排除异物。消化道里的胃酸和胆汁也有杀菌作用。人体的内部屏障，具有特定的独立完整结构，可以阻止微生物感染，比如血脑屏障能防止病原微生物由血液进入脑组织和脑脊髓中，血胎屏障可以保护胎儿免受微生物感染，还有血管屏障，气血屏障和血睾屏障等。

（2）吞噬作用　当病原微生物突破第一道防线后，就会遇到人体非特异性免疫系统中的第二道防线，即吞噬细胞的吞噬作用。吞噬作用是人体在长期进化过程中建立起来的一种原始而有效的防御反应机制。具有吞噬作用的细胞，前文提及过，其中主要包括嗜中性粒细胞和单核/巨噬细胞。正常情况下，大部分吞噬细胞存在于血液中，少部分栖居在体液和组织中，但吞噬细胞能游走和变形运动。当出现微生物感染时，吞噬细胞会在趋化因子的作用下，向感染局部聚集，能伸出伪足将病原微生物包围，并吞入细胞质内形成由部分细胞膜包绕的吞噬体。接着细胞内溶酶体逐渐向吞噬体靠近，并相互融合形成吞噬溶酶体。在吞噬溶酶体内、溶菌酶、过氧化物酶、乳铁蛋白、杀菌素、碱性磷酸酶等可杀死病原微生物，蛋白酶、多糖酶、脂酶、核酸酶等可将病原微生物分解、消化。最后，将不能消化的病原残渣排出胞外。尽管大部分微生物会以被吞噬消灭为结局，但也存在吞噬不完全的情况，比如结核菌感染及部分病毒感染，其甚至能在吞噬细胞内生长、繁殖，并随吞噬细胞的游走而扩散，引起更大范围的感染。

（3）正常体液或组织中的抗微生物分子　在正常体液或组织中存在多种抗微生物分子，如补体、干扰素、溶菌酶、抗菌肽、吞噬细胞杀菌素等，它们可能不直接杀灭病原微生物，但可以和免疫细胞、抗体或其他免疫分子一起发挥较强的免疫功能。

①补体：它是存在于人和脊椎动物正常新鲜血清及组织液中的一组具有酶样活性的球蛋白。补体由体内多种细胞合成，其中肝细胞和巨噬细胞是产生补体的主要细胞。补体系统包括 30 余种组分，广泛存在于血清、组织液和细胞膜表面，是一个具有精密调控机制的蛋白质反应系统。一般情况下，血浆中多数补体成分仅在被激活后才具有生物学功能。血清补体在-20℃可以长期保存，但对热、剧烈振荡、酸碱环境、蛋白酶等不稳定，经 56℃ 、30min 即可失去活性。因而，血清及血清制品必须经过 56℃、30min 加热处理，此过程称为灭活。灭活后的血清不易引起溶血和溶细胞作用。

多种微生物成分、抗原-抗体复合物以及其他外源性或内源性物质可通过三条既独立又交叉的途径（经典途径、旁路途径和凝集素途径），通过一系列启动丝氨酸蛋白酶的级联酶解反应而激活补体，形成的活化产物具有调理吞噬、溶解细胞、介导炎症、调节免疫应答和清除免疫复合物等生物学功能。补体系统也可引起免疫损伤。补体缺陷、功能障碍或过度活化与多种疾病的发生和发展过程密切相关。补体三条激活途径，如图 4-13 所示。

a. 经典途径。补体的经典途径一般由抗原抗体复合物形成起始，2 个以上抗体 Fc 片段结合激活 C1q 并引起构象改变，然后 C1q 活化 C1r，并顺序激活 C1s 的丝氨酸蛋白酶活性。活化的 C1s 在 Mg^{2+} 存在下，首先裂解 C4 为 C4a 和 C4b，C4b 结合到抗原抗体结合处附近的细胞或颗粒表面，然后 C2 和 C4b 形成复合物并被 C1s 裂解为 C2a 和 C2b，形成 C4b2a 复合物即 C3 转化酶。C3 转化酶使 C3 裂解为 C3a 和 C3b。C3b 结合至 C4b2a 中的 C4b，形成 C4b2a3b 复合物即 C5 转化酶。C5 转化酶将 C5 裂解为 C5a 和 C5b，C5b 和 C6 结合成 C5b6，然后结合 C7 成为 C5b67 并和附近细胞膜非特异结合。细胞膜上的 C5b67 然后和 C8 结合形成 C5b678，后者可促

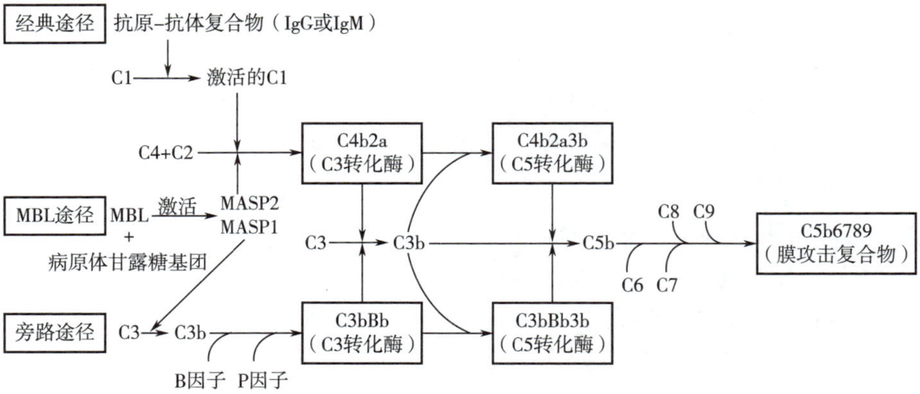

图 4-13　补体的三条激活通路模式图和三者的关系

进与多个 C9 分子聚合，形成 C5b6789n 复合物，即攻膜复合物。攻膜复合物插在细胞膜上，破坏局部磷脂双分子层结构，形成透膜的亲水性孔道，可溶性小分子、水分子和离子等均可自由进出，最终因为细胞肿胀而破裂。

b. 旁路途径。补体旁路途径也称为替代途径。生理状态下，血液中的 C3 受蛋白酶等作用可发生缓慢而持久的水解，产生低水平的 C3b。大部分自发水解出的 C3b 会快速失活，仅有少数可结合至临近的膜结构结合，膜结构不同会有不同的结果：结合于自身细胞表面的 C3b 会被各种调节蛋白降解、灭活；结合至激活物（如某些细菌、内毒素、微生物多糖）表面的 C3b，在 Mg^{2+}存在下，结合 B 因子，然后被 D 因子裂解为 Ba 和 Bb，Ba 游离于液相，剩余的在激活物表面的 C3bBb，即旁路途径的 C3 转化酶。C3bBb 仍很容易被降解，备解素（P）结合后可使其稳定。C3bBbP 裂解 C3 为 C3a 和 C3b，C3a 游离并释放于液相，不仅可以形成 C3bBb3b，即 C5 转化酶，而且 C3b 可以补充起始血清中相对较少 C3b，达到放大激活信号的作用。C5 转化酶之后的路径和经典途径完全一致。

c. MBL 途径。补体激活还可以通过凝集素途径，也称为 MBL 途径。主要由存在于血浆中甘露糖结合凝集素（MBL）、纤维胶原素等直接识别病原微生物表面的以甘露糖、甘露糖胺等为末端糖基的糖结构，形成结合复合物后，引起甘露糖结合凝集素的构象改变，并激活与之结合的 MBL 相关丝氨酸蛋白酶（MASP1 和 MASP2），进而通过复合物的丝氨酸蛋白酶活性裂解 C4 为 C4a 和 C4b，C4b 共价结合于临近的病原体表面，随后和 C2 结合，C2 也没复合物的丝氨酸蛋白酶活性裂解，释放 C2b，仅留 C4b2a 在病原微生物表面。这里形成的 C4b2a 和经典途径的 C3 转化酶一样，之后的通路和经典途径一样。

②干扰素：干扰素在前文细胞因子部分提及过，其是人体细胞在病毒或其他干扰素诱生剂的刺激下，所产生的一种具有高活性、广谱抗病毒等功能的低分子质量的特异性糖蛋白。当这种物质进入其他未感染细胞时，可诱导细胞产生能抑

制病毒复制的抗病毒蛋白质。

人体内几乎所有类型的细胞（如成纤维细胞、白细胞、巨噬细胞等）均可产生干扰素，但不同类型细胞的产生水平差异很大，其中白细胞的表达水平最高。干扰素不仅具有广谱的抗病毒作用，而且能抑制一些细胞内感染细菌、真菌，并有抗肿瘤的作用。此外干扰素还有调节机体免疫的功能。

③溶菌酶：属不耐热碱性蛋白质，主要来源于吞噬细胞，广泛分布于各种体液中，如血清、唾液、泪液、乳汁、胃肠与呼吸道分泌液和吞噬细胞的溶酶体颗粒等中。溶菌酶能水解细菌细胞壁的肽聚糖从而使细菌溶解。由于革兰氏阳性菌细胞壁几乎全部由肽聚糖组成，而革兰氏阴性菌细胞壁肽聚糖含量较少，因此溶菌酶只能破坏革兰氏阳性菌的细胞壁，对革兰氏阴性菌作用不大。但在有补体和 Mg^{2+} 存在时，溶菌酶能使革兰氏阴性菌的脂多糖和脂蛋白受到破坏，从而杀灭革兰氏阴性菌。

④急性期蛋白：它是机体受感染时肝细胞合成的一类血浆蛋白，具有抗微生物感染和限制因创伤、感染、肿瘤等所致的组织损伤的作用。急性期蛋白包括 C 反应蛋白、淀粉样蛋白 A 和甘露糖结合凝集素等。它们具有激活补体和调理促进吞噬的作用。

（4）炎症反应　炎症是人体对侵入的病原微生物或其他损伤的一种保护性反应。在防御、消灭病原微生物的非特异性反应中，相应部位常出现红、肿、热、痛和功能障碍，是炎症的五大特征。炎症局部组织中的巨噬细胞、红细胞、血小板、单核细胞、多形核粒细胞等，在炎症发生、发展和转归中有着重要的作用。

炎症反应既是一种病理过程，又是一种防御病原微生物入侵的积极的免疫反应，其不仅动员大量吞噬细胞、淋巴细胞和免疫分子聚集在炎症部位，而且会引起感染局部的微血管迅速扩张，血流量增加使血液中的免疫分子和抗体发生局部浓缩；同时炎症反应局部氧浓度的下降和乳酸浓度的升高，可抑制多种病原体的生长；另外炎症反应局部的高温和甚至全身体温的升高，可降低某些病原体的繁殖速度。

2. 特异性免疫应答

特异性免疫又称获得性免疫或适应性免疫，是针对特定病原微生物的免疫应答。它是人体免疫系统受抗原刺激后，免疫细胞对抗原分子的识别并产生一系列复杂的免疫连锁反应，进而表现出特定的生物学效应的过程。

（1）特异性免疫应答的过程　特异性免疫应答的过程一般分为致敏-反应-效应三个阶段，如图 4-14 所示。

①致敏阶段：它又称感应阶段，是抗原物质进入体内，抗原提呈细胞对其摄取、识别、捕获、加工处理和提呈以及 T 细胞和 B 细胞对抗原的识别阶段。

②反应阶段：它又称增殖分化阶段，反应阶段是 T 细胞或 B 细胞受抗原刺激后，进行活化、增殖与分化，以及产生效应性淋巴细胞和效应分子的过程。

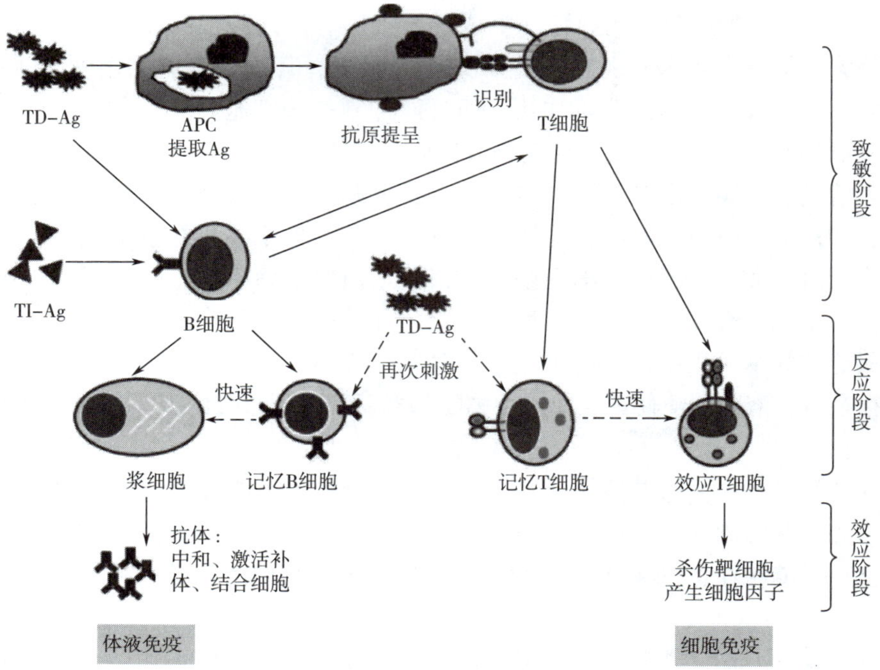

图 4-14　特异性免疫应答的基本过程

APC—抗原提呈细胞　TD-Ag—胸腺依赖性抗原　TI-Ag—胸腺非依赖性抗原

③效应阶段：主要体现在活化的效应性细胞（细胞毒性 T 细胞与迟发型变态反应性 T 细胞）和效应分子（细胞因子和抗体）发挥细胞免疫效应和体液免疫效应的阶段。

（2）特异性免疫应答的表现形式　特异性免疫应答的表现形式主要分为细胞免疫和体液免疫。

①细胞免疫：由 T 细胞介导的免疫应答，称为细胞免疫。主要是指 T 细胞在抗原的刺激下，增殖分化为效应 T 细胞并产生细胞因子，从而发挥免疫效应的过程。一般细胞免疫 T 细胞只能结合抗原肽，对于其他异物和细胞性抗原须经抗原提呈细胞的吞噬，将其消化降解成抗原肽，提呈于抗原提呈细胞表面，供 T 细胞识别。T 细胞识别后开始活化即母细胞化，表现为胞体变大，胞浆增多，核仁明显，大分子物质合成与分泌增加，随后增殖，分化出大量的具有不同功能的效应 T 细胞，同时产生多种细胞因子，共同清除抗原，实现细胞免疫。其中一部分 T 细胞在分化初期就形成记忆 T 细胞而暂时停止分化，受到同种抗原的再次刺激时，便迅速活化增殖，产生再次应答。

②体液免疫：由 B 细胞介导的免疫应答，称为体液免疫应答。体液免疫效应是由 B 细胞通过对抗原的识别、活化、增殖，最后分化为浆细胞并合成、分泌抗

体来实现的，因此，抗体是介导体液免疫效应的效应分子。B 细胞对抗原的识别视抗原不同而异。某些不需要抗原提呈细胞和 T 细胞辅助，抗原能直接与 B 细胞表面的抗原受体特异性结合，引起 B 细胞活化。多数抗原必须经过抗原提呈细胞的捕捉、吞噬、处理，然后把含有抗原决定簇的片段呈递到抗原提呈细胞表面。只有辅助性 T 细胞识别带有抗原决定簇的抗原提呈细胞后，B 细胞才能与抗原结合被激活。由辅助性 T 细胞激活的 B 细胞，一小部分在分化过程中停留下来不再继续分化，成为记忆 B 细胞。当记忆 B 细胞再次遇到同种抗原时，可迅速分裂，形成众多的浆细胞，表现快速免疫应答。而由 TI 抗原活化的 B 细胞，不能形成记忆细胞，并且只产生 IgM 抗体，不产生 IgG。

项目检测

一、名词解释

1. 免疫系统　2. 免疫细胞　3. 免疫分子　4. 抗体　5. 补体　6. 特异性免疫　7. 淋巴细胞再循环

二、填空题

1. 免疫系统由________、________和________组成。
2. 免疫的功能包括________、________和________。
3. 人的中枢免疫器官包括________和________。
4. 外周免疫器官包括________、________和________。
5. 单核-巨噬细胞除具有吞噬功能外，还具有________和________功能。
6. 激活补体经典途径的起始因子是________，其 C3 转化酶组成是________。

三、单项选择题

1. 中枢免疫器官与外周免疫器官的区别是（　　）。

A. 中枢免疫器官是 T 细胞分化成熟的部位

B. 外周免疫器官是 B 细胞分化成熟的场所

C. 中枢免疫器官是免疫细胞分化成熟的部位，而外周免疫器官是免疫细胞分布、定居及发生免疫应答的场所

D. 外周免疫器官是 T 细胞分化成熟的场所

E. 中枢免疫器官是 B 细胞分化成熟的场所

2. T 淋巴细胞分化成熟的场所是（　　）。

A. 骨髓　B. 法氏囊　C. 脾脏　D. 胸腺　E. 淋巴结

3. 人类 B 淋巴细胞分化成熟的场所是（　　）。

A. 骨髓　B. 腔上囊　C. 脾脏　D. 胸腺　E. 淋巴结

4. 实验动物新生期切除胸腺后（　　）。
A. 细胞免疫功能正常，体液免疫功能受损
B. 细胞免疫功能受损，体液免疫功能正常
C. 细胞免疫功能受损，体液免疫功能缺乏
D. 细胞免疫功能正常，体液免疫功能正常
E. 细胞免疫功能缺乏，体液免疫功能受损
5. 补体经典途径中补体成分激活的顺序是（　　）。
A. C123456789　　B. C124536789
C. C145236789　　D. C142356789
E. C124356789

项目四 任务一
项目检测答案

四、简答题

1. 简述淋巴细胞再循环的路径。
2. 简述中枢和外周免疫器官的组成和功能。

任务二 抗原与抗体

一、抗原

抗原（antigen，Ag）指能刺激机体免疫系统产生免疫应答，并能与免疫应答产物在体内外发生特异性结合的物质，即能与免疫细胞的受体结合，促使淋巴细胞增殖、分化，产生抗体或致敏淋巴细胞，并与之结合，发挥免疫效应的物质。抗原是机体产生免疫应答的前提条件。正常生理情况下，无抗原入侵时，机体免疫系统处于静止状态，淋巴细胞不发生活化，无免疫应答发生；抗原入侵时，相应淋巴细胞识别抗原，发生免疫应答。

（一）抗原的分类

抗原的种类繁多，可以根据不同的分类依据进行分类。

1. 根据抗原与机体的亲缘关系分类

（1）异嗜性抗原　异嗜性抗原指存在于人、动物及微生物等不同种属之间的共同抗原。医学上常见的异嗜性抗原是人体某些组织和病原微生物特定成分之间所具有的共同抗原，可导致交叉反应的发生。如溶血性链球菌菌体的某些成分与人肾小球基底膜和心肌组织具有共同抗原表位，此类链球菌感染后刺激机体产生的抗体不仅能与链球菌特异性结合，也能与肾小球基底膜和心肌组织中的共同抗原表位结合，即通过交叉反应引起肾小球肾炎或心肌炎。另外，大肠埃希氏菌 O14 型脂多糖与人结肠黏膜有共同抗原，与溃疡性结肠炎的发生有关。

（2）异种抗原　异种抗原指来源于另一物种的抗原。例如，各类病原微生物及其代谢产物、植物蛋白、治疗用动物抗血清（含抗体）以及异种器官移植物等，对人而言都是异种抗原。微生物虽然结构简单，但其化学组成却相当复杂，对于人均有较强的免疫原性。临床治疗所用动物免疫血清（如马血清抗毒素）具有双重属性：一方面，它含有特异性抗毒素抗体，可中和毒素；另一方面，它同时又是异种抗原，可刺激机体产生抗马血清抗体，反复使用可致超敏反应。

（3）同种异型抗原　同种异型抗原指来自同一物种不同个体间的抗原，也称为同种抗原。典型的人类同种异型抗原有血型抗原（ABO 血型、Rh 血型）和主要组织相容性抗原。

（4）自身抗原　在正常情况下，机体免疫系统将自身成分视为“自己”，不产生免疫应答，即自身耐受。在某些病理情况下，例如感染、外伤、服用某些药物等，使免疫豁免部位的抗原释放，接触免疫系统，或通过改变、修饰自身组织细胞，从而被免疫系统识别，诱发对自身成分的免疫应答。这些能被机体免疫系统识别为“非己”，诱导产生免疫应答的自身成分称为自身抗原。

（5）独特型抗原　TCR、BCR 或 Ig 的 V 区所具有的独特的氨基酸序列和空间构象，可诱导自身产生相应的抗体。这些独特的氨基酸序列所组成的抗原表位称为独特型抗原，简称独特型。独特型所诱生的抗体称为抗独特型抗体。抗独特型抗体的 V 区也具有独特型，又可诱导机体产生相应的抗独特型抗体。因此，体内形成独特型-抗独特型网络，调节免疫应答。

2. 根据抗原诱导抗体产生是否需要 Th 细胞的辅助分类

（1）胸腺依赖性抗原　胸腺依赖性抗原（thymus dependent antigen，TD-Ag）指刺激 B 细胞产生抗体必须依赖 T 细胞辅助的一类抗原，又称为 T 细胞依赖性抗原。绝大多数蛋白质类抗原属于 TD-Ag，如各种病原微生物蛋白、组织细胞蛋白及血清蛋白。

（2）胸腺非依赖性抗原　胸腺非依赖性抗原（thymus independent antigen，TI-Ag）指刺激 B 细胞产生抗体无需 T 细胞辅助的一类抗原，又称为 T 细胞非依赖性抗原。仅有少数抗原物质属 TI-Ag，常见的 TI-Ag 有细菌脂多糖、荚膜多糖及聚合鞭毛素等。根据 TI-Ag 的结构特点可将其分为两类：TI-1 Ag 和 TI-2 Ag。TI-1 Ag 含有丝分裂原和 B 细胞表位；TI-2 Ag 含有相同的、重复的 B 细胞表位。

TD-Ag 与 TI-Ag 在抗原特性、诱导免疫应答的条件、免疫应答特点等方面都有差别，见表 4-4。

3. 根据抗原是否在抗原提呈细胞内合成分类

（1）内源性抗原　内源性抗原指在抗原提呈细胞内合成的抗原，如病毒感染靶细胞合成的病毒蛋白、肿瘤细胞合成的肿瘤抗原等。此类抗原在抗原提呈细胞（病毒感染靶细胞或肿瘤细胞）内加工处理为抗原肽片段，与 MHC Ⅰ类分子结合成复合物，表达在抗原提呈细胞表面，提呈给 $CD8^{+}T$ 细胞识别。

表 4-4　　TD-Ag 与 TI-Ag 的特性比较

类型		TD-Ag	TI-Ag
抗原特性	化学特性	主要为蛋白质类抗原	主要为多糖类抗原
	结构特点	结构复杂，具有多种不同表位，无重复性	结构简单，具有相同表位，常重复出现同一表位
	表位组成	T 细胞表位和 B 细胞表位	B 细胞表位
诱导免疫应答的条件	T 细胞依赖性	是	否
	抗原提呈细胞的参与	是	否
免疫应答特点	应答类型	体液免疫和细胞免疫	体液免疫
	诱生的抗体类型	IgG 为主的各类 Ig	IgM
	免疫记忆	形成	不形成
	再次免疫应答	产生	不产生
	诱导免疫耐受	难	易
	常见的抗原种类	牛血清白蛋白、鸡卵白蛋白、毒素、类毒素、羊红细胞等	脂多糖、荚膜多糖、多聚多糖、聚合鞭毛素等

（2）外源性抗原　外源性抗原指并非由抗原提呈细胞合成，而是来源于抗原提呈细胞外的抗原，如细菌、异种动物血清等。抗原提呈细胞通过吞噬、胞饮、受体介导的内吞等方式摄取外源性抗原，在细胞内将抗原加工处理为抗原肽片段后，与 MHC Ⅱ类分子结合成复合物表达在抗原提呈细胞细胞表面，提呈给 $CD4^{+}T$ 细胞识别。

4. 其他分类方法

根据抗原的化学性质，可分为蛋白质抗原、脂蛋白抗原、糖蛋白抗原、多糖抗原、脂多糖抗原、核酸抗原等；根据抗原的产生方式，可分为天然抗原和人工抗原；根据抗原的物理性状，可分为颗粒性抗原和可溶性抗原；根据抗原诱导不同的免疫应答，可分为移植抗原、肿瘤抗原、变应原和耐受原等。

（二）抗原的基本特性

抗原具有两种基本特性，即免疫原性和抗原性。免疫原性指抗原能刺激机体产生免疫应答，诱导产生抗体或致敏淋巴细胞的能力。抗原性又称免疫反应性或反应原性，指抗原能与其所诱生的抗体或致敏淋巴细胞特异性结合的能力。

一般情况下，具有免疫原性的物质均同时具有抗原性，但是具有抗原性的物质不一定有免疫原性。人们将同时具有上述两种特性的物质称为完全抗原，在习惯上简称为抗原或免疫原；将仅具有抗原性而不具有免疫原性的物质称为半抗原，又称为不完全抗原。完全抗原多为分子质量较大的蛋白质，如各类病原微生物及动物血清等。半抗原多为小分子化合物，如化学药物。小分子化合物一旦与大分子耦联，即成为完全抗原，被耦联的大分子物质称为载体。因此载体是与半抗原结合而赋予其免疫原性的物质。例如多种属于半抗原的小分子化合物与血清蛋白结合后，可成为完全抗原，诱导产生针对半抗原的抗体。

在某些情况下，抗原有特殊的名称。人们将能诱导机体产生变态反应的抗原称为变应原，将能诱导机体产生免疫耐受的抗原称为耐受原。抗原是否能刺激机体免疫系统产生免疫应答受到多种因素的影响。这些因素包括抗原自身因素、宿主因素、免疫方式。

1. 抗原自身因素

（1）异物性　抗原免疫原性的本质是异物性。异物性即非己性，是指一种物质被机体免疫系统识别为非己的抗原异物的特性。正常情况下，机体免疫系统具有识别“自己”和“非己”的能力，对自身成分呈免疫耐受状态（自身耐受），对非己物质产生免疫应答，清除异物。凡是在胚胎期未与淋巴细胞接触过的物质，都会被机体免疫系统视为异物。

一般来说，抗原与机体间的种系亲缘关系越远，组织结构差异越大，异物性越强，其免疫原性就越强。因此，各类病原微生物、各种动物蛋白对人类而言均具有很强的免疫原性，同种异体移植物也具有较强的免疫原性。另外，若自身成分发生改变，也可能被机体视为非己物质，成为免疫原。即使自身成分未发生改变，但在胚胎期未与淋巴细胞充分接触，也会被机体识别为异物，如免疫豁免部位的精子、脑组织、眼晶状体蛋白等。当这些成分因外伤、感染等原因从免疫豁免部位逸出，与淋巴细胞接触后，也能引发免疫应答，产生自身免疫，甚至导致自身免疫性疾病的发生。

（2）理化性质

①化学性质：蛋白质的化学结构比较复杂，尤其是具有芳香族氨基酸（如酪氨酸、苯丙氨酸等）的蛋白质，它们在体内不易降解，能长时间刺激免疫活性细胞，有利于产生较强的免疫应答。因此，蛋白质一般具有良好的免疫原性。复杂的多糖、核酸等物质也可具有免疫原性，它们可形成枝状结构并形成抗原表位。例如，血细胞表面的多糖抗原以及存在于微生物表面的抗原常为多糖或低聚糖抗原。

②分子质量：一般而言，抗原的分子质量越大，其免疫原性越强。通常相对分子质量大于 1×10^4 有免疫原性；大于 1×10^5 有强免疫原性；小于 1×10^4 有弱免疫原性，甚至无免疫原性。其原因可能为：大分子物质相对结构复杂，表面抗原表位数目多，能有效激活淋巴细胞；大分子物质化学结构稳定，不易被降解或清除，体内存留时间长，能持续刺激淋巴细胞。

③结构复杂性：分子质量大小并非决定免疫原性的绝对因素，结构的复杂性

也非常重要。有些抗原虽然分子质量大，但因组成单一、结构简单重复，免疫原性则弱或无。例如，明胶分子质量高达 100ku，但其由直链氨基酸组成，缺乏苯环氨基酸，稳定性差，因此无免疫原性。若在明胶分子中接上少量酪氨酸后，其免疫原性则大大增强。胰岛素虽然分子质量只有 5.7ku，但由于含芳香族氨基酸，结构复杂，具有较强的免疫原性。因此结构的复杂性也是影响抗原免疫原性的关键因素。

④抗原分子的空间构象：抗原分子的空间构象会在很大程度上影响其免疫原性。有些抗原在天然状态下具有强的免疫原性，能诱导产生相应抗体，但经过变性后，却失去了免疫原性。这是因为 B 细胞表位主要是构象表位，变性导致其天然构象破坏，B 细胞表位丢失。

⑤易接近性：易接近性是指抗原表位被淋巴细胞抗原受体所能接近的程度，即抗原分子表面的 B 细胞表位与 B 细胞上受体接近的程度。易接近性越好，免疫原性相对越强。因此，易接近性也是决定抗原免疫原性的重要因素。

⑥物理状态：一般聚合状态的蛋白质比单体分子有更强的免疫原性，颗粒性抗原比可溶性抗原免疫原性强。因此，常将免疫原性弱的物质吸附在某些大颗粒表面，可增强其免疫原性。

2. 宿主因素

（1）遗传因素　机体对抗原的免疫应答受到遗传控制。同一抗原刺激不同种属、不同个体后产生免疫应答的强弱不同。如多糖抗原对人和鼠有免疫原性，对豚鼠却无免疫原性。此类研究结果显示：个体遗传基因不同，对同一抗原是否产生免疫应答及应答强弱也不同。在诸多遗传因素中，MHC 是控制免疫应答的关键因素。

（2）年龄、性别、健康状态　一般来说，青壮年比幼年和老年动物对抗原的免疫应答强；新生动物或婴儿由于 B 细胞尚未成熟，对多糖类抗原不应答，因此易发生细菌感染；雌性动物比雄性动物抗体生成量高，但怀孕动物的免疫应答受到显著抑制；感染或免疫抑制剂都能干扰或抑制免疫系统对抗原的应答。

3. 免疫方式

免疫方式是指采用的抗原剂量、免疫途径、免疫次数、间隔时间以及免疫佐剂类型等因素。此类因素均可明显影响机体对抗原的免疫应答能力。抗原剂量应适中，剂量太高或太低则诱导免疫耐受（高带耐受或低带耐受）。同一抗原采用相同剂量，若经不同途径进行免疫，其免疫原性也不同。免疫途径以皮内免疫效果最佳，皮下免疫次之，腹腔注射和静脉注射免疫效果相对较差，口服易诱导免疫耐受。免疫的间隔时间也须适当，次数不能太频繁。免疫佐剂能增强抗原的免疫原性，不同类型的佐剂，效应不同。例如，弗氏佐剂主要诱导产生 IgG 类抗体，明矾佐剂易诱导产生 IgE 类抗体。

因此，抗原免疫原性的强弱并非一成不变，而是由抗原、宿主和免疫方式三方面综合决定的。

（三）抗原的表位

抗原的特异性是指抗原刺激机体产生免疫应答及其与应答产物发生反应所显示的专一性，即某一特定抗原只能刺激机体产生特异性的抗体或致敏淋巴细胞，且仅能与该抗体或致敏淋巴细胞发生特异性结合。抗原的特异性是免疫应答的重要特点之一，也是免疫学诊断和防治的理论依据。决定抗原特异性的物质基础是存在于抗原分子中的抗原表位。

研究结果显示，抗原分子中能与 BCR/TCR 结合的化学基团只是抗原分子中的小部分，而不是整个抗原分子。这种能被 BCR/TCR 识别的，决定抗原特异性的特殊化学基团，称为抗原表位（epitope）。抗原表位的形成取决于抗原的一级结构和空间构象。不同化学组成和构象的肽链，可形成特异性各异的表位。通常蛋白质类表位含 5~15 个氨基酸残基，多糖类表位含 5~7 个单糖残基，核酸类表位含 5~7 个核苷酸残基。抗原表位是抗原分子中能被 BCR/TCR 识别的最小靶结构，其性质、数目、空间构象决定抗原的特异性。

1. 根据抗原表位的结构分为线性表位和构象表位

（1）线性表位　由连续线性排列的氨基酸残基所形成的表位，又称为顺序表位。一般蛋白质类抗原分子经抗原提呈细胞加工处理，成为含多个氨基酸残基的线性表位。线性表位主要是 TCR 识别的表位，BCR 也可识别。

（2）构象表位　由序列上不连续排列但在空间上彼此邻近形成特定构象的氨基酸残基组成，又称为非线性表位。它可分布在肽链不同部位，也可存在由二硫键连接的两条多肽链上，依靠多肽链的盘曲、折叠而形成空间位置相邻但序列不连续的决定基，故又称为不连续表位。构象表位一般位于抗原分子的表面，被 BCR 识别（图 4-15）。

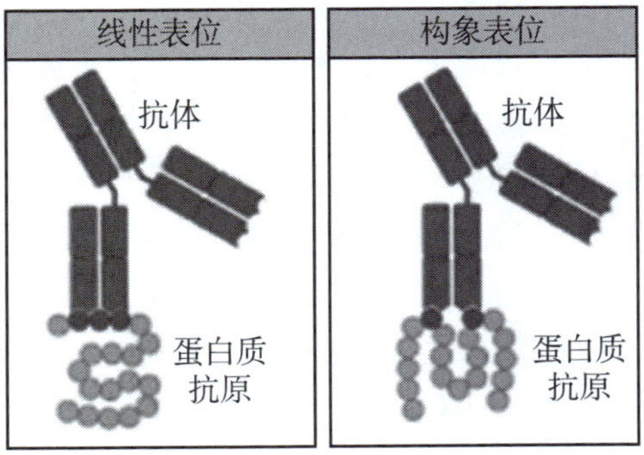

图 4-15　线性表位和构象表位

蛋白质类物质的抗原表位既有线性表位又有构象表位，而糖类和磷脂类物质的抗原表位通常是通过共价结构形成的线性表位。

2. 根据抗原表位的结合对象分为 B 细胞表位和 T 细胞表位

在免疫应答中，TCR 和 BCR 所识别的抗原表位不同，根据抗原表位是由 BCR 还是 TCR 识别，分为 B 细胞表位和 T 细胞表位。

（1）B 细胞表位　即被 BCR 识别和与特异性抗体分子结合的表位。B 细胞表位多位于抗原分子表面，以构象表位为主，与 BCR 具有易接近性，不需要抗原提呈细胞对抗原进行加工处理和提呈即可直接激活 B 细胞。

（2）T 细胞表位　即被 T 细胞的 TCR 识别的表位。T 细胞表位可以位于抗原分子的任意部位，主要位于抗原分子内部，由连续排列的氨基酸残基组成，属于线性表位。T 细胞表位不能直接被 T 细胞识别，而是必须先被抗原提呈细胞摄取，经其加工处理后与 MHC 分子形成复合体，表达在抗原提呈细胞表面，才能提呈给相应 T 细胞识别。

3. 根据抗原表位在抗原分子中所处部位分为功能性表位和隐蔽性表位

（1）功能性表位　即位于抗原分子表面的易与 BCR 或抗体结合的抗原表位。其中起关键作用的个别化学基团称为免疫优势基团。

（2）隐蔽性表位　位于抗原分子内部的不能被 BCR 或抗体直接结合的抗原表位，称为隐蔽性表位。在某些生物、理化因素的作用下，隐蔽性表位可暴露于抗原分子表面，成为功能性表位，从而诱导免疫应答。这在自身抗原的形成中较常见。

4. 抗原的结合价

抗原与抗体发生特异性反应时，一个抗原分子上能与抗体分子特异性结合的抗原表位的总数称为该抗原的抗原结合价。半抗原只有一个 B 细胞表位，只能与一个特异性抗体分子结合，为一价抗原。大多数天然抗原表面具有多个相同或不同的抗原表位，能与多个相应的抗体分子结合，因此为多价抗原。

半抗原只含有一个 B 细胞表位，只能与一种 BCR 或抗体结合。而天然抗原大多含有多种抗原表位，可诱导产生多种不同特异性的抗体。每种抗体能与相应抗原表位特异性结合。因此如果两种抗原含有相同或相似的抗原表位，这两种抗原就不仅可与自身诱导生成的抗体或致敏淋巴细胞反应，还能与另一种抗原诱导生成的抗体或致敏淋巴细胞反应。不同抗原间含有的相同或相似的抗原表位，称为共同抗原表位。抗体或致敏淋巴细胞对具有相同或相似表位的不同抗原的反应，称为交叉反应。共同抗原表位的存在和交叉反应的发生并非否定抗原的特异性，而正说明表位才是抗原特异性的物质基础。

二、抗体

19 世纪后期，德国学者冯·贝林（von Behring）及其同事北里紫三郎（Kitasato shibasaburo）发现用白喉或破伤风毒素免疫动物后其体内可产生中和毒素的物质，称之为抗毒素。后来人们陆续发现一大类可与病原体结合并引起凝集、沉淀或中和反应的体液因子，随后将此类物质统称为抗体。

抗体（antibody，Ab）是介导体液免疫的重要效应分子，是由 B 淋巴细胞在抗原刺激下增殖分化为浆细胞所产生的能特异性识别、结合和清除相应抗原的具有免疫活性的球蛋白。

血清蛋白不同组分所带电荷不同，自由电泳时迁移速度各异，据此可分为白蛋白、α 球蛋白、β 球蛋白、γ 球蛋白。抗体活性存在于 α、β、γ 区（主要在 γ 区）。后来人们又发现一些化学结构与抗体相似而无抗体活性的球蛋白，以及天然产生的 Ig 亚基。因此，1968 年和 1972 年，世界卫生组织和国际免疫学会联合会的专门委员会先后决定，将具抗体活性或化学结构与抗体相似的球蛋白统称为免疫球蛋白（immunoglobulin，Ig）。

免疫球蛋白有两种存在形式：①分泌型（secreted Ig，sIg），主要存在于血液、组织液及各种外分泌液中，在机体的免疫防御中发挥重要作用；②膜型（membrane Ig，mIg），以膜蛋白形式存在于 B 淋巴细胞膜上，作为 B 细胞受体，负责识别环境中的各种抗原从而启动体液免疫应答。

（一）抗体的结构

1. 免疫球蛋白的基本结构

X 射线晶体结构分析证实，所有天然 Ig 分子的基本结构都是四肽链的对称结构，包括两条完全相同的相对分子质量较大的重链（heavy chain，H 链）和两条完全相同的相对分子质量较小的轻链（light chain，L 链），彼此以二硫键连接而成"Y"形。免疫球蛋白单体中四条肽链两端游离的氨基或羧基的方向是一致的，分别命名为氨基端（N 端）和羧基端（C 端）。免疫球蛋白的基本结构如图 4-16 所示。

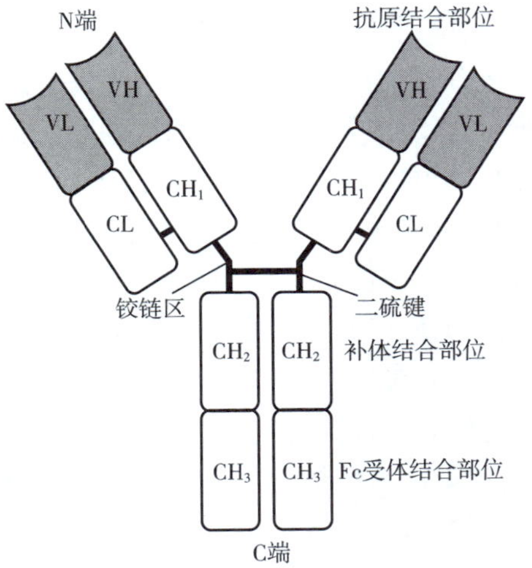

图 4-16　免疫球蛋白的基本结构

（1）四肽链结构　免疫球蛋白重链由 450~550 个氨基酸组成，相对分子质量为 $5\times10^4\sim7\times10^4$。根据重链恒定区结构组成和免疫原性的差异，将 Ig 重链分为五大类，分别称为 γ 链、α 链、μ 链、δ 链和 ε 链。据此，Ig 按重链的希腊字母对应的英文字母命名，分别称为 IgG、IgA、IgM、IgD 和 IgE。每类 Ig 根据重链恒定区氨基酸组成的较小差异，以及二硫键位置、数目的不同，又分为不同亚类。人 IgG 有 IgG1、IgG2、IgG3、IgG4 四个亚类；人 IgA 有 IgA1 和 IgA2 两个亚类；IgM、IgD 和 IgE 目前尚未发现亚类。

免疫球蛋白轻链大小约为重链的 1/2，约含 214 个氨基酸，相对分子质量约为 25000。轻链可分为两型：κ 型和 λ 型，两型轻链的功能无差异。两种轻链可以和任意一种重链相结合，同一个生物体内可以存在分别带有 κ 链或 λ 链的抗体分子，但一个天然 Ig 分子两条轻链的型别总是相同的。不同种属生物体内两型轻链的比例不同。正常人血清免疫球蛋白 $\kappa:\lambda$ 约为 2∶1，而小鼠则为 20∶1。$\kappa:\lambda$ 比例的异常可能反映免疫系统的异常，例如人类免疫球蛋白 λ 链过多，提示可能有产生 λ 链的 B 细胞肿瘤。λ 链根据其恒定区氨基端个别氨基酸的差异，又可分为 λ_1、λ_2、λ_3 和 λ_4 四个亚型。

（2）可变区和恒定区　通过分析不同免疫球蛋白的重链和轻链氨基酸序列，发现在轻链靠近 N 端的 1/2 和重链靠近 N 端的 1/5 或 1/4 区域内，其氨基酸的种类、排列顺序与构型变化较大，称为可变区（Variable region，V 区）。重链和轻链的 V 区分别称为 V_H 和 V_L。V_H 和 V_L 各有三个区域的氨基酸组成和排列顺序高度可变，称为高变区（hypervariable region，HVR）。高变区是免疫球蛋白与抗原表位特异性结合的部位。

位于免疫球蛋白重链靠近 C 端 3/4 或 4/5 区域和轻链靠近 C 端 1/2 区域的氨基酸种类、排列顺序比较恒定，称为恒定区（constant region，C 区）。重链和轻链的恒定区分别称为 C_H 和 C_L。同一种属个体所产生的针对不同抗原的同一类别免疫球蛋白，其恒定区氨基酸组成和排列顺序比较恒定，其免疫原性相同，但 V 区各异。

（3）功能区　Ig 的重链、轻链均可折叠为数个球形结构，称为结构域，又称为 Ig 功能区。每个功能区大小相似，约含 110 个氨基酸。Ig 轻链只有 V_L 和 C_L 两个功能区。重链的功能区随 Ig 种类不同而不同：IgA、IgD 和 IgG 的重链有四个功能区，而 IgE 和 IgM 的重链有五个功能区。与重链可变区相接的恒定区功能区称作 C_{H1}，然后依次为 C_{H2}、C_{H3} 和 C_{H4}。

Ig 各功能区的功能：①V_H 和 V_L 是特异性识别和结合抗原的部位。②C_{H1} 和 C_L 是免疫球蛋白遗传标志所在部位，同种异体间的免疫球蛋白在该区存在着个别氨基酸排列的差异。③IgG 的 C_{H2} 和 IgM 的 C_{H3} 有补体 C1q 的结合位点，可启动补体活化的经典途径；IgG 的 C_{H2} 与穿过胎盘屏障相关。④IgG 的 C_{H3} 可与巨噬细胞、中性粒细胞、B 细胞和 NK 细胞表面的 IgG Fc 受体（FcγR）结合。⑤IgE 的 C_{H2} 和 C_{H3} 可与肥大细胞和嗜碱性粒细胞 IgE Fc 受体（FcεR）结合。

（4）铰链区　Ig 的“Y”形两臂是柔性的，IgA、IgG 和 IgD 重链的 C_{H1} 和 C_{H2} 两个结构域之间有铰链区相连。铰链区富含脯氨酸，易伸展弯曲，有利于两臂同时结合两个相同的抗原表位。铰链区的两条重链之间一般由一个或数个二硫键连接。铰链区容易被木瓜蛋白酶、胃蛋白酶等水解，产生不同的水解片段。IgM 和 IgE 没有铰链区。

2. 免疫球蛋白的其他结构

J 链即连接链，是由浆细胞合成的一条富含半胱氨酸的多肽链，相对分子质量约为 1.5×10^4，可连接多个 Ig 单体形成多聚体。血清中的 IgA 主要以单体形式存在，在黏膜表面的 sIgA 主要是由两个 IgA 单体（图 4-17）通过链间二硫键和 J 链连接形成二聚体。血浆中的 IgM 则可形成五聚体，如图 4-18 所示。IgG、IgD 和 IgE 常为单体，无 J 链。

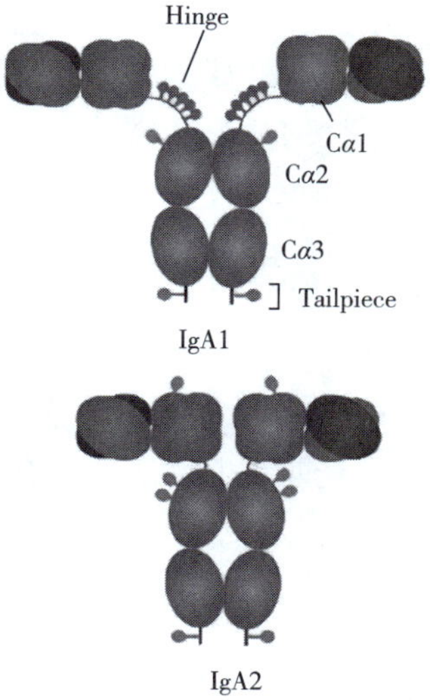

图 4-17　IgA1 和 IgA2 的结构

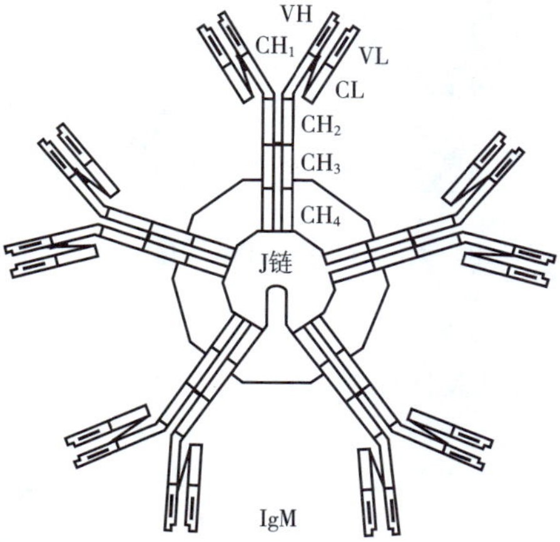

图 4-18　IgM 和 J 链的结构

分泌片又称为分泌成分，是相对分子质量为 60000～70000 的多肽链，由黏膜上皮细胞合成和分泌，是分泌型 IgA（sIgA）的辅助成分。单体 IgA 与 J 链在浆细胞内合成并连接为二聚体，在穿越黏膜上皮细胞过程中，上皮细胞所合成的分泌片以非共价键形式与 IgA 二聚体结合，使其成为 sIgA。分泌片可介导 IgA 二聚体从黏膜下转运至黏膜表面，并保护 sIgA 免受蛋白酶水解。

3. 免疫球蛋白的水解片段

在一定条件下，免疫球蛋白可被蛋白酶水解为若干片段。木瓜蛋白酶（papain）和胃蛋白酶（pepsin）是最常用的 Ig 水解酶。

（1）木瓜蛋白酶水解片段　木瓜蛋白酶水解 IgG 的部位在铰链区连接两条重链二硫键的近 N 端，水解后得到三个大小基本相等的片段：两个完全相同的抗原结合片段（fragment of antigen binding，Fab）和一个可结晶片段（fragment crystallizable，Fc）。每个 Fab 由一条完整的轻链和重链的 V_H 和 C_{H1} 区组成，能与一个抗原表位结合（单价），不能形成凝集反应或沉淀反应。Fc 含 IgG 的 C_{H2} 和 C_{H3} 区，不能与抗原结合，但能与效应分子和效应细胞相互作用，包括结合补体与 FcR 结合等，如图 4-19 所示。

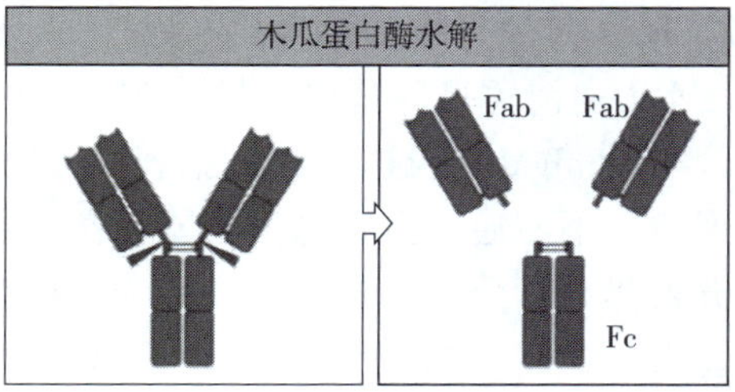

图 4-19　免疫球蛋白的木瓜蛋白酶水解片段

（2）胃蛋白酶水解片段　胃蛋白酶水解部位在 IgG 铰链区连接两条重链二硫键的近 C 端，水解后得到一个由二硫键连接的 F（ab′）$_2$，能与不同抗原分子上的两个相同抗

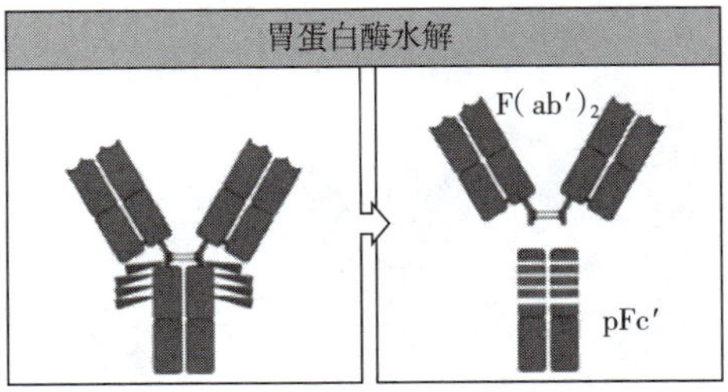

图 4-20　免疫球蛋白的胃蛋白酶水解片段

原表位结合（双价），可发生凝集反应或沉淀反应。其 Fc 被胃蛋白酶裂解为无活性的数个小分子片段 pFc′，如图 4-20 所示。

（二）抗体的类别

不同类别的免疫球蛋白的合成部位、合成时间、体内分布、血清含量、半衰期及生物活性均有不同。五类免疫球蛋白结构如图 4-21 所示。

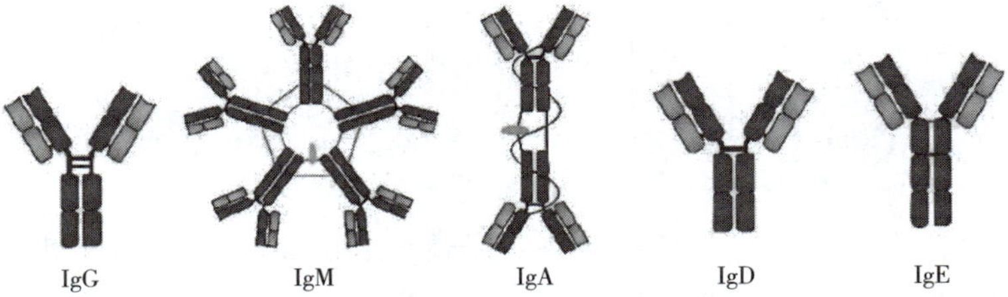

图 4-21　五类免疫球蛋白结构

1. IgG

IgG 为单体，主要由脾和淋巴结的浆细胞合成，是血清和细胞外液中含量最高的免疫球蛋白，约占血清免疫球蛋白总量的 80%。IgG 合成晚于 IgM，自出生后 3 个月开始合成，3~5 岁接近成人水平。

IgG 的半衰期为 20~30d，是再次体液免疫应答产生的主要抗体，其亲和力高，在体内分布广泛，具有重要的免疫效应，多数抗菌抗体、抗病毒抗体、抗毒素抗体均为 IgG 类，是机体抗感染的主要抗体。IgG 可穿过胎盘屏障，对新生儿抗感染有重要意义。IgG 可通过经典途径激活补体，并可与巨噬细胞、NK 细胞表面 Fc 受体结合，发挥调理作用、ADCC 等。某些自身抗体（如抗核抗体）为 IgG，引起Ⅱ型、Ⅲ型超敏反应，导致免疫损伤。

2. IgM

IgM 占血清免疫球蛋白总量的 5%~10%，血清浓度约为 1mg/mL。单体 IgM 以膜结合型（mIgM）表达于 B 细胞表面，构成 B 细胞抗原受体（BCR）；分泌型 IgM 为五聚体，不能通过血管壁，主要存在于血清中。

五聚体 IgM 分子质量最大，称为巨球蛋白，含 10 个 Fab 段，具有很强的抗原结合能力，含 5 个 Fc 段，比 IgG 更易激活补体。天然血型抗体为 IgM，血型不符的输血可致严重溶血反应。

IgM 是个体发育中最早产生的抗体，胚胎后期的胎儿即可合成，故脐带血 IgM

升高提示胎儿宫内感染。IgM 也是初次体液免疫应答中最早出现的抗体，其半衰期短，血清中特异性 IgM 增高，提示有近期感染和急性期感染，该指标有助于疾病的早期诊断。

3. IgA

IgA 分为血清型和分泌型。健康成人 IgA 日合成量约占免疫球蛋白总量的 2/3。其中，血清型仅占血清免疫球蛋白总量的 10%~15%，而分泌型合成量较大，是外分泌液中的主要抗体类别。血清型为单体，由脾和淋巴结的浆细胞合成，主要存在于血清中，有抗菌、抗病毒、抗毒素的作用。

分泌型 IgA（sIgA）由 J 链连接的二聚体和分泌片组成，可穿越黏膜上皮细胞，转运至局部腔道的外分泌液中。sIgA 主要存在于乳汁、唾液、泪液和呼吸道、消化道、生殖道黏膜表面，参与局部黏膜的抗感染免疫，sIgA 与进入黏膜局部的病原微生物结合，阻止病原体吸附到易感细胞表面，或通过中和病毒和毒素来发挥其重要的抗感染作用。人出生后 4~6 个月才开始合成 IgA，新生儿易患呼吸道、消化道感染，可能与其 sIgA 合成不足有关。慢性支气管炎发作也与 sIgA 的减少有一定关系。婴儿可从母乳中获得 sIgA，抵抗呼吸道、消化道感染，属重要的自然被动免疫。

4. IgD

IgD 为单体，血清中含量很低，仅占血清免疫球蛋白总量的 0.2%，血清浓度约为 30μg/mL。

IgD 分为两型：血清型 IgD 的生物学功能尚不清楚；膜结合型 IgD（mIgD）构成 BCR，是 B 细胞分化成熟的标志。未成熟 B 细胞仅表达 mIgM，成熟 B 细胞同时表达 mIgM 和 mIgD，活化的 B 细胞或记忆性 B 细胞其表面的 mIgD 逐渐消失。

5. IgE

IgE 为单体，是正常人血清中含量最少的免疫球蛋白，血清浓度仅为 0.3μg/mL，主要由鼻咽部、扁桃体、支气管、胃肠黏膜等黏膜下淋巴组织中的浆细胞分泌，这些部位也是变应原入侵和过敏反应易发生的场所。

IgE 分子质量为 188ku，其重要特征为糖含量高达 12%。IgE 为亲细胞型抗体，其 C_{H2} 和 C_{H3} 可与肥大细胞、嗜碱粒细胞表面高亲和力 IgE 的受体结合，促使这些细胞脱颗粒并释放生物活性介质，引起 Ⅰ 型超敏反应。此外，IgE 可能与机体抗寄生虫免疫有关。

（三）抗体的生物学功能

1. 免疫球蛋白 V 区的功能

免疫球蛋白 V 区的功能主要是特异性识别、结合抗原。抗体与抗原的结合具有特异性和可逆性。免疫球蛋白 V 区在体内可结合病原微生物及其产物，直接发挥中和抗原的毒性或致病性的作用。如抗毒素可中和外毒素，保护细胞免受毒素的影响；病毒的中和抗体可阻止病毒吸附和穿入细胞；sIgA 可抑制细菌黏附宿主细胞，从而阻止病毒和细菌感染。在体外一定条件下，抗原与抗体结合可产生凝集反应、沉淀反应等各种抗原抗体反应，可用于相关疾病的诊断、病情监测和疗效评价等。

2. 免疫球蛋白 C 区的功能

（1）激活补体　IgG1～3 和 IgM 与相应抗原结合后，可因构型改变而使位于 C_{H2}/C_{H3} 功能区的补体结合点暴露，从而激活补体经典途径。激活能力以 IgM 最强（高于 IgG500 倍以上），激活补体能力顺序依次是 IgM>IgG3>IgG1>IgG2。另外，IgG4、IgA1 的凝聚物可激活补体旁路途径。

（2）调理作用　IgG 与细菌等颗粒性抗原结合后，可通过其 Fc 段与中性粒细胞和巨噬细胞表面相应 IgG Fc 受体（FcγR）结合，增强吞噬细胞的吞噬杀伤抗原的能力，即抗体的调理作用，如图 4-22 所示。

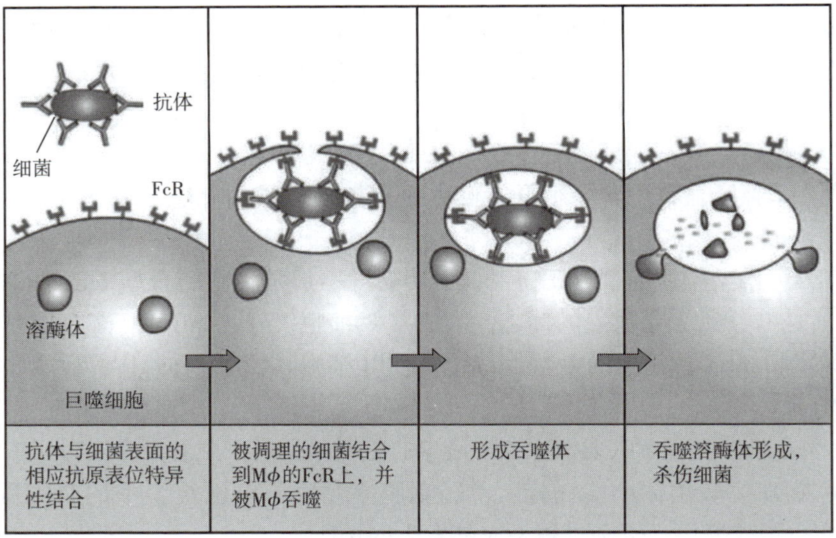

图 4-22　抗体的调理作用

（3）抗体依赖的细胞介导的细胞毒作用　IgG 与肿瘤或病毒感染的细胞结合后，其 Fc 段与自然杀伤细胞、巨噬细胞中性粒细胞表面相应 FcγR 结合，促使细胞释放细胞毒颗粒，杀伤靶细胞，称为抗体依赖的细胞介导的细胞毒作用（antibody dependent cell-mediated cytotoxicity，ADCC），如图 4-23 所示。

（4）介导 Ⅰ 型超敏反应　IgE 的 Fc 段可与肥大细胞和嗜碱粒细胞表面相应 IgE Fc 受体结合，而使上述细胞致敏。若相同变应原再次进入机体与致敏靶细胞表面特异性 IgE 结合，即可促使其脱颗粒，释放组胺等生物活性介质，引起 Ⅰ 型超敏反应。

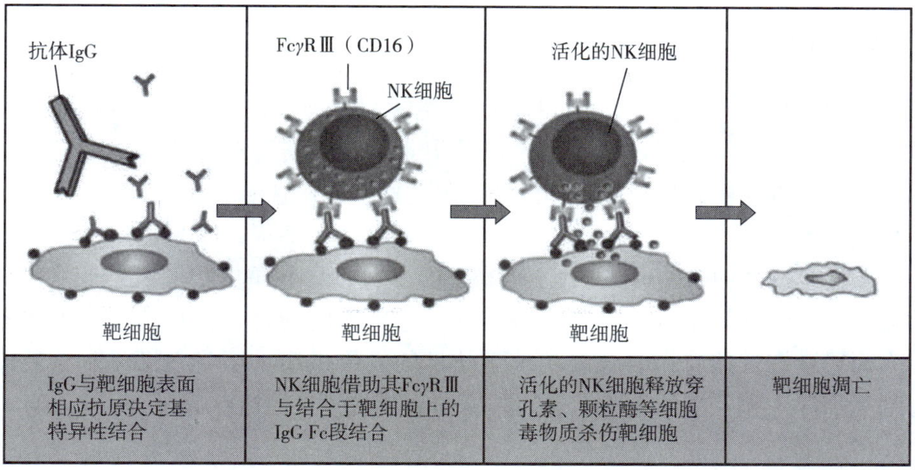

图 4-23　抗体依赖的细胞介导的细胞毒作用

（5）穿过胎盘　胎盘母体一侧的滋养层细胞表达一种特异性 IgG 运输蛋白，称为新生 Fc 受体。母体内的 IgG 可选择性与其结合，从而转移到滋养层细胞内，主动进入胎儿血液循环中。这是一种重要的自然被动免疫，对于新生儿抗感染具有重要意义。

（6）参与黏膜免疫　sIgA 可穿越黏膜上皮细胞，转运到呼吸道和消化道黏膜表面，是机体黏膜局部免疫的最主要因素。

三、免疫学反应

（一）抗原-抗体反应的种类

抗原-抗体反应是指抗原与相应抗体之间所发生的特异性结合反应。这种反应既可在机体内进行，也可以在机体外进行。由于抗体主要存在于血清中，在抗原或抗体检测中多以血清为试验材料，故将体外抗原-抗体的免疫学反应也称作血清学反应。该反应既可用已知的抗原检测未知的抗体，这是临床上常用的血清学诊断方法；也可用已知的抗体检测未知的抗原，如微生物及其代谢产物、激素、药物鉴定等的检测。

抗原和抗体

抗体是特异的，只与相应抗原反应。实际制备的抗体却常有非特异性反应，这是因为抗原不纯造成的。多组分抗原之间存在共同的抗原决定簇，或者两个抗原决定簇结构类似能与同一抗体结合，均可出现抗体与异源抗原的交叉反应。用琼脂双扩散能简便直观地反映不同抗原与同一抗血清，或不同抗血清与同一抗原的交叉反应。抗原抗体反应种类甚多，常用的主要有凝集反应、沉淀反应和中和反应等。

（二）抗原-抗体反应的特点

抗原-抗体反应的过程是经过一系列的化学和物理变化，包括抗原与抗体特异性结合和非特异性促凝聚两个阶段，以及由亲水胶体转为疏水胶体的变化。抗原抗体反应的特点主要有特异性、比例性、可逆性、阶段性等。

1. 特异性

特异性是抗原-抗体反应的最主要特征，这种特异性是由抗原决定簇和抗体分子的超变区之间空间结构的互补性确定的。这种高度的特异性在传染病的诊断与防治方面得到有效的应用。随着免疫学技术的发展进步，还将在医学和生物学领域得到更加深入和广泛的应用，比如肿瘤的诊断和特异性治疗等。

2. 比例性

比例性是指抗原与抗体发生可见反应需遵循一定的量比关系，只有当二者浓度比例适当时才出现可见反应，在抗原与抗体比例相当或抗原稍过剩的情况下，反应最彻底，形成的免疫复合物沉淀最多、最大。而当抗原与抗体比例超过此范围时，反应速度和沉淀物量都会迅速降低甚至不出现抗原抗体反应。

3. 可逆性

可逆性是指抗原与抗体结合形成复合物后，在一定条件下又可解离恢复为抗原与抗体的特性。由于抗原-抗体反应是分子表面的非共价键结合，所形成的复合物并不牢固，可以随时解离，解离后的抗原-抗体仍保持原来的理化特征和生物学活性。

4. 阶段性

阶段性抗原-抗体反应可分为两个阶段，第一个阶段为抗原与抗体的特异性结合阶段，此阶段是抗原与抗体间互补的非共价结合，反应迅速，可在数秒钟至数分钟内完成，一般不出现肉眼可见的反应现象。第二个阶段为可见反应阶段，是小的抗原抗体复合物间靠正、负电荷吸引形成较大复合物的过程。此阶段反应慢，需要时间从数分钟、数小时至数日不等，且易受多种因素和反应条件的影响。

（三）抗原-抗体反应的影响因素

抗原-抗体反应的影响因素主要有电解质、温度、酸碱度等。

1. 电解质

抗原和抗体通常为蛋白质分子，等电点分别为 pH 3~5 和 pH 5~6，在中性或弱碱性的环境中，表面均带负电荷，适当浓度的电解质会使他们失去一部分负电荷而相互结合，出现肉眼可见的凝集或沉淀现象。在抗原-抗体反应中，常用 0.85%的氯化钠溶液或各种缓冲液作为抗原、抗体的稀释液，以提供适当浓度的电解质。

2. 温度

抗原-抗体反应必须在适宜的温度中进行，一般为15~40℃，通常最适为37℃。一定范围内，温度升高，可促进抗原与抗体分子间的碰撞机会，加速抗原-抗体复合物的形成，加快可见反应的速度，若温度高于56℃，可导致已结合的抗原-抗体再解离，甚至变性或破坏；温度越低，结合速度越慢，但结合牢固，易于观察。某些特殊的抗原-抗体反应，对反应温度有特殊要求，如冷凝集素在4℃左右与红细胞结合最好，20℃以上反而解离。

3. 酸碱度

抗原-抗体反应必须在合适的酸碱度环境中进行，pH过高或过低都将影响抗原-抗体的理化性质，抗原-抗体反应的最适酸碱度为pH 6~8。此外，当pH达到或接近颗粒性抗原的等电点时，即使没有相应抗体存在时，也会引起抗原非特异性凝集，即自凝，造成假阳性反应，严重影响试验的可靠性。

项目检测

一、名词解释

1. 抗原　2. 抗体　3. 凝集反应

二、填空题

1. 具有________而无________的物质称为半抗原。

2. 刺激机体产生抗体需要T细胞辅助的抗原称之为________，绝大多数蛋白质抗原及细胞抗原属于此类抗原。

3. 刺激机体产生抗体不需要T细胞辅助的抗原称之为________，少数多糖、脂多糖物质属于此类抗原。

4. 免疫球蛋白分子是有两条相同的________和两条相同的________通过链________连接而成的四肽链结构。

5. 免疫球蛋白轻链可分为________型和________型。

6. 用木瓜蛋白酶水解IgG可得到两个相同的________片段和一个________片段，前者的抗原结合价为1；用胃蛋白酶水解IgG则可获得一个抗原结合价为2的________片段和无生物学活性的________片段。

三、简答题

1. 简述抗原的基本特性。

2. 简述免疫球蛋白的基本结构。

3. 简述免疫球蛋白的主要生物学功能。

项目四 任务二
项目检测答案

知识拓展

人工制备的抗体类型

根据制备方法、原理及所获抗体特性，可将人工制备的抗体分为多克隆抗体、单克隆抗体和基因工程抗体三类。单克隆抗体和多克隆抗体主要用于实验室研究和体外诊断试剂，基因工程抗体常作为治疗药物或体内诊断试剂。

1. 多克隆抗体

早期制备抗体的传统方法是用已知的天然抗原免疫动物，过一段时间，获取这些动物的血液，分离血清（免疫血清），即可获得所需抗体。由于大多数天然抗原具有多种不同抗原表位，其中每一种B细胞表位均可刺激机体的一个特异性B细胞克隆产生一种特异性抗体，因此获得的免疫血清实际上是体内多个B细胞克隆针对抗原物质上不同抗原表位产生的多种抗体的混合物，称为多克隆抗体（polyclonal antibody，PcAb），即第一代抗体。

多克隆抗体是人类有目的地利用抗体的第一步，作用全面，具有中和抗原、免疫调理、ADCC等作用。但这种抗体针对多种抗原表位，特异性不高，易出现交叉反应，而且动物来源的抗体注入人体会产生严重的超敏反应等，这些特性限制了其在疾病诊断和治疗中的应用。

2. 单克隆抗体

1975年，德国人科勒（Kohler）和英国人米尔斯坦（Milstein）首创了小鼠杂交瘤单克隆抗体技术，开创了抗体制备与应用的新时代。单克隆抗体（monoclonal antibody，McAb）是指由一个B细胞克隆所产生，仅能特异性识别和结合一种抗原表位的同源、均一性抗体，即第二代抗体。

单克隆抗体因其结构高度均一、纯度高、特异性强、效价高、少或无血清交叉反应、易于大量制备等特点，在实验研究和临床检测中得到了广泛应用。McAb可用于分析抗原的细微结构及检验抗原、抗体未知的结构关系，可用于分离纯化抗原，其试剂可用于临床诊断和治疗，或用于制备以单克隆抗体为弹头的“生物导弹”药物等。但因大多数单克隆抗体是鼠源性，对人具有较强的免疫原性，应用于人体治疗时可诱导人抗鼠免疫应答，甚至导致免疫病理损伤，所以在临床治疗方面进展缓慢。

3. 基因工程抗体

20世纪80年代，随着人们对抗体结构与功能关系的认识逐渐深入和现代分子生物学技术的发展，基因工程抗体技术应运而生。基因工程抗体，又称重组抗体，是指在最大限度保留抗体亲和性、降低其异源性的原则下，利用重组DNA及蛋白质工程技术对编码抗体的基因按需要进行加工改造而来的，并重新组装成抗体基因，经转染适当的受体细胞表达的抗体，即第三代抗体。

目前基因工程抗体技术主要用于两方面：一是将鼠源抗体人源化或者直接制备人抗体；二是对抗体功能加以改进，使之更好地用于临床治疗。其特点是低或无免疫原性，并可规模化生产。该技术克服了鼠源性抗体在人体内易产生免疫排斥反应以及人源性抗体在制备上的困难，广泛应用于基础医学研究和临床领域，特别是肿瘤等疾病的治疗。

技能拓展15 抗原与抗体的凝集反应

一、任务描述

凝集现象是指在一定的条件下，当颗粒性抗原与相应抗体特异性结合时，可在玻片上逐渐聚集并形成肉眼可见的沉淀。利用这一实验原理，通过观察是否出现凝集现象，即可鉴定待测标本所含有的菌种。玻片凝集试验为定性试验，其操作简便、反应迅速，但敏感性相对较低。玻片凝集试验是常规 ABO 血型鉴定和细菌菌种鉴定的实验。

二、任务实施

（一）准备工作

1. 建立工作小组，制定工作计划，确定具体任务，任务分工到个人，并记录到工作表。

2. 收集抗原抗体反应的必要信息，掌握相关知识及操作要点，与指导教师共同确定出一种最佳的工作方案。

3. 完成任务单中实际操作前的各项准备工作。

（1）材料准备　抗原为伤寒杆菌斜面培养物、大肠杆菌斜面培养物。

（2）试剂　抗体为 1∶40 抗伤寒杆菌诊断血清、生理盐水等。

（3）仪器　载玻片、取菌环等。

（二）操作过程

1. 加抗体

取载玻片 1 块，平均分成 3 个格；右侧加生理盐水 1 滴，中间及左侧无菌操作各加 1∶40 抗伤寒杆菌诊断血清 1 滴。

2. 加抗原

在无菌条件下，分别用接种环取伤寒杆菌斜面培养物少许，分别与生理盐水及中间 1∶40 抗伤寒杆菌诊断血清混匀。同法取大肠杆菌斜面培养物与左侧 1∶40 抗伤寒杆菌诊断血清混匀。

注意：①细菌与生理盐水或血清混匀后呈乳浊状液。用接种环取细菌培养物时取菌量不宜过多，使悬液呈轻度乳浊即可。②在载玻片上涂细菌时，注意要先在生理盐水中涂菌，后在血清中涂菌，避免将血清误带入生理盐水中。③操作过程中严格执行无菌操作。

3. 抗原-抗体反应

轻轻摇动载玻片，室温条件下反应1~2min后，肉眼观察各个格中是否出现凝集现象。

4. 结果判断

若出现乳白色凝集块者，则为阳性反应；若仍为较均匀的乳浊液者，则为阴性反应。

观察结果时，如果用肉眼看不到凝集现象，可在显微镜下进行观察。

（三）结束工作

1. 填好所有操作记录单、任务单、各种评价表。
2. 检查设备仪表是否洁净完好。
3. 清理工作场地与环境卫生。
4. 进行任务总结（小组讨论与汇报、组间互评、教师点评与总结）。

三、任务探索

1. 人的ABO血型测定也可以采用玻片凝集试验，请同学们查阅资料，尝试用本实验的方法测定自己的血型，并说明你能接受何种血型的输血和输血给何种血型的人，为什么？
2. 请同学们绘制凝集反应的示意图，并分析实验结果及注意事项。

科学引领

中国免疫学奠基人——汤飞凡

汤飞凡是著名微生物学家、病毒学家，沙眼衣原体的发现人之一。当时，全球几乎六分之一的人患沙眼，中国沙眼患病率更是高达55%，成为国内致盲率最高的疾病。

为了对抗沙眼病毒，汤飞凡付出常人难以想象的艰辛。1954年，汤飞凡在同仁医院的沙眼门诊部开展工作，亲自收集了200例典型病例，并首次成功地在动物身上找到了沙眼病原的包涵体。汤飞凡带领团队废寝忘食地工作，但却总是以失败告终，研究所内开始蔓延出了低落的情绪。汤飞凡此时没有丝毫退缩的想法，他决定另辟蹊径，采用鸡卵黄囊分离实验。终于在四年后分离出了沙眼病毒，甚至病毒分离率达到50%。

1958 年元旦，为了证实分离出的就是沙眼病毒，他竟然要求助手协助把病毒注入自己左眼中，冒着失明的危险，四十天坚持不治疗，眼睛红肿得让人心疼。汤飞凡因此感染了沙眼，也证实了分离出的病毒正是沙眼病毒，收集了可靠的临床资料。随后他带领着团队，奋战在病毒一线，发现了青霉素加上链霉素，采取不同的剂量可以有效地治疗沙眼，从此世界上的沙眼病毒销声匿迹。

汤飞凡，这个伟大的名字，在中华人民共和国成立之后，他依然带领着中国团队走在世界前沿，中国第一个制造出青霉素的人，第一个为国人接种牛痘疫苗的人。从此他有了两个好听的名字，“中国的免疫学之父”，“世界的衣原体之父”。

汤飞凡对中华民族，对全人类，都有巨大的贡献。1981 年国际沙眼防治组织，为他颁发了沙眼金质奖章这个迟到的荣誉。我国于 1992 年发行了中国现代科学家纪念邮票，四位杰出科学家中就有汤飞凡。

他的坚韧不拔、实事求是的科学探索精神，九死不悔、忠贞不渝的爱国情怀，都应该在历史上留下浓墨重彩的一笔，应该为后人所铭记。他是国家的财富、人民的骄傲、民族的光荣。

项目总结

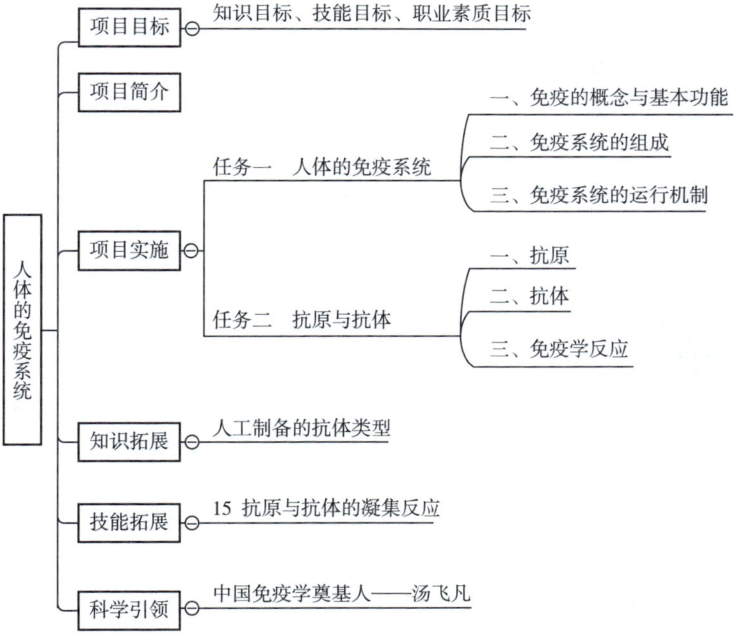

项目五

感染与免疫

项目目标

知识目标

1. 掌握病原菌、条件致病菌、正常菌群、感染、毒力、侵袭力的概念。
2. 掌握细菌内毒素与外毒素的区别。
3. 掌握人体免疫的三道防线。
4. 掌握抗体产生的一般规律。

技能目标

1. 学会分析免疫的相关疾病的引起原因。
2. 能够进行沉淀反应的操作。

职业素质目标

具备独立思考、团结协作、勇于创新的精神和诚实守信的优良品质；培养学生具有精益求精的工作态度、医者仁心的职业道德和家国情怀。

项目简介

本项目的内容是感染与免疫，项目实施介绍了病原菌和人体免疫的基础知识和典型技能操作实训，科学引领让学生树立科研和工匠精神。通过学习学生能够掌握病原菌、人体免疫的相关知识、感染与免疫相关疾病等知识和技能，为今后专业课程的学习打下良好的基础。

项目实施

感染是指微生物侵入宿主体内生长繁殖并与宿主防御机制相互作用，引起不同程度的病理变化过程。能导致宿主感染的细菌称为病原菌，不能造成宿主感染的细菌称为非病原菌。有些细菌在正常情况下不致病，但在寄居部位改变、宿主免疫防御功能下降或菌群失调的情况下可引起疾病，这类细菌称为条件致病菌。

免疫是指机体识别和排除抗原性异物，维持自身生理功能稳定和平衡的一种功能，这种功能包括三部分：免疫防御、免疫监视、免疫自稳。其中免疫防御主要是指抗感染免疫。抗感染免疫是指微生物侵入宿主后，宿主免疫系统产生的抗感染免疫应答，抑制或避免微生物致病的过程。

感染与抗感染免疫，两方面力量的消长决定着疾病的发生、发展与结局。

任务一 病原菌与人体免疫

自然界中，细菌等微生物的种类繁多，分布广泛。在空气、水、土壤等自然环境及物体表面都可找到微生物，在动物、人体的体表以及其与外界相通的腔道中，都有微生物的存在。绝大多数微生物对人类、动物、植物无害，甚至是有益的，只有少数能引起感染并致病。在一些要求无菌的情况：如药品生产、医疗护理、生命科学研究、生活生产等过程中，是不允许微生物存在的。了解微生物的分布与分类，对药学、中药学、临床、护理等专业的学生加强无菌观念、严格无菌操作、开展生物安全防护等具有重要意义。

一、病原菌

（一）病原菌概念

凡是能突破机体的防御机能，引起机体感染并致病的细菌，称为病原菌或致病菌。细菌侵入机体能否引起疾病与细菌的致病性、机体的免疫力及环境因素密切相关。细菌能引起感染的能力称为细菌的致病性。有的细菌只对人有致病性，有的细菌只对某些动物有致病性，有的对人和动物都有致病性。对人和动物都有致病性的细菌引起的疾病称为人畜共患病。

细菌的致病性的强弱程度称为毒力，不同细菌毒力不同，同种细菌不同菌株毒力也常有差异。细菌的致病性与细菌的毒力强弱、侵入机体的细菌数量多少，及侵入途径密切相关。细菌的毒力是有物质基础的，与细菌表面的物质结构和细菌生长繁殖过程中产生的具致病能力的代谢产物有关。

（二）病原菌的致病物质与致病机制

1. 侵袭力

致病菌突破宿主皮肤-黏膜等生理屏障，进入体内并在体内定植和繁殖扩散的能力。细菌的侵袭力包括黏附、定植和产生侵袭性相关物质的能力，如菌体的表面结构（黏附素、荚膜）、侵袭性酶类等。

（1）黏附素　菌毛实际上是黏附素中的一种。如大肠埃希氏菌的菌毛、淋病奈瑟菌的菌毛等。黏附是绝大多数细菌致病的第一步，与其致病性密切相关。如临床上取腹泻标本分离出的肠产毒素型大肠埃希氏菌大多具菌毛。志愿者口服无菌毛的肠产毒素型大肠埃希氏菌菌株，不会腹泻。

（2）荚膜　荚膜是细菌表面的一层黏液状的物质，化学本质为黏多糖或黏多肽。荚膜具抗吞噬和抵抗宿主体液中杀菌物质的作用，有利于细菌在宿主体内生存、繁殖和扩散。有实验表明，将无荚膜的肺炎链球菌注射至小鼠腹腔，细菌易被小鼠吞噬细胞吞噬、杀灭；但若接种有荚膜的菌株，则细菌会大量繁殖，小鼠通常于注射后 24h 内死亡。

（3）侵袭性酶　在组织中生长繁殖的细菌可释放侵袭性酶，有利于致病菌的抗吞噬作用并向周围组织扩散。如金黄色葡萄球菌产生的血浆凝固酶，能使血浆中的可溶性纤维蛋白原转变为纤维蛋白包绕在菌体表面，有利于细菌抵抗宿主吞噬细胞的吞噬，感染部位与周围组织的界限相对清楚、脓汁黏稠；A 群链球菌产生的透明质酸酶、链激酶、链道酶，分解细胞间质透明质酸、溶解纤维蛋白、降解脓汁中的 DNA，有利于细菌扩散，感染部位与周围组织的界限模糊、脓汁稀薄。

2. 毒素

根据来源、性质和作用特点的不同，将毒素分为外毒素和内毒素。

（1）外毒素　外毒素是细菌合成、分泌到菌体外的毒性蛋白质。多数由 G^+ 菌产生，少数由 G^- 菌产生。其主要特性：①外毒素多数是由 G^+ 菌合成、分泌到菌体外的。②大多数外毒素的化学本质都是蛋白质。③毒性作用强，如肉毒毒素毒性比氰化钾强 1 万倍，1mg 肉毒毒素纯品能杀死 2 亿只小白鼠，是目前已知的最剧毒物。④对组织器官有高度选择性。⑤绝大多数外毒素不耐热，80℃ 经 30min 被破坏。⑥抗原性强，可刺激机体产生抗毒素。用 0.4% 甲醛液处理外毒素，失去毒性而保留其免疫原性，称为类毒素。

外毒素可分为神经毒素、细胞毒素和肠毒素三大类，见表 5-1。①神经毒素：主要作用于神经组织，引起神经传导功能紊乱。包括肉毒毒素、破伤风痉挛毒素等。神经毒素种类不多，但毒性作用强，致死率高。②细胞毒素：能通过抑制蛋白质合成，破坏细胞膜等机制直接损伤宿主细胞，引起相应组织器官炎症和坏死等。例如白喉毒素等。③肠毒素：是一类作用于肠上皮细胞、引起肠道功能紊乱的毒素。霍乱毒素、艰难梭菌毒素、产毒性大肠埃希氏菌的耐热肠毒素、不耐热肠毒素等属此类毒素。

表 5-1　外毒素的种类和作用机制

类型	产生细菌	外毒素	所致疾病	作用机制	症状和体征
神经毒素	破伤风梭菌	破伤风痉挛毒素	破伤风	阻断抑制性神经递质甘氨酸的释放	骨骼肌强直性痉挛
	肉毒梭菌	肉毒毒素	肉毒中毒	抑制胆碱能运动神经释放乙酰胆碱	肌肉松弛性麻痹
细胞毒素	白喉棒状杆菌	白喉毒素	白喉	灭活延伸因子 2（EF-2），抑制细胞蛋白质合成	肾上腺出血，心肌损伤，外周神经麻痹
肠毒素	霍乱弧菌	肠毒素	霍乱	激活肠黏膜腺苷环化酶，增高细胞内 cAMP 水平	水电解质平衡失调、腹泻、呕吐
	肠产毒素性大肠埃希氏菌	肠毒素	腹泻	不耐热肠毒素使细胞内 cAMP 增高，耐热肠毒素则增高细胞内 cGMP	呕吐、腹泻
	产气荚膜梭菌	肠毒素	食物中毒	同霍乱肠毒素	呕吐、腹泻
	金黄色葡萄球菌	肠毒素	食物中毒	作用于呕吐中枢	呕吐为主、腹泻

（2）内毒素　内毒素是革兰氏阴性菌细胞壁中的脂多糖（lipopolysaccharide，LPS），只有在细菌死亡裂解后才被释放出来。其分子结构由 O 特异性多糖、非特异核心多糖和脂质 A 三部分组成。①内毒素存在于革兰氏阴性菌细胞壁。②化学性质是脂多糖。③对理化因素稳定：加热 160℃，2～4h 或用强酸、强碱、强氧化剂煮沸 30min 才被灭活。这一性质具有重要的临床实践意义，如内毒素污染了注射液和药品，难以用加热方法使其灭活，进入人体会引起临床不良后果。④毒性作用相对较弱且对组织无选择性：各种革兰氏阴性菌产生的内毒素的致病作用基本相似，其原因可能是不同革兰氏阴性菌的脂质 A 高度保守，结构基本相似。因此，不同革兰氏阴性菌感染时，由内毒素引起的毒性作用大致相同。⑤不能用甲醛液脱毒而成为类毒素。

外毒素和内毒素的主要区别见表 5-2。

表 5-2　　外毒素和内毒素的主要区别

区别要点	外毒素	内毒素
来源	G^+菌和某些 G^-菌	G^-菌
存在部位	由活菌分泌至菌体外、少数菌裂解后释出	细胞壁成分，菌体裂解后释出
化学成分	蛋白质	脂多糖
稳定性	不稳定，不耐热（60 ~ 80℃，30min 被破坏）	稳定耐热（160℃，2~4h 被破坏）
毒性作用	强/极强，对组织器官有选择性的毒害作用，引起特殊临床表现	各菌的毒性作用大致相同可致发热反应、白细胞增多、微循环障碍、休克、弥散性血管内凝血（DIC）等
免疫原性	强、刺激机体产生抗毒素，甲醛处理可脱毒成类毒素	弱、刺激机体产生的抗体无明显中和作用，甲醛处理不形成类毒素

二、人体免疫

人体对微生物的免疫包括固有免疫（非特异性免疫）和适应性免疫（特异性免疫）两大类。两者相互配合，共同发挥抗感染免疫作用。微生物在侵入机体的过程中，首先突破机体的屏障结构，然后进入体内，这时吞噬细胞来吞噬细菌，固有免疫分子中补体启动非经典途径活化杀菌等。如果吞噬细胞不能将细菌完全吞噬消化，吞噬细胞中的巨噬细胞将把吞噬的细菌处理后提呈给适应性免疫应答的组成细胞：T 细胞或 B 细胞，并激活它们，产生细胞免疫和体液免疫，从而将细菌清除出体外，人体获得健康。

（一）人体的三道免疫防线

- 机体防御机能
  - 非特异性免疫
    - 第一道防线
      - 体表屏障：皮肤黏膜及其附属物、正常菌群
      - 内部屏障：血脑屏障、胎盘屏障
    - 第二道防线
      - 非特异性免疫细胞的作用：中性粒细胞、单核细胞、吞噬细胞、NK细胞、K细胞
      - 体液中的抗菌物质：干扰素、补体、溶菌酶等
  - 特异性免疫：第三道防线
    - 体液免疫：抗毒素、抗细菌抗体、抗病毒抗体
    - 细胞免疫：效应T细胞、细胞因子

1. 第一道防线——机体的屏障结构

（1）皮肤与黏膜　覆盖于体表的皮肤及与外界相通的腔道黏膜共同构成皮肤黏膜屏障。它具有机械阻挡作用，是机体抵御病原微生物入侵的第一道防线。

（2）血-脑屏障　血-脑屏障是由软脑膜、脉络丛的毛细血管壁和包在毛细血管壁外的星形胶质细胞形成的胶质膜组成。其结构致密，能有效地阻挡血液中病原微生物及其他大分子物质进入脑组织及脑室，保护中枢神经系统。婴幼儿血脑屏障尚未发育完善，故容易发生中枢神经系统感染。

（3）胎盘屏障　由母体子宫内膜的基蜕膜和胎儿的绒毛膜滋养层细胞共同构成，可防止母体内病原微生物进入胎儿体内造成感染。妊娠早期（前3个月内）此屏障尚不完善，此时孕妇若感染某些病毒（如巨细胞病毒、风疹病毒等）容易导致胎儿畸形、流产或死胎等。有些药物可通过胎盘影响胎儿。因此，在妊娠期间尤其是早期，应尽量防止感染并尽可能不用或少用副作用大的药物。

2. 第二道防线——非特异性免疫细胞和体液中的抗菌物质

（1）吞噬细胞　当病原微生物突破皮肤黏膜屏障侵入机体，机体的吞噬细胞即可吞噬并杀伤进入体内的病原微生物。吞噬细胞分为小吞噬细胞和大吞噬细胞两大类。小吞噬细胞：主要指血液中的中性粒细胞，占外周血白细胞总数的60%~70%，内含许多溶酶体。中性粒细胞对病原体识别结合产生吞噬杀菌作用；还可通过ADCC和补体依赖细胞介导的细胞毒作用（CDC）对病原体感染的组织细胞产生杀伤破坏作用；中性粒细胞表面具有趋化性受体，是最早从血液中招募到感染炎症部位发挥作用的细胞，具有强大的非特异性吞噬杀伤能力，可及时清除侵入人体内的病原生物，发挥早期抗感染作用。中性粒细胞寿命短，存活期短（2~3d），发挥吞噬杀菌作用后裂解破坏。大吞噬细胞：即单核巨噬细胞系统细胞，包括血液中的单核细胞和各种组织器官中的巨噬细胞，内含许多溶酶体。不同组织内的巨噬细胞有不同的名字，如肝脏中的库普弗细胞、中枢神经系统中的小胶质细胞、骨组织中的破骨细胞等。巨噬细胞具吞噬作用、调理作用、ADCC作用、趋化作用等。巨噬细胞高表达MHCⅡ类分子，具专职的抗原提呈作用，可吞噬、杀伤和消化侵入的病原菌，并可摄取、加工提呈抗原引发适应性免疫应答。

①吞噬细胞对病原菌的识别：吞噬细胞对病原菌的识别是通过模式识别来实现的。病原菌内存在一些进化上非常保守的与致病性相关的组分称为病原体相关分子模式（pathogen-associated molecular pattern，PAMP）。而在宿主的免疫活性细胞上存在一类识别PAMP并介导固有免疫启动的受体称为模式识别受体（pattern recognition receptor，PRR），机体固有免疫系统的吞噬细胞通过PRR来识别PAMP，从而识别入侵的病原体及其产物。存在于细菌细胞壁的成分如肽聚糖和脂多糖（LPS）、细菌蛋白、细菌脂类以及细菌和病毒的核酸残基等都可以是PAMP。吞噬细胞依靠PRR可直接与致病菌的PAMP识别并结合。机体的PRR存在于血清、免疫细胞膜表面甚至细胞质内。

②吞噬和杀菌过程：主要包括以下4个过程。

a. 趋化。细菌感染时，入侵的致病菌可刺激吞噬细胞、内皮细胞等产生趋化因子。趋化因子的作用是吸引吞噬细胞穿过毛细血管壁，定向聚集到局部炎症部位。

b. 识别。吞噬细胞表面存在多种 PRR，这些 PRR 通过识别病原体的 PAMP，并与之结合，实现识别过程。

c. 吞入。吞噬细胞与病原体结合后，接触部位的细胞膜内陷，同时伸出伪足将病原体包围并摄入细胞质内，形成由部分胞膜包绕的吞噬体，此过程称为吞噬。对病毒等较小病原微生物，其附着处的细胞膜向细胞质内陷形成吞饮体，将病毒等包裹在内，称为吞饮。

d. 杀灭与消化。当吞噬体形成后，与吞噬细胞胞质中的溶酶体靠近并融合，形成吞噬溶酶体。此时，吞噬细胞从有氧呼吸转换为糖酵解作用，产生大量乳酸，使吞噬溶酶体内酸化，抑制病原菌生长，并增强多种溶酶体酶的活性，借助于吞噬溶酶体内的氧依赖和非氧依赖两大杀菌系统杀灭病原菌。吞噬细胞的吞噬和消化过程如图 5-1 所示。

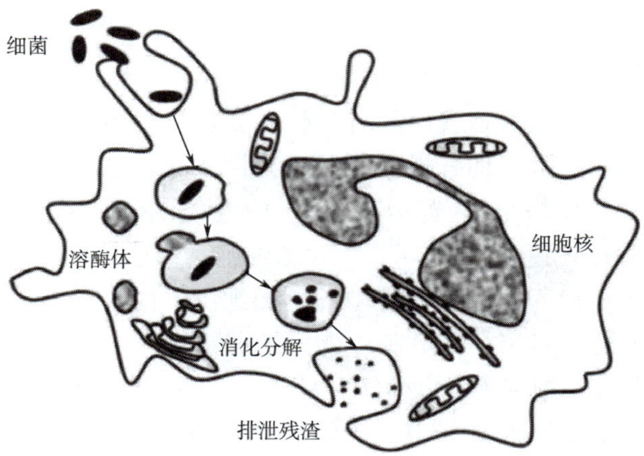

图 5-1　吞噬细胞的吞噬和消化过程示意图

③吞噬作用的后果：主要包括以下 4 个方面。

a. 完全吞噬。病原体在吞噬溶酶体中被杀灭和消化，未消化的残渣被排出胞外，此即完全吞噬。

b. 不完全吞噬。某些胞内寄生菌（如结核分枝杆菌、嗜肺军团菌）或病毒等病原体在免疫力低下的机体中，虽被吞噬却不被杀死，称为不完全吞噬。此种吞噬对机体不利，因病原体在吞噬细胞内得到保护，可以免受体液中的抗菌物质和抗菌药物等的作用。有的病原体甚至能在吞噬细胞内生长繁殖，导致吞噬细胞死亡，或随吞噬细胞游走，并经淋巴液或血液扩散到人体其他部位，引起感染扩散。

c. 过度吞噬。吞噬细胞在吞噬过程中，由溶酶体释放的多种蛋白水解酶等，也能破坏邻近的正常组织细胞，造成组织损伤和炎症反应。

d. 抗原提呈。巨噬细胞吞噬、消化处理病原体后，可将一些有效的抗原决定簇经过加工、处理，提呈给 T 淋巴细胞，启动机体的适应性免疫应答。

（2）自然杀伤细胞　它是一类表面标志为 $CD3^-$、$CD19^-$、$CD56^+$、$CD16^+$的固有淋巴样细胞，广泛分布于血液、外周淋巴组织、肝、脾等脏器中。NK 细胞不表达特异性/泛特异性抗原识别受体，可表达 KAR/KIR 等，对机体“自身”与“非己”成分进行识别，选择性杀伤病毒感染或肿瘤等靶细胞；NK 细胞表面具有 IgG Fc 受体（CD16），可通过 ADCC 效应杀伤病毒感染或肿瘤靶细胞；NK 细胞还有趋化作用，可被招募到肿瘤或病原体感染部位，发挥抗感染和免疫调节作用；还可产生趋化因子等招募单核/巨噬细胞，并使巨噬细胞活化增强机体抗感染免疫作用。

（3）B1 细胞　B1 细胞是具有自我更新能力的 $CD5^+$、$mIgM^+$的 B 细胞，主要分布于胸膜腔、腹膜腔和肠道固有层中。B1 细胞表面 BCR 缺乏多样性，可识别的抗原主要是某些细菌表面共有的多糖类 TI 抗原：如细菌脂多糖、细菌荚膜多糖和葡聚糖等。B1 细胞介导的体液免疫应答具有以下特点：①接受细菌多糖等抗原刺激后，48h 内即可产生以 IgM 为主的低亲和力抗体；②产生的 Ig 无类别转换；③无免疫记忆。

（4）体液中的抗菌物质　人体血液、淋巴液等体液中存在多种抗感染分子（如补体、溶菌酶、干扰素等），其中，最重要的是补体。

①补体：它是存在于正常体液中的一组球蛋白，由巨噬细胞、肠上皮细胞、肝和脾等细胞产生。补体系统激活后，产生多种生物活性分子，通过不同的机制发挥抗感染免疫作用。

补体系统激活途径有三条，包括：a. 经典激活途径，激活物主要为抗原-抗体复合物（免疫复合物）。b. MBL 激活途径，激活物主要是在病原微生物感染早期，体内炎症反应诱导肝细胞产生的急性期蛋白，如甘露聚糖结合凝集素（MBL）和 C 反应蛋白。c. 旁路激活途径，激活物主要是细菌细胞壁成分（脂多糖、肽聚糖、磷壁酸）、酵母多糖和凝聚的 IgA 和 IgG4。

补体的主要生物学作用：包括 MAC 裂解细胞作用和补体激活过程中产生的各种水解片段的生物效应（表 5-3）。具体作用为以下五点：a. 溶菌和细胞溶解作用；b. 调理作用；c. 免疫黏附与清除免疫复合物作用；d. 炎症介质作用；e. 参与特异性免疫应答：有些补体成分如 C3、C3b 、CR1、CR2 等对 APC 加工处理提呈抗原，B 细胞的活化、增殖分化及杀伤细胞效应功能等有一定的调节作用。

表 5-3　补体的生物学功能

补体成分	功能	补体成分	功能
C1～C9	溶菌、杀菌、溶细胞作用	C5a	趋化作用
C3b、C4b	调理作用，免疫黏附作用	C3、C4、CR1	清除免疫复合物

续表

补体成分	功能	补体成分	功能
C3a、C4a、C5a	过敏毒素	C3、C3b 、CR1、CR2	免疫调节
C2a	补体激肽		

②溶菌酶：为一种碱性蛋白，主要来源于吞噬细胞，广泛分布于血清、唾液、泪液、乳汁和黏膜分泌液中。作用于革兰氏阳性菌的胞壁肽聚糖，使之裂解而溶菌。革兰氏阴性菌对溶菌酶不敏感，但在特异性抗体参与下，溶菌酶也可破坏革兰氏阴性菌。

3. 第三道防线——特异性免疫应答

特异性免疫应答包括细胞免疫和体液免疫。细胞免疫主要包括效应 T 细胞等；体液免疫主要包括抗毒素、抗细菌抗体和抗病毒抗体等。

（二）免疫应答的概念与基本过程

1. 免疫应答的概念

免疫应答是指抗原进入机体后被免疫细胞识别，刺激免疫活性细胞（T 细胞、B 细胞）活化、增殖、分化，最终产生抗体和致敏淋巴细胞及淋巴因子，并发生免疫反应的一系列复杂的过程，包括非特异性免疫应答和特异性免疫应答。

2. 免疫应答的基本过程

非特异性免疫应答对抗原无特异性识别能力，如皮肤屏障的保护作用、吞噬细胞的吞噬作用、NK 细胞的杀伤作用等，是防止抗原入侵的第一道防线。特异性免疫应答对抗原的识别具有特异性，包括抗原的提呈与识别（感应阶段），免疫细胞活化、增殖和分化（反应阶段），以及效应阶段。免疫应答表现出对机体有利的方面为抗原性异物的清除、稳定生理功能的平衡。在某些情况下，免疫应答也可造成对机体的病理性损伤（如超敏反应），而引发免疫性疾病。根据参与免疫应答的细胞种类及产生效应的方式不同，特异性免疫应答可分为以 T 细胞介导为主的细胞免疫和以 B 细胞介导为主的体液免疫两大类。

（1）T 细胞介导的细胞免疫应答　细胞免疫应答是指 T 细胞受到抗原刺激后，分化、增殖、转化为效应 T 细胞发挥免疫学效应的过程。效应 T 细胞可通过 $CD4^+$ Th1 细胞介导的炎症反应和 $CD8^+$ CTL 细胞对靶细胞的特异性杀伤作用清除抗原，如图 5-2 所示。

①T 细胞对抗原的识别：$CD4^+$ Th 细胞识别外源抗原物质产生的细胞免疫通常由 TD 抗原引起，抗原提呈细胞摄取外源性抗原并对其进行加工、处理后，与 APC 内的 MHC Ⅱ类分子形成抗原肽-MHC Ⅱ类分子复合物，提呈于 APC 表面，供 $CD4^+$ Th 细胞识别，Th 细胞表面的抗原受体（TCR）可特异性识别复合物中的抗原肽，

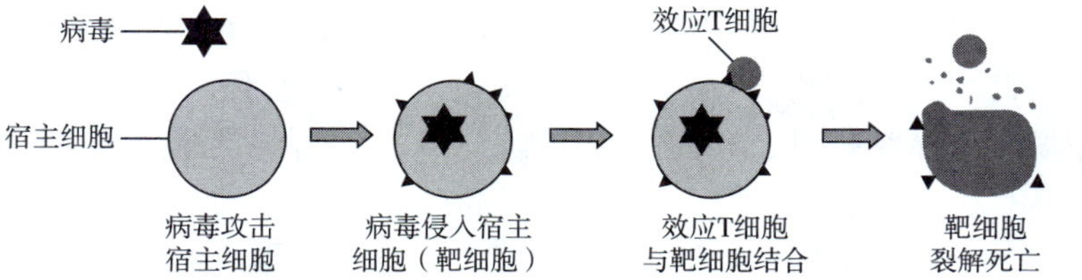

图 5-2　细胞免疫过程示意图

也能识别复合物中的 MHC Ⅱ类分子，这是 Th 细胞的双识别现象，该过程表明 $CD4^+$ Th 细胞的识别过程受到 MHC Ⅱ类分子限制；$CD8^+$ Tc 细胞识别内源抗原物质产生的细胞免疫常由胞内合成的病毒蛋白、肿瘤蛋白等内源性抗原引起，其在 APC 内被降解为小分子抗原肽，与 MHC Ⅰ类分子形成抗原肽-MHC Ⅰ类分子复合物，表达于 APC 表面供 $CD8^+$ CTL 识别，该过程表明 $CD8^+$ CTL 的识别受到 MHC Ⅰ类分子限制。

②T 细胞的活化、增殖与分化：$CD4^+$ Th 细胞与抗原肽-MHC Ⅱ类分子复合物的相互识别在黏附因子的作用下被活化，表达生成细胞因子（如 IL-2、IL-4、IL-12 等）受体，在细胞因子作用下增殖分化，成为 $CD4^+$ Th1 细胞；$CD8^+$ Tc 细胞与抗原肽-MHC Ⅰ类分子复合物的相互识别在黏附因子的作用下被活化，在细胞因子作用下增殖分化，成为效应细胞毒性 T 细胞（CTL 细胞）。

③T 细胞应答的效应：$CD4^+$ Th1 细胞活化后再次接受抗原刺激会产生多种细胞因子，如 IL-2、IFN-Y、TNF-β 等，造成局部组织的慢性炎症反应，也就是迟发型超敏反应。

效应 CTL 细胞再次与特异性抗原相作用，可释放穿孔素，分泌颗粒酶，表达凋亡因子（FasL），引起细胞膜穿孔，转导凋亡信号，造成靶细胞凋亡。效应 CTL 细胞对靶细胞的细胞毒作用具有抗原特异性，一个 CTL 细胞可连续高效杀伤多个靶细胞。

（2）B 细胞介导的体液免疫应答　体液免疫是抗原刺激机体后，B 细胞增殖分化为浆细胞产生抗体以发挥其特异性免疫效应的过程，因为抗体存在于体液（如血液或组织液）中，所以称为体液免疫。

①B 细胞对 TD 抗原的识别：TD 抗原被抗原提呈细胞摄取并进行加工、处理后，与 APC 内的 MHC Ⅱ类分子形成抗原肽-MHC Ⅱ类分子复合物，提呈于 APC 表面供 $CD4^+$ Th 细胞识别，实现 TCR 与 MHC Ⅱ类分子的双识别过程。

②Th 细胞辅助 B 细胞活化、增殖与分化：B 细胞的活化需要 Th 细胞的辅助作用，Th 细胞的活化才能激活 B 细胞。

a. Th2 细胞的活化、增殖与分化。Th 细胞与抗原肽-MHC Ⅱ类分子复合物的相互识别，在黏附因子的作用下被活化，表达生成细胞因子（如 IL-2、IL-4、IL-12

等）受体，并分泌多种细胞因子与之结合，在细胞因子 IL-4 作用下增殖分化，成为 $CD4^+$ Th2 细胞，此过程中部分 T 细胞停止分化，转化为记忆 T 细胞。

b. B 细胞的活化、增殖与分化。B 细胞活化需要双重信号。一是 B 细胞抗原受体与抗原发生特异性识别。B 细胞本身也是 APC，也可将抗原降解为抗原肽，形成抗原肽-MHC Ⅱ类分子复合物，并提呈于细胞表面，进一步活化 Th 细胞。二是 B 细胞的 CD40 分子与 Th2 细胞的 CD40L 分子发生结合，形成共刺激信号。在双信号刺激下，B 细胞被活化后可表达多种细胞因子受体，在 Th2 细胞释放的多种细胞因子（如 IL-2、IL-4、IL-5、IL-6 等）作用下，B 细胞分化为浆细胞，浆细胞可产生分泌抗体。部分 B 细胞在此过程中停止分化而转化为记忆 B 细胞，参与再次免疫应答。

③抗体的免疫效应：当抗原再次侵入机体时，分布于体液中的抗体即可与之发生特异性结合，发挥抗体对病原微生物或毒素的中和作用，形成抗原-抗体复合物，通过 Fc 段结合补体、吞噬细胞的吞噬作用等将其清除。免疫应答的过程如图 5-3 所示。

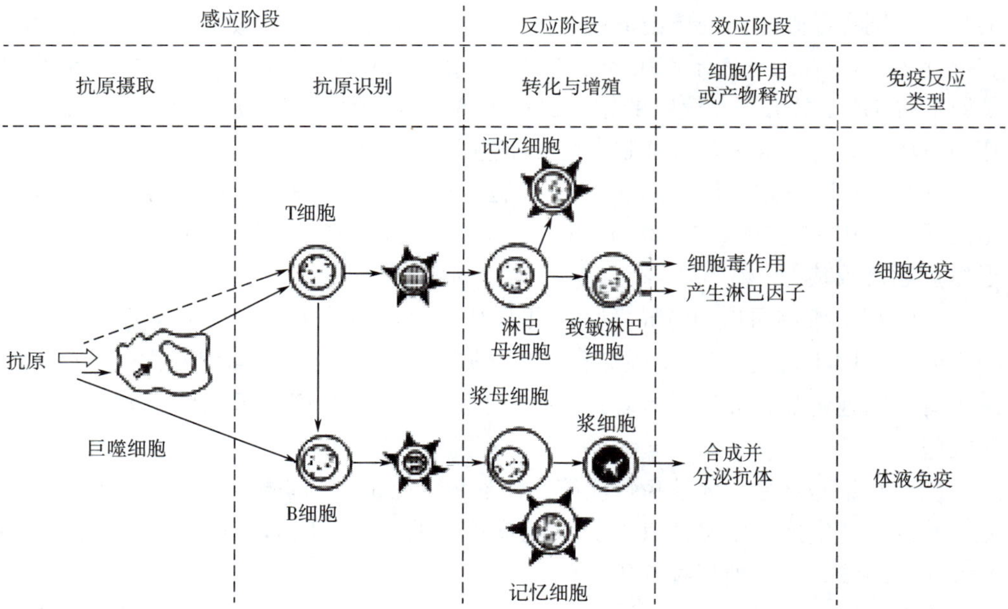

图 5-3　免疫应答过程示意图

a. 感应阶段（识别阶段）。抗原提呈细胞（APC）识别、摄取、加工、处理与提呈抗原和 T/B 细胞通过 TCR/BCR 特异性识别抗原肽阶段。

b. 反应阶段（增殖和分化阶段）。T/B 细胞特异性识别、接受抗原刺激后活化、增殖、分化的阶段。T 细胞活化、增殖、分化成效应 T 细胞。B 细胞活化、增殖、分化为浆细胞并产生抗体；其中，部分细胞分化成为免疫记忆细胞（Tm、Bm）。

c. 效应阶段。免疫应答产生的效应产物（效应 T 细胞和抗体）分别发挥细胞免疫效应和体液免疫效应，清除“非己”抗原或诱导免疫耐受，维持机体平衡或诱发免疫相关性疾病。除效应 T 细胞和抗体参与外，还需要非特异免疫细胞和分子参加。

（三）抗体产生的一般规律

机体初次接受抗原刺激后，经一段潜伏期，血液中即出现特异性抗体，称为初次应答。该时期的特点主要有：抗体效价低，潜伏期较长（为 1~2 周，潜伏期为 B 细胞受抗原刺激分化后增殖为浆细胞的时期），持续时间也短，抗体亲和力低，以 IgM 为主；再次应答是当相同抗原再次侵入机体时发生的免疫应答，该时期的特点主要有：潜伏期明显缩短，抗体在体内维持时间长，抗体效价高，多为高亲和力抗体，以 IgG 类抗体为主。抗体产生的规律，如图 5-4 所示。

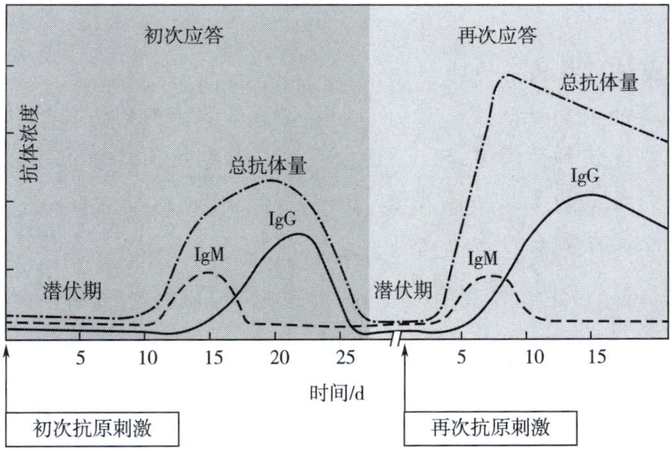

图 5-4　抗体产生规律示意图

初次应答与再次应答的反应特点是完全不同的，两者区别见表 5-4。

表 5-4　　初次应答与再次应答的反应特点的区别

特点	初次应答	再次应答
诱导期	长（5~10d，3 周达高峰）	短（2~5d）
Ig 类型	IgM 为主	IgG 为主
Ig 产量	少	多

续表

特点	初次应答	再次应答
Ig 亲和力	低	高
维持时间	短	长

抗体产生规律具有广泛的临床意义。根据再次应答的特点，通常在预防接种时，间隔一定时间再进行疫苗或类毒素的第二次注射，可起到加强免疫的作用。如乙肝疫苗接种采用 0、1、6 接种程序，即第一针接种后，间隔 1 个月进行第二针接种，再间隔 5 个月进行第三次接种，可获得理想的免疫效果。根据抗体出现的时间，IgM 出现较早，故特异性的 IgM 检测可用于疾病早期诊断检测或作为近期感染的诊断指标。

项目检测

一、单项选择题

1. 条件致病菌致病的条件为（　　）。

A. 正常菌群的耐药性改变　　B. 正常菌群的遗传性状改变

C. 肠蠕动减慢使细菌增多　　D. 长期使用广谱抗生素

E. 各种原因造成的免疫功能亢进

2. 与细菌侵袭力无关的物质是（　　）。

A. 链道酶　　B. 普通菌毛　　C. 链激酶　　D. 芽孢

E. 透明质酸酶

3. 有助于细菌在体内扩散的物质是（　　）。

A. 菌毛　　B. 荚膜　　C. M 蛋白　　D. 血浆凝固酶

E. 透明质酸酶

4. 细菌内毒素的主要成分是（　　）。

A. H 抗原　　B. 肽聚糖　　C. O 抗原　　D. 荚膜多糖

E. 脂多糖

5. 内毒素不具有的毒性作用是（　　）。

A. 肌肉痉挛　　B. 发热　　C. 休克　　D. DIC

E. 白细胞反应

6. 关于外毒素的叙述，下列错误的是（　　）。

A. 多由革兰阳性菌产生

B. 化学成分是蛋白质

C. 可刺激机体产生抗毒素

D. 耐热，使用高压蒸汽灭菌法仍不能将其破坏
E. 经甲醛处理可制备成类毒素
7. 目前已知的细菌毒素中，毒性最强的是（　　）。
A. 破伤风痉挛毒素　　B. 霍乱肠毒素
C. 白喉外毒素　　D. 肉毒毒素
E. 金黄色葡萄球菌肠毒素
8. 类毒素是（　　）。
A. 内毒素经甲醛处理后的物质
B. 内毒素经甲醛处理后脱毒而保持抗原性的物质
C. 外毒素经甲醛处理后脱毒而保持抗原性的物质
D. 病毒经甲醛处理后的物质
E. 外毒素经甲醛处理后脱毒并改变了抗原性的物质
9. 非特异性免疫具有的特点中不包括（　　）。
A. 生来就有　　B. 能遗传给后代　　C. 无特异性　　D. 能中和外毒素
E. 人人都有
10. 下列物质与固有免疫应答无关的是（　　）。
A. 组织屏障　　B. 巨噬细胞　　C. 补体系统　　D. 细胞因子
E. T 细胞
11. 同时具有吞噬杀菌作用和抗原提呈作用的细胞是（　　）。
A. 中性粒细胞　　B. 树突样细胞　　C. 巨噬细胞　　D. B 细胞
E. NK 细胞
12. 小吞噬细胞主要是指（　　）。
A. 中性粒细胞　　B. 肥大细胞　　C. 嗜碱性粒细胞　　D. 巨噬细胞
E. 血管上皮细胞
13. 巨噬细胞的免疫学功能有（　　）。
A. 分泌特异性抗体　　B. 抗原提呈作用
C. 特异性杀伤靶细胞　　D. 介导Ⅰ型超敏反应
E. 特异性细胞毒作用
14. NK 细胞的生物学作用有（　　）。
A. 特异性杀伤作用　　B. ADCC 作用
C. 免疫复合物清除作用　　D. 吞噬靶细胞
E. 诱导急性变态反应的发生
15. 可参与固有免疫的细胞包括（　　）。
A. 单核-巨噬细胞　B. 树突样细胞　　C. NK 细胞　　D. T 细胞
E. 中性粒细胞
16. 关于补体正确的是（　　）。

A. 是一组具有酶活性的脂类物质　B. 对热稳定
C. 具有溶菌作用，但无炎症介质作用　D. 参与免疫病理作用
E. C1 在血清含量最高

17. 补体活化后不能产生的生物学作用（　　）。
A. 溶解或杀伤靶细胞的作用　B. 免疫黏附作用
C. 中和毒素作用　D. 炎症介质作用
E. 调理作用

18. 激活补体经典途径的物质是（　　）。
A. IgM 与靶抗原结合形成的免疫复合物　B. 细菌脂多糖和酵母多糖
C. slgA 和单体的 IgG4　D. 病原体甘露糖与 MBL 结合
E. MBL 相关的丝氨酸蛋白酶

19. Tc 细胞活化时，第二信号中最重要的一对分子是（　　）。
A. CD2 与 LFA-3　B. CD8 与 MHC Ⅰ类分子
C. CD4 与 MHC Ⅱ类分子　D. CD28 与 B7
E. TCR 与 CD3

20. 再次体液免疫应答产生的抗体主要是（　　）。
A. IgG　B. IgA
C. IgE　D. IgM
E. IgD

项目五 任务一
项目检测答案

任务二 感染与免疫相关疾病

一、感染与抗感染免疫

凡能导致机体发病的细菌称为致病菌或病原菌。病原菌突破机体的防御机能，侵入机体，在一定部位生长繁殖，引起不同程度的病理过程称为感染。

病原微生物作为异体物质侵入体内，与宿主相互作用，一方面导致感染，另一方面引起机体对微生物感染的免疫，即抗感染免疫。抗感染免疫是机体抵御和清除病原微生物及其有害产物的一种生理功能。

（一）感染的类型

在自然界中感染是病原体和人体之间相互作用的过程。致病菌入侵后，在建立感染的同时，能激发宿主免疫系统产生一系列免疫应答与之对抗。根据对抗的结果，感染可以产生隐性感染、显性感染和带菌状态三个类型。

1. 隐性感染

隐性感染又称亚临床感染，是指病原体侵入人体后，仅引起机体发生特异性

的免疫应答，而不引起或只引起轻微的组织损伤，因而在临床上不表现任何症状体征，只能通过免疫学检查才能发现。隐性感染后大多数人获得不同程度的特异性主动免疫，病原体被清除；少数感染者转变为病原携带状态。

2. 显性感染

显性感染又称临床感染，是病原体侵入人体后，不但发生持续免疫应答，而且通过病原体本身的作用或机体的变态反应，导致组织损伤，引起病理改变和临床表现。

（1）显性感染的转归方向　有三种情况：①病原体被清除，获得持久免疫，不易再受感染；②感染后免疫力并不巩固，容易再受感染发病；③小部分显性感染者转变为病原携带状态，成为恢复期携带者。

（2）显性感染常用分类方式　根据发生的部位又分为局部感染和全身感染。全身显性感染在临床常见的四种情况：①菌血症：病原菌由局部侵入血流，但不在血中繁殖，只通过血液散播，无明显的中毒症状。如伤寒杆菌引起的感染。②败血症：病原菌不断侵入血液，并在其中大量繁殖，产生毒素引起严重损伤和全身中毒症状。③毒血症：病原菌在局部组织生长繁殖，不侵入血液，只有外毒素进入血液。如破伤风梭菌引起的感染。④脓毒血症：化脓菌引起败血症同时，又扩散到全身许多脏器，引起多发性化脓性病灶。如金黄色葡萄球菌引起的感染。

3. 带菌状态

带菌状态分为两种情况：一种是不显出临床症状而能排出病原体，是许多传染病的重要的传染源；另一种是机体免疫功能足以将病原体局限化而不引起显性感染，但又不足以将病原体清除时，病原体便可长期潜伏起来，待机体免疫功能下降时，才引起显性感染，潜伏性带菌状态，病原体一般不排出体外。

（二）抗不同类型的感染免疫

1. 抗细菌感染免疫

（1）抗胞外菌的免疫　胞外菌是能够在细胞外复制的细菌，主要有葡萄球菌、链球菌、脑膜炎奈瑟菌、淋病奈瑟菌、志贺菌、霍乱弧菌、白喉棒状杆菌、破伤风梭菌等。许多胞外菌具有致病性，其引起疾病的机制有两种：一是细菌引起炎症，导致感染部位的组织破坏；二是胞外菌产生的毒素（包括内毒素和外毒素）具有多种致病效应。

抗胞外菌的固有免疫主要包括：①感染早期肽聚糖或脂多糖等可分别激活补体替代途径和经典途径，杀伤含甘露糖基的细菌；②中性粒细胞和巨噬细胞可吞噬清除少量胞外菌；③补体 C3b 的调理作用，C3a、C5a 激活免疫细胞的作用。固有免疫对胞外菌有一定的防卫能力，但对毒力较强的胞外菌感染则需适应性免疫的配合才能发挥有效的作用。

对胞外菌的主要保护性特异性免疫反应是体液免疫。产生的抗体主要针对胞外菌的细胞壁、分泌物质以及细菌的毒素。抗体可通过中和作用、调理作用、激活补体发挥溶菌杀菌作用等机制发挥作用。

（2）抗胞内菌感染的免疫　胞内菌通常通过网格蛋白介导的胞吞作用进入宿主细胞引起疾病。胞内菌感染的靶细胞常见的有上皮细胞、内皮细胞、肝细胞和巨噬细胞。胞内菌进入宿主细胞内可产生抵抗杀灭的作用，其抗原长期刺激 T 细胞和巨噬细胞活化，导致在微生物周围形成肉芽肿。肉芽肿的形成一方面可限制炎症的扩散，另一方面也可能引起严重的功能损害，如组织坏死和纤维化。

①抗胞内菌的固有免疫：抗胞内菌的固有免疫反应的参与者主要是巨噬细胞、NK 细胞和 T 细胞。巨噬细胞吞入细菌，部分被吞噬的细菌能抵抗巨噬细胞的降解。胞内菌可直接激活 NK 细胞，或者通过巨噬细胞产生的 IL-12 激活 NK 细胞。NK 细胞产生 IFN-γ 反过来激活巨噬细胞，促进被吞噬细菌的杀灭。T 细胞可直接溶解感染胞内菌的细胞或分泌 IFN-γ 抗胞内菌的感染。固有免疫反应限制了细菌的生长，但通常不能清除这些感染。胞内菌的清除需要适应性的细胞介导的免疫反应。

②抗胞内菌的适应性免疫：发挥细胞免疫作用的效应性 T 细胞主要有 $CD8^+$ CTL（Tc）细胞和 $CD4^+$Th1（TDTH）细胞。Tc 细胞的杀伤对象是胞内菌感染的靶细胞。TDTH 细胞在抗胞内菌免疫中具有更重要的作用。

胞内菌被吞噬后，其蛋白质抗原会分别被 MHC Ⅰ或 MHC Ⅱ分子提呈给 $CD8^+$T 细胞或 $CD4^+$T 细胞。$CD4^+$T 细胞在巨噬细胞（或树突状细胞）分泌的 IL-12 的影响下分化为 Th1 细胞。Th1 细胞表达 CD40 配体并分泌 IFN-γ，刺激巨噬细胞产生杀微生物物质。$CD8^+$CTL 细胞可直接清除胞内菌感染的细胞。

2. 抗病毒感染免疫

病毒是专性细胞内寄生的微生物，它在细胞内利用宿主的核酸和蛋白质合成系统进行复制。病毒利用正常细胞表面的分子作为受体进入细胞，可通过以下两种机制引起疾病和组织损伤：①病毒的复制干扰了正常细胞的蛋白合成和功能而导致损害，最终使宿主细胞死亡，此为病毒的细胞毒作用；②非细胞溶解型病毒可引起潜伏感染，这种病毒居住在宿主细胞内，产生的蛋白质可能改变细胞的功能。机体对病毒的固有免疫和适应性免疫的目的是阻止感染，清除感染细胞。

（1）抗病毒的固有免疫

①干扰素的作用：1957 年，病毒学家亚历克·艾萨克斯（Alick Isaacs）和吉恩·林登曼（Jean Lindenmann）发现细胞与病毒一起培养后能产生一种可溶性因子，该因子能“干扰”病毒感染新的细胞，此因子即被称为干扰素（interferon，IFN）。干扰素平时在细胞内含量很低，经病毒或其他干扰素诱导剂作用后，含量可明显增高。除病毒外，细菌内毒素、人工合成的双链 RNA 等也可诱导细胞产生

干扰素。干扰素不但具有广谱抗病毒作用，还具有免疫调节和抗肿瘤等生物活性作用。

干扰素只能抑制病毒作用而不能杀灭病毒。干扰素抗病毒作用具有相对的种属特异性，一般在同种细胞中的活性最高。干扰素抗病毒作用的发挥不是直接杀伤病毒，而是作用于细胞的干扰素受体，经信号转导，启动细胞内合成一系列抗病毒蛋白，主要包括蛋白激酶、2′-5′腺苷酸合成酶和2-磷酸酯酶等。这些酶通过降解 mRNA，阻断病毒蛋白的合成以及病毒的组装释放，从而起到抗病毒的作用。

②NK 细胞：病毒感染正常细胞后，细胞膜发生变化，其表面的 MHC Ⅰ类分子表达减少或缺失，NK 细胞被活化，发挥杀伤被病毒感染细胞的作用。NK 细胞通过释放穿孔素及颗粒酶，溶解破坏病毒感染细胞；或通过活化病毒感染细胞的内切核酸酶，降解细胞基因组 DNA，引起病毒感染细胞凋亡。

③巨噬细胞：巨噬细胞在病毒感染后开始活化，生成大量炎性介质。其生成的 IFN-γ 可反向加强其活化并促进表达诱导型一氧化氮合成酶，有助于对吞噬病毒的杀伤。巨噬细胞也可以通过 ADCC 来清除病毒。

（2）抗病毒适应性免疫　对病毒感染的适应性免疫由抗体和 CTL 细胞所介导。抗体主要在病毒尚在细胞外的时候发挥作用，如病毒进入宿主细胞之前，或是病毒从溶解的感染细胞中释放出来后。抗体也可结合病毒感染后病变细胞的表面抗原，在补体或抗体依赖性杀伤细胞的参与下，发挥杀伤病毒感染细胞的作用。另外，因病毒是严格细胞内寄生微生物，寄生在细胞内的病毒主要由特异性 CTL 杀伤感染细胞而得以清除。

抗体的抗病毒作用包括中和作用、抗体对靶细胞的作用、抗体介导的促进作用和非中和抗体作用几个方面。致敏的 CTL 可以在无补体存在时破坏病毒感染的靶细胞。TDTH 细胞在同一抗原的再次刺激下能释放多种淋巴因子，如各种趋化因子和巨噬细胞活化因子等，调动和活化具有抗病毒作用的细胞至感染部位，杀灭病毒。

3. 抗真菌感染免疫

许多真菌对健康的人体是没有危害的，但在免疫缺陷个体中则可能导致感染并引起严重疾病。免疫功能缺陷患者及移植排斥患者容易发生继发性真菌感染。

真菌感染人体后可定居在细胞外组织，也可生活在巨噬细胞内。因此，对真菌的免疫反应是机体对胞内菌和胞外菌免疫反应的综合。

（1）抗真菌的固有免疫

①屏障作用和正常菌群的拮抗作用：健康完整的皮肤对皮肤癣菌具有一定的屏障作用。皮脂腺分泌的不饱和脂肪酸有抗真菌作用。儿童皮脂腺发育不完善，头皮分泌的不饱和脂肪酸较成人少，因而儿童易感染头癣；成人的趾间和足底无皮脂腺，也是易发生足癣的原因之一。白假丝酵母是口腔、阴道、肠道的正常菌群成分，正常情况下与其他肠道菌构成拮抗关系。若长期应用广谱抗生素破坏菌

群间的拮抗关系，则可引起继发性白假丝酵母感染。

②吞噬作用：对真菌固有免疫的主要介导细胞是中性粒细胞和巨噬细胞。中性粒细胞减少症患者极易发生机会性真菌感染。中性粒细胞可释放杀真菌物质，如溶酶体酶等。但被吞噬的真菌孢子并不能完全被杀灭，有的可在细胞内增殖，刺激组织增生，引起细胞浸润形成肉芽肿，有的被吞噬细胞带到深部组织器官（如脑或内脏器官）中增殖，引起内部病变。

（2）抗真菌的适应性免疫

①抗体的作用：真菌可刺激机体产生相应抗体，有助于真菌病的血清学诊断，但其抗真菌的作用机制尚未确定，有观点认为是作为调理素而发挥作用。抗体可阻止真菌转为菌丝相以提高被吞噬率，并阻止真菌吸附于体表。

②细胞免疫及超敏反应：真菌感染的特异性免疫反应主要由细胞免疫所介导。荚膜组织胞浆菌是寄生在巨噬细胞内的真菌，它的清除机制与胞内细菌的清除是一样的。新型隐球菌易在免疫缺陷个体的肺和脑部生长，其清除需要 $CD4^+$T 细胞和 $CD8^+$T 细胞的共同作用。假丝酵母（念珠菌）感染常常开始于黏膜表面，细胞免疫可阻止其扩散进入组织内部。在真菌免疫的多种情况下，Th1 应答是具有保护性的，而 Th2 应答可致机体组织损害。部分胞内真菌感染会形成肉芽肿性炎症。真菌感染一般不能形成稳固的病后免疫。某些真菌性感染后可发生迟发型皮肤超敏反应。

4. 抗寄生虫感染免疫

寄生虫包括单细胞的原虫和多细胞的蠕虫。寄生虫感染呈现一个慢性的过程，这是因为人体对寄生虫感染的固有免疫功能较弱，寄生虫又能逃逸或抵抗机体的特异性免疫反应。

（1）抗寄生虫的固有免疫　虽然各种寄生虫均能激活机体的固有防御功能，但它们又常常能抵抗宿主的防御机制而在宿主细胞内存活并复制。当原虫进入机体后，最先起作用的是巨噬细胞，但许多寄生虫都能抵抗巨噬细胞的杀灭作用，有些甚至能在巨噬细胞内复制。巨噬细胞不能吞噬蠕虫，但能分泌杀虫物质。蠕虫具有厚的皮肤，这让它们能够抵抗中性粒细胞和巨噬细胞的杀细胞作用。有些蠕虫也激活补体的替代途径发挥抗寄生虫作用。

（2）抗寄生虫的适应性免疫　不同的原虫和蠕虫的结构、生物化学特性、生命循环以及致病机制都在不断发生变化，因此，不同的寄生虫引发明显不同的特异性免疫应答。通常，致病性原虫能在宿主细胞内存活，因此，对这类寄生虫的特异性免疫类似于对胞内菌和病毒的免疫。相反，多细胞动物如蠕虫生活在细胞外组织，对它们的清除常常依靠特异性抗体的反应。

对于存活在巨噬细胞内的原虫，最重要的防御机制是细胞介导的免疫，特别是 Th1 细胞分泌的细胞因子诱导的巨噬细胞的杀伤作用。有些原虫在宿主细胞内复制，可溶解宿主细胞，刺激特异性抗体的产生以及 CTL 反应。

二、免疫相关疾病

（一）免疫系统无法识别引发的疾病

免疫系统要发挥抗感染免疫的作用首先就要先识别病原体。但是有的病原体有免疫逃逸的机制，比如流感病毒为了逃避人体免疫，会不断地变换病毒表面的 H 蛋白，人体免疫系统就不能识别。

感染与免疫相关疾病

病原体在长期进化过程中形成各种机制逃避机体免疫防御。病原体可能隐匿于免疫细胞内部或寄生于某些免疫豁免部位而逃避免疫识别与攻击，病原体通过抗原改变或表达某些抑制分子而拮抗、阻断机体抗感染效应。

许多细菌的表面，比如淋病奈瑟菌（淋球菌）和大肠埃希氏菌（大肠杆菌），均有菌毛。菌毛蛋白是其主要抗原。淋球菌菌毛蛋白基因经过广泛的基因转换后，一种细菌能产生高达 10^6 抗原性完全不同的菌毛蛋白分子。菌毛蛋白变异使细菌能表达对宿主细胞具有更强黏附力的菌毛，从而使其毒力更强，也使细菌能逃避菌毛特异性抗体的攻击。流感嗜血杆菌糖苷酶发生基因变异，导致表面的 LPS 和多糖发生改变。这些机制均有助于细菌逃避机体的体液免疫攻击。

病毒通过基因突变或重组改变它们的抗原以逃避抗体和 T 细胞的识别。艾滋病病毒和口蹄疫病毒中的抗原会变异，流感病毒产生抗原转换和抗原漂移，对这些疾病的体液免疫只能维持至新病毒株出现之前，因而要产生有效、长期的免疫接种非常困难。

寄生虫在宿主细胞内改变其表面抗原有两种形式：抗原变异和抗原伪装。非洲锥虫在宿主血液内能有顺序地更换其表被糖蛋白，产生新的变异体。这种抗原变异现象也见于恶性疟原虫寄生的红细胞表面。抗原伪装是寄生虫体表结合有宿主的抗原，或者被宿主的抗原包被，妨碍了宿主免疫系统的识别。

（二）免疫系统过于敏感引发的疾病

人体免疫系统有时也会出现对外界物质过于敏感，把本来无害的物质辨别为“敌人”，产生过度的反应，造成机体损伤。例如过敏性鼻炎、荨麻疹、湿疹、哮喘等。

超敏反应是指机体受到抗原持续刺激或同一抗原再次刺激后，产生的一种以生理功能紊乱或组织细胞损伤为主的特异性免疫应答，本质上属于异常或病理性的免疫应答，具有特异性和记忆性。引起超敏反应的抗原称为致敏原，其既可以是完全抗原，如异种血清、各种微生物及其代谢产物等，也可以是半抗原，如青霉素等药物以及多糖类物质。

1963年，库姆斯（Coombs）和盖尔（Gell）根据反应发生的速度、发病机制和临床特征将超敏反应分为Ⅰ、Ⅱ、Ⅲ和Ⅳ型。Ⅰ型超敏反应即速发型超敏反应，Ⅱ型超敏反应即细胞毒型或细胞溶解型超敏反应，Ⅲ型超敏反应即免疫复合物型或血管炎型超敏反应，Ⅳ型超敏反应即迟发型超敏反应。Ⅰ、Ⅱ、Ⅲ型超敏反应均由抗体介导，可经血清被动转移；而Ⅳ型超敏反应则由T细胞介导，可经细胞被动转移。

1. 常见的Ⅰ型超敏反应性疾病

（1）全身过敏反应　有药物过敏性休克和血清过敏性休克。药物过敏性休克以青霉素最为常见，头孢霉素、链霉素、普鲁卡因等也可引起。青霉素本身无免疫原性，但其降解产物青霉噻唑醛酸或青霉烯酸与体内组织蛋白共价结合形成青霉噻唑蛋白或青霉烯酸蛋白后，可刺激机体产生特异性IgE，使肥大细胞和嗜碱性粒细胞致敏。当再次接触青霉素降解产物结合的蛋白时，即可结合靶细胞表面特异性IgE而触发过敏反应，重者可发生过敏性休克甚至死亡。青霉素制剂在弱碱性溶液中易形成青霉烯酸，因此使用青霉素时应临用前配制，放置2h后不宜使用。临床发现少数人在初次注射青霉素时也可发生过敏性休克，这可能与其曾经使用过被青霉素污染的注射器等医疗器械或吸入空气中青霉素孢子而使机体处于致敏状态有关。

临床应用动物免疫血清，如破伤风抗毒素、白喉抗毒素进行治疗或紧急预防时，有些患者可因曾经注射过相同的血清制剂已被致敏，而发生过敏性休克，重者可在短时间内死亡。

（2）局部过敏反应　常见的局部过敏反应有呼吸道过敏反应、消化道过敏反应、皮肤过敏反应。

①呼吸道过敏反应：常因吸入花粉、尘螨、真菌和动物毛屑等变应原或呼吸道病原微生物感染引起，临床常见的是过敏性鼻炎和过敏性哮喘。过敏性哮喘有早期相反应和晚期相反应两种类型。前者发生快、消失快，后者发生慢、持续时间长，同时局部出现以嗜酸性粒细胞和中性粒细胞浸润为主的炎症反应。

②消化道过敏反应：少数人在进食虾、蟹、蛋、奶等食物，或食用某些水果及坚果，或者服用某些药物后，可发生过敏性胃肠炎，出现恶心、呕吐、腹痛和腹泻等症状，严重者也可发生过敏性休克。研究结果表明，患者胃肠黏膜表面sIgA含量明显减少和蛋白水解酶缺乏可能与过敏反应的发生有关。

③皮肤过敏反应：主要包括荨麻疹、湿疹和血管性水肿。这些皮肤过敏反应可由药物、食物、肠道寄生虫或物理因素（如冷热刺激）等引起。

2. 常见的Ⅱ型超敏反应性疾病

Ⅱ型超敏反应是由抗体（IgG或IgM）与靶细胞表面相应抗原结合后，在补体、吞噬细胞和NK细胞等的参与下，引起的以细胞溶解或组织损伤为主的病理性免疫反应，又称细胞溶解型或细胞毒型。

（1）输血反应　输血反应是指血型和人类白细胞抗原型不符所引起的血细胞的破坏，有溶血性输血反应和非溶血性输血反应两类。如 ABO 血型不符的输血，可导致红细胞大量破坏，即溶血性输血反应。非溶血性输血反应是由反复输入异型人类白细胞抗原的血液所致，受者体内诱发抗白细胞或抗血小板抗体导致白细胞和血小板被破坏。

（2）新生儿溶血症　新生儿溶血症可因母子间 Rh 血型不符引起。血型为 Rh^- 的母亲由于输血、流产或分娩等原因接受红细胞表面 Rh 抗原刺激后，可产生 IgG 型 Rh 抗体。当体内产生 Rh 抗体的母亲妊娠或再次妊娠，且胎儿血型为 Rh^+ 时，母体内的 IgG 型 Rh 抗体可通过胎盘进入胎儿体内，与其红细胞结合使之溶解破坏，引起流产或发生新生儿溶血症。产后 72h 内给母体注射 Rh 抗体，及时清除进入母体内的 Rh^+ 红细胞，可有效预防再次妊娠时发生新生儿溶血症。对患儿则需换输 Rh^- 血。母子间 ABO 血型不符引起的新生儿溶血症也不少见，多发生于母亲为 O 型，胎儿为 A 或 B 型，但症状轻微，目前尚无有效的预防办法。

（3）自身免疫性溶血性贫血　服用药物或某些病毒如流感病毒、EB 病毒感染后，能使红细胞膜表面成分发生改变，从而刺激机体产生抗红细胞自身抗体。这种抗体与自身改变的红细胞特异性结合，可引起自身免疫性溶血性贫血。

（4）药物过敏性血细胞减少症　青霉素、磺胺、安替比林、奎尼丁和非那西汀等药物半抗原，能与血细胞膜蛋白或血浆蛋白结合获得免疫原性，从而刺激机体产生针对药物抗原表位的特异性抗体。这种抗体与药物结合的红细胞、粒细胞或血小板作用，或与药物结合形成抗原-抗体复合物后，再与具有 FcR 受体的红细胞、粒细胞或血小板结合，可引起药物性溶血性贫血、粒细胞减少症或血小板减少性紫癜等。

（5）链球菌感染后肾小球肾炎　链球菌等病原感染后可改变肾小球基底膜抗原结构，刺激机体产生抗肾小球基底膜抗体。某些型别链球菌（如乙型 A 族溶血性链球菌）与肾小球基底膜含有共同抗原成分，抗链球菌抗体可与肾小球基底膜发生交叉反应，导致组织损伤。

（6）甲状腺功能亢进与重症肌无力　甲状腺功能亢进又称 Graves 病，是一种特殊的Ⅱ型超敏反应，即抗体刺激型超敏反应。该病患者体内可产生针对甲状腺激素受体的自身抗体。该种抗体与甲状腺细胞表面甲状腺激素受体结合，可刺激甲状腺细胞合成、分泌甲状腺素，引起甲状腺功能亢进，而不是使甲状腺细胞破坏。因此将此类超敏反应归属为特殊的Ⅱ型超敏反应。而重症肌无力则是由抗自身受体的抗体介导的功能抑制性疾病。该病患者体内生成了针对神经肌肉接头处乙酰胆碱受体的自身抗体，此种抗体能与乙酰胆碱受体结合，从而导致乙酰胆碱受体数量减少、功能降低，引起以骨骼肌无力为特征的自身免疫性疾病。

3. 常见的Ⅲ型超敏反应性疾病

Ⅲ型超敏反应又称免疫复合物型超敏反应或血管炎型超敏反应，是由中等大小可溶性免疫复合物在一定条件下沉积于局部或全身毛细血管基底膜后，通过激活补体和血小板，在嗜碱性粒细胞、中性粒细胞等的参与下，引起的以充血和水肿、局部坏死以及中性粒细胞浸润为主要特征的炎症性病理损伤。

Ⅲ型超敏反应性疾病又称为免疫复合物病，分为局部免疫复合物病和全身免疫复合物病两类。前者发生于抗原进入部位，后者为免疫复合物随血液循环沉积于全身多个部位所致。

（1）局部免疫复合物病

①Arthus 反应：Arthus 反应是一种实验性局部Ⅲ型超敏反应。1903 年，阿瑟氏（Arthus）发现用马血清经皮下反复免疫家兔数周后，当再次注射马血清时，可在局部出现红肿、出血和坏死等剧烈反应，此种现象称为 Arthus 反应。

②类 Arthus 反应：类 Arthus 反应可见于胰岛素依赖型糖尿病患者。局部反复注射胰岛素后可刺激机体产生相应 IgG 类抗体，若此时再次注射胰岛素，即可在注射局部出现红肿、出血和坏死等与 Arthus 反应类似的局部炎症反应。

（2）全身免疫复合物病

①血清病：治疗破伤风、白喉及蛇毒咬伤等需要一次性注射大量异种抗毒素血清来中和毒素的毒性效应，通常在初次大量注射抗毒素后 1~2 周，出现发热、皮疹、淋巴结肿大、关节肿痛和一过性蛋白尿等症状和体征。该病主要因注射异种动物血清所致，故称为血清病。这是由患者抗毒素抗体已经产生而抗毒素尚未完全排除，二者结合形成中等大小可溶性循环免疫复合物所致。血清病具有自限性，停止注射抗毒素后症状可自行消退。有时应用大剂量青霉素、磺胺药等也可引起类似血清病样的反应。

②链球菌感染后肾小球肾炎：一般发生于 A 族溶血性链球菌感染后 2~3 周。此时体内产生抗链球菌抗体，它们与链球菌可溶性抗原结合形成循环免疫复合物，沉积在肾小球基底膜上，可使肾损伤引起免疫复合物型肾炎。由免疫复合物引起的肾炎也可在其他病原微生物，如葡萄球菌、肺炎双球菌、乙型肝炎、疟原虫感染后发生。

③类风湿性关节炎：病因未明，可能是细菌、病毒、支原体等病原体持续感染或其代谢产物使体内 IgG 分子发生变性，从而刺激机体产生抗变性 IgG 的自身抗体。这种自身抗体以 IgM 为主，也可以是 IgG 或 IgA 类抗体，临床称之为类风湿因子。当它们与自身变性 IgG 结合形成的免疫复合物沉积于小关节滑膜时，即可引起炎症损害。

4. 常见的Ⅳ型超敏反应性疾病

Ⅳ型超敏反应是由效应性 T 细胞与相应抗原作用后，引起的以单个核细胞浸润和组织细胞损伤为主要特征的炎症反应。此型超敏反应发生较慢，当机体再次接受相同抗原刺激后，通常需经 24~72h 方可出现炎症反应，因此又称迟发型超敏反应。此型超敏反应发生与抗体和补体无关，而与效应性 T 细胞和吞噬细胞及其产生的细胞因子或细胞毒性介质有关。

（1）感染性迟发型超敏反应　胞内寄生菌、病毒、某些真菌和寄生虫感染可使机体产生细胞免疫应答，在清除或阻止病原体的同时，也发生Ⅳ型超敏反应而引起组织的炎症损伤。由于该超敏反应是在感染过程中发生的，故称感染性迟发型超敏反应。结核病患者肺空洞形成、干酪样坏死和麻风病患者皮肤肉芽肿形成，以及结核菌素皮试引起的局部组织损伤均与迟发型超敏反应有关。

（2）接触性皮炎　接触性皮炎是机体皮肤接受抗原刺激后，当再次接触相同抗原时发生的以皮肤损伤为主要特征的Ⅳ型超敏反应。引起接触性皮炎的抗原有油漆、染料、农药、化妆品，药物如磺胺、青霉素，以及某些化学物质如二硝基氯苯、二硝基氟苯等。这些小分子抗原表位能与表皮细胞内角蛋白结合形成完全抗原，从而刺激机体产生小分子抗原表位特异性的效应 T 细胞。此时机体再次接触相应抗原即可诱发迟发型超敏反应。患者局部皮肤出现红肿、皮疹、水泡，严重者可出现剥脱性皮炎。

以上主要是根据发生机制将超敏反应分为四种类型，但临床的实际情况是复杂的，有些超敏反应性疾病可由多种免疫损伤机制引起。系统性红斑狼疮的发生与Ⅱ、Ⅲ型超敏反应均相关。同一种抗原也可在不同条件下引起不同类型的超敏反应，如青霉素不仅可诱发Ⅰ型超敏反应，还可通过不同机制诱发Ⅱ、Ⅲ和Ⅳ型超敏反应。

（三）自身免疫系统缺陷引发的疾病

免疫缺陷病是指因免疫系统组成成分缺失，导致免疫功能障碍而出现的一组临床综合征。免疫缺陷病的临床表现复杂多样，其共同特征：①易感染：因免疫防御功能受损，机体易发生各种病原微生物感染。体液免疫缺陷者易发生化脓性细菌感染，细胞免疫缺陷者易发生病毒、真菌和其他胞内微生物感染，联合免疫缺陷者则对所有微生物易感。②易患肿瘤：因免疫监视功能障碍，尤其是 T 细胞功能缺陷者，病毒所诱发的肿瘤发病率增加。③原发性免疫缺陷病常伴有自身免疫性疾病。

1. 免疫缺陷病的分类

免疫缺陷病根据病因分为两大类：一类是原发性免疫缺陷病，又称先天性免疫缺陷病，是由先天遗传缺陷或发育障碍所引起的；另一类是继发性免疫缺陷病，又称获得性免疫缺陷病，是由后天因素造成的免疫功能障碍所致。

（1）原发性免疫缺陷病　常见于婴幼儿，种类较多，发病机制复杂。先天固有成分缺失、免疫细胞发育异常、成熟淋巴细胞应答缺陷等皆可导致原发性免疫缺陷。按主要累及的免疫系统成分分为抗体缺陷、重症联合免疫缺陷、补体系统缺陷和吞噬细胞缺陷等。

（2）继发性免疫缺陷病　它是指出生后由非遗传因素所引起的免疫功能低下。

导致继发性免疫缺陷的因素主要分为两类：一是由其他疾病造成的免疫抑制所引起，包括感染、恶性肿瘤、严重营养不良等；二是由治疗其他疾病所导致的医源性免疫功能缺陷，包括免疫抑制剂使用不当、放射性损伤等。

2. 获得性免疫缺陷综合征

下面主要介绍人类免疫缺陷病毒（human immunodeficiency virus，HIV）感染引起的获得性免疫缺陷综合征（acquired immune deficiency syndrome，AIDS）。

AIDS 是由 HIV 感染所引起的严重免疫缺陷病，其临床特征为深度的免疫缺陷伴发机会感染、恶性肿瘤、消瘦和中枢神经系统病变。HIV 主要存在于感染者的血液、精液、阴道分泌物、乳汁中。人群对 HIV 普遍易感，其主要传播途径有：①性接触：最常见的传播模式，包括异性性接触和同性性接触；②母婴传播：占儿童感染的大多数，主要发生在孕期和分娩过程中，母乳也可能传播；③血液传播：共用针具静脉吸毒占绝大多数，临床上的介入性医疗操作、输血或血液制品污染造成的感染也占一部分。

（1）HIV 的生物学特性　HIV 属动物逆转录病毒，分为 HIV-1 和 HIV-2 两型，其中 HIV-1 是最主要的病原体，约占感染的 95%。目前已知的病毒株均源自喀麦隆的黑猩猩与大猩猩。

HIV 病毒颗粒由核心和外膜组成。外膜是源于宿主细胞膜的磷脂双分子层，上面镶嵌有病毒编码的包膜蛋白 gp120 和 gp41。核心内含两条相同的病毒 RNA 链、逆转录酶、整合酶和病毒蛋白酶，外面包裹着衣壳蛋白 p24 和基质蛋白 p17。HIV 基因组 RNA 全长 9.2kb，除编码病毒自身组成、复制和感染所需成分外，还编码逃逸宿主免疫攻击的蛋白产物。见图 5-5。

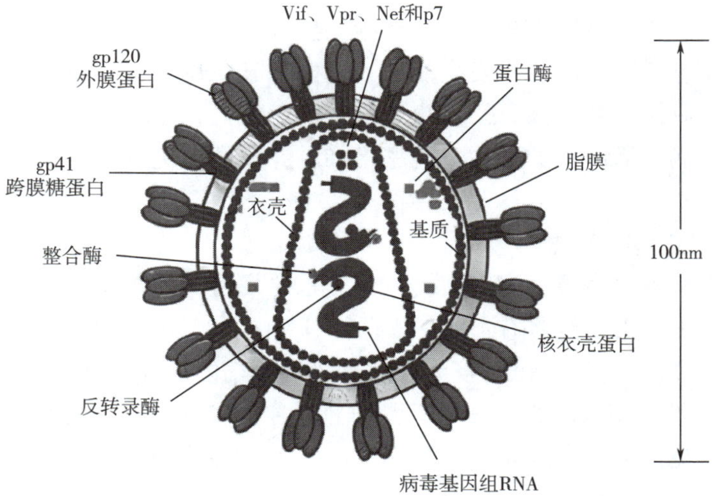

图 5-5　HIV 病毒结构示意图

HIV 可感染多种免疫细胞，包括 $CD4^+T$ 细胞、巨噬细胞和树突状细胞，并能长期潜伏于胞内，产生短期的细胞病理效应，引起慢性进行性的致命疾病。

（2）HIV 的致病机制　HIV 通过主动攻击宿主免疫系统，使其逐步丧失免疫功能，导致严重感染和恶性肿瘤的发生。HIV 主要感染宿主 $CD4^+T$ 细胞及表达 CD4 分子的巨噬细胞和树突状细胞。病毒的包膜蛋白 gp120 和 gp41 构成复合体，介导病毒颗粒与宿主细胞的融合。

①感染宿主细胞：病毒通过外膜上的 gp120 与宿主细胞表面的 CD4 分子结合，然后其构象改变，与趋化因子受体 CXCR4 或 CCR5 结合，接着 gp41 构象改变而活化，暴露其 N 末端的融合肽，融合肽直接嵌入宿主细胞膜，使病毒包膜与宿主细胞膜融合，病毒核心进入胞内，宿主细胞被感染。表达于感染细胞表面的 gp120 和 gp41 蛋白还可介导与表达 CD4 分子和趋化因子受体的未感染细胞融合，导致 HIV 基因组在细胞间直接扩散。

病毒颗粒一旦进入细胞，病毒即被激活，开始复制增殖过程。细胞因子和 T 细胞与巨噬细胞的激活物均可增强病毒基因的转录。

HIV 感染最终将损害机体的适应性免疫系统和固有免疫系统，造成免疫缺陷。其中最主要的是细胞免疫缺陷。

②HIV 感染造成患者 $CD4^+T$ 细胞丢失：HIV 大量增殖是导致受感染的 $CD4^+T$ 细胞死亡的主要原因，尤其是在感染的早期阶段。HIV 对 $CD4^+T$ 细胞的毒性效应表现为：a. 在病毒颗粒的组装和释放过程中，细胞膜被损害，其流动性增加，致死剂量的钙离子内流，导致细胞被渗透裂解或细胞凋亡；b. 病毒颗粒的产生干扰细胞蛋白合成，导致细胞死亡；c. 感染细胞和未感染细胞可通过 gp120-CD4 相互作用融合为多核巨细胞，该过程对二者都是致死性的。其他导致 $CD4^+T$ 细胞丢失和功能丧失的机制包括：活化诱导的淋巴细胞凋亡，未感染的 $CD4^+T$ 细胞因 HIV 感染导致的持续活化而发生细胞凋亡；HIV 特异性的 CTL 杀伤感染细胞，造成 $CD4^+T$ 细胞数量减少；HIV 特异性抗体也可通过 ADCC，杀伤感染的 $CD4^+T$ 细胞。

③HIV 损害 $CD4^+T$ 细胞功能：HIV 感染导致 $CD4^+T$ 细胞免疫功能障碍，包括对抗原刺激的细胞免疫应答下降，体液免疫应答微弱。其原因一方面可能是 HIV 感染直接损害 $CD4^+T$ 细胞功能。如可溶性的 gp120 与 CD4 分子结合，使后者不能与抗原提呈细胞表面的 MHC Ⅱ类分子相互作用，致使 T 细胞对抗原的应答受阻。另一方面，gp120 与 CD4 分子结合可传递信号，下调 $CD4^+T$ 细胞功能。HIV 感染的 T 细胞与抗原提呈细胞不能形成稳定的突触，其活化受阻。另外，HIV 编码的 Tat 蛋白可与各种调节蛋白结合，干扰正常 T 细胞的功能，参与 HIV 引起的免疫缺陷病理过程。

④HIV 损害巨噬细胞、树突状细胞和滤泡树突状细胞功能：巨噬细胞表达低水平的 CD4 和趋化因子受体 CCR5，也是 HIV 感染对象。另外，巨噬细胞还可通过吞噬感染细胞和 HIV 颗粒而感染。但巨噬细胞对 HIV 的细胞病理效应抵抗力较强，

它们一般不会被病毒杀死，而是成为病毒储存库。在 AIDS 患者的大多数组织中，巨噬细胞中的病毒数量超过 T 细胞中的病毒数量。HIV 感染的巨噬细胞，其抗原提呈和细胞因子分泌功能受损。树突状细胞也是 HIV 的感染对象，同样 HIV 也不直接损伤树突状细胞，但其通过抗原提呈使 T 细胞被病毒感染，造成 T 细胞损伤。滤泡树突状细胞一般难以被 HIV 有效感染，但其表面捕获和滞留有大量的 HIV，是病毒的储存库，可感染淋巴结的巨噬细胞和 $CD4^+T$ 细胞，同时滤泡树突状细胞在免疫应答中的正常功能也受到损害，它们最终也可被病毒摧毁。因此 HIV 感染造成的滤泡树突状细胞异常也参与了免疫缺陷的形成。

（3）HIV 感染的治疗　目前，全球尚未研制出有效的 HIV 疫苗或治愈方法，但已发展出有效的抗病毒治疗方案。抗 HIV 治疗药物的作用机理（图 5-6）是通过抑制 HIV 复制的各个环节，以达到控制病情、提高生活质量的效果。理论上来说，HIV 复制过程中的任何一个步骤均可作为抗 HIV 药物的作用靶点，包括：阻止病毒与 CD4 受体结合；阻断病毒与辅助受体结合进入细胞；防止 HIV 与淋巴细胞的融合；抑制 HIV 复制过程中所需的反转录酶、整合酶、蛋白酶等活性。其中任意一个环节得到有效阻断，都可以使病毒无法继续复制增殖。

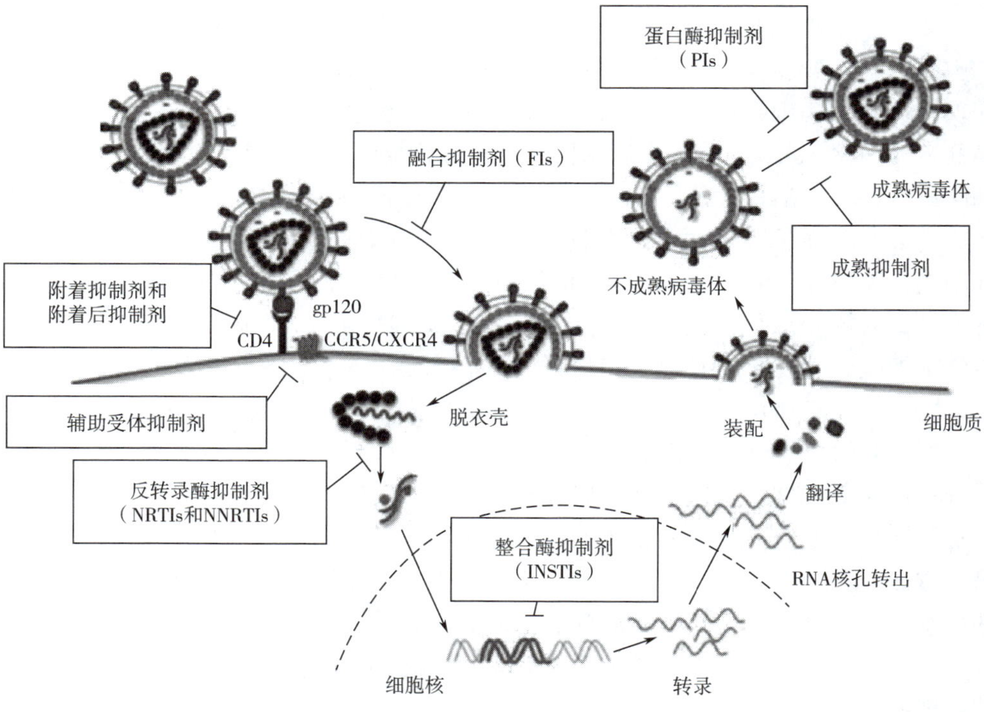

图 5-6　抗 HIV 治疗药物的作用机理

根据药物作用于 HIV 复制周期的机制的不同，目前获批临床应用的抗病毒治疗药物主要有以下八大类，也可以将这几类药物进行组合形成复合制剂。

①反转录酶抑制剂：可以在 $CD4^{+}T$ 淋巴细胞内阻断反转录酶的作用，阻止 HIV RNA 转录成 DNA，有两类反转录酶抑制剂：一类是核苷类反转录酶抑制剂为最早使用的抗 HIV 药物，可以同脱氧核苷竞争与反转录酶结合，从而抑制 HIV 的复制。代表药物有齐多夫定、拉米夫定、恩曲他滨、阿巴卡韦和替诺福韦等。另外一类是非核苷类反转录酶抑制剂通过与反转录酶的非底物结合部位结合，抑制 HIV 反转录酶的活性。代表药物有奈韦拉平、依非韦伦、利匹韦林、依曲韦林、多拉韦林和艾诺韦林等。

②蛋白酶抑制剂：在 $CD4^{+}T$ 淋巴细胞内阻断蛋白酶的作用，阻止 HIV 的 RNA 装配成完整 HIV。代表药物有洛匹那韦/利托那韦、达芦那韦、阿扎那韦。

③整合酶抑制剂：在 $CD4^{+}T$ 淋巴细胞内抑制整合酶，使病毒 DNA 不能整合到宿主染色体。代表药物有多替拉韦、拉替拉韦和卡替拉韦等。

④融合抑制剂：阻断 HIV 与 $CD4^{+}T$ 淋巴细胞膜融合，从而阻止 HIV 的 RNA 进入 $CD4^{+}T$ 淋巴细胞内。代表药物有恩夫韦肽和艾博韦泰。

⑤CCR5 拮抗剂：能够阻滞 HIV 和细胞上化学因子受体 CCR5 相互作用而阻止其进入靶细胞。代表药物为马拉韦罗。

⑥附着抑制剂：抑制 HIV 复制周期中第一步（吸附，附着）。附着抑制剂与 HIV 表面的 gp120 结合，阻止 HIV 附着到 $CD4^{+}T$ 细胞上，进而阻断 HIV 进入细胞进程。代表药物是福替沙韦（Fostemsavir）。

⑦附着后抑制剂：一种长效单克隆抗体，与 T 细胞上的 CD4 受体结合并干扰病毒进入所需的蛋白质形状变化，阻断 HIV 进入免疫细胞表面所需的 CD4 受体。代表药物是依巴珠单抗。

⑧药代动力学增强剂：通过抑制 CYP3A，与其他抗 HIV 药物一起使用时提高其他药物浓度水平。代表药物为考比司他。

（4）HIV 感染的预防　HIV 感染的预防极为重要，可有效控制 HIV 的流行，如定期检查血液制品，防止血源性感染；采取各种公共卫生措施，如提高安全套的使用；减少吸毒者共用污染的注射器也有好的效果。而当前最为有效的预防措施是采取各种方法增强公众预防 HIV 感染的意识。

项目检测

一、名词解释

1. 超敏反应　2. 获得性免疫缺陷病

二、填空题

1. 超敏反应是一种以机体__________或__________的异常适应性免疫应答。

2. __________是指机体免疫系统对自身成分发生免疫应答的现象。如果这种免疫应答对自身组织造成__________并出现__________，引起临床症状时，称为__________。

三、简答题

以青霉素引起的过敏性休克为例，说明Ⅰ型超敏反应的机制。

项目五 任务二
项目检测答案

知识拓展

提高自身免疫力的方法

虽然每个人生下来免疫力就是有差别的，但是，绝大多数人的人体免疫是正常的，我们能做的就是避免各种可以损害人体免疫的生活方式，就从源头上保证了免疫力恢复的过程是可靠的。常见的外因是：①长期大量吸烟；②过度大量酗酒；③长期熬夜失眠；④严重焦虑、心理压力大。

关于如何增加免疫力，北京大学第三医院的博世宁医生给出了三点意见，第一认真打疫苗。打疫苗就是刺激人体产生针对特定病原体的免疫力，而且一旦产生会记忆很久。打疫苗是目前完善人体免疫的有效方法。第二善待内共生。简单来说，就是和体内的细菌“搞好关系”，养上一身健康的好细菌比什么都重要。这些细菌可不是“吃素”的，它们的存在同样是人体免疫重要的组成部分。第三正确看待感染性疾病，尤其是不严重的感染性疾病。感染的价值在于让人锻炼出日渐强大的人体免疫。从整个物种进化的角度看，有些免疫可以传承。从个体角度看，生长的过程也是一个免疫逐步强大的过程。每一次不严重的感染，病原微生物都可以激发和锻炼人体免疫。只有让人体免疫系统见多识广，见过无数敌人，锻炼出各种本事，才是真的增强免疫。

技能拓展16 抗原与抗体的沉淀反应

一、任务描述

单向免疫扩散试验是一种定量试验，常用于抗原定量检测。将抗体与琼脂混合，浇注于单扩板上打孔。实验时在孔中加入相应可溶性抗原，抗原向四周扩散，与凝胶中的抗体反应。二者在比例适当的位置形成白色沉淀环。沉淀环大小与抗原的浓度成正相关，在检测标本的同时用标准品测定并绘制标准曲线图，根据沉淀环的大小即可查知待测标本中抗原的含量。单向琼脂扩散试验操作简便、成本低廉，在临床上主要用于检测标本中各种免疫球蛋白和血清中补体的含量。

二、任务实施

（一）准备工作

1. 建立工作小组，制定工作计划，确定具体任务，任务分工到个人，并记录到工作表。

2. 收集抗原与抗体的沉淀反应所需的必要信息，掌握相关知识及操作要点，与指导教师共同确定出一种最佳的工作方案。

3. 完成任务单中实际操作前的各项准备工作。

（1）材料准备　抗原为待测人血清。

（2）试剂　已知的定量抗体、标准抗原等。

（3）仪器　彩色抗 IgG、IgA、IgM 单向琼脂扩散板（成品）、微量加样器、37℃培养箱等。

（二）操作过程

1. 加样

用微量加样器加样，注意不要溢出孔外。测 IgG 加 5μL 待测人血清；测 IgA 加 10μL 待测人血清；测 IgM 加 15μL 待测人血清。

2. 扩散

将单向琼脂扩散板平放于湿盒内，平置于 37℃培养箱扩散 24h，观察结果。测 IgM 时，因为其含量偏高，沉淀环不清楚时，可放置 48h。

3. 实验结果

测量沉淀环：用免疫测量仪或直接在单向琼脂扩散板的背后印的刻度上读出每孔扩散后的直径，再从 IgG、IgA、IgM 含量表中查出相应的含量（图 5-7）。

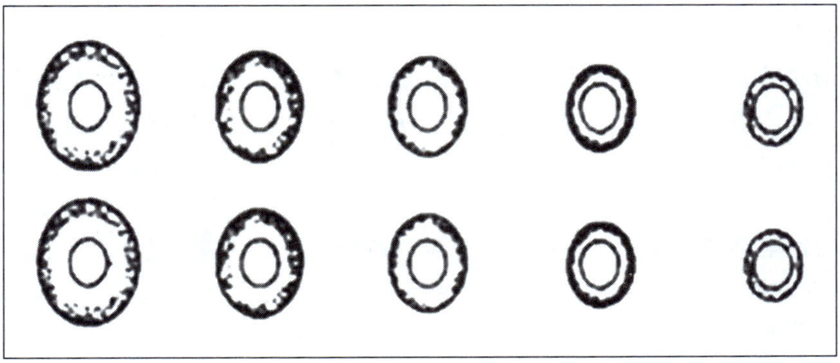

图 5-7　单向琼脂扩散试验沉淀环模式图

注意：血清加样时避免污染，同时确保加样数量准确。

（三）结束工作

1. 填好所有操作记录单、任务单、各种评价表。
2. 检查设备仪表是否洁净完好。
3. 清理工作场地与环境卫生。
4. 进行任务总结（小组讨论与汇报、组间互评、教师点评与总结）。

三、任务探索

1. 单向免疫扩散试验用于人体血清中各种免疫球蛋白含量的测定，请同学们查阅相关资料，熟悉人体正常血清中 IgG、IgA 和 IgM 的含量是多少。

2. 请同学们绘制抗原抗体沉淀反应的示意图，并分析实验结果及注意事项。

科学引领

中国干扰素之父——侯云德

20 世纪 80 年代，国外科学家以基因工程的方式，把干扰素制成治疗药物，该类药物很快成为国际公认的治疗肝炎、肿瘤等疾病的首选药。但是此时干扰素造价昂贵，每克价值数万美元。

侯云德带领团队从 20 世纪 70 年代就开始进行干扰素的研究。当时传染病、肿瘤等疾病严重威胁人民生命健康，而治疗途径主要依靠高昂的进口药物。如何降低生产成本，制造出能让中国人用得起的干扰素药物，成为侯云德每天都在思考的事情。

经过艰苦的努力，侯云德成功研发出具有自主知识产权、国际独创的国家Ⅰ类新药重组人干扰素 α1b，打破了以往国内基因工程原创药品为零的尴尬局面。它比国外的重组人干扰素 α2a、重组人干扰素 α2b 等副作用更小，对治疗乙肝、丙肝、毛细胞性白血病、慢性宫颈炎、疱疹性角膜炎等我国常见病多发病产生明显疗效。干扰素药品从以往的 100%进口，300 元一支，一个疗程要花两三万元，发展到现在 90%是国产药物，几十元一支。随后十年侯云德又相继研制出一个国家Ⅰ类新药和六个国家Ⅱ类新药。

侯云德主导了我国第一个基因工程新药的产业化，将研制的 8 种基因工程药物转让 10 余家国内企业，上千万患者得到救治，产生了数十亿人民币的经济效益，对我国改革开放初期的科技成果转化具有重要的指导意义。

侯云德院士还是中国现代传染病综合防控技术体系的主要奠基人，他提出应对突发急性传染病的“集成”防控体系思想，升级了我国传染病防控体系，实现了我国能够在 72 小时内鉴定 300 种已知和未知病原，成功应对近十年来数次重大传染病疫情。2009 年，全球突发甲流疫情，80 岁高龄的侯云德院士带领专家组，仅用 87 天就率先研制成功新甲流疫苗，实现了人类历史上首次对流感大流行的成功干预。

由于历史原因，我国的制药业尤其是生物制药业发展较晚，绝大多数药品属于仿制药，原研药少之又少，严重制约着我国制药产业的发展。中国制药产业唯有创新，研发更多的原研药，才能摆脱国外药企的压制。在岁月的长河里，为了守卫人民生命健康，侯云德院士一生都和病毒搏击，其科学研究成果就是无价之宝。

项目总结

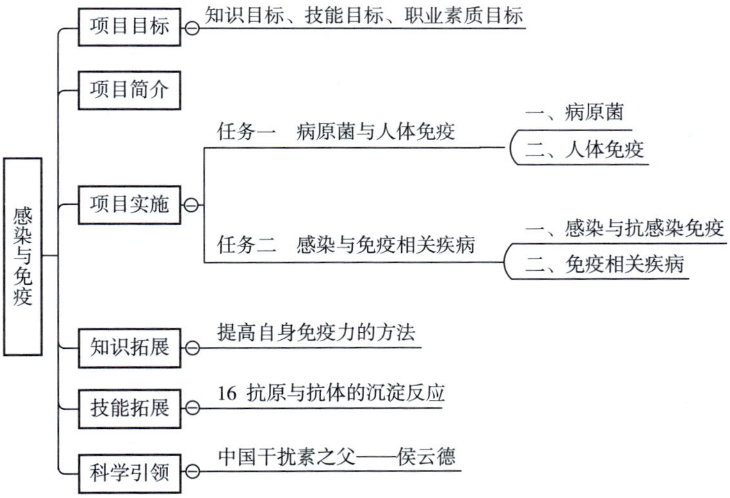

模块四

微生物学与免疫学在医药领域的应用

项目六

微生物学在医药领域的应用

项目目标

知识目标

1. 掌握药品生产各环节的微生物污染来源及其控制方法。

2. 掌握制药工艺用水的种类及其卫生标准。

3. 掌握生产洁净车间的洁净级别及其评测指标。

4. 掌握药品无菌检查、微生物限度检查的药品范围、检查标准、检查方法及结果判断。

技能目标

1. 能正确分析并核查药品生产中的微生物来源，采用适当的措施控制生产各环节的微生物污染。

2. 能有效监测生产各环节的卫生状况。

3. 能胜任药品无菌检查、微生物限度操作，并准确判断检查结果。

职业素质目标

从业人员需具备敬业守信的职业道德和有担当、有作为的社会责任心；严格过程管理，树立质量源于管理的理念；培养沟通能力和团队协作精神；提高解读法规、分析解决问题、灵活应用知识的能力。

项目简介

本项目的内容是微生物学在医药领域的应用，主要体现在以下三方面：一是药物生产、储存和流通过程中的微生物污染的来源与控制；二是药品的微生物学检查；三是微生物在制药中的应用。药品生产过程的每一个环节都可能带来微生物污染，所以要对所有生产环节进行全过程控制。药品微生物学检查主要包括药物的抗菌实验和药品的卫生学检查，抗菌实验是为了评价药物的抗菌能力，卫生学检查是为了评价药品的卫生学质量，确保产品的使用安全。使学生掌握药品生产各环节的微生物污染来源控制和检测方法、药品无菌检查和微生物限度检查、微生物在制药中的应用等知识与相关技能，提高学生的职业能力与职业素养，为今后的学习与工作打下坚实的基础。

项目实施

药品是直接作用于人体、具有治疗或预防疾病功效的特殊产品，其基本要求是安全、有效，若药品中污染了微生物、微粒和热原物质，可影响质量，带来安全隐患。药品中污染物主要分为以下三类。

1. 微生物

微生物广泛存在于自然界中，药品在生产、储运过程中很容易受其污染，在适宜的条件下可大量繁殖，破坏药品的成分，使药品变质、降低或丧失疗效，微生物生长繁殖过程中产生的毒性代谢产物和部分病原微生物还可直接造成不良反应或继发性感染，甚至危及生命，因此药品要严格控制微生物污染。《中华人民共和国药典》（简称《中国药典》）（2020 年版）规定灭菌制剂中不得出现活的微生物，非灭菌制剂则需严格控制微生物的数量和控制菌的种类。

2. 微粒

微粒是指药品在生产或应用过程中外来的、非溶性的、直径 1~50μm，肉眼不可见，易动性、非代谢性的有害粒子。微粒包括黏土颗粒、尘埃、有机微粒及其他微粒，微生物（包括死亡菌体、裂解碎片）也是一种微粒物质。制药生产过程中微粒的危害主要体现在以下两个方面。

（1）注射剂、植入性制剂等无菌制剂中携带的微粒进入机体会引起炎症反应、肉芽肿、栓塞、肿瘤及过敏反应、热原反应。

（2）微粒和微生物常常依附在悬浮空气的粒子上，随气流及布朗运动长期悬浮在空气中，空气中微粒越多，越容易带来微生物污染，所以医药生产洁净室（区）要严格把控微粒和微生物的数量。

3. 热原

热原是指进入体内后能引起恒温动物体温异常升高的发热物质，又称为热原质，包括微生物热原、内源性热原及化学热原等。致热能力最强的热原是革兰氏阴性菌死亡后裂解释放的细菌内毒素（脂多糖），是热原的最主要来源，也是无菌药品生产过程热原方面最主要的监控对象。其他微生物也能产生热原，如革兰氏阳性菌、霉菌、酵母菌、螺旋体等。此外，某些化学物质（药物成分、生产器具中释放的化学物质等）也会引起发热反应，也属于热原物质。

任务一 药品生产环节的微生物来源与控制

微生物对药品的原辅料、生产环境和成品的污染是造成生产失败、成品不合格、直接或者间接对人类造成危害的重要因素。药品生产过程的每一个环节，如原辅料、工艺用水、空气、厂房设施、生产人员、包装材料、生产工艺等都可能带来微生物污染，实际工作中也主要对所有生产环节进行全过程控制，将污染风险降到最低。

一、药品生产环节的微生物来源与控制

（一）原辅料

原辅料是指药品生产过程中所需要的原料和辅助用料的总称，分为有菌原辅料和无菌原辅料。原辅料种类繁多，所含的微生物种类和数量差别很大，很容易从药品生产源头上带来污染。原辅料卫生状态直接影响产品质量，需采取适宜的处理方法，使其微生物限度、无菌、热原、细菌内毒素等符合所用药剂的要求。原辅料如果包装不严、储存不当也可带来微生物污染，故原辅料在储运阶段也要提供适宜的条件，严防染菌。

1. 生物原材料

（1）植物来源的原料　根类药材如黄芪、麦冬等往往携带土壤中的微生物，需洗净、晾干或烘干；富含糖类的植物药材，极易长虫、长螨、发霉变质，要晾干或烘干；中药材、中药原药粉可用微波消毒、辐射灭菌或进行炮制加工；中药提取物可用辐射灭菌，其中耐高温者可用高压蒸汽灭菌法、流通蒸汽消毒法、微波消毒，不耐高温的可用过滤除菌法处理。

（2）动物来源的原料　含有动物来源的原料，如胰腺、血浆制品等，要防止携带动物源性病原菌和病毒或含有易引起超敏反应的成分，按规定防疫、检疫，采取有效的消毒灭菌方法灭活或去除原料中的微生物，必要时还要设法降低原料的免疫原性，尽量降低引起超敏反应的风险。

（3）生化药物原料　蛋白质或其他生化制剂原料，营养丰富，易污染各类微

生物，一般不耐热，可用巴氏消毒法、间歇蒸汽灭菌法、过滤除菌法、辐射灭菌法消毒或灭菌。

2. 化学原材料

化学合成原辅料含菌量相对较少，一般性质稳定，熔点较高，耐热性能好，可用干热、湿热、微波灭菌。

3. 辅料

药用辅料种类多，性质不一，其生产过程应符合《药用辅料生产质量管理规范》，根据辅料性质选择适宜的消毒方法，耐高温、怕湿的如滑石粉、凡士林、植物油、石蜡等可用干热灭菌。

（二）工艺用水

水是药物生产中使用最广的一种原料，用于生产过程及药物制剂的制备，其中工艺用水量占相当比例。工艺用水是指在药品生产过程中，根据不同的工序及质量要求，所用的不同要求的水的总称，包括饮用水、纯化水、注射用水和灭菌注射用水。药品生产应确定整个生产和辅助过程中采用工艺用水的种类、用量，配制工艺用水的处理设备和输送系统，定期对工艺用水设施进行消毒检测。

1. 工艺用水的种类

各类工艺用水生产过程应严格按照制剂的质量要求选用水的类别（表 6-1），洁净区（室）中的设备、场地、操作台、物料、工具、工作服等的清洁用水应与生产产品的清洁用水处于同一水平。

表 6-1　各种工艺用水的比较

项目	参考标准	微生物	细菌内毒素	制备方法	使用储存	适用范围
饮用水	《生活饮用水卫生标准》，2006 年	菌落总数≤100cfu/mL；每 100mL 水中不得检出总大肠菌群、大肠埃希氏菌、耐热大肠菌群	—	自然水源经消毒过滤、离子交换等方法处理	—	制备纯化水的原水、中药材洗涤浸润、中药饮片生产；制药用具的粗洗、非无菌药品原料提取溶剂
纯化水（PW）	《中国药典》，2020 年版	需氧菌总数≤100cfu/mL	—	饮用水经蒸馏、过滤、离子交换、反渗透或其他适当的方法处理	制备后 24h 内使用，若超时应循环贮存	非无菌药品配制、包装容器的末道清洗用水、无菌药品原料提取溶剂、检验用水

续表

项目	参考标准	微生物	细菌内毒素	制备方法	使用储存	适用范围
注射用水（WFI）	《中国药典》，2020年版	需氧菌总数≤10cfu/100mL	<0.25EU/mL	纯化水经蒸馏所得	70℃保温循环，但不强制	无菌原料精制、无菌药品配制及包装容器的末道清洗用水
灭菌注射用水	《中国药典》，2020年版	无菌	<0.25EU/mL	注射用水按照注射剂生产工艺制备所得	—	粉针剂的溶剂、注射用浓溶液的稀释剂或手术冲洗剂

2. 工艺用水的卫生控制

水是药品生产最主要的污染源之一，微生物极易在水中生长繁殖，工艺用水卫生控制不当，容易污染药品。工艺用水的卫生与水源、水处理方法、制水设备、水输送系统有关，可从以下几个方面进行控制。

（1）制水设备及输送系统要定期清洗、消毒　制水设备及输送系统要用不锈钢或其他无毒、耐腐蚀、不脱粒的材料，安装合理，避免出现消毒死角，应定期清洗、消毒并进行记录，常用的消毒方法介绍如下。

①化学消毒：常用的有甲醛、双氧水、次氯酸钠等，其中双氧水使用较多。常用化学消毒剂见表6-2。

表6-2　常用化学消毒剂

适用范围	消毒剂	有效浓度	作用时间/min
非膜系统	次氯酸钠	100~200mg/L	30~60
膜系统	过氧化氢	3~5mg/L	30
	过氧乙酸	1.00%	30
	甲醛	0.50%	30
	异噻唑啉酮	50mg/L	120

②臭氧消毒：目前在纯化水系统中能连续去除细菌和病毒的最好方法，适用于纯化水管道的消毒。在制水系统中安装臭氧发生器，可利用臭氧对纯化水

系统管道及水体进行消毒，但需在使用点前安装紫外线灯，以加速消除残留的臭氧。

③紫外线消毒：波长200~300nm的紫外线有较强的杀菌能力，在253.7nm的光线效果最好，安装位置离使用点越近越好，其后安装除菌级滤器。可与热消毒法或化学消毒法配合使用，有利于过氧化氢和臭氧的降解。

④巴氏消毒：又称巴斯德消毒法，纯化水系统采用，较少见。一般保持管道系统内60~80℃的温度，30~60min。适用于活性炭过滤器、软化器和储存循环管路。

（2）水体消毒

①过滤除菌法：纯化水制备过程包括粗滤、精滤、反渗透、微孔滤膜除菌等水处理措施。

②紫外线消毒法：在靠近用水点附近的水管内安装波长253.7nm紫外灯，注意水层厚度不超过2cm。

③低温抑菌法：制备生化药品的水可在4℃低温保藏。

④化学消毒法：饮用水制备时用氯水、漂白粉、氯胺、二氧化氯、臭氧等消毒原水，水储运系统中安装臭氧发生器等。

（三）空气

空气充满生产车间的每一个角落，空气中有不少细菌、霉菌和酵母菌，主要来自尘埃颗粒、人的皮肤、衣服和飞沫等。室内空气中的微生物种类、数量与室内清洁度、温度、湿度有关，同时空气中设施材料、人员活动过程也会产生大量的尘粒，生产环境的尘粒和微生物分布会直接影响产品的质量，控制不当会引起整个生产区污染，造成严重后果和极大的经济损失，只有在空气符合洁净度要求的环境中才有可能生产出合格产品。

1. 洁净度等级

能有效控制尘粒及微生物数量的房间（区域）称为洁净室（区）。我国《药品生产质量管理规范》（简称《GMP》）针对药品生产环境的不同要求，将药品生产洁净室（区）的洁净度划分为A、B、C、D四个等级（表6-3），洁净度是指洁净环境内单位体积空气中含大于或等于某一粒径的悬浮粒子和微生物最大允许统计数量来区分的洁净程度，与洁净室（区）相一致，空气洁净度也可分为A、B、C、D四个级别。

洁净室进出程序

2. 空气卫生控制

（1）利用空气净化系统除尘除菌　空气净化系统是控制洁净室（区）卫生最重要的措施。空气净化系统通过过滤、合理设计气流组织及换气次数、保持压差等措施净化空气，保障洁净度符合生产要求。

表 6-3　　　　　药品生产洁净室（区）洁净度级别表

洁净度级别	尘粒				微生物			
	悬浮粒子最大允许数/m^3				浮游菌 cfu/m^3	沉降菌（ϕ90mm）CPU/4h	表面微生物	
	静态		动态				接触（ϕ55mm）cfu/碟	5 指手套 cfu/手套
	≥0.5μm	≥5.0μm	≥0.5μm	≥5.0μm				
A	3520	20	3520	20	<1	<1	<1	<1
B	3520	29	325000	2900	10	5	5	5
C	352000	2900	3250000	29000	100	50	25	—
D	3520000	29000	不做规定	不做规定	200	100	50	—

①空气过滤：过滤是最有效的除尘、除菌方法，空气经过滤处理可以控制其中的尘粒和微生物数量。根据过滤器的性能不同，空气过滤器可分为初效、中效、中高效、亚高效、高效及超高效等多种类型。

a. 初效过滤。主要用作对新风及大颗粒尘埃的控制，属于预过滤器，具有保护中、高效过滤器及空调系统的作用，主要过滤对象是≥5μm 的尘粒，滤材为 WY-CP-200 涤纶无纺布，水洗后可重复使用，滤除率小于 20%。

b. 中效过滤器。主要用作中间过滤器，减小高效过滤器的负荷，具有保护作用，主要过滤对象是≥1μm 尘粒，置高效过滤前，滤材与初效过滤相同，滤除率 20%~50%。

c. 中高效过滤器。可用作中间过滤器，也可作为一般通风系统中的终端过滤器，主要过滤对象是≥1μm 尘粒，滤材与初效过滤相同，滤除率 70%~90%。

d. 亚高效过滤器。可用作中间过滤器，也可作为低端空气净化系统的终端过滤器，主要过滤对象是≥0.5μm 的尘粒，滤材一般为玻璃纤维制品、短纤维滤纸，可安装在洁净室送风口，滤除率 90%~99.9%。

e. 高效过滤器。可用作送风及排风处理的终端过滤器，是洁净室必备的净化设备，主要去除≥0.3μm 的尘粒。滤材为超细玻璃纤维制品和合成纤维，滤除率大于 99.91%，对细菌的滤除率几乎达到 100%，一般安装在洁净室送风口。

f. 超高效过滤器。用作送风及排风处理的终端过滤器，主要去除≥0.1μm 的尘粒，是建造高级别洁净室（0.1μm）必备的净化设备。滤材为超细玻璃纤维纸。

空气净化系统一般分为三级过滤：第一级使用初效过滤器，第二级使用中效（或中高效）过滤器，第三级使用亚高效或高效过滤器，高效过滤器作为末端过滤装置决定着整个净化系统的运行效果。

②合理组织洁净室的气流形式和换气次数：气流组织是指为特定目的而在室内形成一定的空气流动状态与分布。选择合适的气流组织形式是净化环境的重要措施，一般有层流（单向流）、乱流（非单向流）和混合流三种形式。

层流是指气流流线呈均匀平行的直线，且同一断面风速均匀根据气流方向不同分垂直层流和水平层流。层流洁净室内的洁净气流充满全室截面，平行匀速向前推进，把室内污染的空气推进回风口排至室外，从而达到净化室内空气的目的。所以，层流的作用原理不是稀释作用而是直接排出污染空气。层流的优点是一般不受室内人员作业状态的影响，因尘粒随运行气流排出，自身净化时间短，能保持较高的洁净度，但其设备造价高，不易扩充规模，设备维护麻烦。A 级洁净区、B 级静态洁净区为层流。

乱流是指气流流线方向呈不断变化的不规则状态。乱流作用原理是经过滤处理的洁净气流从送风口送入洁净室时，迅速向四周扩散、混合，同时把等量气流从回风口排走，利用洁净气流稀释室内污染的空气达到净化的目的。气流扩散得越快、越均匀，稀释效果越好。乱流优点是过滤器及空气处理简单，建造成本低，易扩充；缺点是尘粒子飘浮室内不易排出，易受人员活动的影响，易污染产品，自净时间长。B 级动态洁净区、C 级、D 级洁净区为乱流。

混合流是乱流和层流的联合使用，可以是乱流背景下局部采用层流，如乱流洁净室内配备单向流隔离操作系统或超净工作台，可提高局部洁净室等级。洁净室的换气次数也影响洁净度，洁净度等级越高要求每小时换气次数越多。

（2）定期消毒灭菌　经空气净化系统多重过滤处理的洁净空气，可以使洁净室（区）的微粒和生物数控制在规定的范围内，但设备的运行、人员的活动以及设备、建筑材料、工作服的表面均会产生微粒，从而滋生微生物，为了保证产品质量，洁净室（区）空气及其中的生产设备应做好清洁，并定期进行消毒和灭菌，洁净室（区）可定期开紫外线灯，安装臭氧发生器，用化学消毒剂熏蒸、喷洒或擦拭消毒，注意不能用紫外线消毒替代化学消毒。

（3）使用能减少发尘量的材料　洁净室（区）所用设施、工具、工作服等使用不易脱落颗粒的材料。

（4）做好生产人员的管理　药品生产过程中，生产人员若有不良的卫生习惯或操作不规范，就可能将人体中的微生物带入产品中造成污染。为了保证药品的质量，GMP 对进入洁净室（区）的人员具有严格的规范。具体见本节“（五）生产人员”的要求。

（四）厂房设施及环境

1. 厂房选址及厂区环境

生产药品的厂房应设在大气含尘少、自然环境好、无空气和水的污染源，远离交通干道、货场，振动、噪声干扰少的区域。厂区内的环境要整洁，无积水和杂草，地面、道路平整、不露土，厂区的绿化面积要大，减少扬尘，垃圾、闲置物品等在指定地点存放，不得对生产带来污染。

2. 厂房的布局与设施

根据所生产药品的质量要求，合理规划生活区、行政区、辅助区和洁净室（区），任何建筑设施不得对洁净室（区）造成污染。厂房设施应包括：①规范化的厂房建筑；②与工艺相适应的空气净化处理系统；③符合产品要求的水处理系统；④照明、通风系统；⑤洗涤与卫生设施；⑥安全设施。

3. 洁净室（区）

药品生产洁净室（区）的洁净度划分为 A、B、C、D 四个等级。洁净室（区）应能有效控制尘粒及微生物数量，洁净室（区）的建筑结构、装备及其作用均具有减少对该房间（区域）内污染源的介入、产生和滞留的功能。根据运行情况不同又可分为静态洁净室（区）和动态洁净室（区）。静态指洁净室（区）所有生产设备均已安装就绪，但没有生产活动且无操作人员在场的状态。动态指洁净室（区）生产设备按预定的工艺模式运行并有规定数量的操作人员在现场操作的状态。

（1）洁净室（区）特点

①控制尘埃等非生命微粒污染物：微粒进入血管系统对人体的危害，与数量、粒径及理化性质有关。

②控制细菌、真菌、放线菌等微生物：微生物比非生命微粒的危害更大，因为在温度、湿度条件适宜的情况下，它们可大量繁殖，数量激增。

（2）洁净室（区）要求

①洁净度：应符合相应等级的要求。

②工艺流程布局合理：洁净室（区）内的设备设施应按生产工艺流程合理布局，流程尽可能短，与本岗位无关的人员或物料不得通过该区域。人流、物流要分开，且走向合理，减少交叉污染。应分别设物料净化房和人员净化房，物料净化房和洁净室之间、人员净化房与洁净室之间均应设气闸室，气流从洁净室吹向净化房。

③空气的流向：从洁净度要求高的区域流向低的；从不易产生污染的区域流向易产生污染的区域。

④压差：洁净区与非洁净区之间、不同洁净等级的洁净室之间的空气压差≥10Pa。必要时，相同洁净度级别的不同功能区域（操作间）之间也应当保持适当的压差，产品洁净度要求相对高的气压高一些，防止外来污染及交叉污染。

⑤温度、湿度控制：洁净室（区）温度、湿度以操作人员感觉舒适，微生物不易滋长为宜，一般控制温度 18~26℃、相对湿度 45%~65%。温度过高、湿度过大有利于微生物生长繁殖。

⑥尘埃产生和扩散：洁净室（区）内使用的设备、工具，其结构与材料有防止尘埃产生和扩散的措施，建材要光洁、耐腐蚀、易清洁，不易脱粒，发尘量少，并经得起反复多次消毒、清洁和冲洗。墙壁和顶棚常用彩钢板，地板常用环氧树脂、PVC、水磨石等材料。洁净室（区）内地面、墙面、顶棚及使用的设备、工艺装备、管道表面、操作台应平整、光洁、无裂缝、无霉迹，墙面与地面、顶棚交界处呈凹弧形，无死角、无颗粒脱落，不积尘，易于清洁和消毒。洁净室（区）内设备所用的润滑剂、冷却剂、清洗剂等不会对产品造成污染。

⑦有防尘、防虫、防鼠等设施。

（3）洁净室（区）的卫生控制措施　洁净室（区）的卫生控制除采用与空气相同的方法外，还要强调周边环境洁净、布局合理及生产工具、设备的卫生控制。药品生产使用的工具、设备等也可携带微生物，生产过程可能带来污染，因此生产工具、设备要结构简单易于清洁和消毒，生产前后都要进行清洗和消毒（或灭菌）。生产使用的设备，因材料和结构不同，消毒（或灭菌）方法应有区别，大型容器类可用高压水冲洗后，再用热水、蒸汽、含氯消毒剂处理；而液体和气体传输管道、过滤除菌的过滤器、供水系统等密闭型设备可用高压蒸汽灭菌；塑料制品可用化学消毒剂擦拭或浸泡；工作台面可用紫外线照射或者用化学消毒剂擦拭。一般情况下，洁净室（区）内所采用消毒剂的种类应当多于一种，不能用紫外线消毒替代化学消毒，A 级或 B 级洁净室（区）使用的消毒剂和清洁剂要用注射用水配制，必须是无菌或经无菌处理的。

（4）药品生产环境的洁净度要求　卫生质量不同的药品对生产环境洁净度要求不同，同一药品不同的生产工序，生产环境的洁净度也不尽相同（表 6-4）。

表 6-4　　部分药品生产要求的洁净度级别

药品类型	生产工序	洁净度级别
最终灭菌无菌药品	高污染风险的产品灌装或灌封	C 级背景下的局部 A 级
	1. 产品灌装或灌封 2. 高污染风险产品的配制和过滤 3. 眼用制剂、无菌软膏剂、无菌混悬剂等的配制、灌装或灌封 4. 直接接触药品的包装材料和器具最终清洗后的处理	C 级
	1. 轧盖 2. 灌装前物料的准备 3. 产品配制（指浓配或采用密闭系统的配制）和过滤 4. 直接接触药品的包装材料和器具的最终清洗	D 级

续表

药品类型	生产工序	洁净度级别
非最终灭菌无菌药品	1. 处于未完全密封状态下产品的操作和转运，如产品灌装或灌封、分装、压塞、轧盖等 2. 灌装前无法除菌过滤的药液或产品的配制 3. 直接接触药品的包装材料、器具灭菌后的装配以及处于未完全密封状态下的转运和存放 4. 无菌原料药的粉碎、过筛、混合、分装	B 级背景下的局部 A 级
	1. 处于未完全密封状态下的产品置于完全密封容器内的转运 2. 直接接触药品的包装材料、器具灭菌后处于密闭容器内的转运和存放	B 级
	1. 灌装前可除菌过滤的药液或产品的配制 2. 产品的过滤	C 级
	直接接触药品的包装材料，器具的最终清洗装配或包装、灭菌	D 级
生物制品	1. 无菌药品中非最终灭菌产品规定的各工序 2. 灌装前不经除菌过滤的制品其配制、合并等	B 级背景下的局部 A 级
	体外免疫诊断试剂的阳性血清的分装、抗原与抗体的分装	C 级
	1. 原料血浆的合并组分分离、分装前的巴氏消毒 2. 口服制剂其发酵培养密闭系统环境（暴露部分需无菌操作） 3. 酶联免疫吸附试剂等体外免疫试剂的配液、分装、干燥、内包装	D 级
非无菌药品	1. 非无菌原料药精制、干燥、粉碎、包装等操作的暴露环境 2. 口服液体和固体制剂、腔道用药（含直肠用药）、表皮外用药品等非无菌制剂生产的暴露工序区域及其直接接触药品的包装材料最终处理的暴露工序	D 级
中药制剂	直接口服饮片的粉碎、过筛、内包装等操作	D 级
	1. 采用敞口方式进行中药提取、浓缩、收膏工序 2. 浸膏的配料、粉碎、过筛、混合等操作	与其制剂配制操作区的洁净度级别相适应
	1. 采用密闭系统进行中药提取、浓缩、收膏工序 2. 非创伤面外用中药制剂及其他特殊的中药制剂	非洁净区

（五）生产人员

生产人员的体表及与外界相通的腔道分布有大量微生物，一个人每天脱落表皮细胞 6~13g，每天散发≥0.5μm 的粒子达 10 亿个，一次喷嚏产生的气溶胶粒子中含 100 万个微生物粒子，人体散发的粒子数随动作及穿衣不同而不同。人通过呼吸、讲话、打喷嚏散发细菌和通过身体不同动作散发微粒是洁净室（区）最大的污染源，所以在药品生产过程中，生产人员若有不良的卫生习惯或操作不规范，就可能通过手、伤口、咳嗽、喷嚏以及衣服、毛发等渠道将人体中的微生物带入产品中，造成污染。为了保证药品的质量，GMP 对进入洁净室（区）的人员具有严格的规范。

1. 人员要求

（1）药品生产人员基本要求

①进行卫生方面相关培训，制定并严格执行人员卫生操作规程。生产人员应具备卫生学方面的基本知识，培养良好的个人卫生习惯，规范着装。

②建立人员健康档案。直接接触药品的生产人员应进行岗前健康检查，以后每年至少进行一次。

③生产人员应避免裸手直接接触药品、与药品直接接触的包装材料和设备表面。体表有伤口、患有传染病或其他可能污染药品疾病的人员不得从事直接接触药品的操作。

④生产区、仓储区应当禁止吸烟和饮食，禁止存放食品、饮料、香烟和个人用品等非生产用物品。

（2）洁净室（区）工作人员要求

①人员数量尽量少而精：避免过多的人员活动带来污染。

②不得化妆和佩戴饰物：化妆品中的口红、粉底、眼影都会产生大量微粒。

③按洁净室（区）的要求规范着装：工作服的材质、式样及穿着方式应当与所从事的工作和洁净度级别要求相适应，其式样和穿着方式应满足保护产品和人员的要求。

a. 洁净室（区）工作服。一般生产区工作服可选用棉布或其他材料，洁净室（区）工作服和无菌工作服要选择质地光滑、不产生静电、不脱落纤维和颗粒性物质、不易透过尘埃的材料制作，既能减少吸附尘埃，又能降低服装本身及人体对洁净区带来污染。常用材料有涤纶、尼龙等。制定工作服的清洗及消毒灭菌规程，清洗和消毒灭菌方法应能够保证其不携带污染物，不会污染洁净区。不同洁净度级别的工作服不能混洗、混放，更不能混穿。

b. GMP 各洁净区的着装要求见表 6-5。

表 6-5 GMP 各洁净区的着装要求

洁净室（区）	着装要求
D 级	1. 将头发、胡须等相关部位遮盖 2. 穿合适的工作服和鞋子或鞋套 3. 不带进外来污染物
C 级	1. 将头发、胡须等相关部位遮盖，应戴口罩 2. 穿手腕处可收紧的连体服或衣裤分开的工作服，工作服应不脱落纤维或微粒 3. 穿合适的鞋子或鞋套
A 级或 B 级	1. 用头罩将所有头发以及胡须等相关部位全部遮盖，头罩应当塞进衣领内，应戴口罩，必要时戴防护目镜 2. 穿戴经灭菌且不散发颗粒物的橡胶手套或塑料手套，穿经灭菌或消毒的脚套，裤腿应当塞进脚套内，袖口应当塞进手套内 3. 工作服应为灭菌的连体服，不脱落纤维或微粒，并能滞留身体散发的微粒 4. 操作期间应当经常消毒手套，并在必要时更换口罩和手套 5. 每位员工每次进入 A 级或 B 级洁净区，应当更换无菌工作服，或每班至少更换一次，但需要验证其可行性

2. 人员进出洁净区的净化程序

人员应经人员净化房进出洁净室，人员净化房和设施包括一更（换鞋、脱外衣）、二更（洗手，穿洁净工作服或无菌服、无菌鞋，戴口罩，消毒手）和气闸室或空气吹淋室。制定进入洁净室（区）人员的规范净化程序（图 6-1，图 6-2）。洁净室（区）的净化程序和净化设施要达到人员净化的目的。

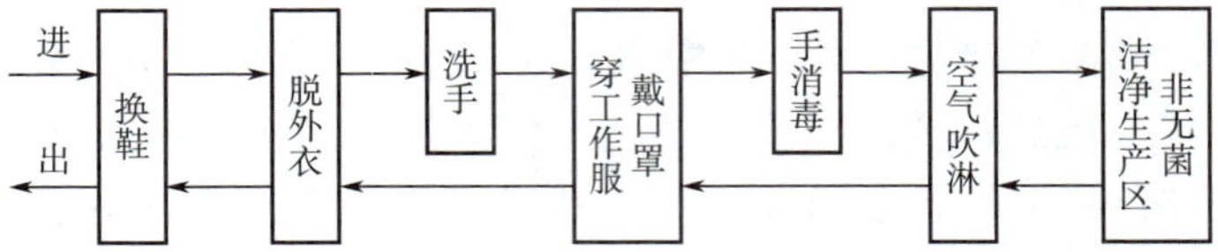

图 6-1 人员进出非无菌洁净生产区的程序图例

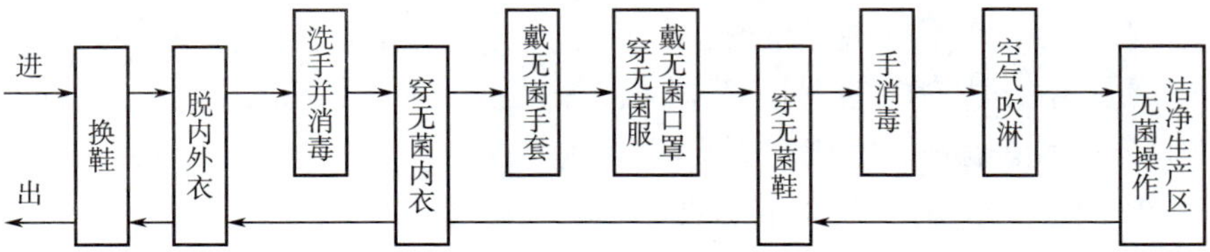

图 6-2 人员进出无菌操作洁净生产区的程序图例

3. 生产人员卫生控制

(1) 保持良好的卫生习惯，做好健康检查。做到勤剪指甲、勤理发、勤洗澡、勤换衣服。

(2) 控制洁净室人数，洁净室内不做与生产无关的多余动作。

(3) 规范着装、规范操作。按要求着装，按净化程序进出洁净区，按生产规程完成生产操作。

(4) 做好生产人员双手消毒及工作服的清洁和消毒。常用于手部皮肤消毒的消毒液有70%~75%乙醇、0.1%新洁尔灭、2%来苏尔、0.1%洗必泰等。工作服应清洗干净，要求无菌的衣物用专门灭菌袋装好后用高压蒸汽或环氧乙烷灭菌，一般工作服可用臭氧消毒柜消毒或用化学消毒剂浸泡消毒，如0.1%新洁尔灭、0.5% 84 消毒液等。

(六) 包装材料

药品包装材料包括药包材和外包装材料，其卫生质量要符合《中国药典》(2020 年版) 第四部药包材标准。

1. 药包材的要求

药包材即药品内包装材料，是指直接接触药品的材料或容器，任何药包材保证完整性是其基本要求，其次是卫生状况。药包材的具体要求如下：

(1) 尽量使用带菌量少的符合规定的无毒材料，如 PVC 硬片、铝箔、玻璃、陶瓷、金属、塑料等，易清洁，不易污染微生物。

(2) 药包材成型后的生产工序洁净度要求与所包装的药品生产洁净度相同。

(3) 药包材的微生物限度、无菌、细菌内毒素、热原应符合所包装药品的要求。

(4) 消毒灭菌

①材质要与消毒灭菌处理方法相适应，既达到消毒灭菌目的，又不损坏包装，保持包装的完整性。

②玻璃瓶、陶瓷瓶、胶塞等可用超声波清洗消毒。药包材常用的灭菌方法有高压蒸汽灭菌、辐射灭菌、隧道干热灭菌等。如粉针剂西林瓶灌装前可用隧道干热灭菌，胶塞可用高压蒸汽灭菌和辐射灭菌。

2. 外包装材料要求

外包装材料是指内包装容器外、对储运药品起保护作用的包装部分，如包装纸、包装盒、包装袋、包装箱等，要在适宜的环境下储运，避免破损、发霉，影响药品质量。

(七) 药剂的消毒灭菌

为了控制微生物的污染，许多药品生产的工艺流程设计中包含消毒、灭菌环节。

1. 非无菌制剂的消毒、灭菌措施

(1) 固体制剂　固体制剂一般含菌量少，含水量低，微生物不易繁殖，较少进行消毒灭菌，但含中药原药粉的中药片剂、散剂、丸剂、颗粒等含菌较多，常用辐照灭菌法消毒；对耐热的可采用干热法、微波法消毒，但温度不宜过高，以防炭化。

(2) 液体制剂　液体制剂如口服液、糖浆剂、酊剂等含水量大，污染的微生物易繁殖，需采取控制措施，常用的是添加防腐剂、对耐高温的进行湿热灭菌、不耐高温的需过滤除菌等。

2. 无菌制剂的消毒、灭菌措施

无菌制剂包括注射剂、眼用制剂、植入性制剂和大部分生物制品，不得含有活的微生物，卫生要求最为严苛，常用的控制措施是湿热灭菌、过滤除菌法、辐照灭菌法、添加防腐剂等，耐高温的大容量注射剂可用121℃ 30min高压蒸汽灭菌，小容量可用过滤除菌法配合100℃ 30~45min流通蒸汽灭菌；不耐高温的可采用孔径小于0.22μm的微孔滤膜过滤除菌或间歇蒸汽灭菌；对多剂量的滴眼剂及生物制品中还可添加适宜的防腐剂。药剂生产工艺流程中的消毒、灭菌方法需通过严格的验证，工作人员应严格执行灭菌设备操作规程，确保产品的质量。消毒、灭菌方法不得影响药品质量，也不能产生残留毒性。

二、药品生产环节的微生物监测方法

药品生产过程应严格按照GMP的要求加强管理，采取有效措施防止微生物污染，同时应做好各个环节的卫生监测工作。

（一）空气洁净度监测

1. 悬浮粒子

按GB/T 16292—2010《医药工业洁净室（区）悬浮粒子测试方法》中的方法测定，采用光散射（离散）尘埃粒子计数器，测量各级洁净室单位体积空气内不同粒径的尘埃粒子大小，以此评价环境的洁净度级别。根据具体生产情况制定检测周期，至少每年需验证一次。

基本程序：①确定采样点数目。②确定采样位置及采样量。③选择采样时间。④按操作规程采样。⑤结果计算。⑥结果评价：即将各个取样点的粒子浓度分别与相应等级的标准比较，若均未超过浓度限值，判洁净室（区）悬浮粒子数符合规定；若超过标准浓度限值，应调查原因，并采取矫正措施。

2. 浮游菌

按GB/T 16293—2010《医药工业洁净室（区）浮游菌测试方法》测定浮游菌，基本原理是将空气中的微生物粒子收集在含专门培养基的培养皿内，在适宜的生长条件下繁殖到可见的菌落，进行菌落计数，以菌落数判断环境中的活微生物数，以此评价洁净室（区）的洁净度。测定时用浮游菌采样器收集微生物粒子，根据颗粒撞击原理和等速采样理论设计，被采样的带有微生物的空气在抽气泵作用下，高速喷射并撞击黏附到装有胰酪大豆胨琼脂培养基的培养皿上，倒置于30~35℃培养不少于2d，形成菌落予以计数。

基本程序与悬浮粒子测定相同。结果评价：与相应等级的评定标准比较，若每个采样点浮游菌平均菌落数均未超过标准限值，判洁净室（区）浮游菌符合规定；若超过标准限值，判不符合规定，应调查原因，并采取矫正措施。

3. 沉降菌

按GB/T 16294—2010《医药工业洁净室（区）沉降菌测试方法》测定沉降菌，基本原理是在一定时间内让空气中的微生物粒子以自然沉降的方式收集在含胰酪大豆胨琼脂培养基的培养皿内，倒置于30~35℃培养不少于2d繁殖形成菌落予以计数，通过菌落数判断环境中的活微生物数，以此评价洁净室（区）的洁净度。

基本程序与悬浮粒子测定相同。结果评价：用菌落计数方法得出采样点各有效平板的菌落数，算出同一采样点沉降菌的平均菌落数，单位为cfu/皿。与相应等级的评定标准比较，若每个采样点沉降菌平均菌落数均未超过标准限值，判洁净室（区）沉降菌符合规定；若超过标准限值，判不符合规定，应调查原因，并采取矫正措施。

4. 表面微生物

表面微生物检查是监测生产区域、设备设施、人员表面的微生物数量的方法，可评价测试场所、人员的洁净程度。基本的监测方法有接触碟法、擦拭法、表面冲洗法，每个测定对象选有代表性的4个点各取1样，每个点的取样面积在24~30cm^2。

（1）接触碟法　用Φ55mm含琼脂培养基（一般用胰酪大豆胨琼脂）的接触性平板（也称接触碟），直接接触取样点表面约10s，采集微生物；五指手套检测时打开皿盖，将戴上手套的五指并拢，同时接触培养基表面约10s，盖上皿盖。将培养基倒置于30~35℃培养2d，进行菌落计数。结果评价：将各采样点培养皿的菌落数分别与相应等级的评定标准比较，若每个采样点菌落数均未超过标准限值，判符合规定；若超过，判不符合规定。

（2）擦拭法　擦拭法是用润湿无菌棉拭子擦拭取样点表面，用无菌水洗脱棉拭子上的微生物接种、培养、计数。多用于物体表面、内包装材料、手部表面微生物检查，特别是不规则物体表面。该方法适用性广，器材简单经济，但操作较烦琐，回收率较低，误差较大。

（3）表面冲洗法　表面冲洗法是直接用无菌水冲洗物体表面，收集冲洗液获取微生物，接种、培养、计数。用于监测大面积区域内表面的微生物含菌量或容器内表面的微生物，如设备轨道、储水罐、内包装瓶等。

（二）工艺用水卫生监测

1. 饮用水微生物检查

饮用水的微生物检查用于评价饮用水的卫生状况，主要包括菌落总数检查、总大肠菌群检查、耐热大肠菌群检查及大肠埃希氏菌检查，后三者可用多管发酵法、滤膜法和酶底物法检查。

菌落总数检查：取1mL水样置无菌培养皿中，加入熔化的营养琼脂培养基倒置于（36±1）℃培养48h，进行菌落计数。饮用水的平均菌落数不超过100cfu/mL，判菌落数符合规定，否则判不符合规定。

2. 纯化水、注射用水需氧菌总数检查

按《中国药典》（2020年版）二部质量标准检查。

（1）纯化水需氧菌总数检查　取至少1mL水样，加适量无菌水混匀后按无菌操作法用微孔滤膜过滤，取下滤膜，菌面朝上紧贴在R2A琼脂平板上，倒置于30~35℃培养不少于5d，进行菌落计数，每毫升纯化水需氧菌总数应不超过100cfu。

（2）注射用水需氧菌总数检查　取至少100mL水样，按纯化水需氧菌总数检查方法操作，每100mL纯化水需氧菌总数应不超过10cfu。

3. 灭菌注射用水无菌检查

按《中国药典》（2020年版）四部通则1101无菌检查法。无菌检查要在洁净度符合B级背景下的局部A级的无菌室或局部D级下的隔离操作系统中进行。注意一定要设阳性对照与阴性对照。

无菌检查的方法包括薄膜过滤法直接接种法，灭菌注射用水优先选择薄膜过滤法。薄膜过滤法是在无菌条件下，经过滤过操作将供试样品中的微生物截留于滤膜上，冲洗滤膜，加培养基在适宜条件下培养，结果无菌生长，判断供试品符合规定；有菌生长，则判不符合规定。

4. 注射用水、灭菌注射用水内毒素检查

按《中国药典》（2020年版）四部通则1143细菌内毒素检查法检查。本法系利用鲎试剂来检测或量化由革兰氏阴性菌产生的细菌内毒素，以判断供试品中细菌内毒素的限量是否符合规定的一种方法。细菌内毒素检查包括两种方法，即凝胶法和光度测定法，后者包括浊度法和显色基质法。

（三）原辅料、中间产品、成品微生物检查

1. 非无菌产品

非无菌产品微生物限度标准检查是基于药品的给药途径和对患者健康潜在的危害以及药品的特殊性而制定的。非无菌产品的控制菌按照按《中国药典》（2020

年版）四部通则 1106 检查。检查结果小于微生物限度标准，判断供试品符合规定；检查结果大于等于微生物限度标准，则判不符合规定。

2. 无菌产品

按《中国药典》（2020 年版）四部通则 1101 无菌检查法。无菌产品只要供试品性状允许，应优先采用薄膜过滤法。无论供试品是否有抑菌活性，均应设阳性对照和阴性对照，与供试品检查同法培养，阳性对照菌应长势良好，阴性对照应无菌生长，供试品检查结果方为有效。

（四）消毒灭菌效能验证

定期检测生产过程涉及的消毒灭菌方法的消毒灭菌效能，特别是生产工艺中药剂消毒灭菌方法更要严格监测。

项目检测

一、名词解释

1. 热原　2. 洁净室（区）　3. 工艺用水　4. 洁净度

二、填空题

1.《中国药典》（2020 年版）规定热原的检测方法是__________，细菌内毒素的检测方法是__________。

2. 制药生产过程最主要控制的热原物质是__________。

3. 药品生产洁净室的洁净度等级按环境中的__________数目和__________数目不同，分为四个等级__________、__________、__________和__________，其中洁净要求最高的是__________。

4. 层流的气流流动方向是__________，其净化空气的原理是__________，乱流的气流流动方向是__________，其净化空气的原理是__________。

5. 药品生产过程中的工艺用水分为__________、__________、__________和__________四类。配制口服液要用__________；配制最后需灭菌的注射剂要用__________；作为无菌制剂的溶剂要用__________。

6. 我国饮用水微生物标准规定：每 1mL 饮用水的菌落总数__________ cfu，每 100mL 饮用水中不得检出__________和每 1mL 纯化水需氧菌数__________ cfu，每 100mL 注射用水需氧菌数__________ cfu。

7. 空气过滤具有除__________和除__________作用。

8. 生物制品一般采用__________灭菌。

三、简答题

1. 药品生产中哪些环节会造成微生物污染？

2. 为了防止药品生产过程的微生物污染，应从哪些方面进行监测？

项目六 任务一
项目检测答案

任务二 药品微生物学检查

一、药品微生物学检查概述

药品微生物学检验是一门专业技术学科，主要应用微生物学技术对药品在研制、生产、保藏过程中进行质量检测和安全性评价。在学科体系上，它属于药品微生物学的范畴，通过专业技术手段为贯彻药品管理法、制定和执行国家药典、药品标准提供实验依据。

药品微生物学检验的对象是药品，包括各种制剂和原料药。检验的目的是确保药品的质量和安全性，防止微生物对药品的污染和变质。在检验过程中，需要使用各种微生物学技术和方法，如显微镜观察、分离培养、鉴定等，对药品中的微生物进行检测和识别。

药品微生物学检验的重要性在于：①保证药品的质量和安全性：通过对药品中微生物的检测和控制，可以确保药品的质量和安全性，防止因微生物污染而引起的药品变质和不良反应。②指导药品的生产、储存和使用：通过对药品中微生物的种类和数量的检测，可以指导药品的生产、储存和使用，避免微生物在这些过程中的滋生和传播。③贯彻药品管理法和国家药典：药品微生物学检验是贯彻药品管理法和国家药典的重要手段，通过对药品的微生物学检验，可以确保药品符合国家法定标准和规定。

随着微生物学的技术发展，制药领域引入了一些新的微生物检验技术，如脂肪酸测定技术、核酸扩增技术、基因指纹分析技术等。这些新技术的应用可以提高检测的准确性和效率，为药品质量和安全性的保障提供更有力的支持。总之，药品微生物学检验是确保药品质量和安全性的重要技术手段，对于保障人民用药安全具有重要意义。

二、药品的无菌检查

（一）无菌检查法概念与意义

《中国药典》（2020 年版）中规定，无菌检查法系用于检查药典要求无菌的药品、生物制品、医疗器械、原料、辅料及其他品种是否无菌的一种方法。若供试品符合无菌检查法的规定，仅表明了供试品在该检验条件下未发现微生物污染。

无菌检查应在无菌条件下进行，试验环境必须达到无菌检查的要求，检验全过程应严格遵守无菌操作，防止微生物污染，防止污染的措施不得影响供试品中微生物的检出。单向流空气区域、工作台面及受控环境应定期按医药工业洁净室（区）悬浮粒子、浮游菌和沉降菌的测试方法的现行国家标准进行洁净度确认。隔离系统应定期按相关的要求进行验证。其内部环境的洁净度须符合无菌检查的要求。日常检验需对试验环境进行监测。

在药品制造或加工过程中，由于药物性质的限制，有时不能进行可靠的高压、高热灭菌处理，往往只能采用间歇灭菌、除菌过滤以及无菌操作法等，故必须对注射剂和其他一些制剂进行严格的无菌检查，在证实确系无菌后，才能应用于临床。因此，对规定灭菌或无菌制剂进行无菌检查，在保证人民用药安全方面有着十分重要的意义。

（二）无菌检查基本原理和方法

1. 基本原理

无菌检查是利用无菌操作的方法，将被检查的药品分别加入适合需氧菌、厌氧菌和真菌生长的液体培养基中，置于适宜温度下培养一定时间后，观察有无微生物生长，以判断药品是否合格。由于该试验是通过观察培养基中是否有微生物生长来判断样品的无菌性的，从理论上来讲，污染的检出率要比实际产品的污染率低得多，因此，当供试品符合无菌检查法的规定，只表明了供试品在该检验条件下未发现微生物污染，也就是说无菌检查法并不能用于保证整批产品的无菌性，但是它可以用来确定整批产品是否符合无菌要求。

2. 无菌检查的方法

无菌检查法包括薄膜过滤法和直接接种法。只要供试品性质允许，应采用薄膜过滤法，供试品无菌检查所采用的检查方法和检验条件应与方法适用性试验确认的方法相同。

（1）薄膜过滤法　一般应采用封闭式薄膜过滤器，根据供试品及其溶剂的特性选择滤膜材质。无菌检查用的滤膜孔径应不大于 0.45μm。滤膜直径约为 50mm，若使用其他尺寸的滤膜，应对稀释液和冲洗液体积进行调整，并重新验证。使用时，应保证滤膜在过滤前后的完整性。

（2）直接接种法　相对于薄膜过滤法，直接接种法操作简单，所需仪器设备少，适用于无法用薄膜过滤法进行无菌检查的供试品。即取规定量供试品分别等量接种至硫乙醇酸盐液体培养基和胰酪大豆胨液体培养基中，将培养基放置于规定的温度下培养，观察是否有菌生长。硫乙醇酸盐流体培养基主要用于厌氧菌的培养，也可用于需氧菌的培养；胰酪大豆胨液体培养基用于真菌和需氧菌的培养。

（三）无菌检查的环境要求

1. 药品微生物实验室质量管理指导原则

药品微生物实验室质量管理指导原则主要包括以下几点：①无菌检查应在隔离器系统或B级背景下的A级单向流洁净区域中进行。A级和B级区域的空气供给应通过终端高效空气过滤器（HEPA）。②微生物实验室应按相关国家标准制定完整的洁净室（区）和隔离系统的验证和环境监测标准操作规程，环境监测项目和监测频率及对超标结果的处理应有书面程序。③监测项目应涵盖到位，包括对空气悬浮粒子、浮游菌、沉降菌、表面微生物及物理参数（温度、相对湿度、换气次数、气流速度、压差、噪声等）的有效控制和监测。

2. 微生物实验室无菌检查的环境要求

微生物实验室无菌检查的环境要求主要包括以下几点：①微生物实验室应制定清洁、消毒和卫生的标准操作规程，规程中应涉及环境监测结果。②实验室在使用前和使用后应进行消毒，并定期监测消毒效果，要有足够的洗手和手消毒设施。③实验室应有对有害微生物发生污染的处理规程。④所用的消毒剂种类应满足洁净实验室相关要求并定期更换。理想的消毒剂既能杀死广泛的微生物、对人体无毒害、不会腐蚀或污染设备，又有清洁剂的作用，性能稳定、作用快、残留少、价格合理。对所用消毒剂和清洁剂的微生物污染状况应进行监测，并在确认的有效期内，A级和B级洁净区应当使用无菌的或经无菌处理的消毒剂和清洁剂。

3. 无菌检查的人员要求

无菌检查的人员要求主要包括以下几点：①上岗前应依据所在岗位和职责接受相应的培训，在确认可以承担某一试验前，不能独立从事该项微生物试验。②培训内容包括胜任工作所必需的设备操作、微生物检验技术等方面的培训，如无菌操作、培养基制备、消毒、灭菌、注平板、菌落计数、菌种的转种、传代和保藏、洁净区域的微生物监测、微生物检查方法和鉴定基本技术等，经考核合格后方可上岗。③实验人员应经过实验室生物安全方面的培训，熟悉生物安全操作知识和消毒灭菌知识，保证自身安全，防止微生物在实验室内部污染。④实验室应确定实验人员持续培训的需求，制定继续教育计划，保证知识与技能不断地更新。

（四）无菌检查的适应范围

（1）注射剂　包括注射液、注射用无菌粉末与注射用浓溶液等，用于皮下注射、皮内注射、肌内注射、静脉注射、静脉滴注、鞘内注射、椎管内注射等。

（2）眼用制剂　包括眼用液体制剂、眼用半固体制剂、眼用固体制剂等。

（3）部分外用制剂　如用于手术、创伤或临床必须无菌的鼻用制剂；用于手术、耳部伤口或耳膜穿孔的滴耳剂与洗耳剂；用于烧伤、严重创伤或临床必须无菌的软膏剂、乳膏剂、喷雾剂、气雾剂、凝胶剂、散剂、涂剂、涂膜剂；用于冲洗开放性伤口或腔体的冲洗液等。

（4）吸入液体制剂　指通过连续或定量雾化器产生供吸入用气溶胶的溶液、混悬液和乳液等供雾化器用的液体制剂。

（5）植入剂　用于包埋于人体内的药物制剂，如不溶于水的激素、避孕药物、免疫药物制剂。

（6）可吸收的止血剂　如明胶发泡剂、凝血酶等用于止血并可被组织吸收的各种药物制剂。

（7）生物制品原液或半成品　生物制品不得含有杂菌（有专门规定者除外），灭活菌苗和疫苗不得含有活的本菌、本毒。在制造过程中应由制造部门按各制品制造及检定规程规定进行无菌检查，分装后的制品须经质量检定部门做最后检定。

（8）临床必须无菌的医疗器械　如外科手术用脱脂棉、纱布、结扎线、缝合线、可被组织吸收的肠线及一次性注射器与一次性无菌手术刀片、输血袋、输液袋、角膜接触镜等。

（9）体外用诊断制品半成品　如乙型肝炎病毒表面抗原诊断试剂的半成品等。

（10）要求无菌的原料药。

（五）无菌检查的结果判断

无菌检查试验结果有效的前提是阳性对照管生长良好，阴性对照管无菌生长。若供试品管均澄清，或虽显浑浊但经确证无菌生长，判供试品符合规定；若供试品管中任何一管显浑浊并确证有菌生长，判供试品不符合规定，除非能充分证明试验结果无效，即生长的微生物非供试品所含。

只有符合下列至少一个条件时方可判定试验结果无效：①无菌检查试验所用的设备及环境的微生物监控结果不符合无菌检查法的要求；②回顾无菌试验过程，发现有可能引起微生物污染的因素；③在阴性对照中观察到微生物生长；④供试品管中生长的微生物经鉴定后，确证是因无菌试验中所使用的物品和（或）无菌操作技术不当引起的。

试验若经确认无效，应重试。重试时，重新取同量供试品，依法检查，若无菌生长，判供试品符合规定；若有菌生长，判供试品不符合规定。

三、药品的微生物限度检查

（一）微生物限度检查法的概念及意义

药品的微生物限度检查是一种用于检查非规定灭菌制剂及其原料、辅料和中药提取物、中药饮片受微生物污染程度的方法。这是一种定量试验，用于测定样品中存在的微生物数量，并将微生物控制在一定范围内，以确保用药安全。在微生物限度检查中，主要对药品中的需氧菌总数、霉菌和酵母菌总数及控制菌检查。微生物限度检查的意义在于以下几点。

1. 保证药品质量和安全性

微生物限度检查可以评估非规定灭菌制剂及其原料、辅料受微生物污染的程度。对于药品来说，微生物污染会导致药源性感染疾病的风险增加，甚至可能使药品失效、变质，产生毒素，危害使用者的健康。因此，微生物限度检查是保证药品质量和安全性的重要手段。

2. 反映药品生产工艺的科学性和合理性

微生物限度检查的各项数据是对药品生产工艺、生产环境、质量管理及人员素质的综合评价依据。只有注重工艺条件、生产管理水平、生产人员素质和文明生产的单位和企业，才能提供优质的医药产品，其生产的药品染菌必然不严重，不合格率低。因此，微生物限度检查也是衡量药品生产工艺科学性和合理性的重要指标。

3. 为卫生管理工作提供科学依据

通过微生物检验，可以判断产品加工环境及产品卫生环境，能够对产品被微生物污染的程度做出正确的评价，为各项卫生管理工作提供科学依据。同时，微生物检验可以提供传染病和人类、动物和食物中毒的防治措施，有效地防止或者减少食物中毒、人畜共患病的发生，保障人民的身体健康。

（二）微生物限度检查法内容及要求

常用口服制剂与一般外用制剂及相关的原料、药用辅料和中药提取物、中药饮片等非无菌产品，一般不要求绝对无菌，但必须控制微生物的数量在一定的范围内，并保证不含有特定的控制（致病）菌。由于致病菌的范围很广，各国药典都规定了几种常见的致病菌作为指示菌。《中国药典》（2020 年版）四部收载的微生物限度检查内容包括两部分：

（1）微生物计数法　用于能在有氧条件下的嗜温细菌和真菌的计数，包括需氧菌总数计数、霉菌和酵母菌总数计数。

（2）控制菌检查法　包括耐胆盐革兰氏阴性菌、大肠埃希氏菌、沙门氏菌、铜绿假单胞菌、金黄色葡萄球菌、梭菌及白色念珠菌的检查。

中药饮片还包括耐热菌总数检查。

根据微生物对药品质量及用药安全的影响程度，《中国药典》（2020 年版）规定微生物限度检查的结果要求为：需氧菌总数、霉菌和酵母菌总数不超过规定的限度即可，相关控制菌不得检出。对于一个非无菌产品，各项的检查结果只要有一项不符合要求，微生物限度检查结果为不符合规定。

（三）微生物限度检查的环境要求

《中国药典》（2020 年版）规定微生物限度检查应在环境洁净度为不低于 D 级

背景下的B级单向流空气区域内进行，检验全过程需严格遵守无菌操作，防止再污染。单向流空气区域、工作台面及环境应定期按GB/T 16292～16294—1996《医药工业洁净室（区）悬浮粒子、浮游菌和沉降菌测试方法》的现行国家标准进行洁净度验证，除另有规定外，本检查法中需氧菌及控制菌的增菌培养温度均为30～35℃；控制菌的分离培养温度分别见各控制菌检查项下；霉菌和酵母菌培养温度为20～25℃。

（四）微生物限度标准

非无菌药品的微生物限度标准是基于药品的给药途径和对患者健康潜在的危害以及药品的特殊性而制定的。药品生产、贮存、销售过程中的检验，药用原料、辅料、中药提取物及中药饮片的检验，新药标准制订，进口药品标准复核，考察药品质量及仲裁等，除另有规定外，其微生物限度均以本标准为依据。

四、活螨检查

活螨检查是一种对药品或其他物品中是否存在活螨进行检查的过程。活螨属于节肢动物门、蛛形纲、蜱螨目，多细胞节肢动物。在药品中，活螨可能会污染一些含有动物性成分的药品，如某些中药丸剂等。这些活螨可能来源于药材本身，也可能是在生产或储存过程中从外界污染的。

活螨检查的目的是确保药品的质量和安全性。如果药品中存在活螨，可能会导致使用者出现皮肤、消化、泌尿、呼吸系统等方面的疾病，因此需要对药品进行活螨检查，以确保药品中不含有这些有害微生物。

活螨检查的方法有多种，包括直接观察法、漂浮法和分离法等。直接观察法是先用肉眼观察，再用放大镜或双筒实体显微镜检视。漂浮法是将供试品置于饱和食盐水拌匀，然后用相关工具进行检查。分离法则是取活螨放在含甘油水的载玻片上，于显微镜下观察。

在进行活螨检查时，需要注意保持操作环境的清洁，避免外部微生物的污染。同时，检查人员也需要具备一定的专业知识和技能，以确保检查结果的准确性和可靠性。

五、药物的体外抗菌试验

（一）药物的体外抗菌试验的概念及意义

药物的体外抗菌试验是一种测定药物在体外对细菌抑制作用的实验方法。这种试验通常用于筛选抗菌药物或测试新药的抗菌性能，是评价药物抗菌效果的重要手段之一。药物的体外抗菌试验可以了解不同药物对细菌的敏感程度，从而为临床选择合适的药物提供参考。同时，体外抗菌试验也可以用于研究细菌的耐药性和药物的抗菌机制，为开发新型抗菌药物提供理论依据。然而，体外抗菌试验并不能完全预测药物在体内的抗菌效果，因为体内环境和体外环境存在差异。因此，在进行药物治疗时，还需要结合临床实际情况进行综合评估。此外，进行体外抗菌试验时需要严格遵守无菌操作规程，以避免试验过程中的污染和误差。同时，需要使用标准化的试验方法和判定标准，以确保试验结果的准确性和可靠性。

总之，药物的体外抗菌试验是评价药物抗菌效果的重要手段之一，可以为临床选择合适的药物提供参考依据，也为抗菌药物的研究和开发提供理论支持。

（二）药物的体外抗菌试验技术

1. 稀释法

通常用二倍稀释法，药物系列稀释后加入菌液，观察细菌生长与否来判断结果。用于测定药物的最低抑菌浓度（MIC：是指该药物能抑制细菌生长的最低浓度）和最低杀菌浓度（MBC：是指药物能杀死微生物的最低浓度）。

（1）液体稀释法　在系列试管中，用液体培养基稀释药物，使呈系列递减浓度，如 20→10→5→2.5→1.25→0.625（μg/mL），然后每管中加入一定量的试验菌，经培养 24~48h 后，肉眼观察试管内浑浊情况，记录能抑制细菌生长的最低浓度（MIC），进一步将未长菌的培养液移种新鲜琼脂培养基上，如重新长出细菌表明该浓度只具有抑菌作用；如无菌生长，则认为该浓度具有杀菌作用，记录最低杀菌浓度（MBC）。适用于新药抗菌效力的定量测定。

（2）琼脂稀释法

①平板法：将系列浓度的药物混入琼脂平板，然后在平板上划线接种试验菌。可在一组平板上同时测定几种试验菌的 MIC，不受药物颜色及浑浊度的影响，适于中药制剂或评定新药的药效学（体外抗菌活性）试验。

②斜面法：将不同浓度的药物混入培养基中制成斜面，在斜面上接种一定量试验菌，然后观察斜面是否有菌生长，判断 MIC 值。

2. 琼脂扩散法

琼脂扩散法是利用药物可以在琼脂培养基中扩散，并在一定浓度范围内抑制细菌生长的原理。基本方法是在含试验菌的琼脂平板上（倾注法或涂布法接种试验菌），加入药物，培养 18~24h 后，根据抑菌圈直径或抑菌范围大小来判断抗菌作用的强弱。

（1）滤纸片法　这种是最常用的方法，适于新药的初筛试验（初步判断药物是否有抗菌作用）及临床的药敏试验（细菌药物敏感性试验，以便选择用药）。取滤纸片（直径 0.6cm，121℃灭菌 20min）蘸取一定浓度的抗菌药物放置于含菌平板表面，培养后观察结果，若试验菌生长被抑制，则纸片周围出现透明的抑菌圈，如图 6-3 所示。滤纸片分湿、干两种，可以在试验时用无菌纸片蘸取药物溶液放置在含菌的平板表面，也可预先做成一定的干燥纸片。

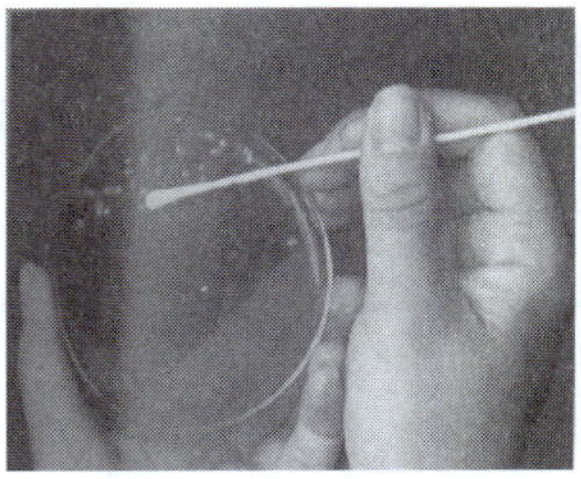

（1）挑取菌落

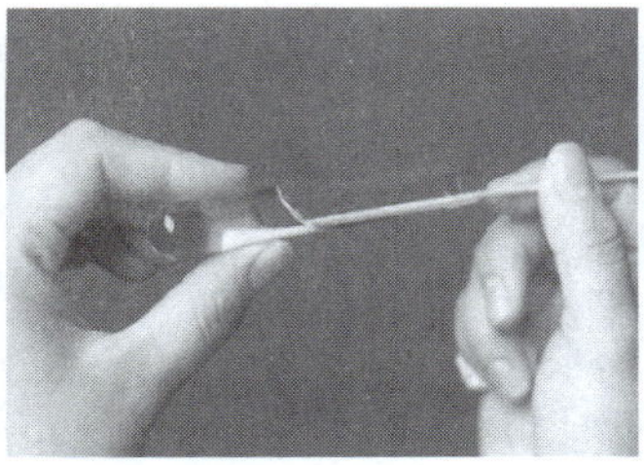

（2）转种肉汤

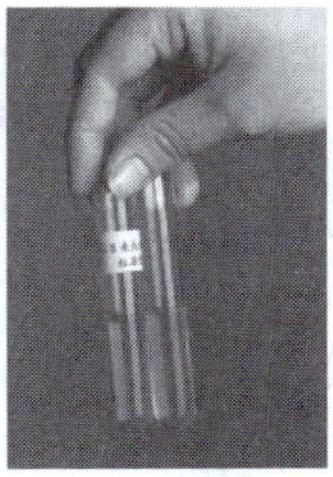

（3）比浊

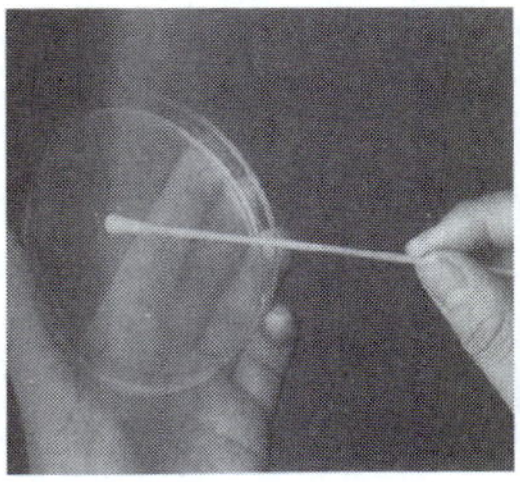

（4）涂布平板上

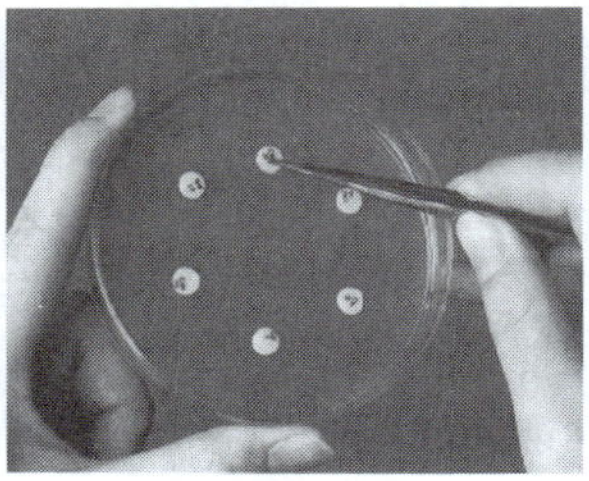

（5）放置药敏纸片

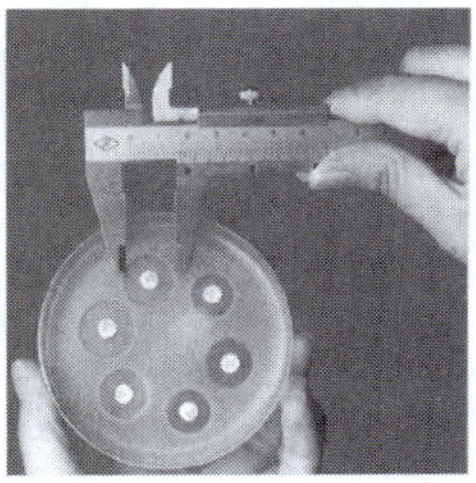

（6）量取抑菌图大小

图 6-3　纸片法试验程序

影响滤纸片法测定结果的因素很多，如培养基成分、试验菌浓度、滤纸片的质量及所含药量等，故本试验有定性的作用，仅用于判定药物的抗菌活性及抗菌作用的强弱（比较抑菌圈的大小，抑菌圈大表示抗菌效果强），如图 6-4 所示。如要准确判定某种菌株对某种药物的敏感性，须用国际标准法，即 K-B 法，精确测量抑菌圈直径，以判断该菌对药物是抗药还是敏感。

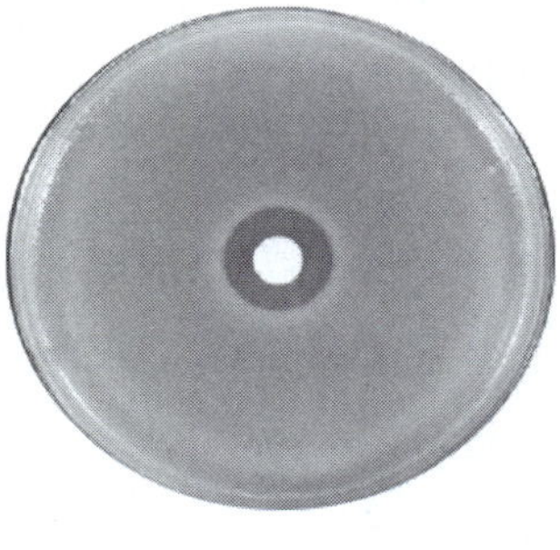

图 6-4　滤纸片法在平板上形成的抑菌圈

（2）挖沟法　常用于测试一种药物对几种细菌的抗菌作用，方法是在无菌平板上挖沟，沟内加入药液，然后在沟两旁接种几种试验菌，经培养后观察细菌的生长情况，根据沟和细菌间抑菌距离的长短，来判断该药物对这些细菌的抗菌能力。

（3）打孔法　是一种通过用已灭菌的打孔器或钢管在试验平板上打孔，往孔中注入一定量的待测样品，培养一段时间后测定抑菌圈大小的方法。这种方法常用于测定样品的抑菌效果，如图 6-5 所示。

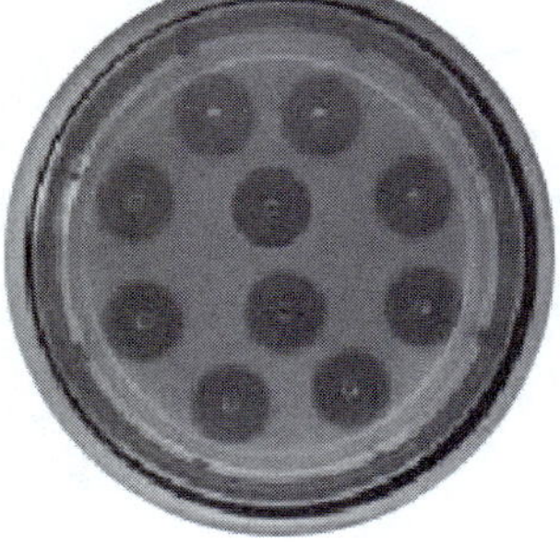

图 6-5　打孔法在平板上形成的抑菌圈

（4）直接滴加法　是一种将待测液直

接滴加到培养基或琼脂平板上，观察抑菌圈大小的方法，可以用于测定样品的抑菌效果。与打孔法类似，但操作更简便，直接将待测液滴加到培养基上即可。这种方法常用于快速检测或初筛抗菌物质的活性。但需要注意的是，直接滴加法可能会因为滴加量不均匀或扩散不均匀而导致抑菌圈不规则，影响结果的准确性。因此，在实际应用中，需要根据具体情况选择合适的方法进行测定。

（5）管碟法　又称杯碟法，它利用抗生素在培养基内的扩散渗透作用，将已知浓度的标准品溶液与未知含量的供试品溶液在同样条件下分别加入放置在含有试验菌的小钢管内，抗生素扩散的有效范围内则产生透明的无菌生长的区域，常呈圆形，称为抑菌圈。通过比较抑菌圈大小，测定供试品效价的方法。这种方法是扩散法的一种，通过测量抑菌圈的大小来衡量抗生素的效价。

六、抗生素微生物检定法

无菌检查培养基的灵敏度检查

（一）抗生素微生物检定法概述

抗生素效价测定的方法有两类，即生物学测定和化学测定。抗生素微生物检定法属于生物学测定，即根据量反应平行线原理，通过检测抗生素对微生物的抑制作用，计算抗生素效价（活性）。抗生素微生物检定法具有灵敏度高，所需样品的量少的优点；同时也有操作烦琐，测定时间长的不足。

（二）抗生素微生物检定方法

抗生素微生物检定包括两种方法，即管碟法和浊度法。

1. 管碟法

管碟法，其基本原理是在含有高度敏感性试验菌的琼脂平板上放置小钢管［内径（6.0±0.1）mm，外径（7.8±0.1）mm，高（10.0±0.1）mm］，管内放入标准品和供试品的溶液，经培养后，形成抑菌圈，如图6-6所示。抑菌圈直径大小与抗生素浓度相关，将已知效价的抗生素标准液先制成标准曲线，比较抗生素标准品与检品的抑菌圈大小，可计算出抗生素的效价。

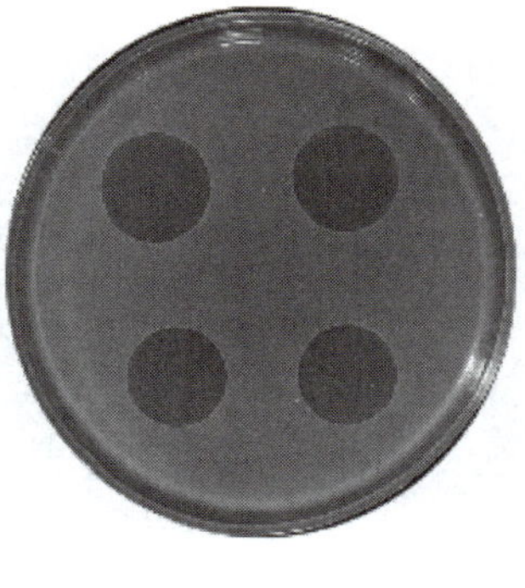

图6-6　抗生素在平板上形成的抑菌圈

根据试验设计，管碟法分为一剂量法、二剂量法和三剂量法。其中，《中国药典》（2020年版）采用二剂量法和三剂量法。二剂量法是将抗生素标准品和供试品各稀释成高、低两个浓度（高、低浓度的剂距为4∶1或2∶1），在同一试验菌的琼脂培养基平板上比较其抗药活性，再根据抗生素浓度对数和抑菌圈直径成量反应直线关系的原理来计算供试品效价。三剂量法是用高、中、低3种浓度（高、低浓度的剂距为1∶0.8）的抗生素标准品和供试品，在同一试验菌的琼脂培养基平板上进行对比，根据标准品与供试品溶液产生的抑菌圈大小，计算供试品效价。三剂量法比二剂量法多一种抗生素浓度，在选用时，要求浓度的高低一定要在直线关系的范围内。

结果判断如下：该试验的设计依据量反应平行线原理，即在试验所用的剂量范围内，抗生素浓度的对数和抑菌圈直径呈直线关系，同时供试品和标准品的量反应直线应平行。因此，必须依据《中国药典》（2020年版）四部通则1431“生物检定统计法”进行可靠性测验及可信限率的计算，来判断试验结果是否可靠、有效或是否需要复试。当测定结果符合以下几项要求时，判定试验结果可靠、有效，否则，应进行重试。

（1）抑菌图大小符合规定。

（2）试验结果通过可靠性检验。

（3）供试品效价的测定结果 P_T 的可信限率除特殊规定外，不得大于5%。

（4）供试品效价的测定结果 P_T，如低于估计效价的90%或高于估计效价的110%，应调整其估计效价，重新试验。

（5）效价测定结果的有效数字按《中国药典》（2020年版）规定及数字修约的原则取舍。

2. 浊度法

浊度法是利用抗生素在液体培养基中对试验菌生长的抑制作用，通过测定培养后细菌浊度值的大小，比较标准品和供试品对试验菌生长的抑制程度，以测定供试品效价的一种方法。浊度法因在液体中进行，所以不受扩散因素的影响，不会像管碟法那样易受如钢管放置的位置，钢管液面的高低，滴加抗生素的速度，双碟中菌层的厚度等因素的影响，造成试验差异此外，浊度法测定时间短，培养3~4h就有结果；并且误差小，可信限率在1%~3%；同时可进行自动化测定，易于实行规范化操作。结果判断如下：

（1）标准曲线法　当符合以下规定时，试验结果有效。

①回归系数的显著性检查，X、Y（X为细菌浊度值，Y为吸光值）应具有直线回归关系。

②本法的可信限率不得超过5%，试验结果有效。

③试验计算所得效价低于估计效价的90%或高于估计效价的110%，则检验结果仅作为初试，应调整供试品估计效价，予以重试。

试验结果有效后，根据各品种项下的规定判断供试品是否合格。效价测定结果的有效数字按《中国药典》（2020年版）规定及数字修约的原则取舍。

（2）二剂量法（三剂量法）　当符合以下规定时，试验结果有效。

①可靠性测验要求同管碟法。

②本法的可信限率不得超过 5%，试验结果有效。

③试验计算所得效价低于估计效价的 90% 或高于估计效价的 110%，则检验结果仅作为初试，应调整供试品估计效价，予以重试。

试验结果有效后，根据各品种项下的规定判断供试品是否合格。效价测定结果的有效数字按《中国药典》（2020 年版）规定及数字修约的原则取舍。

项目检测

一、单项选择题

1.（　　）可作为粪便污染的指示菌。

A. 大肠埃希氏菌　　B. 沙门氏菌　　C. 铜绿假单胞菌
D. 金黄色葡萄球菌　　E. 白色念珠菌

2. 药品微生物限度检查中，需氧菌总数检查所用培养基为（　　）。

A. 胰酪大豆胨琼脂　　B. 玫瑰红钠琼脂　　C. 营养琼脂
D. 酵母浸出粉胨　　E. 牛肉膏蛋白胨

3. 药品微生物限度检查中，霉菌和酵母菌总数检查所用培养基为（　　）。

A. 沙氏葡萄糖琼脂　　B. 玫瑰红钠琼脂　　C. 营养琼脂
D. 马铃薯培养基　　E. 酵母浸出粉胨

4.《中国药典》（2020 年版）规定，需氧菌总数测定的培养时间为（　　）。

A. 不超过 3d　　B. 2~3d　　C. 3~5d
D. 5d　　E. 5~7d

5.《中国药典》（2020 年版）规定，霉菌和酵母菌总数测定的培养时间为（　　）。

A. 3~5d　　B. 3d　　C. 5d
D. 5~7d　　E. 7d

6. 微生物限度检查时，需氧菌总数检查的培养温度为（　　）℃，霉菌和酵母菌总数检查温度为（　　）℃。

A. 23~28；30~35　　B. 30~35；23~28　　C. 45；30
D. 30~35；20~25　　E. 35；28

7. 微生物计数法一般供试品的检验量为（　　）。

A. 1g 或 1mL　　B. 5g 或 5mL　　C. 10g 或 10mL
D. 20g 或 20mL　　E. 2g 或 2mL

8. 平皿法中注入每个平皿的培养基的体积大约控制在（　　）。

A. 15~20mL　　B. 10~15mL　　C. 20~30mL
D. 不得少于 20mL　　E. 凭经验

9. 微生物限度检查的环境洁净度应达到（　　）级，超净工作台洁净度应达到（　　）级。

A. B、A　　B. A、B　　C. D、A
D. D、B　　E. A、B

10. 在进行薄膜过滤法适用性试验时，试验组的对照菌应在（　　）加入。

A. 在制备供试液时　　B. 在第一次冲洗液中
C. 在最后一次冲洗液中　　D. 过滤前加入滤器时
E. 过滤后加入滤器时

11. 下列哪类药物不需要进行无菌检查（　　）。

A. 注射剂　　B. 大面积烧伤创面外用制剂
C. 眼科外伤用药　　D. 口服药物
E. 植入剂

12. （　　）可用于培养真菌。

A. 营养琼脂培养基　　B. 硫乙醇酸盐流体培养基
C. 胰酪大豆胨培养基　　D. 葡萄糖肉汤培养基
E. 胆盐乳糖培养基

13. 无菌检查用的滤膜孔径应不大于（　　）μm。

A. 0. 45　　B. 0. 55　　C. 0. 75
D. 0. 35　　E. 0. 40

14.《中国药典》（2020 年版）中抗生素微生物检定包括两种方法，分别是（　　）。

A. 管碟法和浊度法　　B. 管碟法和稀释法　　C. 浊度法和稀释法
D. 二剂量法和三剂量法　　E. 琼脂扩散法和标准曲线法

15. 抗生素微生物检定的两种方法中，（　　）需要进行双碟的制备。

A. 管碟法　　B. 浊度法　　C. 标准品
D. 供试品　　E. 对照品

16. 抑制细菌生长的最低浓度是（　　）。

A. MLC　　B. ADM　　C. MBC
D. MIC　　E. MAC

二、多项选择题

1. 微生物计数法检查供试品的方法有（　　）。

A. 平皿法　　B. 薄膜过滤法　　C. MPN 法
D. 倾注法　　E. 涂布法

2. 微生物限度检查法中，可选用的稀释液有（　　）。

A. pH7. 0 无菌氯化钠蛋白胨缓冲液　　B. pH7. 6 无菌磷酸盐缓冲液

C. pH6.8 无菌磷酸盐缓冲液　　D. pH7.2 无菌磷酸盐缓冲液
E. 0.9%无菌氯化钠溶液

3.《中国药典》（2020 年版）规定的消除供试品中抑菌成分的方法有（　　）。
A. 稀释法　　B. 离心沉淀法　　C. 薄膜过滤法
D. 中和法　　E. 多种方法联合使用

4. 微生物限度检查的项目有（　　）。
A. 需氧菌总数检查　　B. 霉菌和酵母菌总数检查　　C. 真菌检查
D. 控制菌检查　　E. 螨类检查

5. 微生物限度检查标准中局部给药制剂应检查的控制菌有（　　）。
A. 大肠埃希氏菌　　B. 金黄色葡萄球菌　　C. 铜绿假单胞菌
D. 沙门氏菌　　E. 梭菌

6. 无菌检查所用的培养基包括（　　）。
A. 硫乙醇酸盐流体培养基　　B. 酪大豆胨液体培养基
C. 选择性培养基　　D. 0.5%葡萄糖肉汤培养基
E. 胰酪大豆胨琼脂培养基

7. 无菌检查的方法包括（　　）。
A. 微生物计数法　　B. 限度检查法　　C. 薄膜过滤法
D. 内毒素检查法　　E. 直接接种法

8. 无菌检查所用的培养基包括（　　）。
A. 硫乙醇酸盐流体培养基　　B. 酪大豆胨液体培养基
C. 选择性培养基　　D. 0.5%葡萄糖肉汤培养基
E. 胰酪大豆胨琼脂培养基

9.《中国药典》（2020 年版）二部收载的抗生素微生物检定法包括（　　）。
A. 管碟法　　B. 浊度法　　C. 一剂量法
D. 二剂量法　　E. 三剂量法

10. 抗生素效价的表示方法有（　　）。
A. 质量单位　　B. 重量单位
C. 特定单位　　D. 类似质量单位
E. 体积单位

11. 活螨检查的方法有（　　）。
A. 水溶法　　B. 重量法
C. 直接观察法　　D. 漂浮法　　E. 分离法

项目六 任务二
项目检测答案

任务三 微生物在制药中的应用

微生物制药利用微生物技术，通过高度工程化的新型综合技术，以利用微生物反应过程为基础，依赖于微生物机体在反应器内的生长繁殖及代谢过程来合成一定产物，通过分离纯化技术进行提取精制，并最终制成剂型来实现药物产品的生产。

微生物药物的利用是从人们熟知的抗生素开始的。微生物制药技术作为一项新兴的技术，在世界各国卫生医疗、环境保护等领域已经取得了卓越的成绩。欧美日等国已不同程度地制定了今后几十年内用生物过程取代化学过程的战略计划，可以看出工业微生物技术在未来社会发展过程中重要地位。如胰岛素、氨基酸、牛痘等微生物制药技术成熟发展的产物。

一、微生物发酵制药的基本流程

微生物发酵制药是利用微生物在适宜条件，经特定的代谢途径，应用传统发酵技术或现代生物技术，进行药物制剂生产。近年来，发酵制药技术得到了广泛应用和发展。不仅能够制备抗生素，还可以生产生物制剂、酶制剂、生物药物等药品。这些药品具有针对性强、副作用小、疗效好等优点。

微生物发酵制药通常包括菌种制备、种子培养、发酵和提取精制 4 个基本流程，如图 6-7 所示。

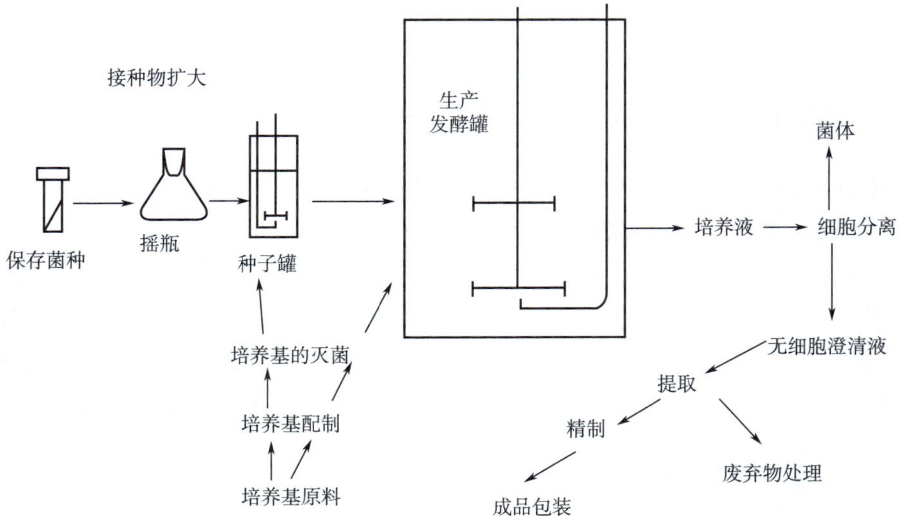

图 6-7　微生物发酵制药基本流程图

（一）菌种制备

在进行发酵生产之前，首先必须从自然界分离得到能产生所需产物的菌种，并经分离、纯化及选育后或是经基因工程改造后的“工程菌”，才能供给发酵使用。为了能保持和获得稳定的高产菌株，还需要定期进行菌种纯化和育种，筛选出高产量和高质量的优良菌株。

发酵制药常用的微生物主要有细菌、放线菌和丝状真菌等。

（二）种子扩大培养

种子扩大培养是指将保存在砂土管、冷冻干燥管或冰箱中处于休眠状态的生产菌种，接入试管斜面活化后，再经过茄子瓶或摇瓶及种子罐逐级扩大培养而获得一定数量和质量的纯种的过程。这些纯种培养物称为种子。种子制备的工艺流程如图 6-8 所示。对于不产孢子的菌种，经试管培养直接得到菌体，再经摇瓶培养后即可作为种子罐种子。

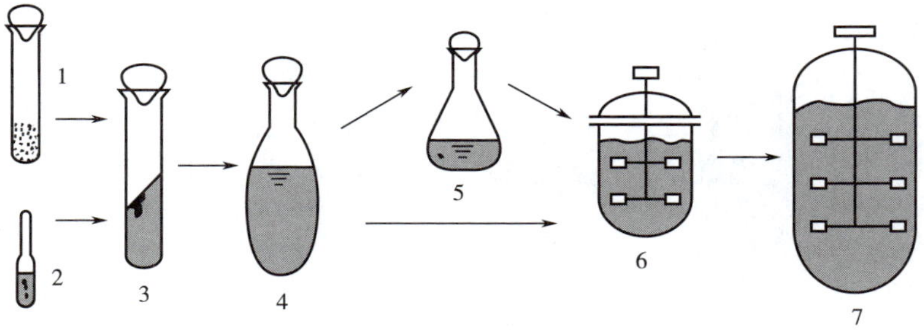

图 6-8　种子制备的工艺流程图

1—砂土孢子　2—冷冻干燥孢子　3—斜面孢子　4—扁瓶孢子　5—摇瓶菌丝　6—种子罐　7—发酵罐

图 6-8 中 1~4 为孢子制备过程。保存在砂土管或冷冻管中的生产菌种，用无菌技术挑取少许，接入琼脂斜面培养基上，在 25℃（或较高温度）下培养 5~7d（或较长时间）。将斜面孢子接入扩大的扁瓶孢子培养基中，于 28~37℃ 培养 5~14d。所获得的大量孢子可直接作为种子罐的种子。如果有些生产菌种不产孢子，如赤霉素产生菌或产孢子不多的，则可采用摇瓶液体培养制得菌丝体作为种子罐的种子。作为发酵罐的种子应是生命力旺盛、染色深、菌丝粗壮，无杂菌及异常菌体。接种量一般在 10%~20%。

（三）发酵

发酵是微生物合成大量产物的过程，是整个发酵工程的中心环节。它是在无菌状态下进行纯种培养的过程。发酵罐内部的代谢变化（菌丝形态、菌浓、糖、氮含量、pH、溶氧浓度和产物浓度等）是比较复杂的，特别是次级代谢产物发酵就更为复杂，它受许多因素控制。

1. 发酵操作方式

根据操作方式的不同，发酵过程主要有分批发酵、连续发酵和补料分批发酵三种类型。

（1）分批发酵　分批发酵指的是一次性投入料液，经过培养基灭菌、接种后，在后续发酵过程中不再补入料液。

（2）连续发酵　连续发酵是在特定的发酵设备中进行的，在连续不断地输入新鲜无菌料液的同时，也连续不断地放出发酵液，从而使培养系统内培养液的量维持恒定，使微生物细胞能在近似恒定状态下生长的微生物发酵培养方式，连续发酵又称连续培养。

（3）补料分批发酵　补料分批发酵是介于分批培养和连续培养之间的操作方法，在发酵过程中一次或多次补入含有一种或多种营养成分的新鲜料液，以达到延长产物合成周期，提高产量的目的。

2. 发酵工艺控制

在发酵过程中，为了能对生产过程进行必要的控制，需要对有关工艺参数进行定期取样测定或进行连续测量。

（1）温度　温度对发酵过程的影响是多方面的，它会影响各种酶的反应速率，改变菌体代谢产物的合成方向，影响微生物的代谢调控机制。除这些直接影响外，温度还对发酵液的理化性质产生影响，如发酵液的黏度、基质和氧在发酵液中的溶解度和传递速率、某些基质的分解和吸收速率等，进而影响发酵的动力学特性和产物的生物合成。最适发酵温度是既适合菌体的生长，又适合代谢产物合成的温度，它随菌种、培养基成分、培养条件和菌体生长阶段不同而改变。

（2）pH　发酵过程中，pH 的变化取决于所用的菌种、培养基的成分和培养条件。每一类微生物都有其最适的和能耐受的 pH 范围，大多数细菌生长的最适 pH 为 6.3~7.5，霉菌和酵母菌为 3~6，放线菌为 7~8，而且微生物生长阶段和产物合成阶段的最适 pH 往往不一样，需要根据实验结果来确定。

（3）溶解氧　对于好氧发酵，溶解氧浓度是最重要的参数之一。好氧性微生物深层培养时，需要适量的溶解氧以维持其呼吸代谢和某些产物的合成，氧的不足会造成代谢异常，产量降低。微生物发酵的最适氧浓度与临界氧浓度是不同的。

（4）泡沫　在发酵过程中，通气搅拌、微生物的代谢过程及培养基中某些成分的分解等，都有可能产生泡沫。发酵过程中产生一定数量的泡沫是正常现象，但过多的持久性泡沫对发酵是不利的。因为泡沫会占据发酵罐的容积，影响通气和搅拌的正常进行，甚至导致代谢异常，因而必须消除泡沫。

（四）下游处理

从发酵液中分离、精制有关产品的过程称为发酵生产的下游加工过程。这一工序的目的是用适当的方法和手段将含量较低的产物从反应液中提取出来（细胞外的产物）或从细胞中提取出来（指细胞内的产物），并加以精制以达到规定的质量要求。

二、氨基酸

1956年，木下祝郎首创利用谷氨酸棒状杆菌生产谷氨酸，他是最先采用微生物发酵生产氨基酸的。随着对氨基酸生物合成代谢及其调节机制的深入研究，人类进而利用人工诱发缺陷型和代谢调节型突变株，使通过发酵生产的氨基酸产品和产量不断增加。

在医药领域，将结晶氨基酸配制成各种复合氨基酸输液，不但可提高患者的抵抗力，促进患者康复及手术后的伤口愈合，而且对诸如肝病、肾病、癌症等疾病均有明显的治疗作用。因此，氨基酸类药物的生产和应用日益受到重视。在各种氨基酸的生产中，以谷氨酸的发酵规模最大、产量最高，赖氨酸次之。下面介绍几种常用的氨基酸。

1. 谷氨酸

工业上常用的谷氨酸产生菌有谷氨酸棒状杆菌、黄色短杆菌、扩展短杆菌等细菌。这些细菌均属于革兰氏阳性短杆菌，没有特殊结构，通气培养下可产生谷氨酸。

谷氨酸在发酵生产过程中，氧、温度、pH和磷酸盐等参数的生产调控如下：

（1）氧　谷氨酸产生菌是好氧菌，通风和搅拌不仅会影响菌种对碳源和氮源的利用率，而且会影响发酵周期和谷氨酸的合成量。尤其是在发酵后期，加大通气量有利于谷氨酸的合成。

（2）温度　菌种生长的最适温度为30~32℃。当菌体生长到稳定期，适当提高温度有利于产酸，因此，在发酵后期，可将温度提高到34~37℃。

（3）pH　谷氨酸产生菌发酵的最适pH在7.0~8.0。但在发酵过程中，培养液的pH会不断变化。

（4）磷酸盐　它是谷氨酸发酵过程中必需的，但浓度不能过高，否则会转向缬氨酸发酵。发酵结束后，常用离子交换树脂法等进行提取。

谷氨酸是制造味精（其主要成分是谷氨酸钠盐）的原料，临床上可用于治疗肝昏迷、神经衰弱配制营养注射液等。

2. 赖氨酸

赖氨酸是人类和动物的必需氨基酸之一，对机体生长发育的影响较大。临床上，可用赖氨酸改善肝功能、治疗肝硬化、用作儿童营养液添加剂、配制营养注射液等。赖氨酸在小麦、玉米、稻米等谷物中含量极低，且在加工过程中易被破坏而缺乏，故称第一限制性氨基酸，适合作为食品和饲料的添加剂，以强化食品和饲料的营养，主要用于婴儿的成长期、妊娠哺乳期、病后恢复期等。

工业上的赖氨酸产生菌是谷氨酸棒杆菌、黄色短杆菌等营养缺陷型兼抗 AEC 突变株，主要利用代谢的阻断来生产大量的赖氨酸。赖氨酸的两步发酵法：先使用大肠杆菌的赖氨酸缺陷型菌株，因缺少二氨基庚二酸脱羧酶，不能生成赖氨酸，于是积累大量的二氨基庚二酸（DAP）。然后再选用含有二氨基庚二酸脱羧酶的产气杆菌或大肠杆菌，进行酶法脱羧而生成 L–赖氨酸。

3. 苏氨酸

苏氨酸也是人类和动物的必需氨基酸之一，对机体生长发育的影响较大。苏氨酸主要用于食品营养强化剂和氨基酸输液。苏氨酸产生菌有谷氨酸棒杆菌、黄色短杆菌。

三、抗生素

早期发现的一些抗生素如青霉素、链霉素等均来源于微生物的生命活动，而且主要用于细菌感染的疾病防治。所以，早期抗生素的定义是“微生物在新陈代谢过程中所产生，可抑制他种微生物生长及活动甚至杀死他种微生物的一种化学物质”。

细菌主要用于生产环状或链状多肽类抗生素，如用芽孢杆菌（*Bacillus*）生产杆菌肽（bacitracin）。还可以利用细菌发酵生产氨基酸和维生素等药物，如用黄色短杆菌（*Brevibacterium flavum*）发酵生产谷氨酸，用氧化葡萄糖酸杆菌（俗称“小菌”）和巨大芽孢杆菌（俗称“大菌”）发酵生产维生素 C。

放线菌主要用于生产各类抗生素，以链霉菌属最多，诺卡菌属较少，还有小单孢菌属。生产的抗生素主要有氨基糖苷类（链霉素、新霉素、卡那霉素等）、四环类（链霉素、新霉素、卡那霉素等）、放线菌素类（放线菌素 D）、大环内酯类（红霉素、螺旋霉素、柱晶白霉素）和多烯大环内酯类（制霉菌素、抗滴虫霉素等）。

真菌中曲霉菌属主要用于生产桔霉素，青霉素菌属主要用于生产青霉素和灰黄霉素等，头孢菌属主要用于生产头孢霉素等。

1. 红霉素

红霉素是由红霉素链霉菌所产生的大环内酯类的代表性的抗菌药物。主要对革兰氏阳性菌具有抗菌性。红霉素为白色或类白色的结晶或粉末，无臭，味微有引湿性。在甲醇、乙醇或丙酮中易溶，在水中微溶解。

2. 青霉素

青霉素是抗生素的一种，是指从青霉菌培养液中提炼的分子中含有青霉烷、能破坏细菌的细胞壁并在细菌细胞的繁殖期起杀菌作用的一类抗生素。它是第一种能够治疗人类疾病的抗生素。青霉素类抗生素是β-内酰胺类中一大类抗生素的总称。青霉素G是最早应用于临床的抗生素，由于它具有杀菌力强、毒性低、价格低廉、使用方便等优点，迄今仍是处理敏感菌所致各种感染的首选药物。但每次使用前必须做皮试，以防过敏。青霉素还有不耐酸、不耐青霉素酶、抗菌谱窄并且容易引起过敏反应等缺点，在临床应用受到一定限制。

青霉素为治疗A组和B组溶血性链球菌感染、敏感葡萄球菌感染、气性坏疽、梅毒、鼠咬热等的首选药。肺炎球菌感染和脑膜炎时也可采用，当病原菌比较耐药时，可改用万古霉素或利福平。青霉素也是治疗草绿色链球菌心内膜炎的首选药。还可作为放线菌病、钩端螺旋体病、梅毒、回归热等及预防感染性心内膜炎发生的首选药。破伤风、白喉病人采用青霉素时应与抗毒素合用。

随着抗生素工业的不断发展，抗生素的来源不仅限于细菌、放线菌和真菌等微生物，从植物、动物中也能获得抗生素，如蒜素、鱼腥草素、小檗碱等。抗生素的作用范围已远远超出了抗菌范围，有的抗生素对肿瘤细胞有抑制作用，如博来霉素可治疗皮肤和头颈部鳞状上皮细胞癌；有的抗生素对原虫有抑制作用，如巴龙霉素可以治疗阿米巴痢疾；有的抗生素有抑制某些异性酶的活性，如抑胃霉素对蛋白酶具有抑制作用，可治疗胃溃疡病。抗生素除抗菌、抗癌、抗虫等作用外，还有其他生理活性，如新霉素具有降低胆固醇的作用，盐酸多西环素具有镇咳的作用，有的抗生素还有止血、改善心血管功能、刺激机体生长、增强机体免疫功能的效果。

综上所述，现代抗生素的定义为“抗生素是生物（包括微生物、植物和动物）在其生命活动过程中所产生的（或由其他方法获得的），能在低微浓度下有选择性地抑制或影响他种生物功能的有机化合物”。

四、菌体制剂

微生态制剂也称为活菌制剂，是根据微生态学的基本原理，将人体正常菌群中的某些种类的微生物经人工培养后制成的微生物制剂。微生态制剂能调整机体的微生态失调，保持机体微生态的平衡，提高机体的健康水平。

目前用于制备微生态制剂的微生物主要有乳酸杆菌、双歧杆菌、肠球菌、大肠埃希氏菌、蜡样芽孢杆菌、酵母菌等。其中，双歧杆菌类活菌制剂是目前国内外应用最广的活菌制剂，在临床上主要用于婴幼儿保健、调整肠道菌群失调、治疗肠功能紊乱和慢性腹泻以及抗癌防衰老等。我国最早使用的微生态制剂是乳酶生（又称表飞鸣），其为活乳酸杆菌制剂，乳酸杆菌在肠道内生长繁殖，分解糖类产生乳酸形成酸性环境，能抑制肠道内有害菌的繁殖，防止有害菌产毒或致病，可用来治疗肠道功能紊乱，如消化不良、腹泻等。

近年来，我国微生态制剂的开发和研究得到迅速发展，国内已获得药准字的微生态制剂主要包括两类。①单一菌种制剂：如丽珠肠乐（双歧杆菌）、回春生

（双歧杆菌）、整肠生（地衣芽孢杆菌）、降脂生（肠球菌）、促菌生（蜡样芽孢杆菌）、抑菌生（枯草杆菌）等。②多菌联合制剂：乳康生（蜡样芽孢杆菌、干酪乳杆菌）、培菲康（双歧杆菌、粪链球菌、嗜酸乳杆菌）等。

此外，部分国家正在利用基因工程技术改造生理性细菌的遗传基因，将外源性有益基因转入生理性细菌中，构建优良的工程菌株，研制出更多、更有效的新型微生态制剂，以造福人类。

五、其他利用微生物生产的医药产品

（一）维生素类药物

维生素类药物可经化学合成、动植物提取或微生物发酵等方法生产。目前工业上应用微生物发酵法生产的有维生素 C、维生素 B_2，和维生素 B_{12} 等，其中，维生素 C 的发酵生产规模最大。

1. 维生素 C

维生素 C 又称抗坏血酸，具有抗坏血病的功能，可参与人体内多种代谢过程，是人体必需的营养成分，已在医药、食品工业等方面获得广泛应用。

20 世纪 70 年代初，我国的尹光琳等发明了维生素 C 二步发酵法的新工艺，它是目前唯一成功应用于维生素 C 工业生产的微生物转化法。该法先是应用醋酸杆菌将山梨醇转化为山梨糖，接着再用氧化葡萄糖酸杆菌与巨大芽孢杆菌的自然组合进行第二步转化，将山梨糖转化为维生素 C 的前体 2-酮基-L-古龙酸。

2. 维生素 B_2

维生素 B_2 又称核黄素，在自然界中多数以与蛋白质相结合的形式存在，因此又被称为核黄素蛋白。维生素 B_2 是动物发育和许多微生物生长的必需因子，是临床上治疗眼角膜炎、白内障、结膜炎等的主要药物之一。工业上可利用发酵法生产，基本与维生素 C 的发酵法相同，常用菌种有棉病囊霉和阿氏假囊酵母。

3. 维生素 B_{12}

维生素 B_{12} 又称为钴胺素，是维持机体正常生长和造血作用的重要因子，为临床上治疗巨幼红细胞，贫血的首选药物。采用微生物发酵方法生产维生素 B_{12} 能降低成本，可以从放线菌产生的抗生素废液中回收（如从庆大霉素、新霉素、链霉素等发酵液中分离菌丝体，从中提取维生素 B_{12}），也可以直接用丙酸杆菌或假单胞菌属的菌种进行发酵生产。细菌和放线菌普遍可以产生维生素 B_{12}，而酵母菌和霉菌则很少产生。

（二）酶制剂与酶抑制剂

酶是一类具有生物催化活性的蛋白质，一切生物的新陈代谢活动都是在酶的作用下进行的。酶可以来源于动物、植物和微生物，其中，微生物已成为酶制剂及酶抑制剂工业的重要来源。

1. 酶制剂

酶制剂是指从生物中提取的具有酶特性的一类物质，早期酶制剂主要用于治疗消化道疾病、烧伤及感染引起的炎症等疾病。随着人们对某些疾病的病因与酶反应的关系的逐渐认识，酶制剂工业发展迅速，已在药品、食品、酿造、制革、废水处理等方面广泛应用。目前在医药方面常用的微生物酶制剂包括如下。

（1）促消化酶类　如蛋白酶、淀粉酶、脂肪酶、纤维素酶等，能治疗消化不良、急慢性肠胃炎、食欲不振等。

（2）抗肿瘤酶类　如大肠杆菌产生的天冬酰胺酶是一种抗白血病药物，此酶的主要作用是水解天冬酰胺为天冬氨酸和氨，干扰或破坏肿瘤组织的代谢，从而抑制肿瘤细胞的生长。

（3）消炎酶类　如溶菌酶，临床上主要用于五官科的各种黏膜炎症、龋齿等。

（4）与血液有关的酶类　如乙型溶血性链球菌产生的“双链酶”（即链激酶和链道酶）。链激酶能激活血浆中的溶纤维蛋白酶原，使其转变成溶纤维蛋白酶；链道酶可溶解纤维蛋白凝块。故双链酶可用于治疗脑血栓及溶解其他部分的血凝块。

（5）其他药用酶　如青霉素酶能分解青霉素，用于治疗青霉素引起的过敏反应；葡萄糖酶能防治龋齿等。

2. 酶抑制剂

酶抑制剂是由微生物产生的一类小分子生物活性物质，可以结合酶并降低其活性。在医药方面，酶抑制剂已被用于免疫增强、生理功能调节、疾病治疗等多个方面，一些酶抑制剂还被用作除草剂或农药。如抑肽素是一种由链霉菌产生的蛋白酶抑制剂，能与胃蛋白酶结合形成复合物从而抑制胃蛋白酶的作用，可用于治疗胃溃疡。泛涎菌素是淀粉酶的特异性抑制剂，可用于防治肥胖症、糖尿病等。小奥德蘑酮是一种由真菌产生的酪氨酸羟化酶抑制剂，具有降血压的作用等。酶抑制剂的种类非常多，其研究与应用尚处于起始阶段，随着更进一步的研究，其应用前景将会非常广阔。

（三）微生物多糖

微生物多糖是由细菌、真菌（包括霉菌、酵母菌、蕈菌）、蓝藻等微生物在代谢过程中产生的，对微生物具有保护作用的生物高聚物。根据产生多糖的生物类群，微生物多糖可分为细菌多糖、真菌多糖、藻类多糖等；根据多糖在微生物细胞中的位置，可分为胞外多糖（合成并分泌到细胞外）、胞内多糖（构成微生物的细胞成分）、胞壁多糖（黏附在细胞表面），其中，胞外多糖因产量大、易与菌体分离而得到广泛关注。

项目检测

一、名词解释

1. 微生物制药　2. 发酵

二、填空题

1. 发酵包括________、________、________、________4 个基本流程。

2. ________是抗生素的一种，是指分子中含有青霉烷、能破坏细菌的细胞壁并在细菌细胞的繁殖期起杀菌作用的一类抗生素，是由________中提炼出的抗生素。

项目六 任务三
项目检测答案

三、简答题

1. 简述微生态制剂治病基本原理。
2. 制备微生态制剂的微生物主要有哪些？

知识拓展

微生物在其他行业的应用

一、微生物与农业生产

近代，随着现代生物技术的不断进步，微生物作为一种重要的资源，由于其生长周期短，易于大规模培养等优点，已经被运用于农业生产的方方面面，随之出现了被称为“白色农业”的微生物产业化的工业型新农业。我国是一个传统的农业大国，在农业现代化进程中，对农业微生物资源的开发利用尤为重要。近年来，以微生物饲料、微生物肥料、微生物农药等为代表的新型农业生产技术的研究和开发利用取得了长足进步。

1. 微生物肥料

微生物肥料又称生物肥料，是农业生产中使用的肥料制品的一种，与化学肥料、有机肥料、绿肥性质不同，它是利用微生物的生命活动及代谢产物的作用，改善作物养分供应，向农作物提供营养元素、生长物质、调控其生长，达到提高产量和品质，减少化肥使用，提高土壤肥力的目的。

使用微生物肥料能改善作物根际小生态环境。通过微生物生命活动中的合成或分解作用，能改善由于长期施用化学肥料带来的土壤板结、理化性差的状况，使作物根际土壤保墒、保肥，通透性良好，作物根系发达，耐旱能力增强。并且由许多有益微生物种群形成的作物根际有益菌优势群体，能拮抗相对弱势的致病菌种群，消灭或削弱病原菌，从而减轻或避免作物发病。

微生物肥料用量少，省工节时，本身无毒无害，没有环境污染问题；并能因其促生作用而减少农药用量，简化农事操作工序。而化学肥料的使用则造成严重的环境污染问题。

2. 微生物农药

微生物农药是指非化学合成、具有杀虫防病作用的微生物制剂，如微生物杀虫剂、杀菌剂、农用抗生素等。这一类微生物包括杀虫防病的细菌、病毒和真菌。

二、微生物与环境保护

1. 微生物用于水处理

（1）废水中的脱氮除磷　废水中氮、磷是造成水体富营养化的根源，利用微生物脱氮除磷已进行了深入的研究。生物脱氮中，有反硝化能力的微生物有变形杆菌、微球菌属、假单胞菌属、芽孢杆菌属等。

（2）废水中有机物的降解　有机物的生物降解中，白腐菌是值得一提的。白腐菌是一类真菌，在废水治理中，其降解污染物的范围十分广泛。

（3）废水中重金属的去除　由于藻类对重金属离子具有较强的富集能力，利用其生物吸附作用可从工业污水中去除有毒、放射性金属和回收稀有、贵重金属。除了人工合成的有机汞制剂外，细菌具有合成甲基汞的能力，即生物甲基化，它会使汞的生物毒性大大增强。而另一些微生物又可使甲基汞降解、还原，降低其毒性。该法具有高效、经济、简便、选择性好等优点，尤其适用于低浓度及一般方法不易去除的金属。

2. 微生物用于垃圾的处理

垃圾微生物处理，沼气发酵微生物是在缺氧条件下降解有机质产生沼气的一群微生物。沼气常形成于富含有机质的沼泽、塘、湖等水下缺氧沉积物中，是一种可燃性气体，其主要成分为甲烷（占55%~70%）和二氧化碳（占30%~45%）。

沼气微生物使自然界中缺氧环境的有机质降解，进入碳、氮等物质循环圈，所产生的甲烷最终又被氧化为二氧化碳。产生于深海沉积物中的甲烷则可能转化为甲烷水合物，进而转化为天然气。中国广大农村正在利用沼气微生物的作用，以秸秆、粪便等制取沼气，作为一种再生性补充能源，同时也有利于农村生态平衡，保持、提高土壤肥力并改善环境卫生，也是经济、实用的能源发展方向。

3. 微生物修复与治理被污染的土壤

土壤中的微生物，包括细菌、真菌、放线菌和藻类等，在它们中有一些具有农药降解功能。例如，假单胞菌能够降解敌敌畏农药；曲霉、镰孢霉能降解敌百虫农药；芽孢杆菌、曲霉、青霉、假单胞菌等能降解甲胺磷农药。

技能拓展17　头孢霉素的发酵生产

一、任务描述

头孢霉素是一种被广泛应用于临床的抗生素，其抗菌谱广，对革兰氏阳性菌和革兰氏阴性菌均有很好的效果。头孢霉素的发酵工艺是指通过微生物发酵生产头孢霉素的过程，其中涉及多个环节和工艺步骤。

二、任务实施

（一）准备工作

1. 建立工作小组，制定工作计划，确定具体任务，任务分工到个人，并记录到工作表。

2. 收集必要信息，掌握相关知识及操作要点，与指导教师共同确定出一种最佳的工作方案。

3. 完成任务单中操作前的各项准备工作。

（1）菌种　顶头孢霉（*Acremonium chrysogenum*）。

（2）试剂　DL-甲硫氨酸（缬氨酸或半胱氨酸或α-氨基己二酸或丙二酸）、玉米浆、葡萄糖、豆油、$CaCO_3$、淀粉、糊精、$MgSO_4$、$(NH_4)_2SO_4$、$FeSO_4$、$MnSO_4$、$ZnSO_4$、$CuSO_4$等。

（3）器材　超净工作台、发酵罐、培养箱、振荡摇床、pH计等。

（4）培养基

①产孢培养基：1%淀粉、1%玉米浆（干重）、10.3% NaCl、0.3% $(NH_4)_2SO_4$、0.25% $CaCO_3$。pH为7.0~7.2。

②种子培养（g/L）：70.0玉米浆、3.3蔗糖、16.7葡萄糖、6.0DL-甲硫氨酸、10.0豆油、10.0 $CaCO_3$、4.0 KH_2PO_4、8.0 $(NH_4)_2SO_4$、0.05 $FeSO_4 \cdot 7H_2O$。pH为6.2。

③发酵培养基：3%玉米浆、3%淀粉、6%糊精、0.3%甲硫氨酸、1.0%葡萄糖、1%油、1.0% $CaCO_3$。pH为6.0~6.1。

（二）操作过程

1. 菌种筛选

（1）孢子培养　将固体培养基培养好的顶头孢霉转接到产孢培养基上，25℃培养3~6d，收集分生孢子。

（2）紫外线诱变　利用紫外线照射，致死率在90%以上，利用高浓度半胱氨酸培养基筛选头孢霉素产量高的菌株。

2. 发酵培养

（1）种子培养　将诱变好的孢子接种到一级种子培养基，28℃培养76h，按接种量为10%接种到二级种子培养基中，28℃培养40h。

（2）发酵培养　从二级种子培养液中转接到发酵罐中，接种量为20%。发酵参数主要从温度、罐压、空气流量、搅拌速度、补料流加的速率、菌体浓度、pH、头孢霉素C发酵单位、溶氧浓度、碳源浓度和氮源浓度等。搅拌速度为700r/min。发酵过程中用28%氨水控制发酵液pH，维持在5.5~5.6。0~40h温度控制在28℃，40h以后，温度控制在25℃。0~24h，氧气控制在0.5L/(L·min)，罐压控制在0.05MPa；24~28h，氧气控制在0.7L/(L·min)，罐压控制在0.07MPa；48~72h，氧气控制在1.1L/(L·min)，罐压控制在0.07MPa；72~130h，氧气控制在1.2L/(L·min)，罐压控制在0.07MPa。发酵过程中，及时测定菌丝浓度、还原糖浓度、头孢霉素C浓度。

3. 分离提取

（1）发酵液酸化　将发酵液pH调至5.0，使部分蛋白质及离子沉淀。

（2）超滤　离心收集，5000r/min离心10min，收集上清液；超滤收集，利用超滤膜系统超滤发酵液收集滤液，超滤进料压力维持在0.4MPa，透过压力为0.05MPa，每次料液用量为250mL，温度维持在15℃。菌丝体及其他沉淀弃去。

（3）树脂吸附、洗涤　利用XAD-1600吸附滤液中的头孢霉素C。装柱，将滤液上样用5%、10%、15%、20%丙酮溶液或乙醇、异丙醇溶液洗脱，收集洗脱液，并在254nm波长处测量吸收峰，保留最大吸收峰的洗脱液。用NaOH、H_2SO_4、乙醇、丙酮等溶剂对树脂进行浸泡、洗脱和再生。

（4）阴离子交换树脂吸附　阴离子交换树脂有安伯来特离子交换树脂IRA-68、安伯来特离子交换树脂IR-4R等将上述洗脱液上样阴离子交换树脂至饱和。

（5）解吸　用乙酸钠溶液解吸，乙酸钠溶液浓度从0mmol/L至10mmol/L，按0.5mmol/L级差逐步增加，洗脱。

（6）结晶　用液氮将料液预冷至10℃以下，搅拌，加入部分预冷至0~10℃的丙酮（解吸液体积0.5倍）。快速加入乙酸锌至结晶液变为混浊。停止搅拌，静置1h。再搅拌，继续加入剩余丙酮，在10℃以下静置4h。

（7）洗涤　将结晶液用真空泵抽滤，用丙酮水、丙酮洗涤两次，再用真空泵将洗液抽净。

（8）干燥　将洗涤后的头孢霉素C锌盐放入干燥箱中，真空干燥。

（9）头孢霉素C含量测定　①头孢霉素类药物由于环状部分具有O═C—N—C═C结构，在260nm波长处有强吸收，故可用分光光度法进行定量分析。②头孢霉素类药物在碱性条件下的降解产物可能是二酮哌嗪衍生物，具有荧光性，故可用荧光分光光度法测定血浆中头孢霉素类药物的含量（表6-6）。③用HPLC

测定，色谱柱为 C_{18}，4.6mm×25mm，流动相为乙腈-乙酸钠缓冲液（1∶50），进样量为20μL，流速为2.0mL/min，检测波长为254nm。

表6-6　荧光分光光度法在头孢霉素类药物含量测定上的应用

测定药品	在100℃反应条件	激发波长/nm	发射波长/nm	相对荧光强度
头孢唑啉	0.05mol/L氢氧化钠，35min	360	435	0.14
头孢氨苄	0.1mol/L氢氧化钠，30min	340	425	0.55
头孢噻啶	0.1mol/L氢氧化钠，2.5min	360	435	2.50
头孢噻吩	0.1mol/L氢氧化钠，75min	360	435	1.00

（三）结束工作

1. 填好所有操作记录单、任务单、各种评价表。
2. 检查设备仪表是否洁净完好。
3. 清理工作场地与环境卫生。
4. 进行任务总结（小组讨论与汇报、组间互评、教师点评与总结）。

三、任务探索

头孢菌素的发酵过程一般分为哪些阶段？

科学引领

中国近代工业微生物的先驱——魏岩寿

魏岩寿作为中国第一代现代微生物学家，一直把我国传统发酵技术的研究作为自己应尽的责任。作为一个诞生于19世纪末的中国知识分子，在内忧外患不断的时代，魏岩寿用自己的专业知识服务于社会。在救亡图存的抗日战争期间，他用自己的技能为中华民族担负了责任；出于对祖国传统文化的热爱与深刻研究，他用中华民族的优秀技术为人类文明做出了贡献。

他是迄今为止研究腐乳最系统和深入的科学家，他从20世纪20年代后期在《科学》杂志发表的第一篇有关论文起，对腐乳的研究一直延续到20世纪60年代后期。他在1968年完成的腐乳研究的《技术总结报告》，从微生物学和生物化学方面进行了深入的研究，在当时具有最高水平，直到今天也是有关方面的重要参考资料。这些成就和在他临终那年出版的《高粱酒》一书，表明他对于我国传统发酵技术所具有的深刻理解，也体现着他重视总结提高中华民族的优秀科学遗产，并从中吸取其精华，加以发扬光大的责任感。

项目总结

- 微生物学在医药领域的应用
  - 项目目标
    - 知识目标、技能目标、职业素质目标
  - 项目简介
  - 项目实施
    - 任务一　药品生产环节的微生物来源与控制
      - 一、药品生产环节的微生物来源与控制
      - 二、药品生产环节的微生物监测方法
    - 任务二　药品微生物学检查
      - 一、药品微生物学检查概述
      - 二、药品的无菌检查
      - 三、药品的微生物限度检查
      - 四、活螨检查
      - 五、药物的体外抗菌试验
      - 六、抗生素微生物检定法
    - 任务三　微生物在制药中的应用
      - 一、微生物发酵制药的基本流程
      - 二、氨基酸
      - 三、抗生素
      - 四、菌体制剂
      - 五、其他利用微生物生产的医药产品
  - 知识拓展
    - 微生物在其他行业的应用
  - 技能拓展
    - 17 头孢霉素的发酵生产
  - 科学引领
    - 中国近代工业微生物的先驱——魏岩寿

项目七

免疫学在医药领域的应用

项目目标

知识目标

1. 掌握免疫预防与治疗的相关知识。
2. 熟知现代免疫检测技术的基本原理。
3. 了解自动免疫与被动免疫的区别。
4. 熟知常用的人工自动和被动免疫生物制品的种类。

技能目标

1. 能够进行抗原或抗体的检测。
2. 能够熟练进行胶体金的制备和组装。

职业素质目标

具备吃苦耐劳、团结协作、勇于创新的精神和诚实守信的优良品质；不断强化对思辨能力培养，提高科学分析问题、解决问题的能力；培养学生具有精益求精的工匠精神、良好的职业道德和家国情怀。

项目简介

本项目的内容是免疫学在医药领域的应用，项目实施介绍了免疫预防与治疗、现代免疫检测技术和在生物制品方面的应用，科学引领让学生树立精益求精的科研和工匠精神，培养良好的职业道德。通过学习使学生掌握免疫防治和抗原或抗体的检测等知识和技能，为今后专业课程的学习打下良好的基础。

项目实施

随着免疫学的发展，免疫学的应用范围越来越广泛，从经典的传染病的预防、诊断、治疗扩大到其他疾病，如超敏反应疾病、肿瘤、器官移植等方面的防治、诊断和治疗。

任务一 免疫预防与治疗

免疫防治依据免疫学的基本原理，应用免疫制剂或免疫调节剂去诱导和调节机体的免疫功能，以达到预防和治疗疾病的目的。免疫防治包括免疫预防和免疫治疗两个方面。

一、免疫预防

特异性免疫获得方式包括自然免疫和人工免疫。自然免疫是个体发育过程中自然获得的免疫力，包括自然自动免疫和自然被动免疫。人工免疫是根据自然免疫的原理，用人工的方法使机体获得特异性免疫能力，包括人工自动免疫和人工被动免疫。自动免疫是通过抗原刺激使机体产生免疫力，被动免疫是通过接受抗体获得免疫力。

通过人工免疫获得的预防疾病的能力称为免疫预防。免疫预防对尚无有效治疗方法的传染性疾病的有效控制具有重大意义，如接种新型冠状病毒疫苗可以帮助人体建立起很好的免疫保护，当注射疫苗人群达到一定规模时，可产生群体免疫。早期一些病毒性疾病在没有有效治疗药物的情况下，免疫预防发挥了重要的作用，如天花、脊髓灰质炎等疾病的预防治疗。特异性免疫按照获得方式不同分为多种类型，见表 7-1。

表 7-1　特异性免疫种类

免疫种类	获得方式		实例
自动免疫	自然自动免疫	自然状态下接触抗原	患传染病或隐性感染后获得
	人工自动免疫	人工接种抗原	接种抗原疫苗或类毒素
被动免疫	自然被动免疫	自然状态下获得抗体	通过胎盘或初乳获得抗体
	人工被动免疫	人工输入抗体、致敏 T 淋巴细胞及产物	注射抗体、抗毒素、致敏 T 淋巴细胞、淋巴因子等

（一）自动免疫

自然免疫是个体发育过程中自然获得的免疫，如感染某种病原体后产生的对该病原体再次侵入的不感染状态（免疫力、抵抗力）或新生命通过母体胎盘、初乳或卵黄从母体获得某种特异性抗体，从而获得对某种病原体的免疫力。

1. 自然自动免疫

自然自动免疫是指人体在感染某种病原微生物后产生的对该病原体再次侵入不感染或形成抵抗力的免疫过程。例如人体感染流感病毒后获得的对流感病毒的抵抗力。他的优点是保护时间长，免疫力较坚强，但只对感染的病原体或某一类型的病原体发挥作用。

2. 人工自动免疫

用人工接种的方法向机体输入疫苗、抗毒素等抗原性物质，使机体自动产生特异性免疫力的方式称为人工自动免疫。如向机体注射破伤风类毒素可帮助机体产生抗破伤风的免疫力。人工自动免疫能诱导机体产生相应抗体，免疫力出现较慢，但维持时间长，免疫效果理想，通常用于疾病的特异性预防。

（二）被动免疫

1. 自然被动免疫

自然被动免疫是在自然情况下通过母体被动获得的免疫力。母体内的抗体可经胎盘或乳汁传给胎儿，从而使胎儿获得对某种病原体的免疫力，这样获得的抗体，又称为母源抗体（Maternal antibody）。母源抗体的持续时间有限，因多种因素而异。在制定疫苗接种计划时，医生会综合考虑，以确保给婴儿最佳的免疫保护。

2. 人工被动免疫

直接把抗体、细胞因子等免疫物质注入人体，使机体被动地获得特异性免疫力而受到保护的方式称为人工被动免疫。由于这些免疫物质并非由被接种者自己产生，缺乏主动补给的来源，因而接种后发挥作用快，无诱导期，免疫效果维持时间较短，仅 2~3 周。主要用于疫情发生时的紧急预防或治疗。常用的人工被动免疫制品主要有含抗体的免疫制剂和细胞因子制剂，其中含抗体的免疫制剂包括免疫血清、人免疫球蛋白，精制免疫球蛋白和单克隆抗体等。人工自动免疫与人工被动免疫的区别见表 7-2。

表 7-2　人工自动免疫与人工被动免疫的区别

项目	人工自动免疫	人工被动免疫
输入物质	抗原	抗体、免疫血清等
产生免疫力的时间	慢，2~3 周	快，立即生效

续表

项目	人工自动免疫	人工被动免疫
免疫力维持时间	长，数月至数年	短，2~3周
作用	疾病的预防	紧急预防或治疗

二、免疫治疗

机体免疫功能亢进或低下均有可能引起机体发病，导致免疫性疾病发生，如自身免疫病、肿瘤、免疫缺陷等。免疫治疗是指针对机体低下或亢进的免疫状态，通过人为地增强或抑制机体的免疫功能达到治疗疾病的目的的治疗方法，分为以细胞为基础的免疫治疗、以抗体为基础的免疫治疗、以细胞因子为基础的免疫治疗和免疫调节剂等。

（一）以细胞为基础的免疫治疗

此法通过给机体输入细胞制剂以激活或增强机体特异性免疫应答，如骨髓移植、免疫效应细胞的转移及过继免疫疗法等。细胞免疫治疗疗法应用人体自身细胞，在体外培养过程中增强其靶向性杀伤功能，回输到人体可清除体内的病原体、癌细胞和突变细胞，打破免疫耐受，提高机体免疫能力，具有治疗和保健的双重功效。

（二）以抗体为基础的免疫治疗

单克隆抗体是目前癌症免疫治疗中最广泛应用的方法，如抗体导向药物治疗就是用高度特异的抗肿瘤单克隆抗体特异性结合细胞毒物质，从而有针对性地杀灭肿瘤细胞。单克隆抗体主要采用大量合成的人造抗体来引发免疫应答。抗体免疫治疗在肿瘤疾病及遗传性疾病治疗中具有广阔的应用前景。

（三）以细胞因子为基础的免疫治疗

细胞因子具有促进造血与免疫功能重建或杀伤肿瘤细胞的作用，细胞因子补充和添加疗法已应用于自身免疫病、肿瘤等疾病的治疗领域，如细胞因子拮抗疗法、IFN-Y 用于治疗病毒性感染疾病等。

（四）免疫调节剂

免疫调节剂包括生物应答调节剂和免疫抑制剂。生物应答调节剂主要针对免疫功能低下者有促进或调节作用，包括细胞因子制剂和微生物制剂。细胞因子制剂是近年来研究的新型免疫治疗剂，已用于感染性疾病、肿瘤、移植排斥、血细胞减少症、超敏反应、自身免疫性疾病等的治疗，目前细胞因子制剂主要有 IFN、TNF、IL-2、胸腺肽等。而微生物制剂可活化巨噬细胞和 NK 细胞以提高和增加机体免疫力，如卡介苗、灵芝多糖、短小棒状杆菌制剂等。免疫抑制剂是一类可以抑制机体免疫功能的生物制剂或非生物制剂，主要用于治疗移植排斥反应和超敏反应性疾病等，免疫抑制剂长期或不当使用可致机体免疫功能下降。临床常用的免疫抑制剂有糖皮质激素、硫唑嘌呤化学合成药和环磷酰胺等微生物制剂。

任务二 现代免疫检测技术

现代免疫学检测技术是指使用免疫学、细胞生物学和分子生物学技术，对抗原、抗体、免疫细胞及细胞因子等展开定性或定量的检测，对免疫相关疾病的发病机制及诊断、病情监测与疗效评价等展开探索。该技术还可以应用于药物在体内的吸收、分布、代谢以及临床用药监控等方面的研究。本任务只对常见的免疫检验技术的基本理论和主要应用进行了阐述。

一、抗原抗体的检测

抗原或抗体的检测抗原与抗体结合的物质基础是抗原的表位与抗体的可变区空间构型的互补性。在一定的条件下，抗原和相应的抗体在体外结合出现肉眼可见的凝集、沉淀、补体结合等多种反应。

1. 凝集反应

在一定实验条件下，细菌或细胞等颗粒性抗原与相应抗体特异性结合后出现的凝聚现象称为凝集反应（agglutination reaction）。凝集反应包括直接凝集反应、间接凝集反应和间接凝集抑制反应等。凝集反应过程如图 7-1 所示。

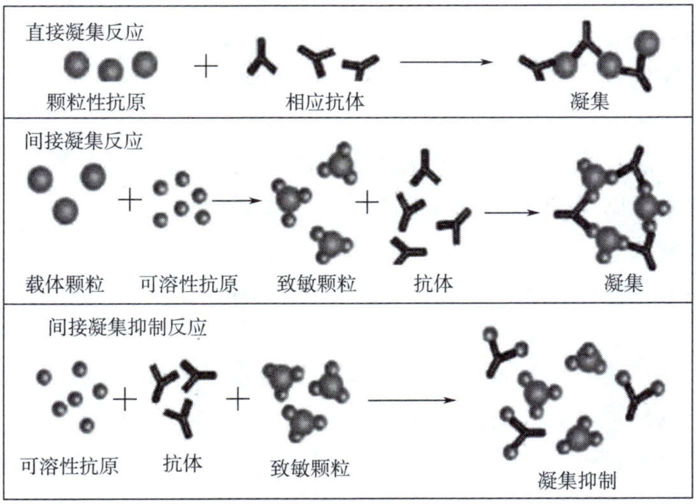

图 7-1 凝集反应过程

（1）直接凝集反应　它是指颗粒性抗原直接与相应抗体结合出现的凝集现象，包括玻片凝集和试管凝集两种检测方法。

①玻片法：为定性实验，常用已知抗体检测未知抗原。本法简捷快速，主要用于人类 ABO 血型和细菌鉴定。

②试管法：为半定量试验，常将待检标本（血清）在试管内进行倍比稀释后，加入一定量已知颗粒性抗原用于检测待检标本中未知抗体的相对含量（即效价）。临床诊断伤寒或副伤寒所用的肥达反应即为试管凝集试验，通常以出现明显凝集现象（++）的血清最高稀释倍数为待检血清中的抗体效价。

（2）间接凝集反应　将已知可溶性抗原吸附于某些载体颗粒表面形成致敏颗粒后，再与相应抗体进行反应出现的凝聚现象称为间接凝集反应。将已知抗体吸附于载体颗粒表面后，再与相应可溶性抗原进行反应出现的凝聚现象称为反向间接凝集反应。人 O 型血红细胞和聚苯乙烯乳胶颗粒是常用的载体颗粒，相应的凝集反应分别称为间接红细胞凝集反应或间接乳胶凝集反应。例如：将链球菌溶血毒素 O 吸附在乳胶颗粒上形成的致敏颗粒可用来检测受试者血清中的抗链“O”抗体。

2. 沉淀反应

沉淀反应是可溶性抗原与相应抗体结合后，在适当电解质存在条件下，出现肉眼可见的沉淀物。沉淀反应可在液体中进行，也可以在半固体琼脂凝胶中进行。在液体中进行的沉淀反应有环状沉淀反应和絮状沉淀反应，因其灵敏性差目前已被免疫比浊法取代；凝胶内沉淀反应分为单向琼脂扩散和双向琼脂扩散试验等。沉淀反应因敏感性问题，在实际中主要用于抗体效价的初步判断和血清球蛋白测定等。

（1）免疫比浊法　将一定量的抗体溶液中加入不同含量的可溶性抗原后会形成不同含量的免疫复合物，使反应体系呈现不同的浊度，根据浊度即可检测可溶性抗原的含量。免疫比浊法快速简便，目前在临床已得到广泛使用，分为散射比浊法、透射比浊法、免疫乳胶比浊法和自动生化分析仪检测法等。自动生化分析仪可同时对样本中的多种抗原物质如各类免疫球蛋白、补体、$\alpha 2$ 巨球蛋白和转铁蛋白等进行精确定量。

（2）单向琼脂扩散　本法为定量试验。将已知一定浓度的抗体均匀混合于已经溶化的 42～50℃的琼脂中，制成凝胶板。冷却后间隔适当的距离打孔，孔中加入被测可溶性抗原，任其向四周扩散。抗原与琼脂中的抗体相遇，一定时间后，在比例适宜处形成肉眼可见的白色沉淀环。由于沉淀环的直径与抗原浓度呈正相关，可从标准曲线中查出样品中抗原的含量。此法可用于血清中免疫球蛋白（IgG、IgA、IgM）、C3、AFP 或其他可溶性抗原的定量测定。

（3）双向琼脂扩散　将琼脂溶化制成琼脂平板，按需要打孔并分别加入抗原和抗体，任两者同时在琼脂中向四周扩散。抗原和抗体在孔之间相遇，比例适合处形成白色沉淀线。根据沉淀线的有无和形状，可鉴定两种抗原是完全相同、部分相同或完全不同。本方法可用于：①检测可溶性抗原或抗体；②对复杂的抗原或抗体成分进行纯度鉴定；③稀释免疫血清进行血清效价的半定量测定等。双向琼脂扩散试验如图 7-2 所示。

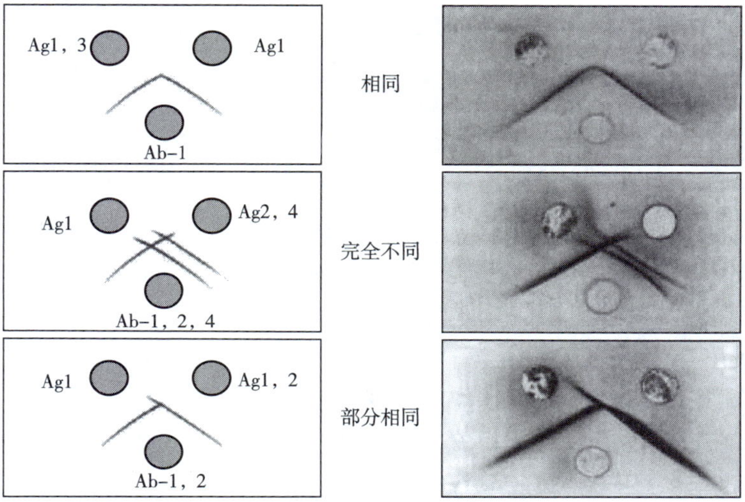

图 7-2　双向琼脂扩散试验

3. 免疫标记技术

免疫标记技术是用荧光素、酶或放射性核素等标记物标记抗体或抗原，进行的抗原-抗体反应，是目前应用最广泛的免疫学检测技术。标记物与抗体或抗原连接后不改变后者的免疫特性，并提高了方法的灵敏度。具有快速、可定性或定量，甚至定位等优点。

（1）免疫荧光法　它是以荧光素作为标记物的免疫标记技术。用荧光素与抗体连接成荧光抗体，再与待检标本中的抗原反应，置于荧光显微镜下观察，抗原抗体复合物散发荧光，借此对标本中的抗原作鉴定和定位。常用的荧光素有异硫氰酸荧光素（fluoresceinisothiocyanate，FITC）和藻红蛋白（phycoerythrin，PE），前者发黄绿色荧光，后者发红色荧光。免疫荧光法可用于检测细菌、病毒、螺旋体等的抗原或抗体，帮助传染病的诊断。

（2）酶免疫技术　它是用酶标记抗体进行的抗原-抗体反应，将抗原-抗体反应的特异性与酶促反应有效结合，当酶标记物与待测样品中相应的抗原或抗体相互作用时，可形成酶标记抗原-抗体复合物，加入酶的底物，观察颜色的有无或深浅来判定抗原或抗体的有无或含量。

酶联免疫吸附试验：将已知的抗原或抗体吸附在固相载体表面，加入标本，再加入酶标记的抗体，洗涤除去未结合的物质，加入酶的底物，通过颜色变化来判定抗原或抗体的存在及其他的含量。常用的有间接法和双抗体夹心法，间接法是检测抗体最常用的方法，而双抗体夹心法是检测抗原最常用的方法。

（3）同位素标记技术　用放射性同位素标记抗原（或抗体）来进行免疫学检测的技术，通过测定反应物的同位素放射性来反映抗原（或抗体）的量。常用的方法为放射免疫分析（radio immuno assay，RIA）。此方法敏感性高，测定结果可达 ng 或 pg。

二、细胞因子检测

细胞因子由多种细胞分泌，它们以其多种多样的生物学活性参与免疫和炎症反应，在介导抗感染免疫、移植免疫、肿瘤免疫和自身免疫的过程中发挥着重要的作用。因此，细胞因子的定性定量检测是判断机体免疫细胞功能的重要指标，有助于分析某些疾病的发生、发展、治疗疗效及预后等，细胞因子的检测方法主要分以下三种。

1. 生物学活性检测

有些肿瘤细胞株必须依赖某种细胞因子方能在体外增殖，增殖程度与细胞因子的含量，在一定范围内呈正相关。故可利用这些依赖性细胞株，检测相应的细胞因子。如 IL-1、IL-2、IL-4、IL-6 等。

2. 免疫学检测

免疫学检测是用细胞因子的单克隆和多克隆抗体进行检测。目前一些细胞因子已有检测试剂盒、其应用范围正在扩大。优点是简便快速。特异性和重复性较好、但其敏感性较低。

3. 分子生物学检测

分子生物学检测是应用细胞因子核酸探针，通过分子杂交技术或通过提取细胞中 RNA 经转录合成 cRNA，在细胞因子引物指导下进行 PCR 扩增，检测细胞因子 mRNA 的存在和表达。分子生物学检测法可避免生物活性检测过程中可能存在的其他细胞因子的影响，故特异性及敏感性较高。

三、免疫细胞及其功能检测

检查免疫细胞的数量和功能是评估机体免疫状态的关键指标。对于人类来说，主要的检测来源是外周血；而对于实验动物，除了从外周血中提取免疫细胞，还可以从胸腺、脾脏、淋巴结以及其他组织中获取。

1. T 细胞功能测定

常用 T 细胞亚群检测和皮肤试验两种方法。临床应用抗 CD3、CD4、CD8 单抗检测 T 细胞总数及 $CD4^+$T 细胞、$CD8^+$T 细胞的数量和比值，此项试验可以初步确定 T 细胞功能。皮肤试验常用的有结核菌素试验，正常机体建立抗结核菌细胞免疫后，若用结核菌素做皮肤试验，常出现以局部红肿为特征的迟发型超敏反应，而免疫细胞功能低下者则反应微弱或阴性。其他方法还有淋巴细胞转化试验、核素掺入试验等。

2. B 细胞功能测定

有两类方法，常用 B 细胞增殖试验和溶血空斑试验。溶血空斑试验可用来检测抗体形成细胞的数量和功能。将吸附有已知抗原的绵羊红细胞、补体、待检 B 细胞及适量琼脂液混匀，倾注于平皿中培养 1~3h 后，肉眼可见有分散的溶血空斑出现，每一空斑中即含有一个抗体形成细胞，通过计算空斑数目可知抗体形成细胞的数量。

任务三 免疫学在生物制品方面的应用

一、人工自动免疫类生物制品

疫苗是人工自动免疫的常用制剂，是指用各类病原微生物制作的用于预防接种的生物制品。用细菌或螺旋体制作的疫苗也称为菌苗，用病毒、立克次氏体等制成的生物制品称为疫苗，使用上通常将二者统称为疫苗；用细菌外毒素脱毒制成的制品称为类毒素。

（一）常规疫苗

常规疫苗主要是由细菌、病毒、螺旋体和支原体等完整微生物制成的疫苗。主要包括灭活疫苗、减毒活疫苗和类毒素三类。

1. 灭活疫苗

灭活疫苗又称死疫苗，选用免疫原性高、毒性强的细菌、病毒、立克次氏体或螺旋体等，用物理或化学方法将其杀死，但仍保持其免疫原性，由此制备成的预防制剂称为灭活疫苗。如百日咳、伤寒、流行性乙型脑炎和狂犬病的疫苗等，仍保持原有免疫原性，使用安全可靠，保存时间长。灭活疫苗由于病原微生物已被杀死，不能在体内进行生长繁殖，对机体刺激时间短，需多次重复接种，接种量大，免疫效果有局限性，局部及全身副反应明显。

2. 减毒活疫苗

减毒活疫苗又称活疫苗，是指病原体经过甲醛处理后，毒性减弱，但仍保持免疫原性的一类疫苗。将其接种到机体内，类似于轻微感染过程，但不会引起疾病的发生，病原体可诱导机体产生免疫应答，刺激机体产生特异性的记忆 B 细胞和记忆 T 细胞，由此机体获得长期或终生保护作用，如卡介苗、脊髓灰质炎疫苗和麻疹疫苗等。减毒疫苗除无毒性或毒力降低外，其他性质与致病菌极为相似，故免疫强度高于灭活疫苗。减毒疫苗进入机体后可生长繁殖，一般只需接种一次，接种量少，持续时间长，免疫效果好，局部反应轻。减毒疫苗由于本身具有活性，因此不宜保存和运输，稳定性差，有回复突变的潜在危险，孕妇及免疫缺陷病患者一般不宜接种。

3. 类毒素

某些革兰氏阳性菌如白喉棒状杆菌、破伤风梭菌等产生的外毒素毒性极强，可采用0.3%~0.4%的甲醛将其脱毒后制成类毒素。类毒素仍然保留免疫原性，注射入机体后可产生抗毒素，从而中和外毒素的毒性，常用的类毒素有白喉类毒素和破伤风类毒素等。

（二）新型疫苗

新型疫苗是采用生物化学合成技术、人工变异技术、分子微生物学技术、基因工程技术等现代生物技术制造出的疫苗，是近年来新发展的疫苗。主要包括亚单位疫苗、多肽疫苗、基因工程疫苗等。

1. 亚单位疫苗

通过化学分解或蛋白质酶解方法提取细菌、病毒的特殊蛋白质结构，去除与免疫无关或有害的成分，筛选出具有免疫活性的片段制成的疫苗，称为亚单位疫苗。亚单位疫苗可特异性地防治某种疾病，如乙型肝炎亚单位疫苗、流感亚单位疫苗等。

2. 多肽疫苗

用由化学方法人工合成的寡肽作为抗原，配以适当的载体和佐剂制成的疫苗，称为多肽疫苗。这种疫苗成分更加简单，质量更易控制，安全稳定，易于大量生产，无血缘性疫苗污染可能性，但所含抗原表位少，免疫原性比活疫苗差。

3. 基因工程疫苗

利用DNA重组技术将病原微生物的致病基因提取后，定向插入细菌、酵母菌或哺乳动物细胞（如CHO细胞）中并使之充分表达，将表达产物纯化后加工制成的疫苗即为基因工程疫苗，如重组新型冠状病毒疫苗 、DNA重组乙型肝炎疫苗等。

二、人工被动免疫类生物制品

人工被动免疫采用人工方法向机体输入由他人或动物产生的免疫效应物，常用的人工被动免疫用生物制品抗体类有抗毒素、抗菌血清、抗病毒血清、胎盘球蛋白与血浆丙种球蛋白，细胞因子类的有重组人干扰素、重组人白细胞介素等。

1. 抗毒素

用类毒素多次免疫动物，将血清进行分离纯化后即得抗毒素，主要用于细菌外毒素引起疾病的治疗或应急预防，如白喉抗毒素、破伤风抗毒素等。

2. 人血浆丙种球蛋白和胎盘球蛋白

人免疫球蛋白是取健康献血员的新鲜血浆或保存期不超过2年的冰冻血浆或健

康产妇胎盘血提取制成的，分别称为人血浆丙种球蛋白和胎盘球蛋白，主要用于预防麻疹和传染性肝炎。由于健康成年人多数发生过麻疹、脊髓灰质炎、甲型肝炎等疾病的显性或隐性感染，血液中存在相应抗体，可应用于此类疾病的紧急预防或辅助治疗。

3. 细胞因子

细胞因子具有广泛的生物学活性，将细胞因子作为药物，可预防和治疗多种免疫性疾病，如重组人表皮生长因子等。利用基因工程技术生产的重组细胞因子作为生物应答调节剂治疗肿瘤、感染、造血障碍等已获得良好疗效，有些细胞因子已成为某些疾病不可缺少的治疗手段。

4. 特异性免疫球蛋白

特异性免疫球蛋白是针对某种特异性病原微生物，以具有高效价的特异性抗体血浆为原料制备的免疫球蛋白制剂，应用于针对某种特定病原微生物的紧急预防或治疗，如抗蛇毒血清、乙肝病毒免疫球蛋白血清、SARS 特异性免疫球蛋白等。

项目检测

一、名词解释

1. 疫苗　2. 人工主动免疫　3. 人工被动免疫　4. 灭活疫苗　5. 基因工程疫苗

二、填空题

1. 人工主动免疫是给机体接种________，主要用于________。

2. 传统疫苗类型主要有________、________和________。

3. 常用的减毒活疫苗主要有________、________和________。

4. 常用的类毒素疫苗有________和________，它们常与________组成三联疫苗。

5. 活疫苗与死疫苗相比，具有________、________和________等优点。

6. 疫苗最初用于________的预防控制，目前它也可用于________和________等方面。

7. 人工被动免疫是给机体输入________，是机体立刻获得免疫力的方式，主要用于________。

8. 新生儿可获得母亲的________和________类免疫球蛋白，形成天然被动免疫。

项目七
项目检测答案

知识拓展

认识流感

一、流感的概念

流行性感冒（简称流感）是指流感病毒引起的急性呼吸道感染，也是一种传染性强、传播速度快的疾病，主要通过空气中的飞沫、人与人之间的接触或与被污染物品的接触传播。典型的临床症状是：急起高热、全身疼痛、显著乏力和轻度呼吸道症状。一般秋冬季节是其高发期，所引起的并发症和死亡现象非常严重。流感病毒对人类威胁的严重性主要取决于其流行的规模。

二、流感的分类

根据病毒核蛋白和膜基质蛋白抗原性不同，将流感病毒分为甲、乙、丙三型。依其外膜血凝素（A）和神经氨酸酶（N）蛋白的抗原性，目前可分为16个H亚型（H_1~H_{16}）和9个N亚型（N_1~N_9）。以甲型流感病毒威胁性最大，可感染人类及不同种类的动物，包括鸟、马、猪及海洋哺乳动物；而乙型及丙型流感病毒则主要是人类流感的致病原。甲型流感病毒大多呈球形，直径80~120nm，有囊膜。基因组为单股负链RNA，在丙烯酰胺琼脂糖尿素凝胶上电泳可得到8个基因片断。

三、流感的传染源

流感的传染源主要为急性期病人及隐性感染者。自潜伏期末到发病后3d，从患者口鼻排出大量病毒，排毒时间可长达病后7d；以病初2~3d传染性最强。在流行期间，隐性感染和轻型患者人数众多，体内虽有病毒增殖，但无明显症状从而不易发现，是对公共卫生威胁最大的传染源。

四、流感的传播途径

流感主要以飞沫传播为主。病毒存在于病人或隐性感染者的呼吸道分泌物中，通过谈话、咳嗽或打喷嚏等，以飞沫或气溶胶形式散播于空气中，易感者吸入后即受染。因此，流感传播速度极快，流行状况与人口密集程度相关。病毒污染饮食、餐具、毛巾等间接传播的可能性也存在。

五、流感病毒的抵抗力

流感病毒对紫外线敏感，55℃加热1h、60℃加热10min或煮沸2min即被灭活；流感病毒对大多数防腐消毒药敏感；另外流感病毒对低温抵抗力较强，在4℃

可保存数周，在冷冻的肉类和骨髓中可存活 10 个月，在干燥尘埃中可存活 2 周。存在于口腔、鼻腔和粪便中的病毒由于受到有机物的保护，有较大的抵抗力。

技能拓展18 过敏反应

一、任务描述

Ⅰ型超敏反应即速发型超敏反应，也称过敏反应，是临床上最常见的超敏反应，可局部或全身发生此类过敏反应。Ⅰ型超敏反应发生迅速，消退也迅速，一般在第 2 次接触抗原后，数分钟内出现反应。由 IgE 抗体介导，多种血管活性胺类物质参与反应，使机体发生生理功能紊乱，一般不发生严重组织破坏，发病与否有明显的个体差异和遗传倾向。本任务依据已致敏的机体再次注射相同的变应原后可发生过敏性休克的原理。

二、任务实施

（一）准备工作

1. 建立工作小组，制定工作计划，确定具体任务，任务分工到个人，并记录到工作表。

2. 收集过敏反应的必要信息，掌握相关知识及操作要点，与指导教师共同确定出一种最佳的工作方案。

3. 完成任务单中操作前的各项准备工作。

（1）材料准备　健康豚鼠 3 只、马血清、鸡蛋清。

（2）试剂　生理盐水。

（3）仪器　注射器、解剖器械、记号笔等。

（二）操作过程

1. 致敏注射

选取体重约 250g 的健康豚鼠三只，分别标记为 A、B 和 C。其中，A 豚鼠和 B 豚鼠于其皮下各注射 1∶2 稀释的鸡蛋清 0.1mL，C 豚鼠注射 0.1mL 生理盐水作为对照。

2. 发敏注射

两周后取 A 豚鼠由耳静脉注射 1∶2 稀释的鸡蛋清 1mL，B、C 豚鼠由耳静脉注射 1∶2 稀释的马血清 1mL，注射后观察三鼠的反应并记录。

3. 观察结果

实验结果记录在表 7-3 中。

表 7-3　　过敏反应结果记录

豚鼠	再次注射抗原后的反应
A	
B	
C	

（三）结束工作

1. 填好所有操作记录单、任务单、各种评价表。
2. 检查设备仪表是否洁净完好。
3. 清理工作场地与环境卫生。
4. 进行任务总结（小组讨论与汇报、组间互评、教师点评与总结）。

三、任务探索

注射白喉抗毒素和破伤风抗毒素可分别用于白喉棒状杆菌和破伤风梭菌外毒素所致疾病的治疗和紧急预防，为什么在注射上述生物制品前要做皮肤过敏实验？

科学引领

打造世界一流“细胞培养基”王国的罗顺

在疫苗、抗体、重组蛋白、细胞治疗及基因治疗等产品的研发和工业化生产过程中，大规模、高密度动物细胞培养技术是当今国际生物医药产业发展的基石，而其中细胞培养基是生物制药产业必不可少的核心原材料。细胞培养基是生物制药的关键原材料和核心技术，一直以来受制于美国三家大公司，国内的细胞培养基市场也几乎被国外企业所垄断，各大药企使用的细胞培养基大多来自进口，国内能与进口大品牌相竞争的细胞培养基生产商寥寥无几，制约我国生物制药产业的发展。

2011 年中国细胞培养基行业处于起步阶段，罗顺为改变细胞培养基被垄断的局面，创办了甘肃健顺生物科技有限公司，致力于为生物制药行业和人、兽用疫苗企业提供高质高效的细胞培养基产品。罗顺不仅将全球一流的细胞培养技术带回国内，还引进了十多位在欧美生物药企研发、生产等方面具有丰富经验的高层次专家，建立了公司强有力的科研和管理团队，打造了中国“无血清细胞培养基”产业技术人才的“黄埔军校”，打破了国外三大细胞培养基供应商市场垄断地位，与国内外近百家生物药企和科研院所建立了长期稳定合作关系，对提高中国生物制药和疫苗企业市场综合竞争力起到积极的作用。

项目总结

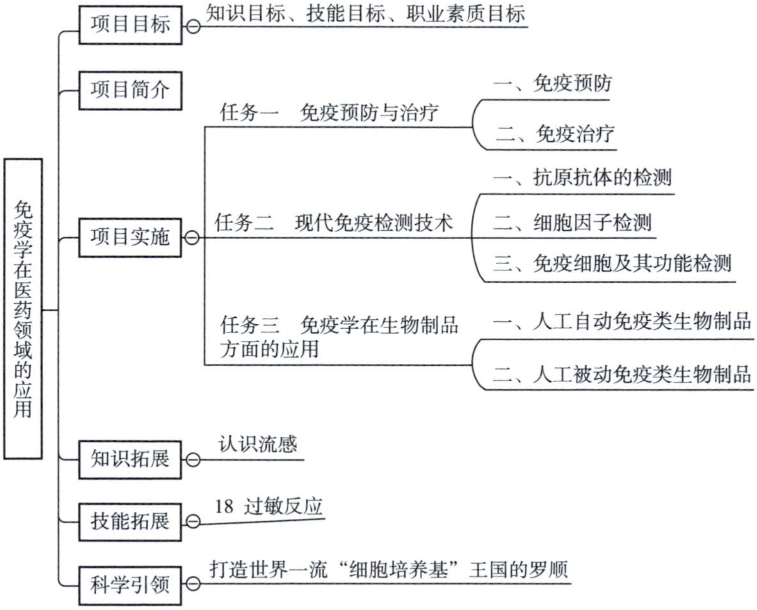
免疫学在医药领域的应用
项目目标
知识目标、技能目标、职业素质目标
项目简介
项目实施
任务一　免疫预防与治疗
一、免疫预防
二、免疫治疗
任务二　现代免疫检测技术
一、抗原抗体的检测
二、细胞因子检测
三、免疫细胞及其功能检测
任务三　免疫学在生物制品方面的应用
一、人工自动免疫类生物制品
二、人工被动免疫类生物制品
知识拓展
认识流感
技能拓展
18　过敏反应
科学引领
打造世界一流“细胞培养基”王国的罗顺

附　录

附录 1 《中国药典》（2020 年版）非无菌产品微生物限度标准

附录 1 《中国药典》（2020 年版）
非无菌产品微生物限度标准

附录 2　常用的微生物学名

Acetobacterium balch	醋化醋杆菌
Acetobacter pasteurianus	巴氏醋酸杆菌
Actinomyces bovis	牛型放线菌
Alcaligenes sp.	产碱菌属
Aspergillus flavus	黄曲霉
Aspergillus niger	黑曲霉
Aspergillus oryzae	米曲霉
Azotobacter chroococcum	褐球固氮菌
Bacillus anthracis	炭疽芽孢杆菌
Bacillus cereus	蜡样芽孢杆菌
Bacillus megaterium	巨大芽孢杆菌
Bacillus subtilis	枯草芽孢杆菌
Bacillus thuringiensis	苏云金芽孢杆菌
Bacteroides fragilis	脆弱拟杆菌
Bacterium casei	乳酪杆菌
Beauveria bassiana	白僵菌
Candida utilis	产朊假丝酵母
Chlamydia pneumoniae	肺炎衣原体
Chlamydia psittaci	鹦鹉热衣原体
Chlamydia trachomatis	沙眼衣原体
Clostridium acetobutylicum	丙酮丁醇梭菌
Corynebacterium glutamicum	谷氨酸棒杆菌
Corynebacterium pekinense	北京棒杆菌
Diplococcus pneumoniae	肺炎双球菌
Escherichia coli	大肠杆菌
Fusarium solani	腐皮镰刀霉
Geotrichum candidum	白地霉
Gibberella fujikuroi	藤仓赤霉
Hansenula anomala	异常汉逊酵母
Klebsiella sp.	克雷白杆菌
Lactobacillus delbrueckii subsp. *bulgaricus*	德氏乳杆菌保加利亚亚种（俗称保加利亚乳杆菌）
Lactobacillus lactis	乳酸乳杆菌（也称乳酸乳球菌）
Lactobacillus delbrueckii	德氏乳酸杆菌

Leuconostoc mesenteroides	肠膜明串珠菌
Micrococcus aureus	金色微球菌
Micrococcus lysodeikticus	溶壁微球菌
Micromonospora echinospora	棘孢小单孢菌
Micromonospora purpurea	绛红小单孢菌
Mucor mucedo	大毛霉
Mucor racemosus	总状毛霉
Monascus purpureus	紫红曲霉
Mycobacterium tuberculosis	结核分枝杆菌
Neisseria gonorrhoeae	淋病奈瑟菌，简称淋球菌
Neurospora crassa	粗糙脉孢菌，俗称红色面包霉
Nocardia asteroides	星状诺卡氏菌
Penicillium chrysogenum	产黄青霉
Pichia farinosa	粉状毕赤酵母
Proteus vulgaris	普通变形杆菌
Pseudomonas aeruginosa	铜绿假单胞菌，俗称绿脓杆菌
Pseudomonas fluorescens	荧光假单胞菌
Rhizopus nigricans	黑根霉
Rhodotorula glutinis	粘红酵母
Saccharomyces cerevisiae	酿酒酵母
Sarcina ureae	尿素八叠球菌
Schizosaccharomyces octosporus	八孢裂殖酵母
Salmonella typhimurium	鼠伤寒沙门氏菌
Spirulina	螺旋蓝细菌，俗称螺旋藻
Staphylococcus aureus	金黄色葡萄球菌
Streptobacillus moniliformis	念珠状链杆菌
Streptococcus faecalis	粪链球菌
Streptococcus lactis	乳酸链球菌
Streptococcus thermophilus	嗜热链球菌
Streptomyces	链霉菌属
Streptosporangium roseum	粉红链孢囊菌
Streptosporangium viridogriseum	绿色链孢囊菌
Trichoderma viride	绿色木霉
Thiobacillus thiooxidans	氧化硫硫杆菌
Vibrio cholerae	霍乱弧菌
Zygosaccharomyces ashbyi	阿舒接合酵母
Zymomonas mobilis	运动发酵单胞菌

附录3　常用指示剂和试剂的配制

一、常用指示剂

1. 麝香草酚蓝或百里酚蓝

变色范围：pH为1.2~2.8，颜色由红变黄，常用浓度为0.04%。

配制时称0.1g指示剂溶于100mL 20%乙醇中。

2. 溴酚蓝

变色范围：pH为3.0~4.6，颜色由黄变蓝，常用浓度为0.04%。

配制时称0.1g指示剂，加14.9mL 0.01mol/L NaOH，加蒸馏水至250mL；或称0.1g指示剂溶于100mL 20%乙醇中。

3. 溴甲酚绿

变色范围：pH为3.8~5.4，颜色由黄变蓝。常用浓度为0.04%。

配制时称0.1g指示剂，加14.3mL 0.01mol/L NaOH，加蒸馏水至250mL。

4. 甲基红

变色范围：pH为4.2~6.3，颜色由红变黄。常用浓度为0.04%。

配制时称0.1g指示剂，加150mL 95%乙醇溶解，再加蒸馏水至250mL。

5. 石蕊

变色范围：pH为5.0~8.0，颜色由红变蓝。常用浓度为0.5%~1.0%。

配制时称0.5~1.0g指示剂溶于100mL蒸馏水中。

6. 溴甲酚紫

变色范围：pH为5.2~6.8，颜色由黄变紫。常用浓度为0.04%。

配制时称0.1g指示剂，加18.5mL 0.01mol/L NaOH，加蒸馏水至250mL。

1.6%溴甲酚紫乙醇溶液：溴甲酚紫1.6g、95%乙醇50mL、蒸馏水50mL。

7. 溴麝香草酚蓝或溴百里酚蓝

变色范围：pH为6.0~7.6，颜色由黄变蓝。常用浓度为0.04%。

配制时称0.1g指示剂，加16mL 0.01mol/L NaOH，加蒸馏水至250mL，或称0.1g指示剂溶于100mL 20%乙醇中。

8. 0.05%溴麝香草酚蓝溶液（氨基氮测定用）

称0.05g溴麝香草酚蓝，溶于100mL 20%乙醇中。

9. 酚红

变色范围：pH为6.8~8.48，颜色由黄变红。常用浓度为0.02%。

配制时称0.1g指示剂，加28.2mL 0.01mol/L NaOH，加蒸馏水至500mL。

10. 中性红

变色范围：pH为6.8~8.0，颜色由红变黄。常用浓度为0.04%。

配制时称0.1g指示剂，加70mL 95%的乙醇，加蒸馏水至250mL。

11. 酚酞

变色范围：pH为8.2~10.0，颜色由无色变红色。

配制时称0.1g指示剂，溶于100mL 60%乙醇中。

12. 0.5%酚酞溶液（氨基氮测定用）

配制时称0.5g酚酞，溶于100mL 60%乙醇中。

13. 甲基橙

常用浓度为0.1%。

变色范围：pH为3.1~4.4，颜色由红色变橙黄色。

称0.1g甲基橙，加3mL 0.1mol/L NaOH，加蒸馏水至250mL。

二、常用试剂

1. 甲基红试验试剂（M.R. 试剂）

甲基红0.1g，95%乙醇300mL，蒸馏水200mL。

2. 3%酸性乙醇溶液

浓盐酸3mL，95%乙醇97mL。

3. 吲哚试剂

对二甲基氨基米甲醛2g，95%乙醇190mL，浓盐酸40mL。

4. 2%伊红溶液

称取2g伊红Y，加蒸馏水至100mL，0.1MPa灭菌20min。然后将2mL 2%伊红溶液在无菌条件下加入100mL无菌牛肉膏蛋白胨培养基中，摇匀放凉即可；或将配制好的2%伊红溶液直接加入牛肉膏蛋白胨培养其中，然后再行灭菌。

5. 0.5%亚甲蓝溶液

称取0.5g亚甲蓝，加蒸馏水至100mL，0.1MPa灭菌20min。然后将1mL亚甲蓝溶液在无菌条件下加入无菌牛肉膏蛋白胨培养基中，摇匀放冷即可，或将配制好的0.5%亚甲蓝溶液直接加入牛肉膏蛋白胨培养基中，然后再行灭菌。

6. 0.1%孟加拉红溶液

称100mg孟加拉红，加蒸馏水至100mL。然后取0.33mL0.1%孟加拉红溶液直接加入100mL马丁培养基中，摇匀灭菌。

7. 酒精稀释方法

如果将两种浓度的酒精配制成某种浓度的酒精溶液时，可用十字交叉法。

或采用直接稀释法，如用工业或医用95%乙醇配制成75%乙醇，则可取75mL 95%乙醇加入20mL蒸馏水即可。

8. 10% $FeCl_3$ 溶液

称取 $FeCl_3 \cdot 6H_2O$ 10g，溶于蒸馏水中，定容至100mL。

9. 0.05%溴麝香草酚蓝溶液

称0.05g溴麝香草酚蓝溶于100mL 20%乙醇中。

10. 0.2%柠檬酸钠溶液（清除细菌表面沾染噬菌体用）

称取柠檬酸钠 0.2g 溶于蒸馏水中，定容至 100mL，0.1MPa 灭菌 20min，4℃贮存。

11. 0.85%生理盐水

称取 NaCl 0.85g，溶解于 100mL 蒸馏水，0.1MPa 灭菌 20min。

12. 0.1mol/L HCl

取浓 HCl（相对密度 1.19，A.R.）8.25mL，加蒸馏水稀释定容至 1000mL。此溶液约为 0.1mol/L，需进一步标定（若用恒沸盐酸配制可不标定）。

取 3~5g 无水碳酸钠（Na_2CO_3，A.R.），平铺在直径约 5cm 的扁形称量瓶底部，110℃烘烤 2h，置干燥器中冷却至室温，称取 2 份干燥的碳酸钠（每份重 0.13~0.15g，精确称取至小数点后四位），溶于约 50mL 蒸馏水中，加甲基橙指示剂 2 滴，用待标定的盐酸溶液滴定至橙红色，按式附（1-1）计算盐酸溶液的浓度。

$$N = \frac{g}{V \times 0.053} \tag{附 (1-1)}$$

式中 N——盐酸液浓度，mol/L

g——Na_2CO_3 的质量，g

V——滴定所消耗盐酸溶液体积，mL

两次滴定结果平均值作为盐酸溶液的浓度。若两次滴定结果误差超过 0.2%，需要重新标定。

13. 1mol/L NaOH 溶液

称取 40g NaOH，溶于蒸馏水稀释定容至 1000mL。用邻苯二钾酸氢钾进行标定。

14. 40% NaOH 溶液

称取 40g 干燥的 NaOH，逐渐加入蒸馏水使之溶解，最后定容至 100mL。

15. 无菌液体石蜡

取医用液体石蜡油装入三角瓶中，装量不超过三角瓶总体积的 1/4，塞上棉塞，外包扎牛皮纸，0.1MPa 灭菌 30min，连续灭菌 2 次，再置于 105~110℃干燥箱中烘烤 2h 或在 40℃温箱中放置 2 周，除去石蜡油中的水分，经无菌检查后备用。

16. 无菌甘油

取丙三醇（也称甘油，A.R.）装入维形瓶中，装量不宜超过锥形瓶体积的 1/4，塞上棉塞，外包扎牛皮纸，0.1MPa 灭菌 30min，取出后置于 40℃恒温箱中 2 周，然后除去甘油中的水分，经无菌检查后备用。

附录4　染色液的配制

1. 齐氏石炭酸复红染色液

A液：碱性复红0.3g、95%乙醇10mL。

B液：石炭酸5.0g、蒸馏水95mL。

将A液和B液两种溶液混合即为原液，使用前将原液稀释10倍。

2. 吕氏碱性亚甲蓝染色液

A液：亚甲蓝（甲烯、次甲基蓝、亚甲基蓝）0.6g、95%乙醇30mL。

B液：KOH 0.01g、蒸馏水100mL。

分别配制A液和B液，配好后混合摇匀即可使用。

3. 革兰氏染色液

（1）草酸铵结晶紫染色液

A液：结晶紫2.0g、95%乙醇20mL。

B液：草酸铵0.8g、蒸馏水80mL。

将A、B两液充分溶解后混合静置48h后，过滤备用。

（2）路哥氏碘液

碘1g、碘化钾2g、蒸馏水300mL，配制时，先将碘化钾溶于5～10mL水中，再加入碘1g，使其溶解后，加水至300mL即成。

（3）脱色剂

95%乙醇溶液。

（4）复染液

①番红复染液：番红2.5g、95%乙醇100mL。取上述配好的番红乙醇溶液20mL与80mL蒸馏水混匀即成。

②沙黄染液：将0.5g沙黄溶于5mL 95%的乙醇中，再加入95mL蒸馏水进行稀释。

4. 芽孢染色液

（1）5%孔雀绿染色液　孔雀绿5g、蒸馏水100mL，配制时尽量溶解，最后过滤使用。

（2）0.5%番红水溶液　番红0.5g、蒸馏水100mL，混匀备用。

5. 荚膜染色液

黑墨水染色液：6%葡萄糖水溶液，绘图墨汁或黑色素或苯胺黑同，无水乙醇，结晶紫染液。

6. 鞭毛染色液

（1）利夫森氏染色液

A液：NaCl 1.5g，蒸馏水100mL。

B 液：单宁酸（鞣酸）3g，蒸馏水 100mL。

C 液：碱性复红 1.2g。

临用时将 A、B、C 三种染液等量混合。

分别保存的染液可在冰箱中保存几个月，室温保存几周仍可有效。但混合染液应立即使用。

（2）银染法

A 液：单酸 5g，$FeCl_3$，1.5g，15%福尔马林 2.0mL，1%NaOH 1.0mL，蒸馏水 100mL。

B 液：$AgNO_3$ 2g，蒸馏水 100mL。

配制方法：硝酸银溶解后取出 10mL 备用，向 90mL 硝酸银溶液中滴加浓 NH_4OH 溶液，形成浓厚的沉淀，再继续滴加 $NH_3 \cdot H_2O$ 溶液到刚溶解沉淀成为澄清溶液为止。再将备用的硝酸银溶液慢慢滴入，出现薄雾，轻轻摇动后，薄雾状沉淀消失；再滴加硝酸银溶液，直到摇动后，仍呈现轻微而稳定的薄雾状沉淀为止。雾重银盐沉淀不宜使用。

7. 液泡染液

0.1%中性红水溶液（用自来水配制）。

8. 脂肪粒染液

0.5%苏丹黑液，0.5%番红水溶液，二甲苯。

9. 肝糖粒染液

碘液：碘化钾 3g 溶于 100mL 蒸馏水中，加入 1g 碘，完全溶解后备用（盖紧瓶盖）。

10. 0.1%亚甲蓝染液（观察酵母和放线菌用）

亚甲蓝 0.1g、蒸馏水 100mL。

11. 乳酸石炭酸棉蓝溶液（观察霉菌形态用）

石炭酸 10g、乳酸（相对密度 1.2）10mL、甘油（相对密度 1.25）20mL、蒸馏水 10mL、棉蓝 0.02g。配制时，先将石炭酸放入水中加热溶解，然后慢慢加入乳酸及甘油，最后加入棉蓝，使其溶解即成。

12. 乳酸苯酚棉蓝染色液

苯酚 10g，乳酸（相对密度 1.2）10mL，甘油 20mL，蒸馏水 10mL，棉蓝 0.02g。

将苯酚加在蒸馏水中加热溶解，然后加入乳酸和甘油，最后加入棉蓝，使其溶解即成。

附录 5 常用洗涤液的配制与使用

1. 洗涤液的配制

洗涤液分浓溶液和稀释溶液两种。

（1）浓溶液 重铬酸钠或重铬酸钾（工业用）50g、自来水 150mL、浓硫酸（工业用）800mL。

（2）稀溶液 重铬酸钠或重铬酸钾（工业用）50g、自来水 850mL、浓硫酸（工业用）100mL。

配法都是将重铬酸钠或重铬酸钾先溶解于自来水中，可慢慢加温，使溶解，冷却后徐徐加入浓硫酸，边加边搅动。

配好的洗涤液应是棕红色或橘红色，储存于有盖容器内。

2. 原理

重铬酸钠和重铬酸钾与硫酸作用后形成铬酸。铬酸的氧化能力极强，因而此液具有极强的去污作用。

3. 使用注意事项

（1）洗涤液中的硫酸具有强腐蚀作用，玻璃器半浸泡时间太长，会使玻璃变质，因此切记将器板取出冲洗。其次，洗涤液若沾污衣服和皮肤应该立即用水洗，在用苏打水或氨液洗。如果溅在桌椅上，应立即用水洗去或湿布抹去。

（2）玻璃器板投入前，应尽量干燥，避免洗涤液稀释。

（3）此液的使用仅限于玻璃或瓷制器板，不适用于金属和塑料器板。

（4）有大量有机质的器板应先行擦洗，然后再用洗涤液，这是因为有机质过多，会加快洗涤液失效。此外，洗涤液虽为很强的去污剂，但也不是所有的污渍都可清除。

（5）盛洗涤液的容器应始终加盖，以防氧化变质。

（6）洗涤液可以反复使用，但当其变为墨绿色时即已失效，不能再用。

附录6　常用培养基的配制

1. 营养琼脂（又称牛肉膏蛋白胨培养基、肉汤蛋白胨培养基）——培养细菌用

（1）成分

牛肉膏	3.0g	蛋白胨	10.0g
氯化钠	5.0g	琼脂	18~20g
水	1000mL		

pH：7.2~7.4

（2）制法

将以上成分混合，加热溶解，补足失水，调节pH，在120℃灭菌20min。

注：此培养基可供一般细菌培养之用，可倾注平板或制成斜面。如用于菌落计数，琼脂量为1.5%，如做成平板或斜面，则应为2%。

2. 高氏1号培养基——用于分离、培养放线菌

（1）成分

可溶性淀粉	20.0g	硝酸钾	1.0g
氯化钠	0.5g	磷酸氢二钾	0.5g
硫酸镁	0.5g	硫酸铁	0.01g
琼脂	15~20g	蒸馏水	1000mL

pH：7.2~7.4

（2）制法

将淀粉用少量冷水调成糊状，倒入煮沸的水中，加热，边搅拌边加入其他成分，待溶解后补足水分至1000mL，于121℃灭菌20min。

3. 察氏培养基——分离、培养霉菌用

（1）成分

硝酸钠	2.0g	磷酸氢二钾	1.0g
氯化钾	0.5g	硫酸镁	0.5g
硫酸铁	0.01g	蔗糖	30.0g
琼脂	15~20g	蒸馏水	1000mL

pH：自然

（2）制法

加入上述成分，溶解混匀，将琼脂溶于水中，加热溶化后分装，于121℃灭菌20min。

为了适用于高渗透压霉菌（如灰绿曲霉等）的培养，可制成高渗察氏培养基；如将蔗糖量增加为200g、400g或600g，即为高糖察氏培养基；若在标准察氏培养基中另加30g、60g或120g NaCl，则为高盐察氏培养基。

4. 马铃薯培养基（简称 PDA）——用于分离、培养酵母菌、霉菌

（1）成分

马铃薯	200.0g	蔗糖（或葡萄糖）	20.0g
琼脂	15~20g	水	1000mL

pH：自然

（2）制法

将马铃薯去皮，切成 0.5cm^3 小块，放入 1000mL 水中，煮沸 30min，然后用双层纱布过滤得滤液，加入糖及琼脂，溶化后补足水至 1000mL，于 121℃ 灭菌 30min。

5. 麦芽汁琼脂培养基——用于分离、培养酵母菌、霉菌

（1）成分

麦芽汁（10°Bx）	1000mL	琼脂	15~20g

（2）制法

①取大麦或小麦若干，用水洗净，浸水 6~12h，置于 15℃ 阴暗处发芽，上盖纱布一块，每日早、中、晚淋水一次，麦根伸长至麦粒的 2 倍时，即停止发芽，摊开晒干或烘干，储存备用。

②将干麦芽磨碎，1 份麦芽加 4 份水，在 65℃ 水浴锅中糖化 3~4h，糖化程度可用碘滴定之。

③将糖化液用 4~6 层纱布过滤。滤液如浑浊不清，可用鸡蛋白澄清。方法是：将一个鸡蛋白加水约 20mL，调匀至生泡沫时为止，然后倒在糖化液中搅拌煮沸后再过滤。

④将滤液稀释到 5~60°Bx，pH 约为 6.4，加入 2%琼脂即成。

⑤121℃ 灭菌 20min。

6. 麦氏琼脂培养基——用于培养酵母菌子囊孢子

（1）成分

葡萄糖	1.0g	KCl	1.8g
酵母浸膏	2.5g	醋酸钠	8.2g
琼脂	15~20g	蒸馏水	1000mL

pH：自然

（2）制法

将上述成分逐一溶解于 1000mL 蒸馏水中，pH 自然，在 114℃ 灭菌 15min。

7. 缓冲葡萄糖肉汤培养基——检查细菌生长

（1）成分

蛋白胨	10g	磷酸氢二钠（Na_2HPO_4）	2.0g
葡萄糖	1.0g	NaCl	3.0g
肉浸液（或用 0.5%的牛肉膏代替）			1000mL

pH：7.4

（2）制法

称取各种药品于肉浸液中加热溶解，调 pH 至 7.4，分装，121℃高压蒸汽灭菌 30min。

8. 孟加拉红、链霉素琼脂培养基——用于分离霉菌

（1）成分

葡萄糖	10.0g	蛋白胨	5.0g
磷酸氢二钾（K_2HPO_4）	1.0g	硫酸铁（$FeSO_4 \cdot 7H_2O$）	0.5g
琼脂	18~20g	蒸馏水	1000mL
1/300 孟加拉红水溶液	10mL	链霉素	30 单位/mL

pH：自然

（2）制法

孟加拉红：先配成 1/300 的水溶液，每 1000mL 的培养基加 10mL 即成 1/30000 的溶液。

链霉素：在使用培养基时才加入（不经高压灭菌），无菌操作法加入。

链霉素稀释：用灭菌的注射器吸取 4mL 无菌水，注入 1g 的链霉素小瓶中，即为 0.25/mL（即 6000 单位/mL 的稀释液），每 1000mL 培养基加 5mL 稀释液，即为 30 单位/mL。

9. 豆芽汁琼脂培养基——用于分离、培养酵母菌、霉菌

（1）成分

黄豆芽	100.0g	蔗糖（或葡萄糖）	50.0g
琼脂	15~20g	蒸馏水	1000mL

pH：自然

（2）制法

称新鲜豆芽 100g 放入烧杯中，加水 1000mL，煮沸约 30min，用纱布过滤，得豆芽汁。该汁用水定容，再加入糖、琼脂，煮沸溶化，补足失水，于 121℃灭菌 20min。

10. 营养肉汤

（1）成分

蛋白胨	10.0g	牛肉膏	3.0g
氯化钠	5.0g	蒸馏水	1000mL

pH：7.4

（2）制法

按上述成分混合，溶解后校正 pH，分装烧瓶，每瓶 225mL，121℃高压灭菌 15min。

11. 肉汤蛋白胨

（1）成分

蛋白胨	10.0g	氯化钠	5.0g
牛肉膏	5.0g	蒸馏水	1000mL

pH：7.2

（2）制法

0.1MPa 灭菌 20min。

如配制固体培养基，需加琼脂 15~20g；如配制半固体培养基，则加琼脂 7~8g。

12. 乳糖胆盐发酵管

（1）成分

蛋白胨	20.0g	猪胆盐（或牛、羊胆盐）	5.0g
乳糖	10.0g	0.04%溴甲酚紫水溶液	25mL
蒸馏水	1000mL		

pH：7.4

（2）制法

将蛋白胨、胆盐及乳糖溶于水中，校正 pH，加入指示剂，分装，每管 10mL，并放入一个小导管，115℃高压灭菌 15min。

注：双料乳糖胆盐发酵管除蒸馏水外，其他成分加倍。

13. 乳糖发酵管

（1）成分

蛋白胨	20.0g	乳糖	10.0g
0.04%溴甲酚紫水溶液	25mL	蒸馏水	1000mL

pH：7.4

（2）制法

将蛋白胨及乳糖溶于水中，校正 pH，加入指示剂后，按检验要求分装 30mL、10mL 或 3mL，并放入一个小导管，115℃高压灭菌 15min。

注：①双料乳糖发酵管除蒸馏水外，其他成分加倍。

②30mL 和 10mL 乳糖发酵管专供酱油及酱类检验用，3mL 乳糖发酵管供大肠菌群证实试验用。

14. 缓冲蛋白胨水（BP）

（1）成分

蛋白胨	10.0g	氯化钠	5.0g
磷酸氢二钠	9.0g	磷酸二氢钾	1.5g
蒸馏水	1000mL		

（2）制法

按上述成分配好后以大烧瓶装，121℃高压灭菌 15min。临用时无菌分装，每瓶 225mL。

本培养基供沙门氏菌增菌用。

15. 氯化镁孔雀绿增菌液（MM）

（1）甲液

胰蛋白胨	5.0g	氯化钠	8.0g
磷酸二氢钾	1.6g	蒸馏水	1000mL

（2）乙液

氯化镁（化学纯）	40.0g	蒸馏水	1000mL

（3）丙液

0.4%孔雀绿水溶液。

（4）制法

分别按上达成分配好后，121℃高压灭菌15min备用。临用时取甲液90mL、乙液9mL、丙液0.9mL，以无菌操作混合即可。

16. 亚硒酸盐胱氨酸增菌液（SC）

（1）成分

蛋日胨	5.0g	乳糖	4.0g
亚硒酸氢钠	4.0g	磷酸氢二钠	5.5g
磷酸二氢钾	4.5g	L-胱氨酸	0.01g
蒸馏水	1000mL		

（2）1%L-胱氨酸-氢氧化钠溶液的配法

称取L-胱氨酸0.1g（或DL-胱氨酸0.2g），加1mol/L氧化钠1.5mL，使溶解，再加入蒸馏水8.5mL即成。

（3）制法

将除亚硒酸氢钠和L-胱氨酸以外的各成分溶解于900mL蒸懈水中，加热煮沸，待冷备用。另将亚硒酸氢钠溶解于100mL蒸馏水中，加热煮沸，待冷却，以无菌操作与上液混合后，再加入1%L-胱氨酸-氢氧化钠溶液1mL。按每瓶100mL分装于灭菌瓶中，pH应为7.0±0.1。

17. GB增菌液

（1）成分

胰蛋白胨	20.0g	葡萄糖	1.0g
甘露醇	2.0g	柠檬酸钠	5.0g
去氧胆酸钠	0.5g	磷酸氢二钾	4.0g
磷酸二氢钾	1.5g	氯化钠	5.0g
蒸馏水	1000mL		

pH：7.0

（2）制法

按上述成分配好，加热使溶解，校正pH。分装，每瓶225mL，115℃高压灭菌15min。

18. 亚硫酸铋琼脂（BS）

（1）成分

蛋白胨	10.0g	牛肉膏	5.0g
葡萄糖	5.0g	硫酸亚铁	0.3g
磷酸氢二钠	4.0g	煌绿	0.025g
柠檬酸铋铵	2.0g	亚硫酸钠	6.0g
琼脂	18~20g	蒸馏水	1000mL

pH：7.5

（2）制法

①将前面5种成分溶解于300mL蒸馏水中。

②将柠檬酸铋铵和亚硫酸钠另用50mL蒸馏水溶解。

③将琼脂于600mL蒸馏水中煮沸溶解，冷至80℃

④将以上三液合并，补充蒸馏水至1000mL，校正pH，加0.5%煌绿水溶液5mL，摇匀。冷至50~55℃，倾注平板。

注：此培养基不需要高压灭菌。制备过程不宜过分加热，以免降低其选择性。应在临用前一天制备，贮存于室温暗处。超过48h不宜使用。

19. DHL琼脂

（1）成分

蛋白胨	20.0g	牛肉膏	3.0g
乳糖	10.0g	蔗糖	10.0g
去氧胆酸钠	1.0g	硫代硫酸钠	2.3g
柠檬酸钠	1.0g	柠檬酸铁铵	1.0g
中性红	0.03g	琼脂	18~20g
蒸馏水	1000mL		

pH：7.3

（2）制法

将除中性红和琼脂以外的成分溶解于400mL蒸馏水中，校正pH，再将琼脂于600mL蒸馏水中煮沸溶解，两液合并，并加入0.5%中性红水溶解6mL，待冷至50~55℃，倾注平板。

20. HE琼脂

（1）成分

蛋白胨	12.0g	乳糖	12.0g
水杨酸	2.0g	氯化钠	5.0g
牛肉膏	3.0g	蔗糖	12.0g
胆盐	20.0g	琼脂	18~20g
Andrade指示剂	20mL	0.4%溴麝香草酚蓝溶液	16mL

蒸馏水	1000mL	甲液	20mL
乙液	20mL		

pH：7.5

（2）制法

将前面7种成分溶解于400mL蒸馏水内作为基础液；将琼脂加入600mL蒸馏水内，加热溶解。加入甲液和乙液于基础液内，校正指示剂，并与琼脂液合并，待冷至50~55℃，倾注平板。

注：①此培养基不可高压灭菌。

②甲液的配制：硫代硫酸钠34g，柠檬酸铁铵4g，蒸馏水100mL。

③乙液的配制：去氧胆酸钠10g，蒸馏水100g。

④Andrade指示剂：酸性复红0.5g，1mol/L氢氧化钠16mL，蒸馏水100mL。

将复红溶解于蒸馏水中，加入氢氧化钠溶液，数小时后如复红褪色不全，再加氢氧化钠溶液1~2mL。

21. 伊红亚甲蓝琼脂（EMB）

（1）成分

蛋白胨	10.0g	乳糖	10.0g
磷酸氢二钾	2.0g	琼脂	17.0g
2%伊红Y溶液	20mL	0.65%亚甲蓝溶液	10mL
蒸馏水	1000mL		

pH：7.1

（2）制法

将蛋白胨、磷酸盐和琼脂溶解于蒸馏水中，校正pH，分装于烧瓶内，121℃高压灭菌15min备用，临用时加入乳糖并加热溶化琼脂，冷却至50~55℃，加入伊红和亚甲蓝溶液，摇匀，倾注平板。

22. 三糖铁琼脂（TSD）

（1）成分

蛋白胨	20.0g	牛肉膏	5.0g
乳糖	10.0g	蔗糖	10.0g
葡萄糖	1.0g	氯化钠	5.0g
硫酸亚铁铵[$Fe(NH)_2(SO_4)\cdot 6H_2O$]	0.2g	硫代硫酸钠	0.2g
琼脂	12.0g	酚红	0.025g
蒸馏水	1000mL		

pH：7.4

（2）制法

将除琼脂和酚红以外的各成分溶解于蒸馏水中，校正pH。加入琼脂，加热煮沸，以熔化琼脂。加入0.2%酚红水溶液12.5mL，摇匀。分装试管，装量宜多些，以便得到较高的底层。121℃高压灭菌15min。放置高层斜面备用。

23. 嗜盐菌选择性琼脂

（1）成分

蛋白胨	20.0g	氯化钠	40.0g
琼脂	17.0g	0.01%结晶紫溶液	5.0g
蒸馏水	1000mL		

pH：8.7

（2）制法

除结晶紫和琼脂外，其他按上述成分分配好，校正 pH。加入琼脂加热溶解。再加入结晶紫溶液，分装烧瓶，每瓶 100mL。

24. 氯化钠血琼脂

（1）成分

酵母膏	3.0g	蛋白胨	10.0g
氯化钠	70.0g	磷酸氢二钠	5.0g
甘露醇	10.0g	结晶紫	0.001g
琼脂	15.0g	蒸馏水	1000mL

pH：8.0

（2）制法

将上述成分混合，调 pH 为 8.0，加热 30min（不必高压），待冷却至 45℃左右时，加入新鲜人血或兔血（5%~10%）混合均匀，倾注平板。

25. 嗜盐性试验培养基

（1）成分

蛋白胨	2.0g	氯化钠	按不同量加（见制法）
蒸馏水	100mL		

pH：7.7

（2）制法

配制 2%蛋白胨水，校正 pH，共配制 5 瓶，每瓶 100mL。每瓶分别加入不同量的氯化钠：①不加；②3g；③7g；④9g；⑤11g。待溶解后分装试管。121℃高压灭菌 15min。

26. Baird-Parker 氏培养基

（1）成分

胰蛋白胨	10.0g	牛肉膏	5.0g
酵母膏	1.0g	丙酮酸钠	10.0g
甘氨酸	12.0g	氯化锂（$LiCl \cdot 6H_2O$）	5.0g
琼脂	20.0g	蒸馏水	950mL

pH：7.0±0.2

（2）增菌剂的配法

30%卵黄盐水 50mL 与除菌过滤的 1%亚碲酸钾溶液 10mL 混合，保存于冰箱内。

（3）制法

将各成分加到蒸馏水中，加热煮沸至完全溶解。冷至 25℃，校正 pH。分装每瓶 95mL，121℃高压灭菌 15min。临用时加热熔化琼脂，冷至 50℃，每 95mL 加入预热至 50℃的卵黄亚碲酸钾增菌剂 5mL，摇匀后倾注平板。培养基应是致密不透明的。使用前在冰箱贮存不得超过 48h。

27. 7.5%氯化钠肉汤

（1）成分

蛋白胨	10.0g	牛肉膏	5.0g
氯化钠	75.0g	蒸馏水	1000mL

pH：7.4

（2）制法

将上述成分加热溶解，校正 pH，分装试管，121℃高压灭菌 15min。

28. 10%氯化钠胰酪胨大豆肉汤

（1）成分

胰酪胨（或胰蛋白胨）	17.0g	植物蛋白胨（或大豆蛋白胨）	3.0g
氯化钠	100.0g	磷酸氢二钾	2.5g
丙酮酸钠	10.0g	葡萄糖	2.5g
蒸馏水	1000mL		

pH：7.3±0.2

（2）制法

将上述成分混合，加热并轻轻搅拌至溶解，分装后 121℃高压灭菌 15min，最终 pH 为 7.3±0.2。

29. 肠毒素产毒培养基

（1）成分

蛋白胨	20.0g	胰消化酪蛋白	200.0mg（氨基酸）
磷酸氢二钾	1.0g	氯化钙	0.1g
硫酸镁	0.2g	烟酸	0.01g
蒸馏水	1000mL	琼脂	10~12g（固体透析培养用）

pH：7.2~7.4

（2）制法

除琼脂外所有成分混于水中，溶解后调 pH 为 7.2~7.4，再加入琼脂，加热熔解。121℃高压灭菌 30min。

30. 5%乳糖发酵管

（1）成分

蛋白胨	0.2g	蒸馏水	1000mL
乳糖	5.0g	氯化钠	0.5g
2%溴麝香草酚蓝水溶液	1.2mL		

pH：7.4

（2）制法

将除乳糖以外的各成分溶解于50mL蒸馏水内，校正pH。将乳糖溶解于另外50mL蒸馏水内，分别以121℃高压灭菌15min，将两液混合，以无菌操作分装于灭菌小试管内。

注：在此培养基内，大部分乳糖迟发酵的细菌可于1d内发酵。

31. 改良Y培养基

（1）成分

蛋白胨	15.0g	氯化钠	5.0g
乳糖	10.0g	草酸钠	2.0g
去氧胆酸钠	6.0g	三号胆盐	5.0g
丙酮酸钠	2.0g	孟加拉红	40.0mg
水解酪蛋白	5.0g	琼脂	17.0g
蒸馏水	1000mL		

pH：7.4±0.1

（2）制法

将上述成分混合，于121℃高压灭菌15min，待冷却至45℃左右倾注平板。最终pH为7.4±0.1。

参考文献

[1] 周德庆. 微生物学教程 [M]. 3版. 北京：高等教育出版社，2011.

[2] 刘春兰. 药学微生物 [M]. 3版. 北京：化学工业出版社，2021.

[3] 万洪善. 微生物应用技术 [M]. 3版. 北京：化学工业出版社，2023.

[4] 赵金海. 微生物学基础 [M]. 北京：中国轻工业出版社，2015.

[5] 曾青兰. 生物制药技术 [M]. 北京：中国轻工业出版社，2013.

[6] 刘晓蓉. 微生物学基础 [M]. 2版. 北京：中国轻工业出版社，2021.

[7] 孙春燕. 微生物与免疫学 [M]. 2版. 北京：化学工业出版社，2021.

[8] 陈明琪. 药用微生物学基础 [M]. 4版. 北京：中国医药科技出版社，2021.

[9] 李玲玲. 微生物制药技术 [M]. 北京：化学工业出版社，2015.

[10] 杨朝晔. 微生物与免疫学 [M]. 北京：高等教育出版社，2018.

[11] 曹雪涛. 医学免疫学 [M]. 7版. 北京：人民卫生出版社，2018.

[12] David Male，R. Stokes Peebles，Victoria Male. Immunology [M]. 9th Edition. Elsevier，2020.

[13] 陈明琪，罗翀. 药用微生物学基础 [M]. 北京：中国医药科技出版社，2021.

[14] 韩秋菊. 药用微生物 [M]. 北京：化学工业出版社，2018.

[15] 张凤民，肖纯凌. 医学微生物学 [M]. 3版. 北京：北京大学医学出版社，2013.

[16] 朱彤波. 医学免疫学 [M]. 2版. 成都：四川大学出版社，2017.

[17] 马新博. 医学免疫学实验技术 [M]. 北京：电子工业出版社，2021.

[18] 国家药典委员会. 中华人民共和国药典 [M]. 北京：中国医药科技出版社，2020.

[19] 中华人民共和国国家质量监督检验检疫总局，中国国家标准化管理委员会. GB/T 16294—2010 医药工业洁净室（区）沉降菌的测试方法 [S]. 北京：中国标准出版社，2010.

[20] 中华人民共和国国家质量监督检验检疫总局，中国国家标准化管理委员会. GB/T 16292—2010 医药工业洁净室（区）悬浮粒子的测试方法 [S]. 北京：中国标准出版社，2010.

[21] 孙祎敏，张其霞．药品微生物检验技术 [M]．北京：中国医药科技出版社，2022.

[22] 李玉珍，李楠，肖怀秋．微生物学与免疫学 [M]．北京：化学工业出版社，2022.

[23] 李凡，徐志凯．医学微生物学 [M].9 版．北京：人民卫生出版社，2018.

[24] 李立明．流行病学 [M]．北京：人民卫生出版社，2008.

[25] 金伯泉．医学免疫学 [M]．北京：人民卫生出版社，2008.

[26] 王晓杰．免疫技术 [M]．北京：化学工业出版社，2018.

[27] 纪铁鹏．微生物与免疫技术 [M]．北京：高等教育出版社，2007.